ベーシック薬学教科書シリーズ

薬学教育モデル・
コアカリキュラム準拠

15

微生物学・感染症学（第2版）

塩田澄子［編］
黒田照夫

化学同人

ベーシック薬学教科書シリーズ　刊行にあたって

　平成18年4月から，薬剤師養成を目的とする薬学教育課程を6年制とする新制度がスタートしました．6年制の薬学教育の誕生とともに，大学においては薬学教育モデル・コアカリキュラムに準拠した独自のカリキュラムに基づいた講義が始められています．この薬学コアカリキュラムに沿った教科書もすでに刊行されていますが，ベーシック薬学教科書シリーズは，それとは若干趣を異にした，今後の薬学教育に一石を投じる新しいかたちの教科書であります．薬学教育モデル・コアカリキュラムの内容を十分視野に入れながらも，各科目についてのこれまでの学問としての体系を踏まえたうえで，各大学で共通して学ぶ「基礎科目」や「専門科目」に対応しています．また，ほとんどの大学で採用されているセメスター制に対応するべく，春学期・秋学期各13〜15回の講義で教えられるように配慮されています．

　本ベーシック薬学教科書シリーズは，薬学としての基礎をとくに重要視しています．したがって，薬学部学生向けの「基本的な教科書」であることを念頭に入れ，すべての薬学生が身につけておかなければならない基本的な知識や主要な問題を理解できるように，内容を十分に吟味・厳選しています．

　高度化・多様化した医療の世界で活躍するために，薬学生は非常に多くのことを学ばねばなりません．一つ一つのテーマが互いに関連し合っていることが理解できるよう，また薬学生が論理的な思考力を身につけられるように，科学的な論理に基づいた記述に徹して執筆されています．薬学生および薬剤師として相応しい基礎知識が習得できるよう，また薬学生の勉学意欲を高め，自学自習にも努められるように工夫された教科書です．さらに，実務実習に必要な薬学生の基本的な能力を評価する薬学共用試験(CBT・OSCE)への対応にも有用です．

　このベーシック薬学教科書シリーズが，医療の担い手として活躍が期待される薬剤師や問題解決能力をもった科学的に質の高い薬剤師の養成，さらに薬剤師の新しい職能の開花・発展に少しでも寄与できることを願っています．

2007年9月

ベーシック薬学教科書シリーズ
編集委員一同

シリーズ編集委員

杉浦　幸雄　（京都大学名誉教授）
野村　靖幸　（久留米大学医学部 客員教授）
夏苅　英昭　（帝京大学医療共通教育研究センター 特任教授）
井出　利憲　（広島大学名誉教授）
平井　みどり　（神戸大学医学部 教授）

まえがき

　本書の第 1 版は 2008 年に立命館大学の土屋友房先生の編集により，6 年制の薬学教育モデル・コアカリキュラム（以下，コアカリ）に準拠した薬学分野の微生物学・感染症学の教科書として出版され，以来，平易な文章で学生にも理解しやすいと好評をいただいてきた．

　2013 年にコアカリの改訂版が発表され，感染症学の分野では，これまでの治療薬の薬理だけでなく，「疾患の病態・薬物治療に関する基礎的知識を修得し，治療に必要な情報収集・解析および医薬品の適正使用に関する基礎的事項を修得する」という一般目標（general instruction objective；GIO）が加わり，計 23 個の新たな到達目標（specific behavioral objective；SBO）が示された．そのため，この改訂コアカリに準拠し，関連するすべての SBO を網羅したうえで，感染症について体系的な学習ができるよう，大幅な改訂が求められた．第 2 版では，基礎的な知識の習得のため，第 1 版のもつわかりやすい文章を踏襲したうえで，全章にわたり，臨床で役立つ知識を盛り込んだ．

　感染対策は，「敵を知り，己を知れば，百戦危うからず」という『孫子』の一節にたとえられる．前半では微生物や感染症の基礎的知識の修得を，後半では臨床を意識した応用的知識の修得を目指した構成になっている．とくに第 9，10 章では，薬剤師の職能を最大限に発揮できる抗菌薬適正使用の最新の世界的な動向も紹介し，読者の感染症治療に対する興味を引くよう工夫した．

　近年，毎年のように新たな感染症の問題が世界中で発生している．2014 年には西アフリカでエボラ出血熱の未曾有のアウトブレイクが起こり，2015 年には韓国で中東呼吸器感染症候群（middle east respiratory syndrome；MERS）が流行し，2016 年には南米でジカウイルスによるジカ熱が流行し，ジカ熱と胎児の小頭症の増加に関連することが報告された．一方，医療現場では，カルバペネム耐性腸内細菌科細菌（carbapenem resistant enterobacteriaceae；CRE）などの薬剤耐性菌が急増し，現存の抗微生物薬では治療できない感染症の出現が現実味を帯びている．このような状況のなか，2015 年に WHO は「薬剤耐性（antimicirobial resistance；AMR）」に対するグローバル行動計画を採択し，2016 年の G7 伊勢志摩サミットでは AMR 対策が主要議題の一つとして取りあげられるという．年々変化する感染症に対応するためには，教科書にも最新の知見や情報を加えていかなければならない．改訂にあたり追加した内容については，編者の未熟さから不十分な点もあると思われる．読者の方がたからの忌憚ないご意見，ご批判をいただければ幸いであり，よりよい教科書とするための努力を惜しまない所存である．

　最後に，ご執筆いただいた方がたには，心より感謝申し上げる．また上梓にむけてご尽力いただい化学同人の椿井文子氏，坂井雅人氏に深謝申し上げたい．

2016 年 3 月

編者　塩田　澄子・黒田　照夫

執筆者

石野　敬子	（昭和大学薬学部 准教授）	10.2.1項, 10.2.8〜10.2.11項
大槻　純男	（熊本大学大学院生命科学研究部 教授）	3.5節
小川和加野	（第一薬科大学 准教授）	1.6〜1.8節, 4.3.1〜4.3.2項
川井　眞好	（姫路獨協大学薬学部 准教授）	4.2.2〜4.2.3項
◎黒田　照夫	（広島大学大学院医歯薬保健学研究院 教授）	6.2〜6.3節, 10.3.3〜10.3.6項
小林　秀丈	（広島国際大学薬学部 講師）	3.6節, 4.3.3〜4.3.6項
◎塩田　澄子	（就実大学薬学部 教授）	1.2〜1.5節, 4.1節, 4.2.1項, 9章, 10.1節
白石奈緒子	（岡山大学大学院医歯薬学総合研究科 助教）	10.3.3〜10.3.6項
玉井　栄治	（松山大学薬学部 教授）	5章, 6.1節, 6.3節, 10.3.1項, 10.3.2項, 10.3.4項
土屋　友房	（岡山大学 名誉教授）	1.1節
西村　基弘	（安田女子大学薬学部 教授）	7章, 10.4節
平田　隆弘	（城西国際大学薬学部 教授）	3.1〜3.4節, 4.4〜4.6節, 10.2.5〜10.2.7項
山中　浩泰	（広島国際大学薬学部 教授）	2章, 10.2.2〜10.2.4項
山田　陽一	（就実大学薬学部 助教）	8章, 10.5節

（五十音順，◎印は編者）

CONTENTS

シリーズ刊行にあたって……iii
編集委員一覧……iv
まえがき……v
執筆者一覧……vi

1章 微生物学の基礎　　1

- 1.1 薬学部で微生物学・感染症学を学ぶ意味……1
- 1.2 微生物の発見と微生物学の発展……3
  - 1.2.1 微生物の誕生……3
  - 1.2.2 伝染性疾患(疫病)……3
  - 1.2.3 微生物の発見……4
  - 1.2.4 自然発生説の打破と病原微生物の発見……4
  - 1.2.5 ウイルスの発見……5
  - 1.2.6 感染予防と治療……6
  - 1.2.7 感染症の今後……6
- 1.3 微生物の範囲と分類……7
- 1.4 環境における微生物の役割……9
- 1.5 微生物の大きさ……9
- 1.6 原核生物と真核生物の違い……10
- 1.7 正常微生物叢の役割……12
- 1.8 微生物とバイオセーフティ……13
  - 1.8.1 バイオセーフティとは……13
  - 1.8.2 エアロゾルによる感染リスク……13
  - 1.8.3 微生物のリスク評価……14
  - 1.8.4 アニマルバイオセーフティ……14
  - 1.8.5 バイオセキュリティ……14
- 章末問題……15

COLUMN A. Leeuwenhoek 4／コッホの四原則 5／L. Pasteur 6／北里柴三郎 7

2章 感染と発症　　16

- 2.1 感染とは？……16
- 2.2 感染の経路と体内での広がり……17
  - 2.2.1 感染源……17
  - 2.2.2 感染経路……18
  - 2.2.3 感染症発症までの経過……19
- 2.3 感染症成立に至る要因……21
  - 2.3.1 病原体側の要因……21
  - 2.3.2 宿主側の要因……22
- 2.4 病原体の検出……28
  - 2.4.1 病原体の分離……28
  - 2.4.2 病原体の形態学的確認……29
  - 2.4.3 病原体の抗原物質の確認……29
  - 2.4.4 病原体の遺伝子の検出……30
  - 2.4.5 病原体に対する抗体の検出……31
- 2.5 近年における感染症の問題点……31
  - 2.5.1 菌交代症……31
  - 2.5.2 日和見感染……32
  - 2.5.3 院内感染……32
  - 2.5.4 新興感染症……33
  - 2.5.5 再興感染症……34

2.5.6　輸入感染症 …………………… 34	章末問題 ………………………………… 37
2.6　感染症法 …………………………… 35	

COLUMN ウイルス感染と干渉現象　24／グラム染色とその原理　29

3章　細菌学総論　38

3.1　細菌の分類と命名法 ……………… 38	3.4.4　代謝(異化と同化) ……………… 50
3.2　細菌の形と大きさ ………………… 39	3.4.5　環境因子(酸素分圧，温度，水分，pH，イオン強度) ……………………… 52
3.3　細菌の構造 ………………………… 40	
3.3.1　細菌の細胞壁とペプチドグリカン … 41	3.5　細菌の遺伝 ………………………… 55
3.3.2　細胞質膜，グラム陰性菌の外膜，リポ多糖 ………………………… 43	3.5.1　細菌の遺伝子 …………………… 55
	3.5.2　染色体の複製 …………………… 57
3.3.3　細　胞　質 ……………………… 45	3.5.3　遺伝子の転写と翻訳 …………… 59
3.3.4　鞭毛(べん毛) …………………… 45	3.5.4　遺伝子の発現調節 ……………… 62
3.3.5　莢　　膜 ………………………… 46	3.5.5　突然変異 ………………………… 63
3.3.6　線　　毛 ………………………… 46	3.5.6　遺伝子の伝達 …………………… 65
3.3.7　芽　　胞 ………………………… 46	3.6　細菌の病原因子 …………………… 67
3.4　細菌の増殖 ………………………… 47	3.6.1　外　毒　素 ……………………… 67
3.4.1　細菌の増殖曲線 ………………… 47	3.6.2　内　毒　素 ……………………… 70
3.4.2　栄養因子 ………………………… 48	章末問題 ………………………………… 71
3.4.3　培地と培養法 …………………… 49	

COLUMN おいしいワインのつくり方!?　52／大腸菌は腸内に少ない!?　53／分裂時間より長い複製時間　59

Advanced 宿主細胞に毒素を直接注入する細菌もいる　70

4章　病原性細菌各論　72

4.1　はじめに …………………………… 72	4.3.2　グラム陰性好気性桿菌 ………… 94
4.2　グラム陽性菌 ……………………… 73	4.3.3　グラム陰性通性嫌気性菌(腸内細菌科)…100
4.2.1　グラム陽性球菌 ………………… 73	4.3.4　グラム陰性通性嫌気性菌(その他) ……… 109
4.2.2　グラム陽性桿菌(芽胞形成菌) … 80	4.3.5　グラム陰性微好気性らせん菌 …113
4.2.3　グラム陽性桿菌(芽胞非形成菌) … 85	4.3.6　グラム陰性らせん菌(スピロヘータ) ……115
4.2.4　グラム陽性桿菌(抗酸菌) ……… 87	4.4　マイコプラズマ ……………………118
4.2.5　グラム陽性桿菌(放線菌) ……… 91	4.5　リケッチアと類縁微生物 …………119
4.3　グラム陰性菌 ……………………… 92	4.6　クラミジアとクラミドフィラ ……121
4.3.1　グラム陰性球菌・球桿菌 ……… 92	章末問題 …………………………………122

COLUMN メチシリン 79／腸管出血性大腸菌 103／志賀潔 104／サルモネラ属の菌の呼称 105／チフスのメアリー 105／ペスト菌 107／霊菌とプロジギオシン 108／腸炎ビブリオの発見 111／梅毒の伝播 116／野口英世と「黄熱病」とらせん菌 117／「ほぼ人工生命」完成!? 119

Advanced 緑膿菌の抗菌薬耐性化メカニズム 95／赤痢菌の病原因子 103

5章　ウイルス学総論　123

- 5.1　ウイルスの特徴 123
  - 5.1.1　ウイルス学の歴史 123
  - 5.1.2　ウイルスの特徴 123
- 5.2　ウイルスの構造 124
  - 5.2.1　ウイルスの形と大きさ 124
  - 5.2.2　ウイルス粒子の基本構造 124
- 5.3　ウイルスの分類 125
- 5.4　ウイルスのゲノム 126
- 5.5　ウイルスの培養と定量法 126
  - 5.5.1　ウイルスの培養 126
  - 5.5.2　ウイルスの定量 126
- 5.6　ウイルスの増殖と細胞の変化 128
  - 5.6.1　ウイルスの増殖 128
  - 5.6.2　ウイルス感染による細胞の変化 129
- 5.7　ウイルスの生体への感染と病原性 130
  - 5.7.1　ウイルス感染の広がり 130
  - 5.7.2　ウイルス感染からの防御 130
  - 5.7.3　ウイルス感染症の予防 130
- 章末問題 132

COLUMN ウイルス研究がもたらした生命科学分野への影響 124

6章　病原性ウイルス各論　133

- 6.1　DNAウイルス 133
  - 6.1.1　ポックスウイルス科 133
  - 6.1.2　ヘルペスウイルス科 134
  - 6.1.3　アデノウイルス科 137
  - 6.1.4　パピローマウイルス科 138
  - 6.1.5　ポリオーマウイルス科 139
  - 6.1.6　パルボウイルス科 139
- 6.2　RNAウイルス 140
  - 6.2.1　ピコルナウイルス科 140
  - 6.2.2　カリシウイルス科 142
  - 6.2.3　コロナウイルス科 142
  - 6.2.4　トガウイルス科 143
  - 6.2.5　フラビウイルス科 144
  - 6.2.6　オルトミクソウイルス科 147
  - 6.2.7　パラミクソウイルス科 150
  - 6.2.8　ラブドウイルス科 152
  - 6.2.9　フィロウイルス科 153
  - 6.2.10　アレナウイルス科 154
  - 6.2.11　ブニヤウイルス科 154
  - 6.2.12　レオウイルス科 155
  - 6.2.13　レトロウイルス科 155
- 6.3　肝炎ウイルス 158
- 6.4　プリオン 163
- 章末問題 164

COLUMN ノロウイルス食中毒の報告件数と患者数 142／風疹ワクチンの変遷 144／黄熱ウイルスと野口英世 146／日本脳炎のワクチン 147／スペイン風邪 149／シアル酸と宿主 150／高病原性と低病原性 150／抗原変異 151／狂犬病の恐ろしさ 153／日本人と成人T細胞白血病 157／A型肝炎の疫学 159

7章 真菌学総論　165

- **7.1** 真菌の特徴　165
  - 7.1.1 真菌とは　165
  - 7.1.2 真菌のおもな特徴　165
  - 7.1.3 真菌の形態　167
- **7.2** 真菌の構造　167
- **7.3** 真菌の増殖　168
- **7.4** 真菌の分類　169
- **7.5** おもな真菌症　170
- **7.6** おもな病原真菌　172
  - 7.6.1 深在性真菌症関連真菌　172
  - 7.6.2 深部皮膚真菌症関連真菌　173
  - 7.6.3 表在性真菌症関連真菌　174
- 章末問題　175

COLUMN 健常者にも発症する深在性真菌症　174

8章 寄生虫学総論　176

- **8.1** 原虫　177
  - 8.1.1 根足虫類　177
  - 8.1.2 鞭毛虫類　178
  - 8.1.3 繊毛虫類　179
  - 8.1.4 胞子虫類　179
- **8.2** 蠕虫　180
  - 8.2.1 線虫類　181
  - 8.2.2 条虫　184
  - 8.2.3 吸虫　185
- 章末問題　186

COLUMN オンコセルカ症とイベルメクチン　183

9章 感染症の予防と治療薬　187

- **9.1** 感染症の予防　187
  - 9.1.1 予防接種と生物的製剤　187
  - 9.1.2 感染対策　190
  - 9.1.3 滅菌と消毒　192
- **9.2** 抗菌薬総論　198
  - 9.2.1 抗菌薬の歴史的背景　198
  - 9.2.2 抗菌薬の選択毒性と作用点による抗菌薬の分類　199
  - 9.2.3 抗菌薬の感受性　205
  - 9.2.4 薬物耐性機構と耐性菌　206
- **9.3** 抗菌薬各論　210
  - 9.3.1 細胞壁合成阻害薬　211

9.3.2	細胞膜を傷害する抗菌薬……221		9.3.6	抗結核薬……233
9.3.3	タンパク質合成阻害薬……222		9.4	抗菌薬の副作用……237
9.3.4	代謝拮抗薬……230		9.5	抗ウイルス薬……239
9.3.5	核酸合成阻害薬……231		章末問題……242	

COLUMN I. Semmelweis と F. Nightingale　197／マクロライド耐性肺炎マイコプラズマ　228

10章　感染症治療学　243

10.1	感染症治療のポイント……243			予防と薬物治療……293	
	10.1.1	感染症診断の手順……243		10.3.1	ヘルペスウイルス感染症……293
	10.1.2	抗菌薬の適正使用……246		10.3.2	サイトメガロウイルス感染症……297
	10.1.3	抗菌薬の選択と投与設計……247		10.3.3	インフルエンザ……299
10.2	細菌感染症の病態，予防と薬物治療……253			10.3.4	ウイルス性肝炎……301
	10.2.1	呼吸器感染症……253		10.3.5	後天性免疫不全症候群……305
	10.2.2	消化器感染症……263		10.3.6	その他のウイルス疾患とプリオン病……309
	10.2.3	感覚器（眼，耳鼻咽喉）感染症……267		10.4	真菌感染症の病態，予防と薬物治療……311
	10.2.4	尿路感染症……268		10.4.1	抗真菌薬……311
	10.2.5	性感染症……269		10.4.2	深在性真菌症……318
	10.2.6	脳炎，髄膜炎……272		10.4.3	深部皮膚真菌症……321
	10.2.7	皮膚軟部組織感染症……275		10.4.4	表在性皮膚真菌症……322
	10.2.8	感染性心内膜炎，胸膜炎……277		10.5	寄生虫感染症の病態，予防と薬物治療……324
	10.2.9	骨髄炎，関節炎……279		10.5.1	抗原虫薬と抗蠕虫薬……324
	10.2.10	全身性細菌感染症……281		10.5.2	原虫感染症……324
	10.2.11	薬剤耐性菌による院内感染……286		10.5.3	蠕虫感染症……331
10.3	ウイルス感染症およびプリオン病の病態，			章末問題……334	

COLUMN NNT の考え方　247／PK/PD 理論の科学的根拠に基づく用法・用量の改善　251／耐性菌出現抑制のための服薬コンプライアンス　252／ヘリコバクター・ピロリ感染症の除菌療法　267／ヒト喰いバクテリア　276／骨髄炎　280／タミフルと異常行動　300／爪白癬とその治療薬　315

Advanced 骨盤内炎症性疾患　272

SBO 対応頁　　335
索　　引　　337

★本書の各章末問題の解答については，化学同人 HP からダウンロードできます．
→ https://www.kagakudojin.co.jp/book/b217736.html

1 微生物学の基礎

❖ **本章の目標** ❖
- 微生物の種類と環境における役割を学ぶ．
- 真核生物と原核生物の違いを学ぶ．
- 微生物学とバイオセーフティを学ぶ．

1.1　薬学部で微生物学・感染症学を学ぶ意味

　大学は社会で求められる高度な知識・技能・態度を身につけた人材を育成し，社会に送りだす高等教育機関である．社会は薬学部の学生に何を求め，何を期待しているだろうか．薬学部卒業生の多くは，**薬を創る**，**薬を知る**，**薬を使う**，などの分野で活躍しているし，今後も活躍するだろう．具体的には，医薬品の開発や改善などに取り組む研究者，医薬品の作用・安全性・適正使用などの研究に取り組む研究者，薬の適正使用を通じて医療を支える薬剤師（病院，薬局）などである．また，行政（保健・衛生）などの面で**人びとの健康を支える**仕事にかかわっている人たちもいる．広く薬学に関連する分野で活躍するには，もちろん広く深く薬学領域全般の知識，技能，態度を学び，身につけなければならない．薬学部の学生諸君はそのなかでなぜ微生物学・感染症学を学ぶ必要があるのだろうか．さらに，なぜ微生物学・感染症学を学ぶことが大切なのだろうか．それは，薬学が人類の命と健康を守るための分野であり，微生物学・感染症学は人類の命と健康に深くかかわっているとても大事な領域だからである．次の事実を知っていただければ，このことをよく理解していただけるだろう．

　世界保健機関（World Health Organization；WHO）がだしている World Health Report 2012 年版によると，人類の死亡原因ワースト 10 は次のとおりである．1 位 虚血性疾患，2 位 脳卒中，3 位 慢性閉塞性肺疾患，4 位 下気

道感染，5位 気管・気管支・肺がん，6位 エイズ，7位 下痢性疾患，8位 糖尿病，9位 交通事故，10位 高血圧性疾患で，この傾向は数年あまり変わっていない．

　これらのうち，下気道感染，エイズ，下痢性疾患は細菌やウイルスなどの微生物によって起こる感染症である．すなわち，感染症によって命を奪われる人の数はきわめて多いことがわかる．命を奪われないまでも，これらの感染症あるいはその他の微生物感染症にかかり，健康を損ない，苦しむ人びとの数は世界全体で膨大な数にのぼる．つまり，人類の命と健康にとって，感染症は大きな敵であり，脅威なのである．

　日本に目をむけてみよう．厚生労働省の人口動態統計によると，日本人の死亡原因のワースト5位は次のようになる．1位 がん，2位 心臓疾患，3位 肺炎，4位 脳血管疾患，5位 老衰である．

　数年前に3位と4位が逆転し，感染症の一つである肺炎が3位となった．日本でも感染症は死亡原因の上位に位置していることがわかる．すなわち，日本でも感染症は人びとの命と健康にとって大きな敵・脅威となっているのである．

　感染症は細菌やウイルスをはじめとする微生物が引き起こすので，微生物学・感染症学がよくわかっていないと，人びとの命と健康を十分守ることができなくなる，ということになる．

　薬を創る分野で働く研究者などにとって，微生物は医薬品資源の宝庫である．ペニシリン，ストレプトマイシン，バンコマイシンなどの抗菌薬は微生物がつくってくれる物質である．微生物感染症の治療薬のほかに，感染予防のために使われるワクチンも微生物・ウイルスを使ってつくられる．ほかにも微生物がつくる物質で薬として使われているものは多くある．抗がん薬，免疫抑制薬などのほか，医薬品合成過程の一部を微生物が担っているものもある．微生物や感染症のことをよく知っていないと，感染症治療薬や予防薬を創りだすことはできない．『孫子』に「敵を知り，己を知れば，百戦危うからず」という言葉がある．微生物感染症とたたかうためには，あるいは予防するには，敵である微生物や感染症のことをよく知らなければならない．

　薬を知る分野では，『孫子』の「己を知る」は「薬のことを知る」ということになる．この場合の「敵」は病であり，病気（感染症）のことをよく知り，薬（抗菌薬など）のことをよく知ることが大切である，ということになる．

　薬を使う分野で働く薬剤師などにとって，医薬品の適正使用はきわめて大切である．抗菌薬に関しても，効能を最大限発揮させ，副作用や相互作用を回避し，かつ耐性菌をださないために，適正使用はきわめて大切である．抗菌薬の使用とともに耐性菌がでてきてしまうが，できるだけ耐性菌をださないため，またでてしまった耐性菌を減少・消滅させるためには，抗菌薬の適

正使用を超えた賢明使用が求められる．これらのためにも，薬を使う人は微生物のこと，感染症のことをよく知っていなければならない．

　食中毒などを防ぐ衛生的できれいな環境を保ち，人びとの健康な生活を支える行政などの分野で働く人にとっても，微生物学・感染症学の学習は大切である．微生物による食中毒が毎年数多く発生しており，きれいな環境の指標として微生物が問題にされている．

　薬学分野では微生物を病原体として扱うことが多いが，微生物のなかには，上記の医薬品資源のほかに人類の役に立っているものがたくさんある．腸内の正常微生物叢（フローラ）は私たちの健康保持に役立っているし，食品分野では微生物の恩恵を受けているものがたくさんある．また，環境をきれいにする（浄化する）うえで微生物は大きな役割を担っている．

　以上のように，人びとの命と健康を守る薬学を学ぶ学生諸君にとって，微生物学・感染症学はとても大事な分野なのである．薬学教育モデル・コアカリキュラムにおいても，薬学生が学ぶべき微生物学関連の到達目標，感染症関連の到達目標，感染症治療薬関連の到達目標が多くあげられている．本書をしっかり勉強することにより，それらの到達目標とその周辺が適切に学べるはずである．本書で学ぶ薬学生諸君は，人びとの命と健康を守るために，ぜひ高度な知識・技能・態度を身につけ，やがて社会で活躍していただきたい．

1.2　微生物の発見と微生物学の発展

1.2.1　微生物の誕生

　微生物とは肉眼では見えない生物のことをいう．地球は46億年前に形成され，37億年前には最初の生命が誕生したとされる．約35億年前の原核生物（細菌類）の化石がオーストラリアで発見されている．当時の地表には大量の紫外線が降りそそぎ，大気中にほとんど酸素が存在しない環境であったことから，その原核生物は嫌気性菌で，海中で誕生したと考えられている．光合成を行うシアノバクテリアの出現と繁栄により大気中の酸素分圧が上昇し，やがて直接酸素を利用する好気性細菌が出現した．以来，真核生物の誕生，オゾン層形成に伴う陸上生物の出現など，微生物によって，地球上には多種多様な生物が育成するための環境が整えられてきた．細菌は世界最古の生物であり，変異を繰り返し，環境に適合して現在もなお生き続けている．

原生生物（細菌類）の化石
西オーストラリアのピルバラ地方では，原始的な生物化石が多く見つかっている．1987年には35億年前の細菌の形をした世界最古の化石が発見されている．この説には反論もあるが，2011年 *Nature Geoscience* 誌に同地域で約34億年前の地層から硫黄化合物をエネルギー源とする細菌様の微生物化石が発見されたことが報告されている．

1.2.2　伝染性疾患（疫病）

　人類が生きていくためには微生物はなくてはならない存在であるが，人類はその存在を知らないままに，感染症により微生物の脅威に晒され，命を脅かされていた．当時，一度に多くの人が同じ病態を示す疾患は疫病とよばれ

> **COLUMN**
>
> ## A. Leeuwenhoek (レーウェンフック)
>
> Leeuwenhoek(1632〜1723年)はオランダのデルフトに住んでいた.同時代のデルフトでは「真珠の耳飾りの女」などで有名な画家,J. Vermeer(フェルメール)が活躍していた.現存する彼の絵画はわずか35点であるが,多くは女性をモデルにしたもので,男性を描いたのは「地理学者」と「天文学者」の2点のみである.このモデルこそVermeerと同い年で,彼の死後,彼の遺産管財人を務めたLeeuwenhoekではないかといわれている.

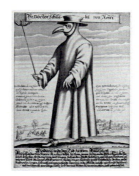

図1.1 ペスト流行時のペスト医師の姿(14世紀ヨーロッパ)

た.古代ギリシャでは疫病は汚れた空気〔ミアズマ(miasma)〕を吸うことが原因であるとするミアズマ説が主流となり,医学の祖とされるHippocrates(ヒポクラテス)もこの説を支持した.14世紀になるとヨーロッパではペストや天然痘が大流行し(図1.1),16世紀にはC. Columbus(コロンブス)がアメリカからもち帰ったとされる梅毒が広がった.これらの疫病はミアズマ説では説明ができず,F. G. Fracastoro(フラカストロ)は1546年,接触伝染説〔コンタギオン(contagion)説〕を提唱した.疫病には,それぞれの疾患の原因となる伝染性生物(contagium vivum)が存在し,人が直接接触することで疾病が広がるとする説である.またFracastoroは,伝染性物質は接触だけでなく,媒介物や空気を介して離れたところにいる人にも感染するとした.現在にも通じる三つの感染経路があることを示したが,伝染性生物(微生物)の存在を証明することはできなかった.

1.2.3 微生物の発見

微生物を初めて目にしたのは,オランダのA. Leeuwenhoek(レーウェンフック)である.彼は最高で250倍程度の倍率をもつ自家製の単一レンズの顕微鏡を開発した.湖水を200倍程度に拡大して観察し,そのなかで動くものを彼は微小動物(animalcule)と名付けた.そのときのスケッチが1674年の記録に残されている.湖水や歯垢など,さまざまな材料を観察し,原生動物,藻類,酵母,桿菌,球菌,らせん菌を発見し,肉眼では見えない微生物の存在を証明した.その後,複式顕微鏡が開発され,より高倍率で多くの微生物が発見され,その分類もはじまった.1830年ごろ,C. G. Ehrenberg(エーレンベルク)は顕微鏡で見た細い棒状の微生物をギリシャ語の棍棒を意味するBacteriumという言葉で表した.その他にも形態に基づきSpirillum, Spirochaetaなどの言葉で分類した.

1.2.4 自然発生説の打破と病原微生物の発見

Leeuwenhoekにより,微生物の存在は明らかにされたものの,微生物が感染源であることの証明がなされるまでには200年かかっている.当時のヨーロッパでは,生物は無生物から発生するという自然発生説が主流であったた

> **COLUMN　コッホの四原則**
>
> 自然発生説が否定される前から，感染症の原因は生物の可能性があると考えたドイツの組織学者 J. Henle は，病気をもたらす生物を特定するための三原則を提唱した．細菌の純培養ができない時代にはこの三原則を実施することはできなかった．純培養が可能になり，三原則を見直した Koch は新たな条件をつけたし，コッホの四原則を提唱した（第2章参照）．現在では，日和見感染症の原因菌など四原則には従わない病原体も出現している．

め，依然として微生物の存在は否定されていた．これをくつがえし，最終的に自然発生説を打破したのは L. Pasteur である．1859 年，彼は白鳥の首フラスコ（右図）を開発し，そのなかに肉汁をいれて煮沸すると，微生物は自然には発生しないことを示した．フラスコの先を白鳥の首のように S 字に延ばせば，その口から空気や微生物が入ってくるが，S 字に曲がったところで微生物が引っかかり，フラスコ内には空気しか入らない．さらには，曲がったところを切断して直接微生物を含んだ空気が入るようにすると，すぐに肉汁は腐り，微生物が繁殖したことを証明した．この実験により，自然発生説は否定された．

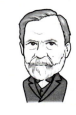

L. Pasteur（1822～1895），フランスの化学者・微生物学者（p.6 のコラム参照）．

自然発生説の否定により，微生物と感染症が関連あるものとして捉えられるようになった．イギリスの外科医 J. Lister は敗血症を起こし，患者の命にもかかわる手術後の化膿は，傷口が微生物に汚染されて腐敗するために起こると考えた．汚水の消臭剤であった石炭酸（フェノール）を使って傷口を消毒することで，手術後の傷跡が化膿しないことを示し，1867 年，石炭酸による消毒法を確立したと発表した．石炭酸を用いて，手指消毒や手術器の消毒を行うことで術後の死亡率は激減した．

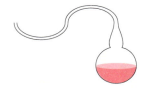

白鳥の首フラスコ

ドイツの医師だった R. Koch は，ある特定の微生物が特定の感染症の原因となることを世界で初めて科学的に証明した．Koch はゼラチンを用いて固形培地（のちの寒天培地）をつくり，固形培地上では 1 個の細菌が 1 個の集落（コロニー）をつくることで，目的の菌のみを単離し，純培養する方法を確立した．感染症の起因菌を特定するための原則を**コッホの四原則**として提唱した（第 2 章参照）．この原則に従い，感染症の原因菌をつきとめ，炭疽菌，結核菌，ブドウ球菌など多くの病原細菌を見いだしている．彼のもとには多くの弟子が集まり，北里柴三郎や P. Ehrlich など著名な微生物学者を輩出している．

1.2.5　ウイルスの発見

多くの細菌が病原体として発見されるなかで，細菌を取り除く方法として，

> **COLUMN**
>
> ## L. Pasteur（パスツール）
>
> Pasteurの功績は自然発生説の否定だけにとどまらない．もともとは，酒石酸の光学異性体の発見者としても知られる化学者である．発酵化学の研究にもかかわり，ワインが酵母以外の微生物で発酵し，風味が損なわれる酸敗という現象は，細菌による発酵作用であることを証明した．60℃程度の加熱で酸敗を起こす細菌が死滅することを明らかにし，ワインの風味や品質を保つ低温殺菌法（パスツリゼーション）を開発した．また，弱毒生ワクチンを使って感染症を予防する方法を確立し，炭疽菌ワクチン，狂犬病ワクチンを開発した．ワクチン（vaccine）や予防接種（vaccination）はJennerに敬意を表し，牛痘（vaccinia）にちなんでPasteurが名付けた．

細菌ろ過器（Chamberland（チャンバーランド）のろ過器）が開発された．ろ液中には細菌は存在しないはずであるが，1892年，ロシアのD. A. Iwanovski（イワノフスキー）はろ液でタバコモザイク病が起こることを示し，病原体は細菌よりもさらに小さな微生物であることを示した．1898年，同様にF. Loeffler（レフラー）とP. Frosch（フロッシュ）がウシの口蹄疫を起こす病原体を見いだした．1899年，W. M. Stanley（スタンリー）がタバコモザイクウイルスの結晶化に成功した．1939年には電子顕微鏡によりウイルスの形態を観察できるようになった．

1.2.6 感染予防と治療

同じ感染症にはかからないとされる二度なし現象にヒントを得て，牛痘ウイルスからE. Jenner（ジェンナー）は天然痘ワクチンをつくった．Pasteurは病原体を弱毒する方法で，狂犬病や炭疽菌などに対するワクチンを開発し，感染症の予防に大きく貢献した．Kochの弟子である北里柴三郎やE. von Behring（ベーリング）は，破傷風は破傷風やジフテリア細菌が産生する毒素により起こることを示し，1891年には感染により血清中に生産された中和抗体（抗毒素）を用いることで治療する血清療法を確立した．A. Fleming（フレミング）およびH. W. Florey（フローリー）とE. B. Chain（チェーン）によるペニシリンの発見と開発は，感染症の治療に大きな福音をもたらした．これをきっかけに多くの抗生物質が発見され，新しい抗微生物薬が開発されていき，これまで脅威とされていた感染症の予防や治療が可能になっていった（詳細は第9章参照）．

1.2.7 感染症の今後

感染症に対し多くのワクチンや治療薬が開発されて，不治の病とされた結核をはじめ多くの感染症が治療可能となり，ヒトの平均寿命は著しく改善した．一方で易感染者による日和見感染の増加や薬剤耐性菌の出現と拡大，地球温暖化がもたらす感染地域の拡大や新感染症の出現が問題となってきてい

COLUMN 北里柴三郎

北里研究所の創始者であり，近代日本の黎明期（夜明け）に予防医学の礎を築いたとされる．Kochの弟子となり，1889年には，嫌気性培養法を確立し，破傷風菌を発見した．破傷風毒素が病原因子となることを明らかにすると同時に，感染に対して応答した血清中に毒素を中和できる，いわゆる抗毒素がつくられたことを見いだし，免疫血清を用いた血清療法を確立した．Behringとともにジフテリア患者への血清療法を応用した．この業績でBehringはノーベル賞を受賞したが，北里は受賞を逃した．帰国後，香港で流行したペストから病原体としてペスト菌を見いだしている．

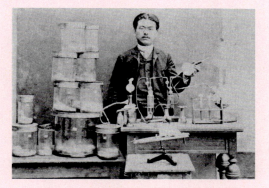

北里柴三郎　破傷風の血清療法を記念して
提供：学校法人 北里研究所 北里柴三郎記念室．

る．2014年にはこれまで日本国内での感染が確認されていなかったデング熱に160名が罹患した．アフリカの一部地域に限られていたエボラ出血熱は西アフリカでも出現し，瞬く間に多くの国を巻き込み感染を拡大していった．また，耐性菌増加の問題はとくに深刻で，アメリカ政府は「抗生物質耐性菌対策に関する国家戦略」を2014年9月に発表している．

微生物は約35億年前に誕生し，環境の変化に対応しながら地球上に生き続けてきたのに対し，人類（ホモサピエンス）はたかだか20万年前に誕生した地球における新参者である．今後は，微生物にたたかいを挑むというより，地球という環境を維持しつつ，微生物との共生を図るための方策を考えることが必要になっている．

1.3　微生物の範囲と分類

生物の分類は，18世紀なかごろ，運動性の有無から動物界と植物界に分けたC. Linne（リンネ）の二界説からはじまる．これに原生生物界を加えたE. Haeckel（ヘッケル）の三界説（1886年），さらに菌界を加えたH. Copeland（コープランド）の四界説を経て，1959年に原生生物界を原生生物界（プロティスタ界）と原核生物界（モネラ界）の二つに分けたR. Whittaker（ホイタッカー）が提唱した五界説に至る．細菌やらん藻は五界説になって初めてモネラ界に分類された．Whittakerは，真核生物を栄養摂取の様式と生物的な役割から植物（生産者），動物（消費者），菌類（分解者）に分類した．のちにL. Margulis（マーギュリス）により，藻類が原生生物界に移行されるなど，五界説は改良され，整理された．

L. Margulis
「細胞共生説」の提唱者としても有名である．1967 年，論文のなかで真核細胞のミトコンドリアや葉緑体はもともと原核生物であり，真核生物に共生したものであるという仮説〔共生説(symbiosis hypothesis)〕を発表した．好気性細菌はミトコンドリア，シアノバクテリアは葉緑体，スピロヘータは鞭毛や繊毛になったと推測している．この説はのちにミトコンドリアや葉緑体は異質の二重膜や独自の DNA をもち，さらには原核生物に似たリボソームをもつなどの事実が判明したことから，広く支持されるようになった．

一方，分子生物学の発展により，多くの生物の構成成分である DNA 配列が決定されてきた．リボソーム RNA(rRNA)は全生物に存在すること，タンパク質合成という重要な生理的役割をもち，また立体構造の複雑性もあり，変異しにくいことから，系統分類に適している．真核細胞では 18 S リボソーム RNA，原核生物では 16 S リボソーム RNA の塩基配列をもとに C. R. Woese による生物の系統樹が提唱された．1990 年に発表された系統樹では，生物界は**真正細菌**(Bacteria)，**古細菌**(Archaea)，**真核生物**(Eucarya) の三つの領域〔ドメイン(domain)〕に分類され，現在では **Woese の 3 ドメイン説**として広く受けいれられている(図 1.2)．

微生物という言葉の範囲は，**真核生物**から**原核生物**にわたる．真核生物では菌類(真菌)と原生動物(原虫)，また原核生物では古細菌や真正細菌である．真正細菌のなかには，マイコプラズマ，リケッチア，クラミジアも含まれる(図 1.3)．また，ウイルスは通常の分類では生物に含められていない．本書ではおもに病原微生物について解説するが，感染源になるという点からウイルスやプリオンも病原微生物の一部として取りあげる．微生物を対象とした微生物学(microbiology)は細菌学(bacteriology)，真菌学(mycology)，原虫学(protozoology)およびウイルス学(virology)をすべて含んだものである．

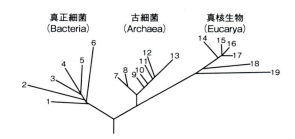

図 1.2 16 S および 18 S リボソーム RNA の塩基配列をもとにした系統樹
1：好熱嫌気性菌，2：フラボバクテリア，3：らん藻，4：紅色細菌，5：グラム陽性菌，緑色非硫黄細菌，6〜7：好熱菌，8：高度好熱菌，9〜12：メタン産生菌，13：高度好塩菌，14：動物，15：鞭毛虫，16：緑色植物，17：菌類，18：繊毛虫，19：微胞子虫．

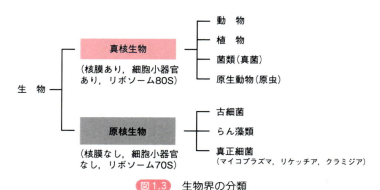

図 1.3 生物界の分類

1.4 環境における微生物の役割

　生態系(ecosystem)は生物とそれを取り巻く非生物的な環境のまとまりをいう．生態系には生物圏と非生物圏があり，そこでは物質循環が行われている．生物圏では生産者，消費者，分解者の順に栄養が受けわたされて，最終的に分解物は無機物質や原子として，非生物圏(大気，水，土，岩など)に無機物や栄養素として蓄積する．これらの無機物や栄養素は，植物により有機物質として合成され，生態系の物質循環が繰り返される．生態系において，生産者，消費者，分解者は密接に関連し合い，共生している(図1.4)．

　微生物は地球上のあらゆる環境中に存在し，微生物叢を形成している．微生物は死んだ生物や排泄物を分解する分解者の役割を担う．微生物のなかでも化学的暗反応によって無機物から有機物を合成する**独立栄養細菌**は生産者でもある．多くの物質を分解，解毒できる微生物の機能を利用して，土壌地下水などの環境汚染の浄化を図る技術は**バイオレメディエーション**(bioremediation)とよばれる．微生物には，天然物だけでなく，人工的につくられたプラスチック，環境汚染物質として問題となるダイオキシンや環境ホルモンなどを分解できるものもいる．微生物は地球において，物質循環の根幹を担っているといえる．

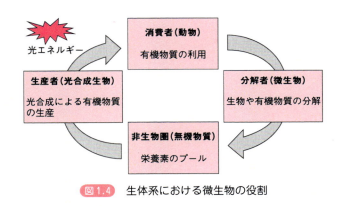

図1.4　生体系における微生物の役割

1.5 微生物の大きさ

　細菌の大きさはメートルの100万分の1の単位(マイクロメートル；μm)で表される．ヒトの皮膚の常在細菌であるブドウ球菌属は直径1μmの球形をしている．大腸菌は幅0.4～0.7μm，長さ1～3μmのかどのとれた長方形である．光学顕微鏡を使えば，倍率1000倍で1mm程度に見える．ウイルスはさらに小さく，大きさはマイクロメートルの1000分の1の単位(ナノ

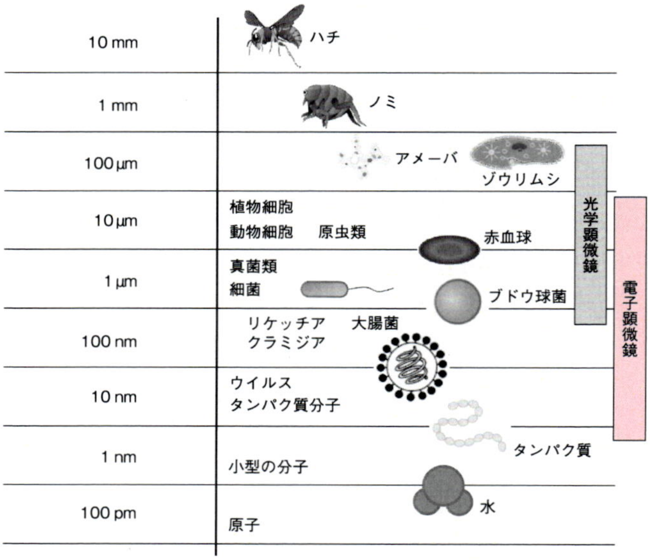

図1.5 微生物の大きさ

メートル；nm）を用いて表す．1番大きい痘瘡ウイルスで 200 nm × 350 nm，小さいピコルナウイルス科で 20 nm × 30 nm の大きさである．ウイルスは光学顕微鏡では観察できず，電子顕微鏡で観察できる．真菌類は細菌より大きく，3～4 µm × 5～7 µm である．原虫の大きさは 10～100 µm とさまざまである．ちなみにヒトの細胞でもっとも大きいものは卵子で，直径が約 200 µm である．神経細胞や平滑筋細胞では 100 µm とされるが，多くは 6～25 µm である（図1.5）．

1.6　原核生物と真核生物の違い

SBO 原核生物，真核生物およびウイルスの特徴を説明できる．

細胞内に核があるかどうかは，最も基礎的な生物の分類基準である．ヒトでは赤血球などの例外を除き，細胞内に核をもっており，その核内に染色体を格納している．核をもつ細胞を**真核細胞**（図1.6）といい，真核細胞で体が構成されている生物を**真核生物**とよぶ．一般的な真核細胞は，ミトコンドリアやゴルジ体などの細胞内小器官を細胞内にもち，それらの細胞内小器官はそれぞれの役割を果たしている．真核細胞の基本的な構造はヒトを含む哺乳動物から昆虫，カビなどの真菌や原虫に至るまで共通である．

真核生物に対して，**原核生物**とよばれる生物が存在する．原核生物は細胞内に核をもたず，その染色体は細胞質にむきだしのまま存在する（図1.6）．明確な細胞内小器官はなく，非常に単純な構造をしている．真正細菌および古細菌は原核生物に分類される．原核生物は通常数 µm ほどの大きさであり，

古細菌と真核生物
ゲノム情報が明らかになった現代では，古細菌は同じ原核生物である真正細菌よりも，真核生物に近い生物であると考えられている（図1.2）．

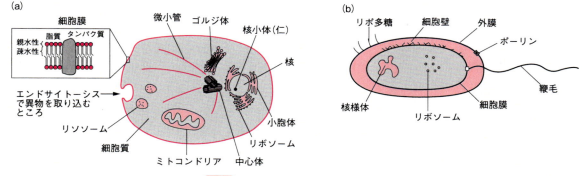

図 1.6 真核細胞（a）と原核細胞（b）
（a）は動物細胞．（b）ここに示す原核細胞は外膜をもつグラム陰性菌を例示している．グラム陽性菌には外膜は存在しない．

表 1.1 真核生物と原核生物の違い

	真核生物 （動物, 植物, 真菌, 原虫, 藻類）	原核生物 （細菌, 古細菌）
核	+	－(a)
染色体（ゲノム）	+（複数，直線状 DNA）	+（一本，環状 DNA(b)）
リボソーム	80 S（60 S + 40 S） （粗面小胞体に結合）	70 S（50 S + 30 S）
ミトコンドリア	+	－(c)
ゴルジ体	+	－
リソソーム	+	－
細胞膜（含まれる特徴的な脂質）	+（動物：コレステロール，植物：シトステロールなど，真菌：エルゴステロール）	+(d)
細胞壁（成分）	±（動物：なし，植物：セルロース，真菌：β-グルカン）	+（ペプチドグリカン）

(a) 核膜はなく，細胞質内で染色体が核様体として存在している．
(b) 二本の環状 DNA を染色体としてもつ細菌も存在している．
(c) エネルギー産生の場は細胞膜である．
(d) グラム陰性菌では細胞膜の外側に「外膜」をもつため，細胞膜を「内膜」とよぶこともある．

真核細胞より小さい．たとえば，代表的な真正細菌である大腸菌の長さは 2 μm 程度であり，真核細胞内にある一般的なミトコンドリアと同じ程度の大きさである．

原核生物と真核生物には明確な違い（表 1.1）がある一方で，共通の構造も存在する．原核生物と真核生物で異なる生体内分子は，薬が病原微生物に対して**選択毒性**を発揮することができるよいターゲットである．したがって，原核生物と真核生物で共通の構造と異なる構造を理解することは，薬学領域においては抗菌薬について理解するために重要である．

1.7 正常微生物叢の役割

SBO 感染の成立（感染源，感染経路，侵入門戸など）と共生（腸内細菌など）について説明できる．

健康なヒトの腸内には400種以上，総数で約100兆個もの腸内細菌が住みついている．腸管だけでなく，ヒトの口腔や膣などの粘膜表面，また皮膚にも一定の微生物群が定着している（図1.7）．このように定着している微生物をまとめて**正常微生物叢**（フローラ，flora）という．真菌なども正常微生物叢の一部を構成するが，正常微生物叢の主体は細菌である．細菌の微生物叢に限定する場合は正常細菌叢とよぶ．

常在微生物叢の微生物たちは宿主であるヒトと共生関係を形成している．常在微生物叢は共生関係にあるヒトに利益と不利益の両方をもたらす．

正常微生物叢は生体表面や粘膜のすきまを埋めることにより，① 外来の病原微生物の定着を阻止する．たとえば，口腔内には，未同定の細菌を含め，約700種類の細菌が生息している．出生直後より，母親などから伝播した細菌が歯面や粘膜面に付着し，複雑な**バイオフィルム**を形成するため，外来性の細菌が付着増殖することを困難にしている．加えて正常微生物叢は，② 適度に生体の免疫系を刺激するので，正常微生物叢は病原体の感染を防ぐ生体防御機構の一部として重要である．

腸内細菌はヒトが代謝できない食物成分を代謝し，③ ヒトが生合成できない栄養素（ビタミンや短鎖脂肪酸）を合成することができる．**チアミン**，**葉酸**，**ビオチン**，**ビタミンK**，**リボフラビン**（ビタミン B_2），**ビタミン B_6**（ピリドキシン，ピリドキサール，ピリドキサミン）および**パントテン酸**などの水溶性ビタミン類は食物から供給されるが，これらは腸内の正常細菌叢を構成

デーデルライン桿菌 (Döderlein's bacillus)

図1.7に示すように女性の膣にも正常細菌叢が形成されている．とくにデーデルライン桿菌と総称されるラクトバシラス属菌は，膣表層上皮に多量に含まれるグリコーゲンを代謝し，乳酸を産生する．産生された乳酸は膣を酸性化し，大腸菌や淋菌など有害細菌の発育を抑制する．デーデルライン桿菌は閉経後に減少する．

鼻腔
Neisseria 属，Staphylococcus 属，Streptococcus 属，Lactobacillus 属，Corynebacterium 属

咽頭
咽頭炎，中耳炎の発症に関与．
(Neisseria 属，Veillonella 属，Haemophilus 属，Staphylococcus 属，Streptococcus 属，Lactobacillus 属，Corynebacterium 属，Mycoplasma 属，Candida 属)

膣・外性器
pH維持による膣の自浄作用．
(Lactobacillus 属，Peptococcas 属，Enterobacter 属，Bacteroides 属，Staphylococcus 属，Streptococcus 属)

口腔
う蝕，慢性炎症性疾患・歯周病などの口腔疾患の惹起，日和見感染症，誤嚥性肺炎に関与．
(Streptococcus 属，Actinomyces 属，Nocardia 属，Corynebacterium 属，Porphyromonas 属，Prevotella 属，Fusobacterium 属，Treponema 属，Candida 属，Tannerella 属，Actinobacillis 属など)

大腸
短鎖脂肪酸，ビタミン，発がん性物質の産生，宿主が消化できない栄養分の代謝に関与．
(Bacteroides 属，Lactobacillus 属，Clostridium 属，Bifidobacterium 属，Eubacterium 属，Peptococcus 属，Nieisseria 属，Enterobacter 属，Veillonella 属など)

皮膚
アトピー性皮膚炎やにきびに関与．
(Staphylococcus 属，Lactobacillus 属，Corynebacterium 属，Propionibacterium 属)

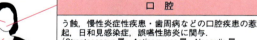

図1.7 正常微生物叢とヒトとの関係
すべての正常微生物叢は各部位でバランスを保った環境を形成し，外来微生物の付着定着を阻止する．これはすべての正常微生物叢に共通した役割である．

する細菌によっても合成され供給されている．④バクテリオシンやpHを下げる乳酸など抗微生物作用をもつ物質の生産も行っている．

このように宿主であるヒトにとって有益である反面，**日和見感染の原因**となったり，抗生物質の投与の結果，**菌交代症**を起こしたりすることもある．また，腸内細菌はニトロソアミンのように発がん性を示す**有害化合物も産生**している．

1.8 微生物とバイオセーフティ

1.8.1 バイオセーフティとは

バイオセーフティ（biosafety）とは，ヒトおよび環境への病原体曝露を排除あるいは最小限にし，安全性を確保するという概念である．この概念はバイオハザード（生物災害）に対策を講じるというところから生まれた．バイオハザードで最も一般的なものは実験室内感染である．感染リスクに晒される医療従事者や検査施設，研究施設などで微生物を取り扱う者は，微生物による汚染から環境と自分自身を含むヒトの安全性を確保する義務がある．本節では研究室におけるバイオセーフティについて概説する．

実験室における安全確保には，作業従事者に対するバイオセーフティ教育訓練，および適切な設備・機器の両方が不可欠である．WHOは実験室バイオセーフティ指針をインターネット上で公開しており，日本ではこのWHOのバイオセーフティ指針とそれをもとに策定された国立感染症研究所の安全管理規程を参考に，各研究室において安全策がとられている．

1.8.2 エアロゾルによる感染リスク

病原体を取り扱う場合，作業従事者は病原体の病原性，予防法や治療法の有無，感染経路（第2章参照）などを理解しておく必要がある．ワクチンの有無は病原体のリスクを大きく左右する．取り扱う病原体にワクチンがあるならば，ワクチンを接種しておくべきである．

ここではバイオセーフティの観点において最も注意すべき飛沫感染のリスクについて述べる．

飛沫感染は直径5μm以上の飛沫（**エアロゾル**）により病原体が感染する感染経路である．空気感染（飛沫核感染）とはこの飛沫粒子の大きさで区別され，空気感染の場合は直径5μm以下の粒子である．飛沫感染では粒子が大きいため，エアロゾルが発生したとしてもその感染力が及ぶ範囲は1〜2m以内である．一方，空気感染は粒子が小さいため長く空気中を漂い，より広範囲に及ぶ．病原体が空気感染するのか飛沫感染のみにとどまるのかを知っておくことは，感染防御上，重要である．

バイオセーフティ
オウム真理教による炭疽菌散布事件で使用された炭疽菌は，アメリカの炭疽ワクチン株であり，日本の研究施設由来株ではないことが判明している．どのような経緯でこの株が教団の手にわたったのかについては不明だが，ワクチン株であったことは不幸中の幸いである．

エアロゾルが発生するおもな操作
①菌液などの液体材料をつけた白金耳を火炎に挿入するなど白金耳を用いる操作．
②菌液をピペットで別の容器に移す操作．
③ピペットの吸引と排出の反復で混和する操作．
④菌液の入った注射器を逆さにもって気泡を追いだす操作．
⑤細胞を超音波により破壊する超音波処理．
⑥組織などのホモジナイズ．
ほかにもあるが，これだけでも日常的な実験操作でエアロゾルが発生していることがわかる．

過去に研究室で発生した感染事故のうち，注射器などによる針刺し事故などといった原因の明らかなものはごく一部であり，原因不明の感染事故のほとんどは，エアロゾルにより病原体が体内に侵入したと考えられている．エアロゾルは，サンプルの超音波処理やピペットによる懸濁など，ごくありふれた実験操作によって容易に生じる．実験者はエアロゾルが発生するリスクがある操作を実験開始前に知り，感染リスクを最小限にするためにとるべき対策を実行しなくてはならない．

1.8.3　微生物のリスク評価——特定病原体とバイオセーフティレベル

「感染症の予防及び感染症の患者に対する医療に関する法律（感染症法）」では，「特定病原体等」として，病原体としての危険性が高い順に「一種病原体等」，「二種病原体等」，「三種病原体等」および「四種病原体等」の四つに分類している（見返し表②参照）．

特定病原体などを取り扱う実験施設はバイオセーフティレベル（BSL）1～4に分類されており，各BSLに従って備えなくてはならない設備や備品，運用ルールが定められている．最も危険な微生物を取り扱うことができる施設はBSL4である．

表1.2に各バイオセーフティレベルに必要とされる設備の例とそこで取り扱う病原体の例を示す．

1.8.4　アニマルバイオセーフティ

病原体を動物に感染させるような実験では，通常の病原体の取り扱いに加えて注意すべきことがある．糞尿に汚染された床敷からは粉塵が発生しやすいので，経気道感染に注意しなくてはならない．また，感染動物に咬まれたり，引っかかれたりしないよう注意を払う必要もある．一方で，実験者や節足動物などにより外部からもち込まれる病原体から，実験動物が感染を起こさないよう気をつける必要もある．

1.8.5　バイオセキュリティ

バイオセキュリティとは病原体の紛失や盗難，意図的な不正使用を防ぐことである．病原体の保管・使用施設およびその施設の責任者，研究者は病原体が悪用されないよう，適切に管理しなくてはならない．ペスト菌や炭疽菌のような病原体は生物兵器やテロ材料としての利用が懸念される病原体であり，所有する研究施設は意図的な悪用を防ぐためにこれらの病原体を厳重に管理する責任を負う．病原体を保管・使用する施設はバイオセーフティと同時にバイオセキュリティについても十分配慮し，事前にその対策を立てておく必要がある．

HEPAフィルタ

HEPA（high efficiency particulate air）フィルタは0.3 μmの微細粒子を99.97％キャッチすることができる．安全キャビネットにはこのフィルタが設置されており，キャビネット内で発生したエアロゾルなどを含む空気はこのフィルタを通過し，清浄化されたあとに排出される仕組みになっている．

表1.2 各バイオセーフティレベル(BSL)に必要とされる設備とそのBSLで取り扱うことのできる病原体の例

BSL	おもな用途	必要とされる設備, 備品 (おもなものを抜粋)	各BSLレベルで取り扱われる病原体の例	病原体分類	引き起こされる疾病	感染症法による疾病の分類
BSL1	教育・研究	一般的な研究室でよく, 特別に必要とされる設備・備品の規定はとくにない. 開放型実験台でよい.	BSL2〜4に指定されていない微生物	微生物により異なる	微生物により異なる	微生物により異なる
BSL2	研究, 一般医療, 診断	開放型実験台でよいが, エアロゾル発生の危険性がある作業をする場合は安全キャビネットが必要. 室内にオートクレーブがあることが望ましい.	ボツリヌス菌 ポリオウイルス 赤痢菌 腸管出血性大腸菌 デングウイルス	二種病原体 四種病原体 四種病原体 四種病原体 四種病原体	ボツリヌス症 ポリオ 赤痢 腸管出血性大腸菌感染症 デング熱	四類感染症 二類感染症 三類感染症 三類感染症 四類感染症
BSL3	研究, 特殊診断検査	室内は陰圧に保ち, 扉の開閉時になかの空気が外にでない気流設計が必要. 扉は二重扉で, 前室を設ける必要がある. 排気はHEPAフィルタでろ過する. すべての作業は安全キャビネットあるいは別の封じ込め装置で行う. 室内にオートクレーブが必要.	ペスト菌 炭疽菌 SARSコロナウイルス チフス菌 黄熱ウイルス	一種病原体 二種病原体 二種病原体 四種病原体 四種病原体	ペスト 炭疽 重症急性呼吸器症候群 腸チフス 黄熱病	一類感染症 四類感染症 二類感染症 三類感染症 四類感染症
BSL4	研究, 特殊診断検査	室内は陰圧に保ち, 扉の開閉時になかの空気が外にでない気流設計が必要. 扉は二重扉で, 前室を設ける必要がある. シャワー設備, エアロックが必要. 排気はHEPAフィルタでろ過する. すべての作業はグローブボックス型の安全キャビネットで行い, ボックス内の汚染空気が室内に漏れないようにするか, あるいは機密性の高い陽圧防護服を着用する(部屋の設計により異なる).	エボラ出血熱ウイルス 痘瘡ウイルス マールブルグウイルス 南米出血熱ウイルス ラッサウイルス クリミアコンゴ出血熱ウイルス	一種病原体 一種病原体 一種病原体 一種病原体 一種病原体 一種病原体	エボラ出血熱 痘瘡 マールブルグ熱 南米出血熱 ラッサ熱 クリミアコンゴ出血熱	一類感染症 一類感染症 一類感染症 一類感染症 一類感染症 一類感染症

ここにはごく一部の病原体を抜粋している. 詳細については, 厚生労働省ウェブページ, 「感染症法に基づく特定病原体等の管理規制について」に掲載の「病原体等の名称と疾患名称の対照表」を参照されたい.

章末問題

1. 薬学で微生物学を学ぶ意味を考えよ.
2. Pasteurはどのような実験で自然発生説を打破したか説明せよ.
3. 真核生物と原核生物の違いを説明せよ.
4. バイオセーフティとは何か. また特定病原体とは何か説明せよ.
5. 微生物に関する説明のうち, 正しいものを二つ選べ.

a. 生態系のなかで微生物は分解者としての役割をもつ.
b. 原核生物の染色体は核膜に包まれた核のなかに収納されている.
c. 原虫は原核生物である.
d. 安全キャビネットがあれば, バイオセーフティレベル4の病原体を取り扱うことができる.
e. 正常細菌の役割として, 生体防御機構がある.

2 感染と発症

> ❖ **本章の目標** ❖
> - 病原体としての微生物による感染と生体内への広がりについて理解するため，感染の定義や感染の経路を学ぶ．
> - 感染症の発症に至る過程を理解するため，宿主側の基本的な生体防御の仕組みと病原体側の感染要因について学ぶ．
> - 感染症，とくに細菌感染症の診断法について理解するため，細菌の分離・同定に関する基本事項を学ぶ．
> - 感染症の動向とその制御について理解するため，近年における感染症事情や感染症法に関する基本事項を学ぶ．

2.1 感染とは？

特定の微生物は，**宿主**（host）となる生体内に侵入し，適所となる組織に定着後，そこで増殖する．このような状態を**感染**（infection）といい，一般的には通常宿主体内には常在しない**病原微生物**（pathogenic microorganism）が特定の微生物に該当する．しかし，常在する微生物であってもさまざまな原因によって宿主体内で過剰に増殖した場合，その状態も広義には感染に該当する．

宿主で感染が成立し，感染部位を中心に機能的および生理的な変化が生じると病態が形成され，症状が現れる．このように，臨床的症状が発現することを**発症**といい，発症が認められた感染を**顕性感染**（apparent infection）という．顕性感染に伴う病的症状がいわゆる**感染症**（infectious disease）である．しかし，感染すれば必ず発症するわけではなく，一部では発症に至らない場合もある．このような感染を**不顕性感染**（inapparent infection），または無症状感染（subclinical infection, symptomless infection, silent infection）という．このほかの感染に関する各種用語について表2.1に示す．

顕性感染
臨床症状が発現するに至った感染のこと．

不顕性感染
感染はしているけれども，発症には至っていない感染のこと．

表2.1 感染に関する用語例

用 語	内 容
伝染病(communicable disease)	感染症のなかでも，ヒトからヒトに伝達されやすい感染症をいう．
人獣共通感染症(zoonosis)	感染症のなかでも，ヒト以外の脊椎動物とヒトとの間で感染が伝達されうる感染症をいう．
日和見感染(opportunistic infection)	免疫抵抗力が弱まる基礎疾患(悪性腫瘍，糖尿病，腎不全，肝障害や免疫不全など)をもつ患者，未熟児，高齢者，免疫抑制剤服用者や外科手術後の患者などは，病原性がきわめて弱い(あるいは平素無害な)微生物によっても感染が生じて発症に至る．このような感染をいう．
混合感染(mixed infection)	遺伝的に異なる2種類あるいはそれ以上の微生物によって起こる感染をいう．
急性感染(acute infection)	感染に伴う発症から治癒に至るまで，あるいは死に至るまでの期間が短い感染をいう．
慢性感染(chronic infection)	感染の過程がゆっくりと進行し，発症に至るまでの期間が長い感染をいう．
持続感染(persistent infeciton)	宿主の生体防御系を回避しながら，長期間にわたり続く感染をいう．
潜伏感染(latent infection)	病原体が長期間宿主体内で生存し，発症することなく感染が持続している状態をいう．この状態で体外にその病原体を排出している人を健康保菌者(healthy carrier)という．また，一度発症した感染症が治癒しても，その後もその病原体を排出する人を病後保菌者(convalescent carrier)という．
外因・内因感染(exogenous/endogenous infection)	外界から微生物が侵入して起こる感染症を外因感染，宿主が保有する常在微生物が異常に増殖して起こる感染を内因感染という．
院内感染(hospital infection, nosocomial infection)	同一病院，多くは同一病棟内で起こる微生物による集団感染をいう．

2.2 感染の経路と体内での広がり

感染は病原体が宿主に侵入・定着し，増殖することによって発生する．では，それらの病原体はどのような経路で宿主へ侵入し，生体内へ広がっていくのだろうか．本節ではその経過を概説する．

SBO 感染の成立(感染源，感染経路，侵入門戸など)と共生(腸内細菌など)について説明できる．

2.2.1 感 染 源

感染の多くは，外界から病原体が宿主へと伝播される**外因感染**であり，病原体を保有する患者や動物あるいは病原体で汚染された食品や器具類などが感染源となる．しかし，一部の感染は，宿主が保有する常在微生物が原因となる**内因感染**によって発生する．

外因感染
病原体が外界から伝播されて起こる感染のこと．

内因感染
宿主が保有する常在微生物が，何らかの要因で異常増殖して起こる感染のこと．

表2.2 媒介動物によって発症する代表的な感染症

感染症	病原体	媒介動物
ペスト	ペスト菌（*Yersinia pestis*）	ネズミノミ（*Xenopsylla cheopis*）
日本脳炎	日本脳炎ウイルス（*Japanese encephalitis virus*；JEV）	コガタアカイエカ（*Culex titaeninorhynchus*） アカイエカ（*Culex pipiens* var. *palleus*）
デング熱，デング出血熱 デングショック症候群	デングウイルス（*Dengue virus*）	ネッタイシマカ（*Aedes aegypti*） ヒトスジシマカ（*Aedes albopictus*）
重症熱性血小板減少症候群（SFTS）	SFTS ウイルス	フタトゲチマダニ（*Haemaphysalis longicornis*）などのマダニ類
黄熱	黄熱病ウイルス（*Yellow fever virus*）	ネッタイシマカ（*Aedes aegypti*） ヒトスジシマカ（*Aedes albopictus*）
マラリア	マラリア原虫（*Plasmodium* 属） 　（熱帯熱マラリア：*P. falciparum*） 　（三日熱マラリア：*P. vivax*） 　（卵形マラリア：*P. ovale*） 　（四日熱マラリア：*P. malariae*）	ハマダラカ（*Anopheles* 属）
発疹チフス	*Rickettsia prowazekii*	コロモジラミ（*Pediculus humanus*）
欧州型（シラミ媒介）回帰熱	*Borreria recurrentis*	コロモジラミ（*Pediculus humanus*）
アフリカ型（ダニ媒介）回帰熱	*Borreria duttoni*	ヒメダニ（*Ornithodoros* 属）
ライム病	*Borreria burgdorferi*	マダニ類（*Metastigmata* 亜目）
日本紅斑熱	*Rickettsia japanica*	マダニ類（*Metastigmata* 亜目）
ツツガムシ病	*Orientia tsutsugamushi*	ツツガムシ（*Leptotrombidium* 属）

（a）ヒト

伝染性の強い感染症に罹患している患者は，主要な感染源となりうる．従って，このような患者に対しては，医療施設における適切な感染防御の措置がとられなければならない．また，潜伏感染状態にある**健康保菌者**や**病後保菌者**は，表面的に症状が見られず，見過ごされやすいが，患者と同等の感染源になりうることに留意しなければならない．

（b）家畜などの脊椎動物

人獣共通感染症の場合，その病原体はヒトにも家畜などの脊椎動物にも感染を起こす．このような病原体による感染では，病原体を保有している脊椎動物が重大な感染源となる．

（c）感染源としての媒介動物

病原体を保有しているハエ，カ，ゴキブリ，ノミやダニなどの動物は，接触を介して宿主に病原体をもち込むため，いくつかの感染症における主要な感染源となる．その例を表2.2に示す．

2.2.2 感染経路

感染源を介して微生物が宿主へと侵入する経路，すなわち感染経路には，

健康保菌者
病原体を体内に保有しているが，発症することなく感染が持続している状態の人のこと．

経口感染，経気道感染，経皮感染，経粘膜感染や**垂直感染**がある．

（a）経口感染

経口感染は，腸管感染症に多く見られる感染経路である．微生物で汚染された食物や飲用水を摂取することにより，感染が引き起こされる．微生物による食中毒は，すべてこの経路を介する．また，三類感染症（見返し参照）に該当する伝染性経口感染症や A 型および E 型肝炎，あるいはアメーバ赤痢などの感染症も同様にこの経路をたどる．

（b）経気道感染

経気道感染とは，空中に浮遊する病原微生物が呼吸を介して気道内に取り込まれ，その結果，呼吸器で病原体の定着と増殖が起こる感染経路のことをいう．このうち，患者からの咳やくしゃみ，あるいは会話によって病原体がエアゾール状に飛散して感染する場合を**飛沫感染**といい，病原体が自然風や空調機などを介して環境中に飛散して感染する場合を**空気感染（飛沫核感染）**とよんで区別している．

（c）経皮感染

経皮感染とは，ダニ，シラミ，ノミやカなどに咬まれたとき，体内に感染源となる病原体が侵入する経路をいう．感染が媒介動物を経由していることから，**間接接触感染**ともいう．この経路による感染症は，表 2.2 に示すような例が知られている．このほかに，輸血や注射時に誤って病原体が侵入する場合や傷口から病原体が侵入する場合も，広義には経皮感染に該当する．

（d）経粘膜感染

経粘膜感染とは，皮膚や表在性粘膜を通じて病原体が侵入する経路をいう．患者や保菌者との直接的な接触によって感染が引き起こされることから，**直接接触感染**ともいう．梅毒や淋病あるいはトリコモナス症などの性感染症 (sexually transmitted disease; STD) は，この経路を介して発症する代表的な感染症である．

（e）垂直感染

垂直感染とは，胎盤や産道あるいは母乳を通じて母親から胎児や新生児に感染する経路をいう．胎盤を介して胎児に感染する梅毒や風疹，産道を介して新生児に感染する淋菌性結膜炎や母乳を介して新生児に感染して発症に至る成人 T 細胞白血病 (ATL) などは，この経路を介して発症する代表的な感染症である．

2.2.3 感染症発症までの経過

2.2 節で述べた感染経路で病原体が侵入したのち，発症に至るまでには，**接着**(adherence) および**定着**(colonization)，**複製**(replication) および**増殖**(multiplication) の過程を経る．

表2.3 病原細菌の接着因子

細菌	接着因子	接着部位	受容体
腸管下痢原性大腸菌	CFA線毛 インチミン	腸管粘膜 腸管粘膜	不明 インティミンレセプター(Tir)
尿路病原性大腸菌	タイプ1線毛(Fim) P線毛(Pap) S線毛	尿路粘膜 尿路粘膜 尿路粘膜	マンノース Gal α (1 → 4) Gal シアル酸
百日咳菌	FIM線毛 繊維状赤血球凝集素(FHA)	気道粘膜 気道粘膜	不明 不明
淋菌	外膜タンパク質プロテインⅡ(PⅡ)	子宮頸部や尿路の粘膜	不明
レンサ球菌	Mタンパク質 Fタンパク質	咽頭上皮など	フィブロネクチン

(a) 接着および定着

体内に侵入した微生物は，適所となる組織の細胞表面に接着する．この過程は，微生物自身が保有する**接着因子**(adherence factor)が細胞表面に存在する特異な構成成分を**受容体**(receptor)として結合することによって成立する．細菌においては，**線毛**(fimbriae, pili)をはじめとする表層タンパク質が接着因子として重要な役割を果たしており，表2.3に示すような例が知られている．標的細胞に接着した病原体は，その後，接着した場所に一定時間とどまるようになる．この状態を定着という．このように微生物感染は，標的組織細胞への病原体の接着と定着を起点に開始される．

(b) 複製および増殖

標的となる組織細胞に定着した病原体は，自己の遺伝子を複製して増殖する．この際，細胞内寄生細菌やウイルスなどのように，病原体の種類によっては，定着したあとに細胞内へ侵入し，増殖するケースもある．増殖に伴って，病原体からは病原因子などが産生され，宿主に病態が形成される．したがって，感染症が成立するためには，ある一定以上の水準にまで病原体が増

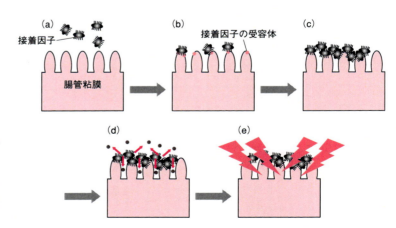

図2.1 腸管感染細菌による感染から発症に至る一モデル
(a) 病原菌の腸管内への到着, (b) 病原菌の接着・定着, (c) 病原菌の増殖, (d) 病原因子の産生, (e) 発症：下痢などの症状が発生.

殖することが不可欠であり，感染から発症に至るまでには所定の時間が必要となる．この時間を**潜伏期**という．図2.1では，感染から発症に至るまでの過程について，腸管粘膜上で定着・増殖する細菌を例に模式的に示した．

潜 伏 期
感染から発症に至るまでの時間のこと．

2.3 感染症成立に至る要因

微生物によって感染症が成立するのかどうかは，微生物自身が保有している病原性の大きさ，いわゆる**毒力**[ビルレンス(virulence)]と宿主自身の生体内の抵抗力，すなわち**生体防御能力**に依存している．つまり，宿主−病原体の相互関係が感染症成立における主要な要素となる．

2.3.1 病原体側の要因

病原体の毒力は，2.2節で記述した標的組織細胞への接着・定着に加え，病原体自身の組織内侵襲性や貪食などの生体防御反応に対する抵抗性，あるいは毒素をはじめとする病原因子の産生性に左右される．

（a）接着・定着

病原体が標的となる宿主組織の細胞表層に定着することは，感染症成立に至る第一段階であり，病原体が定着しなければ感染症を引き起こすことはない．したがって，ワクチン開発など予防の観点からも，これらの過程に関与する微生物表層因子の研究は，各分野で幅広く展開されている．

細菌では，表2.3にあげた線毛や外膜表層タンパク質のほかに，菌表面の**多糖体粘液層**やグラム陽性菌の**リポタイコ酸**なども同様な役割を担っている．インフルエンザウイルスなどで見られるウイルス粒子の表面に存在する**赤血球凝集素**(hemagglutinin; HA)も，宿主組織の細胞への定着に貢献する主要な分子である．

（b）組織内侵襲性

感染症を引き起こす病原体には，宿主組織の細胞表層に定着したのち，その部位で増殖して発症に至る**細胞外寄生体**(extracellular parasite)と，定着した細胞内に侵入・増殖して発症に至る**細胞内寄生体**(intracellular parasite)がある．

後者の病原体のうち**細胞内寄生菌**では，細胞内への取り込みやそこでの生存を可能とする**侵入因子**や**抗貪食因子**を特徴的に産生する．サルモネラ属(*Salmonella*)，赤痢菌(*Shigella*)，結核菌(*Mycobacterium tuberculosis*)，レジオネラ属(*Legionella*)やリステリア属(*Listeria*)などは，その典型的な例である．これらの細菌では，宿主組織の標的細胞に定着後に，自身が産生した侵入因子を介して**エンドサイトーシス**(endocytosis)を誘導し，細胞内へ侵攻する．さらに細胞内へ侵攻したあとも，抗貪食因子によって好中球やマ

細胞内寄生菌
貪食細胞内に貪食されたのち，抗貪食因子などを産生することによって細胞内の殺菌システムから逃れ，細胞内での増殖を可能とする病原細菌の総称．リケッチアやクラミジアは，ウイルスと同様に生きた細胞内でのみ増殖が可能な細菌であるため，とくに偏性細胞内寄生菌とよばれている．

エンドサイトーシス
細胞表面で細胞膜の一部が陥入し，膜小胞を形成しながら物質を細胞内へ取り込む機構のこと．飲食作用ともいう．

クロファージなどの貪食作用から自己を防衛し，侵入した細胞内での増殖を可能として持続的な感染を引き起こす．また，リケッチアやクラミジアなどの細菌は，ウイルスと同様に生きた細胞内でのみ増殖が可能な微生物であり，とくに**偏性細胞内寄生菌**とよばれている．

（c）外毒素産生性

病原微生物のうち，多くの病原細菌では宿主の組織や細胞に直接的に働きかけ，微量でその機能に障害をもたらす**外毒素**（exotoxin）を産生する（3.6節参照）．このような病原細菌では，毒素の作用が病態形成と密接に関係している．逆に毒素の作用が抑えられると，菌の病原性は発揮されない．したがって，このような病原細菌による一部の感染症の予防には，トキソイドワクチンが用いられる．また，一部の病原細菌ではエフェクターとよばれる，病原因子を専用の分泌装置を利用し，直接的に宿主細胞内へ注入するシステムが見つかっており，病原細菌の新たな感染戦略として注目を集めている（3.6節参照）．

（d）クオラムセンシングとバイオフィルム形成

多くの細菌は，**オートインデューサー**（autoinducer）とよばれる化合物を菌体外へ放出し，受容体を介して生理的な反応を引き起こしていることが最近明らかにされた．これらの感知システムは**クオラムセンシング**（quorum sensing）とよばれ，産生されるオートインデューサーの分子種の違いによって，同種の細菌間や異種の細菌間で反応が引き起こされることがわかっている．

緑膿菌の**バイオフィルム**（biofilm）形成も，クオラムセンシングが引き起こされた結果であることがわかっている．つまり，緑膿菌の細菌密度が高まると，オートインデューサーを感知した同菌種間においてバイオフィルム形成にかかわる因子の発現が活発となり，菌の凝集塊が形成されてバイオフィルムとなって感染部位での菌の定着性や外部環境に対する安定性が高まる．

2.3.2 宿主側の要因

宿主は，さまざまな**生体防御機構**を駆使することにより，外来微生物の侵入から感染を未然に防いでいる．したがって，その機能が健全な場合には，病原体にとって宿主への感染に高いハードルが設定されていると考えてよい．しかし，基礎疾患の存在や薬物の投与などによって，その機能が低下あるいは阻害された場合，病原体側の要因による作用が次つぎと低くなった宿主側のハードルを越え，感染症が発症する結果となる．

では，宿主の生体防御機構にはどのようなものが備わっているのだろうか．以下，宿主の非特異的な生体防御機構である**自然免疫**（natural immunity）と抗原抗体反応の樹立へ導く特異的な生体防御機構の反応（特異的生体防御反応）について触れる．

クオラムセンシング

クオラム（quorum）は，もともと議会の成立に必要な数を意味する用語．クオラムセンシングとは，細菌の密度が高まったときに菌から産生されたオートインデューサー（AI）とよばれる化合物を受容体で受容しやすくなり，それに伴って一連の生理的反応が引き起こされるシステムのことである．産生されるオートインデューサーの種類によって，同種の菌種間あるいは異種の菌種間で反応が引き起こされる．たとえば，AI-1に属するオートインデューサーは同種の菌種間で反応を引き起こすのに対し，AI-2に属するオートインデューサーは異種の菌種間で反応を惹起する．これらの反応は，細菌における情報伝達システムと考えられている．

自然免疫

宿主が微生物や微生物由来成分と触れ合うことなく，その個体に先天的に備わっている生体防御機構のこと．先天性免疫あるいは自然耐性ともいう．

（a）自然免疫

自然免疫とは，宿主が微生物や微生物由来の成分と触れ合うことなく，本来その個体に先天的に備わっている生体防御機構のことである．**先天性免疫**（innate immunity），**自然耐性**（natural resistance）ともいう．これには，皮膚や粘膜による障壁，液性の自然防御因子，細胞性の自然防御因子が含まれる．

（1）皮膚や粘膜による障壁

皮膚や粘膜は，微生物の侵入を防ぐための最初の障壁として機能する．皮膚は，皮脂腺から分泌される脂肪酸や**正常細菌叢**として皮膚表面で共生する細菌が皮脂を分解して生じる脂肪酸で覆われ，さらに汗腺から分泌される乳酸などによって弱酸性に保たれている．その結果，皮膚表面での外来性微生物の繁殖は自然に抑えられ，体内への微生物侵入の機会を低下させている．

一方，気道や消化管あるいは尿路などの粘膜は，非常に粘性の高い糖タンパク質である**ムチン**（mucin）で覆われている．そのため，外来微生物は粘膜表面に到達しにくくなり，組織細胞内への侵入も抑制されている．また，経口的に微生物が摂取された場合では，食道を通過したのちに強酸性環境の胃内に到達するため，この過程でかなりの微生物は死滅する．たとえ，いくらか残存した微生物が腸管内へ移行しても，そこでは前述のような粘膜に加え，腸管内の正常細菌叢が存在するため，外来微生物が定着しにくくなっている．したがって，これらのバリアー機能が何らかの要因で破綻した場合には，微生物による感染が起こりやすくなる．

（2）Toll 様受容体

マクロファージや樹状細胞は，外部から微生物が侵入したとき，その微生物成分と結合してサイトカインの誘導などといった一連の免疫反応を引き起こす受容体を膜表面に備えている．この受容体は **Toll 様受容体**（Toll-like receptor）といい，ヒトでは10種類程度の受容体が知られている．これらの受容体を介したサイトカインの誘導などの一連の免疫反応は，微生物の侵入に対して一時的な自然免疫として機能するだけでなく，抗原提示細胞においては抗原提示に必要な因子の発現を誘導するなど，あとに続く獲得免疫の成立にも貢献している．

（3）液性の自然防御因子

仮に感染が成立し，微生物が前述した皮膚や粘膜のバリアーをも通過して体内へ侵入した場合には，どのような防御機構が働くのであろうか．その一つが液性の自然防御因子である．

血清や体液中に含まれる**リゾチーム**（lysozyme）は，細菌細胞壁を構成するペプチドグリカンの糖鎖結合，すなわち N-アセチルグルコサミンと N-アセチルムラミン酸の $\beta(1 \rightarrow 4)$ グリコシド結合を加水分解する酵素である．とくにグラム陽性菌は外膜をもたないため，このような酵素による影響を受け

正常細菌叢
所定の組織表面などにおいて，感染症を起こすことなく，安定に定着している細菌群のこと．常在細菌叢あるいは通常細菌叢ともいう．

Toll 様受容体
ショウジョウバエの発生に不可欠な遺伝子産物として Toll 受容体が発見され，その後，さまざまな哺乳類において Toll 受容体に類似の受容体の存在が確認され，Toll 様受容体（TLR）と呼称された．TLR は，特定の分子を認識するものではなく，それぞれ微生物が保有する成分の一群を認識する，いわゆるパターン認識型受容体である．これらの受容体を介した一連の免疫反応は，自然免疫の一環として機能するだけでなく，抗原提示細胞においては抗原提示に必要な因子の発現にも寄与しており，のちに発動する獲得免疫にとっても重要な役割を果たしている．

COLUMN　ウイルス感染と干渉現象

　あるウイルスが細胞に感染した場合，その後に同種または異種のウイルスが感染しても，第二に感染したウイルスの増殖が顕著に抑制されることがある．このように，第一のウイルス感染によって第二のウイルス感染時のウイルス増殖が抑えられる現象をウイルスによる**干渉現象**（interference phenomenon）という．この現象の一因となる物質がインターフェロン（interferon; IFN）であり，干渉（interference）に関係する因子という意味で，その名称が与えられている．

　では，どうしてIFNが産生されると，ウイルスは細胞内での増殖が抑制されるのであろうか．それは，IFN自身が直接ウイルスに働きかけて死滅させるわけではなく，IFN受容体を介して細胞内で起こる反応に原因がある．IFNが細胞表面のIFN受容体に結合すると，細胞内では二つの経路が活性化される．一つは，エンドRNaseを活性体へと導く反応系であり，もう一つは，プロテインキナーゼの活性化を導き，タンパク質合成開始因子であるelf-2αをリン酸化して不活性化する反応系である．これら二つの経路が活性化された細胞内では，ウイルスが感染しても前者のエンドRNaseの作用によってウイルスmRNAは分解され，さらに後者の不活性型elf-2αによってペプチド伸長は抑制され，ウイルスタンパク質の生合成が進行しない．したがって，第一のウイルス感染に伴ってIFNの産生が行われると，その後に再びウイルス感染が起こっても，IFNの影響を受けた細胞ではウイルス増殖が顕著に抑制されるわけである．

　さらに，干渉現象を引き起こす第二の要因として，第一のウイルスが感染することによって，細胞表面に存在するウイルスの受容体の構造が変化する場合がある．このような場合では，第一のウイルスが感染すると，その後に第二のウイルスが体内に入ってきても，もはやその細胞へは吸着できなくなり，第二のウイルスによる感染は進行しなくなる．

補体
抗体とともに働いて活性化され，標的となる細胞を破壊するタンパク性の液性因子のこと．この経路とは別に，宿主体内に侵入してきた細菌や真菌の表層上でも直接活性化されて，それらの細胞を破壊する．補体活性化に対する前者の経路を古典経路，後者の経路を別経路という．

やすい．つまり，グラム陽性菌が組織に侵入しても，リゾチームの作用により**溶菌**（bacteriolysis）を促すため，宿主組織での菌の生存が抑えられる．

　一方，外膜をもつグラム陰性菌はリゾチームの作用を受けにくいため，これらが組織に侵入したとき，リゾチームの作用では排除できないことになる．しかし，宿主組織ではリゾチームとは別に，**補体**（complement）とよばれる液性因子が細菌の侵入に対して働く．本来，補体は後述する特異的生体防御反応によって**B-リンパ球**から産生される**抗体**（antibody）とともに働き，攻撃対象となる細胞に障害を与える役割をもつ．しかし，微生物の感染・組織内侵入が起こると，補体は直接細菌の表面で活性化され，障害を与える．これが補体の**別経路**（alternative pathway）とよばれる活性化経路である．

　また，ヒトをはじめ多くの生物は，外来微生物に対して**ディフェンシン**（defensin）とよばれる抗微生物ペプチドを産生し，自然免疫における生体防御因子として機能させている．これは細菌だけでなく真菌やウイルスに対しても作用する能力があり，広範囲に働く生体防御因子と考えられる．このほかにも多種多様**抗菌ペプチド**（多くは細菌細胞膜に作用する）がさまざまな

生物から単離されており，新たな抗菌薬の開発にも利用されようとしている．

一方，ウイルスなどの宿主組織内侵入に対しては，侵入を受けた細胞から**インターフェロン**（interferon；IFN）とよばれる液性因子が産生され，ウイルスの増殖を抑える働きを示す．IFNは，B型やC型肝炎ウイルスによる感染症に対する治療薬としても用いられている．

（b）細胞性の自然防御因子

液性の自然防御因子に加えて，微生物の組織内侵入に対する初期反応として働くもう一つの因子が細胞性の自然防御因子である．

組織内に微生物が到達すると，おもに**マクロファージ**（macrophage）や**好中球**（neutorophil）のような**貪食細胞**が侵入した微生物を摂取し，細胞内で消化して処理を行う．肝臓の**クッパー細胞**や肺胞などでは，マクロファージは組織に定着して外来微生物の侵入をつねに待ちかまえている．一方，血液中および腹腔内では，マクロファージはそれぞれ**単球**および**腹腔マクロファージ**として遊離した状態で存在しており，組織内への微生物侵入が起こると，その部位へ**遊走**して異物貪食能を発揮する．これらのマクロファージは**遊走マクロファージ**ともよばれている．また，好中球は血液中に存在する白血球であり，組織内への微生物侵入が起こると，単球と同様に血管内から組織へと遊走して異物貪食能を発揮する．マクロファージや好中球のような貪食細胞によって，侵入してきた微生物が異物として認識される仕組みを図2.2に示す．すなわち，① 貪食細胞の表面にはマンノース受容体，リポ多糖（LPS）受容体，グリカン受容体やスカベンジャー（掃除）受容体など，数多くの微生物表層成分を認識しうる受容体が備わっている．② 微生物はそれらの受容

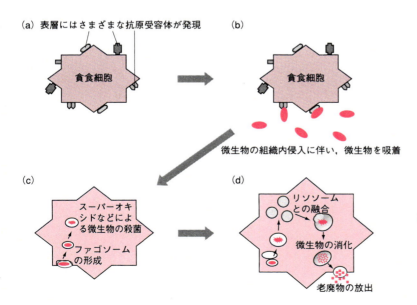

図2.2 貪食細胞による外来微生物の消化過程
（a）貪食細胞と表層の受容体，（b）外来微生物の貪食細胞表層受容体への結合および吸着，（c）ファゴソームの形成，（d）ファゴリソソームの形成と消化．

体を介して吸着される．③微生物が貪食細胞内に取り込まれるとファゴソーム(phagosome)となり，内部ではスーパーオキシド産生系からスーパーオキシド(O_2^-)やヒドロキシラジカル(OH・)が発生して殺菌作用を発揮する．④ファゴソームは最終的にリソソーム(lysosome)と融合してファゴリソソーム(phagolysosome)となり，捕らえられた微生物は完全に消化される．

貪食細胞とならんで，細胞性自然免疫として中心的に働く細胞が**ナチュラルキラー細胞**(NK 細胞)である．図 2.3 に示すように，通常の細胞(非感染細胞)では自己由来の細胞であることを認知させるために，自身の表層成分に加えて**主要組織適合遺伝子複合体**(major histocompatibility complex；MHC)の**クラス I** というタンパク質複合体を提示している．ところが，ウイルス感染細胞や腫瘍細胞のなかには，MHC クラス I 複合体の発現が消失または低下させて特異的生体防御反応から逃れようとするものがある．このときの生体防御として，NK 細胞が活躍する．NK 細胞には，相手細胞の表面に存在する糖鎖などを認識して殺傷作用を発揮する **NK 細胞活性化受容体**(killer cell activating receptor；KAR)と相手細胞が MHC クラス I 複合体を提示していた場合には，それと結合して NK 細胞が働かないようにする **NK 細胞抑制受容体**(killer cell inhibitory receptor；KIR)が存在する．その結果，NK 細胞は非感染細胞に対しては，抑制受容体が作動するために殺傷活性を発揮しないが，MHC クラス I 複合体を提示しなくなったウイルス感染細胞などに対しては，活性化受容体のみが作動するために殺傷能力が発揮される．

以上のように，外来性の微生物侵入に対して，宿主は液性因子および細胞性因子を駆使して生体を未然に防御している．では，これらの一連の自然免疫によっても侵入微生物を排除できなかった場合，宿主はいかなる感染防御態勢をとるのだろうか．そのときに誘導されるより強力な防御反応が特異的

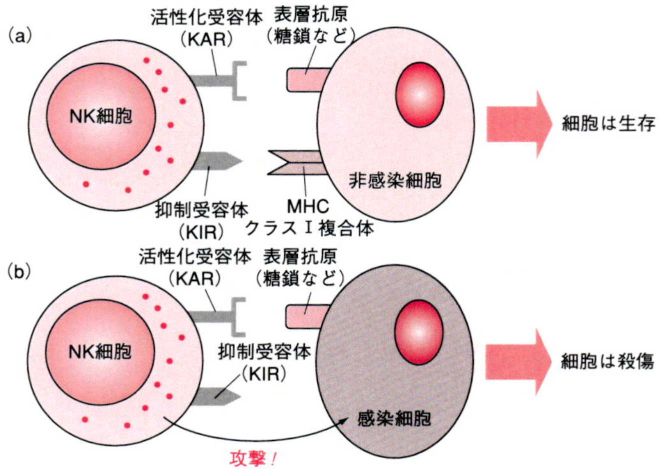

主要組織適合遺伝子複合体
抗原がプロテアーゼによって分解されて生じたペプチドを結合して，抗原提示するためのタンパク質複合体のこと．

図 2.3　NK 細胞による標的細胞の殺傷作用
(a)非感染細胞は，MHC クラス I 複合体を提示するので，NK 細胞が働かない．(b)感染細胞は MHC クラス I 複合体を提示しないので，NK 細胞が活性化される．

生体防御反応である．

（1）特異的生体防御反応

　感染した微生物が強い病原性を発揮した場合，自然免疫ではそれを防御することができず，特異的生体防御反応が発動する．特異的生体防御反応では，いわゆる一連の免疫応答反応にかかわる細胞，すなわち**抗原提示細胞**とリンパ球である**T細胞**および**B細胞**が中心的な役割を果たす．これらの生体防御反応が成立すると，いま起こっている感染症状に対処するばかりでなく，いわゆる免疫細胞における**記憶**も生じる．その結果，同じ微生物によって再感染を受けた場合には，即時的に同一の免疫反応が再現され，宿主を発症から防御する．微生物表層の成分や**トキソイド**（toxoid）を**抗原**（antigen）として投与し，感染予防に役立てることができるのも免疫記憶が生じるからである．

❶ **ウイルス感染に対して**　ウイルスの複製は，感染した宿主細胞のゲノムに組み込まれる．したがって，感染を受けた細胞は，ウイルス由来の成分を自己の細胞質由来の成分と同様にMHCクラスI複合体を介して表面に提示する．このような抗原提示を起こさないウイルス感染細胞は，前述したNK細胞の働き（図2.3）によって排除されるが，ウイルス抗原が提示された細胞は，非自己の抗原を提示している細胞として処理されることになる．MHCクラスI複合体に提示された非自己の抗原は，**細胞傷害性T細胞**（cytotoxic T cell）によって特異的に認識され，それを提示している細胞に対して傷害を与える（図2.4a）．細胞傷害性T細胞は**キラーT細胞**（killer T cell）ともよばれ，特異的な表面マーカーとして**CD8**とよばれるタンパク質抗原を発現しているので，**CD8 T細胞**と表現されることもある．

❷ **ウイルス以外の微生物感染に対して**　ウイルス以外の外来微生物の侵

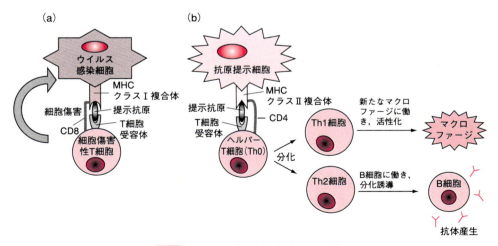

図2.4　抗原の提示と各種T細胞の働き
（a）細胞傷害性T細胞，（b）ヘルパーT細胞．

入を受けた場合，細胞性の自然免疫によってマクロファージの作用を受けて吸着・消化されるが，同時にそのマクロファージは外来微生物由来の**抗原提示細胞**としても機能し，特異的生体防御反応系を活性化する．このようなマクロファージによる外来抗原の提示は，**MHC クラスⅡ複合体**を介して行われる．MHC クラスⅡ複合体を介して提示された外来抗原は，**ヘルパー T 細胞**(helper T cell)によって特異的に認識される．ヘルパー T 細胞は，特異的な表面マーカーとして CD4 というタンパク質抗原を発現しているので **CD4 T 細胞**ともよばれる．ヘルパー T 細胞は，抗原提示細胞と結合すると**分化**を起こし，**Th1** および **Th2** というヘルパー T 細胞に変化する．このようなことから，分化を起こす以前のヘルパー T 細胞は **Th0** 細胞と表現されることもある．Th1 および Th2 に分化したヘルパー T 細胞は，それぞれ役割が異なっており，前者は新たなマクロファージの活性化を促して貪食・抗原提示作用をさらに活発化させるのに対し，後者は**抗体産生細胞**である B 細胞の分化誘導を促して抗原に特異的な**抗体**(antibody)の産生を引き起こす(図 2.4b)．

以上，①，②に概略的に示したように特異的生体防御反応は成立するが，これらの免疫においては骨髄由来のリンパ球が重要な役割を果たしている．したがって，骨髄の傷害や機能低下は，宿主にとって強力な感染防御を構築するうえでの大きな障害となり，重篤な感染症状への進展につながる．

2.4 病原体の検出

感染症の診断は，感染患者の排泄物，喀痰，血液，髄液などの試料や感染病巣から病原体となった微生物を同定することを基本に進められる．また，食中毒が疑われた場合には，原因として疑わしき食品からも病原体の検出が試みられる．近年では，**ポリメラーゼ連鎖反応**(polymerase chain reaction；PCR)や**酵素免疫法**(enzyme-linked immunosorbent assay；ELISA)を利用して，病原体の遺伝学的同定や表層抗原あるいは毒素の免疫学的微量検出などを比較的容易に行えるようになっている．臨床検査結果の精度を向上させることは，正確な感染症の診断と治療にとって不可欠なテーマである．

感染症の診断は，① 病原体の分離，② 病原体の形態学的確認，③ 病原体の抗原物質の確認，④ 病原体の遺伝子の検出，⑤ 病原体に対する抗体の検出，といった手順で進められる．

2.4.1 病原体の分離

微生物感染症において，ほとんどの細菌や真菌は，適切な培地を用いることによって，検体から増殖，分離，純培養を行うことができる．純培養された菌は，次項で記述する形態学的確認と併せて，さらに選択性の高い培地や

COLUMN　グラム染色とその原理

　デンマークの学者 H. Gram によって開発された細菌染色法．ペプチドグリカンを保有する細菌に対して施される染色法であり，光学顕微鏡による細菌検査の基本となる手法である．外膜の有無によって染色性が変わる．

　外膜を保有しない細菌（最終的にグラム陽性となる）は，クリスタルバイオレットなどのグラム染色液がペプチドグリカン層に吸着し，次いでルゴール液で処理されることによってヨウ素と複合体を形成したグラム染色液が安定にペプチドグリカン中に結合する．その結果，その後のアルコール洗浄によっても脱色されずに検鏡において紫色に染まった細菌として確認される．

　一方，外膜を有する細菌（最終的にグラム陰性となる）は，グラム染色液による染色では外膜が染まるため，その後のアルコール洗浄によって外膜が溶解し，いったん脱色される．その結果，グラム陰性菌とよばれる．グラム陰性菌はこのままでは検鏡で確認できなくなるため，対比染色としてアルコール洗浄後に実施されるサフラニン液処理により，菌は赤色に染まって検鏡で確認される．

紫色　　　　　　　　　　赤色
（グラム陽性菌）　　　　（グラム陰性菌）

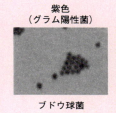　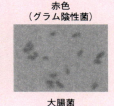

ブドウ球菌　　　　　　　大腸菌

生化学的性状（さまざまな糖質やアミノ酸などの利用能，ガス産生性など）を検査することによって同定される．一般的には，同定された細菌や真菌に対してはあらかじめ抗菌剤などに対する感受性試験を行い，治療剤の投与計画などに役立てる．一方，ウイルスに関しては自己複製能力がないので，培養細胞や鶏卵などを用いた増殖，分離，同定が試みられる．適切な感染用細胞がない場合には，動物個体が用いられることもある．

2.4.2　病原体の形態学的確認

　ウイルス以外の感染症では，患者からの検体に対して**グラム染色**，**抗酸染色**，**異染顆粒染色**や**芽胞染色**などの処置を施して，光学顕微鏡による形態学的観察が行われる．ウイルスの形態観察は，光学顕微鏡では不可能であり，さらに高倍率での観察が可能な電子顕微鏡が必要となる．

SBO グラム染色を実施できる．

2.4.3　病原体の抗原物質の確認

　蛍光抗体法（fluorescent antibody technique）や**酵素標識抗体法**（enzyme-labeled antibody technique）を利用することによって，病巣部における病原体の抗原物質を直接検出することが可能となっている．また，**逆受身凝集反応**，**ラジオイムノアッセイ**（radioimmunoassay；RIA），酵素免疫法などを用いることにより，体液中あるいは組織中に存在する微生物由来抗原物質などを微量検出することも可能である．前述の手法にはさまざまな種類のものが

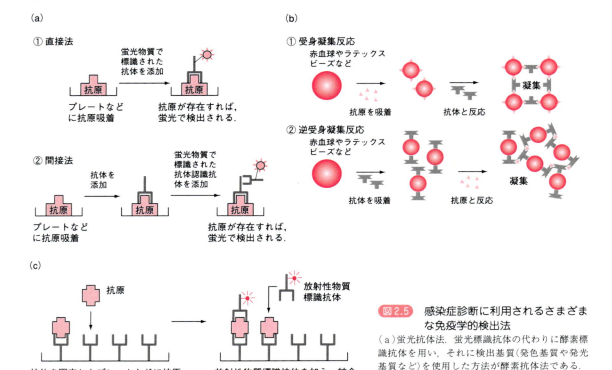

図 2.5 感染症診断に利用されるさまざまな免疫学的検出法
(a) 蛍光抗体法．蛍光標識抗体の代わりに酵素標識抗体を用い，それに検出基質（発色基質や発光基質など）を使用した方法が酵素抗体法である．(b) 受身凝集反応と逆受身凝集反応．(c) ラジオイムノアッセイ（固層法）．

知られているが，図 2.5 にその原理を示す一例を示した．

2.4.4 病原体の遺伝子の検出

核酸は，それを構成するヌクレオチドの塩基が互いに相補する場合に特異的に結合（ハイブリダイズ）する．この相補的な結合性を利用して，あらかじめ検出したい病原体の遺伝子と相補的かつ検出が可能なように放射性物質や蛍光物質で標識した **DNA プローブ**（DNA probe）とよばれる人工 DNA を反応させることにより，目的とする病原体遺伝子（ゲノム DNA）やその転写産物（mRNA）を検出することができる．DNA プローブを用いてゲノム DNA などの遺伝子を検出する方法を**サザンハイブリダイゼーション法**（Southern hybridization method）といい，mRNA を検出する方法を**ノーザンハイブリダイゼーション法**（northern hybridization method）という．また，PCR 法が広く用いられるようになり，微量の病原体遺伝子を容易かつ迅速に検出することが可能となっている．逆転写 PCR（RT-PCR）法は，感染によって微生物の遺伝子より発現した mRNA を特異的かつ迅速に検出される手法として利用されている．さらに近年では微生物の亜種などを分子疫学的に解析する手法として，MLST（multi locus sequence typing）法とよばれる DNA シーケン

DNA プローブ
目的とする遺伝子 DNA や mRNA などを検出するために，それらの領域の一部に相補的な人工 DNA 断片のこと．検出が容易となるように，放射性物質や蛍光剤など適切な物質で標識されている．

ス解析法が開発されている．

2.4.5 病原体に対する抗体の検出
　微生物による感染症を発症した場合，宿主側の特異的生体防御反応が発動することにより，血清やその他の体液中に病原体やそれに由来する抗原に対する抗体の産生が認められるようになる．したがって，感染症発症後の適切な時期において，血清や体液などから特異抗体を検出して診断に役立てることがある．この際の抗体の検出には，沈降反応，凝集反応，補体結合反応，RIA，ELISA，蛍光抗体法や受身凝集反応など図 2.5 の例にも含まれるさまざまな免疫学的手法が利用される．

2.5　近年における感染症の問題点

　抗菌剤をはじめとするさまざまな抗微生物薬が開発され，衛生事情の改善，感染症予防法の確立や医療技術の向上に伴い，感染症にかかる患者数は減少した．しかし世界的に見ると，衛生状態が改善されていない地域や医療活動が十分に行き届いていない地域などにおいて，感染症は乳幼児や高齢者にとっていまもなお深刻な問題であり，それぞれの地域間格差は大きい．

　加えて，近年では感染症に対する新たな問題も発生している．確かに天然痘のように世界保健機構（WHO）から世界にむけて撲滅宣言が発表された感染症もあるが（1980 年），逆に人類がいままでに経験したことのないタイプの新たな感染症，すなわち新興感染症の発生，すでに治まったかに見えていた感染症が再び猛威を奮う再興感染症の流行，あるいは医療現場などでの抗微生物薬の普及に伴って薬剤耐性化した微生物による感染症の侵攻など，「人類と微生物とのたたかい」は新たな局面を迎えている．その結果，世界的に見ると，なお年間 1400 万人以上の人びとが感染症で死亡している．本節では，近年において問題となっている微生物感染について概説する．

2.5.1　菌交代症
　抗菌薬には，多種の細菌に対して効果を発揮する広域作用型の抗菌薬がある．このようなタイプの薬を長期にわたり連用すると，その薬剤に感受性を示す細菌は，体内に常在している正常細菌叢も含めて次第に死滅する．逆に薬剤に耐性を示す菌は，そのことによって生育の場を得て，優勢な細菌叢を形成することになる．このように，広域作用型の抗菌薬の連用によって，生体内での細菌叢が薬剤に耐性を示す細菌叢に取って代わる現象を**菌交代現象**という．また，取って代わった細菌が生体内で新たに感染症を引き起こした場合，その感染症を**菌交代症**（microbial substitution, superinfection）という．

その起因菌として，一般の抗菌薬に耐性を示すカンジダ菌などの真菌類，多剤耐性緑膿菌や**偽膜性大腸炎**の原因菌として知られるディフィシル菌（*Clostridioides difficile*）などがあげられる．

広域作用型の抗菌薬は，原因菌が特定できない細菌感染症の場合に重宝される薬剤であるが，それを安易に使用し続けることは，新たな感染症にもつながる危険性を含んでいる．したがって，そのような薬剤の使用に対する管理は，薬剤の適正使用を目指す薬剤師にとって重要な任務の一つといえる．

2.5.2 日和見感染

> SBO 日和見感染と院内感染について説明できる．

悪性腫瘍，糖尿病，ネフローゼなどの腎不全や免疫不全症などの**基礎疾患**をもっている患者，抗がん剤や免疫抑制剤を投与している患者や外科手術後の患者，あるいは高齢者や未熟児は，微生物をはじめとする病原体に対して抵抗する力が弱いため，**易感染性宿主**（compromised host）である．このような宿主は，健常者では感染症を起こさないような病原性が低い病原体や平素無害な病原体によっても感染，すなわち**日和見感染**（opportunistic infection）が成立し，しばしば感染症へと進展する．この感染症のことを**日和見感染症**という．近年，日和見感染症にかかる患者数は，年々増え続ける傾向にある．その背景として，**後天性免疫不全症候群**（acquired immunodeficiency syndrome；AIDS）のような免疫不全を起こす新たな感染症の蔓延などもあげられるが，一方で医療技術の進歩とともに難度の高い外科手術が可能となり，作用の強い薬品が投与され，患者の抵抗力が著しく低下し，このような感染症を誘発している皮肉な一面もある．日和見感染症を起こす原因菌として知られているおもな病原体を表2.4に示す．

2.5.3 院内感染

表2.1に示したように，**院内感染**（nosocomial infection, hospital infection）とは同一病院，多くは同一病棟内で起こる微生物による集団感染のことである．2.5.2項でも述べたように，病院内には外科的処置や薬物治療を受けた結果，易感染性宿主となっている入院患者が多く，菌交代症や日和見感染が非常に発生しやすい状況にある．また多くの病棟では，複数の入院患者が同部屋で生活しているため，いったん感染症が発症すると次つぎにその感染症が別の患者へと広がりやすくなり，集団感染へと発展する．

さらに院内感染の新たな局面として，**メチシリン耐性黄色ブドウ球菌**（methicillin-resistant *Staphylococcus aureus*；MRSA）や**バンコマイシン耐性腸球菌**（vancomycin-resistant *enterococci*；VRE）に代表される薬剤耐性菌による院内集団感染の危険性があげられる．病院内においては至るところで広域作用をもった抗菌薬などを服用している患者が入院しており，その結果，

表2.4　日和見感染症を引き起こすおもな病原体

細菌	緑膿菌(*Pseudomonas aeruginosa*)，髄膜炎菌(*Neisseria meningitidis*)，モラクセラ・カタラーリス(*Moraxella catarrhalis*)，レジオネラ・ニューモフィラ(*Legionella pneumophila*)，いろいろな腸内細菌，リステリア菌(*Listeria monocytogenes*)，ノカルジア・アステロイデス(*Nocardia asteroides*)，コリネバクテリウム属(*Corynebacterium* spp.)，サルモネラ属(*Salmonella* spp.)，マイコバクテリウム属(*Mycobacterium* spp.)，クロストリジウム属(*Clostridium* spp.)など
ウイルス	単純ヘルペスウイルス(herpes simplex virus)，サイトメガロウイルス(cytomegalovirus)，エプスタイン-バーウイルス(*Epstein-Bar virus*)など
真菌	カンジダ属(*Candida* spp.)，アスペルギルス属(*Aspergillus* spp.)，ムコール属(*Mucor* spp.)など
原虫	トキソプラズマ原虫(*Toxoplasma gondii*)，カリニ原虫(*Pneumocystis carinii*)，クリプトスポリジウム(*Cryptosporidium parvum*)など
寄生虫	糞線虫(*Strongyloides stercoralis*)，ランブル鞭毛虫(*Giardia lamblia*)など

そのような患者ではさまざまな感受性菌が淘汰されている．このような状況下で，MRSAやVREがその患者へと入り込むと容易に感染が成立してしまい，感染症を発症した場合には適用する抗菌薬が選択できないような状況が生まれる．その後，さらに患者間を通じて感染が広がって集団感染に陥ることになる．したがって，医療従事者は，つねに院内ではそのような危険性が潜んでいることを認識し，院内の衛生管理を充実させるだけでなく，患者のみならず自身による感染源のもち込みにも十分な注意を払う必要がある．

2.5.4　新興感染症

　人類は，さまざまな種類の抗微生物薬やワクチンを開発し，多種にわたる微生物感染症に対処してきた．しかしながら，時間の経過とともに新たな微生物による感染症が発生し，いまだに人類と微生物とのたたかいは続いている．このような人類にとってこれまでに経験したことのない新しい感染症のことを**新興感染症**(emerging infectious disease)とよぶ．その原因は未知の部分もあるが，多くの人びとがさまざまな地域へ自由に渡航できるようになったことや森林伐採などによる地球環境の変化などが理由にあげられる．

　新興感染症のなかには，1982年のアメリカにおいて，世界で初めて集団感染が認知された**腸管出血性大腸菌**(enterohemorrhagic *Escherichia coli*；EHEC)感染症のように，細菌を病原体とする事例もあるが，とくに近年では，AIDS，**エボラ出血熱**をはじめとする各種ウイルス性出血熱，**重症急性呼吸器症候群**(severe acute respiratory syndrome；SARS)，およびSARSに類似した感染症で中東を起源として世界的に広がった**中東呼吸器症候群**(middle east respiratory syndrome；MERS)や**新型インフルエンザ感染症**などのように，ウイルス性の新興感染症が次つぎに人類を脅かしている．これらのうちの多

くは，いまだ治療法や予防法が確立されておらず，その確立は世界的における感染制御のための急務課題である．

2.5.5 再興感染症

近年，人類による制御がある程度可能とされていた感染症のうち，再び猛威を奮いはじめている感染症がある．そのような感染症のことを**再興感染症**(re-emerging infectious disease)といい，新興感染症とならび，人類が頭を痛める問題となっている．その代表的な感染症は，**結核**と**マラリア**である．これらの感染症は，いずれも良好な化学療法剤の開発などによって，感染制御に一定の成功を収めたと考えられていた．しかし，薬剤耐性化した病原体の出現やマラリアではさらにその媒介動物であるハマダラカまでもが殺虫剤に耐性を示すものが現れた結果，再び感染に広がりを見せている．また温暖化などの地球環境の変化によって，本来は亜熱帯地域までとされていたハマダラカの生息域の拡大も感染の広がりに輪をかけている．このようなことから，WHOでは新興感染症のみならず再興感染症も含め，人類を脅かす公衆衛生上の大きな問題として警鐘を鳴らしている．

2.5.6 輸入感染症

人びとが自由に外国を行き来し，世界との交流が進むにつれて，それまで自国において問題視されなかったような感染症がヒトや動物あるいは食品を通じて海外よりもち込まれ，国内での新たな感染症として問題となることがある．このような感染症を**輸入感染症**(afferent infectious disease, imported infection)という．

日本を含めた先進国で最も多い輸入感染症は，急性の腸管下痢を起こす病原菌が蔓延している東南アジアや南米などの地域に渡航することによって発症するもので，とくに**旅行者下痢症**(traveler's diarrhea)とよんでいる．その原因菌として多いのが，一連の下痢原性大腸菌，サルモネラ属，ビブリオ属，赤痢菌やチフス菌などの経口感染型の病原菌である．しかしながら，動物や昆虫など媒介動物を介して感染する場合も決して少ないわけではない．近年では，2006年に2例の死亡感染者がでた狂犬病がニュースとなった．狂犬病は日本において30年以上，その発症が認められていなかったが，彼らはフィリピンでイヌに咬まれてウイルスに感染し，発症・死亡した．これは動物を介して海外からもち込まれた輸入感染症例である．このように，必ずしも食品や飲用水由来のものばかりでなく，動物や昆虫を介するケースもあるので，検疫体制の強化など十分な留意が必要である．

一方，輸入感染症とは逆に日本からの**輸出感染症**(exported infection)として，海外で公衆衛生上問題となっているケースもある．**麻疹**(measles)がそ

の典型的な例である．WHO の統計では，近年アメリカで発生した麻疹は日本人から感染した場合が最大とされ，日本がまさに麻疹の重大な輸出国となっている．日本は，麻疹がなぜいまもなお流行が繰り返されているのか原因を明らかにし，その拡散をいかに有効に防止すべきかを慎重に考慮していかなければならない立場にある．

2.6　感染症法

　近代における衛生事情の改善および医学の進歩，とくにワクチンによる予防法の確立や感染症に対する治療薬開発などに伴って，それらが行き届いている先進国での感染症患者数は，著しい減少を遂げている．日本においても，かつて伝染病として恐れられた赤痢やコレラなどの感染症の患者数は，戦後に比べて激減している．このようなことから，1892 年に制定され，長年にわたり適用されてきた伝染病予防法は，国民の健康を感染症から守るという一つの目的を十分に果たしたものと思われた．

　しかし，近年では 2.5 節で触れたように新興感染症をはじめ，病原体や媒介動物の薬剤耐性化に伴う再興感染症の勃発や院内感染症の発生など，人類にとって感染症に対する新たなる難題が次つぎに突きつけられている．日本においても，1996 年に O157：H7 に代表される血清型をもった腸管出血性大腸菌によって全国的な集団発症事例が起こり，これを機にあらためて感染症対策に対する抜本的な見直しが叫ばれた．このような背景のもと，1998 年 10 月に「感染症の予防および感染症の患者に対する医療に関する法律」（通称，感染症法）という名称で法律が新たに制定され，翌年の 4 月から施行された．この法律は，さらにその後改正を重ね，近年の世界情勢から生物テロ対策をも視野に入れた一部改正案が 2006 年 12 月の国会で可決成立し，継続して部

表 2.5　感染症法における感染症の分類と特徴

感染症類型	特　徴
一類感染症	感染力，罹患した場合に重篤性から判断して，危険性がきわめて高い感染症
二類感染症	感染力，罹患した場合に重篤性から判断して，危険性が高い感染症
三類感染症	感染力，罹患した場合に重篤性から判断して，危険性は高くないが，特定の職業への就業によって集団発生を起こしうる（感染性が強い）感染症
四類感染症	動物，飲食物などの物件を介してヒトに感染し，国民の健康に影響を与える恐れがある感染症（ヒトからヒトへの伝染性はない）として定められている感染症
五類感染症	国が感染症の動向調査を行い，その結果などに基づいて必要な情報を国民一般や医療関係者に情報提供・公開することによって，発生や蔓延を防止すべき感染症

分的な改正が行われている.

感染症法の特徴は，表2.5に示すように，とくに対象となる感染症を感染力や危険度などの基準から分類し，その予防と拡散の防止を図るとともに，それぞれに徹底した医療体制を確保することにも重点が置かれていることがあげられる．現在のところ，それぞれの分類に該当する感染症は，おもな対応と措置や対象となる医療機関も含め，表2.6に示す．患者がこれらの感染症と診断された場合，担当した医師は一類から四類と一部の五類感染症（侵

表2.6 感染症法において対象となる感染症とその対応

感染症類型	対象となる感染症	おもな対応と措置	対処する医療機関
一類感染症	**細菌感染症** 　ペスト **ウイルス感染症** 　エボラ出血熱，クリミア・コンゴ出血熱，痘瘡，南米出血熱，マールブルグ病，ラッサ熱	原則入院 消毒などの対物措置	第一種感染症指定医療機関
二類感染症	**細菌感染症** 　結核，ジフテリア **ウイルス感染症** 　急性灰白髄炎（ポリオ），重症急性呼吸器感染症候群（病原体がSARSコロナウイルスであるものに限る），中東呼吸症候群（病原体がMERSコロナウイルスであるものに限る），鳥インフルエンザ（H5N1，H7N9によるものに限る）	状況に応じて入院 消毒などの対物措置	第二種感染症指定医療機関および結核指定医療機関
三類感染症	**細菌感染症** 　コレラ，細菌性赤痢，腸管出血性大腸菌感染症，腸チフス，パラチフス	特殊職業への就業制限 消毒などの対物措置	一般の医療機関で可
四類感染症	**細菌感染症** 　Q熱，ツツガムシ病，日本紅斑熱，発疹チフス，オウム病，レジオネラ症，炭疽，ボツリヌス症，野兎病 **ウイルス感染症** 　E型肝炎，A型肝炎，黄熱，狂犬病，鳥インフルエンザ（H5N1，H7N9によるものを除く），デング熱，SFTS，ジカウイルス感染症 **原虫感染症** 　マラリア その他，政令で定めるもの	輸入動物の輸入を禁止 保菌動物の駆除 消毒などの対物措置	一般の医療機関で可
五類感染症	**細菌感染症** 　性器クラミジア感染症，梅毒，メチシリン耐性黄色ブドウ球菌（MRSA）感染症 **ウイルス感染症** 　インフルエンザ（鳥インフルエンザを除く），ウイルス性肝炎（A，E型を除く），後天性免疫不全症候群（AIDS），麻疹，風疹 **原虫感染症** 　クリプトスポリジウム症 その他，厚生労働省令で定めるもの	感染症発生状況の情報を収集 データの分析と結果の公開および提供	一般の医療機関で可

詳細は見返し表①参照．

襲性髄膜炎菌感染症，風疹および麻疹)では直ちに，他の五類感染症では一週間以内に最寄りの保健所に届けでて，適切な処置を施さなければならない．また，施行当初の「病原体等」の表現がのちに「感染症の病原体および毒素」と改正され，毒素のような病原因子も含められた．具体的には，「感染症の病原体および毒素」は，「一種病原体等」～「四種病原体等」に分類され，所持，輸入，譲渡などについても，徹底した管理下に置かれるように改正されている（第1章と見返し表②参照）．

以上のように，新たに整備された感染症法は，感染症に対する総合的なコントロールのみならず，病原体や一部その病原因子の管理に至るまで条文が及んでおり，国民を感染症から予防，保護する方策がより一層強化された．

章末問題

1. 微生物の感染経路について列挙し，また感染から発症に至るまでの経過について簡潔に説明せよ．
2. 感染症の成立要因のうち，病原体側の要因について簡単に解説せよ．
3. ヒトにおける感染症防御に機能する生体システムについて概説せよ．
4. 細菌感染症の診断は，どのような過程を経て行われるのか，概説せよ．
5. 近年における感染症の問題点について，例をあげて簡単に解説せよ．
6. 日本において，新たに制定された感染症法は，いかなる目的のために制定されたものであるのかを記述せよ．
7. 次の文章の正誤を判断せよ．
   a. 常在微生物が何らかの要因で異常増殖したために起こる感染のことを内因感染という．
   b. 臨床症状が発現した感染のことを顕性感染という．
   c. ノロウイルスや種々の肝炎ウイルスは，いずれも経口感染を介して宿主へ侵入する．
   d. ダニ，シラミやノミなどを介する感染は，直接接触感染といえる．
   e. 感染から発症に至るまでの期間を潜伏期という．
   f. インフルエンザウイルス粒子の表面に存在するノイラミニダーゼ(NA)は，ウイルスが標的細胞に吸着するための因子として働く．
   g. 結核菌やビブリオ属の細菌は，いずれもエンドサイトーシスによって細胞内へと侵攻し，細胞内寄生を起こす細菌である．
   h. 病原細菌は，外毒素を産生する能力をもった細菌のことである．
   i. リゾチームは，ペプチドグリカン構造中のペプチド結合を特異的に加水分解する．
   j. 自然免疫は，宿主個体に先天的に備わっている生体防御機構である．
   k. 抗体は，成熟したTリンパ球から放出される液性因子である．
   l. インターフェロンは，感染細胞におけるウイルスの増殖を抑制する．
   m. マクロファージは，抗原提示細胞としても機能する．
   n. ヘルパーTリンパ球の表層に特異的なマーカー抗原は，CD8である．
   o. 主要組織適合遺伝子複合体Ⅱ(MHCクラスⅡ複合体)は，自己の細胞質由来の成分の提示に使われるタンパク質複合体のことである．
   p. ヘルパーTリンパ球(Th1)は，ヘルパーTリンパ球(Th0)から分化し，抗体産生細胞に分化を促すリンパ球である．
   q. ノーザンハイブリダイゼーション法は，DNAプローブを用いて，目的とする遺伝子DNAを検出する方法のことである．
   r. 微生物をはじめとする病原体に対して，抵抗力が弱い人のことをコンプロマイズド・ホストという．
   s. AIDS，ウイルス性出血熱，SARSやマラリアは，いずれも新興感染症である．

3 細菌学総論

❖ **本章の目標** ❖
- 細菌の分類や性質(系統学的分類,グラム陽性菌と陰性菌,好気性菌と嫌気性菌など)を説明できる.
- 細菌の構造と増殖機構について説明できる.
- 細菌の異化作用(呼吸と発酵)および同化作用について説明できる.
- 細菌の遺伝子伝達(接合,形質導入,形質転換)について説明できる.

3.1 細菌の分類と命名法

　細菌ゲノム全体の塩基配列を容易に決定することができる現在,細菌の分類でも塩基配列を利用した分類が有効な手段の一つとなっている.全生物に共通に存在するリボソーム RNA の配列解析をもとに,細菌種の分類だけでなく,よりゲノムサイズの大きい真菌や動物,植物との配列の比較も可能である.系統的解析による分類では病原細菌は**真正細菌**(bacteria)という大きなドメインに分類され,真正細菌は**古細菌**(archaea),**真核生物**(eukarya)とならび,一つのドメインとして進化的に独立している.

　これとは別に,形態,グラム染色分類および酸素要求性などの観点から分類された**古典的分類**と抗菌薬感受性との間には関連性があることが多いため,臨床治療の現場では,「グラム陽性通性嫌気性桿菌」,「グラム陰性好気性桿菌」などの表現が依然汎用されている.たとえば抗菌薬を選択するときに,「この薬はグラム陰性菌に効力が高いが嫌気性菌にはあまり効果がない」などと使われる.本書でもこのような分類で記述されている(表3.1).

　一般生物と同様に細菌の分類学的名称も,正式には,ドメイン(domain),門(phylum),綱(class),目(order),科(family),属(genus),種(species)の順に表すが,通常細菌名は,属と種だけをイタリック体で記述することが多い.たとえば,大腸菌は *Escherichia coli*,黄色ブドウ球菌は *Staphylococcus aureus* のように記述する.前者は *Escherichia* 属の *coli* 種という細菌で,

表 3.1　病院などの臨床現場で実用的（古典的）な細菌の分類

分類	属
グラム陽性球菌	ブドウ球菌属，レンサ球菌属，腸球菌属
グラム陽性桿菌（芽胞形成菌）	バシラス属，クロストリジウム属
グラム陽性桿菌（芽胞非形成菌）	コリネバクテリウム属，リステリア属，プロピオニバクテリウム属，ユーバクテリウム属，ビフィドバクテリウム属，ラクトバシラス属
グラム陽性桿菌（抗酸菌と放線菌）	マイコバクテリウム属，ノカルジア属，アクチノマイセス属
グラム陰性球菌・球桿菌	ナイセリア属，モラクセラ属，アシネトバクター属
グラム陰性好気性桿菌	シュードモナス属，ボルデテラ属，バークホーデリア属，レジオネラ属，コクシエラ属，ブルセラ属，バルトネラ属，フランシセラ属
グラム陰性通性嫌気性菌（腸内細菌科）	エシェリキア属，シゲラ属，サルモネラ属，エルシニア属，クレブシエラ属，セラチア属，エンテロバクター属，シトロバクター属など
グラム陰性通性嫌気性菌（その他）	ビブリオ属，エロモナス属，ヘモフィルス属，パスツレラ属
グラム陰性微好気性らせん菌	カンピロバクター属，ヘリコバクター属，スピリルム属
グラム陰性らせん菌（スピロヘータ）	トレポネーマ属，ボレリア属，レプトスピラ属
マイコプラズマ	－
リケッチア，オリエンチア	－
クラミジア，クラミドフィラ	－

後者は *Staphylococcus* 属 *aureus* 種の細菌という意味である．属と種の間は半角スペースをいれる．二度目からは属の名称を省略して，先頭の一文字にピリオドを加えて，*E. coli* や *S. aureus* などのようにも表記する．病院の臨床検査室で患者検体から分離された臨床分離株の場合には，分類学的名称に加えて，*Escherichia coli* K12，*Escherichia coli* JM109，*Staphylococcus aureus* 209P のように，各菌の遺伝的系統や菌株固有の名称を続けて記載することが多い．

3.2　細菌の形と大きさ

　細菌は，さまざまな形態をもつが，大きく分類すると**球菌**(coccus)，**桿菌**(rod)，**らせん菌**(spiral)の三つに分類できる．それぞれのなかでさらに形態の違いがある．球菌では，二つがペアで結合している**双球菌**，四つが連なった**四連球菌**，数珠玉のように連結した**レンサ球菌**，あるいは複数結合してあたかもブドウの房のように見える黄色**ブドウ球菌**など多様である．桿菌は，棒(rod)状の形態をしている通常の桿菌や，やや長軸の短いリステリア菌などの**短桿菌**がある．らせん菌には，**スピロヘータ**のようにらせんの回数が多

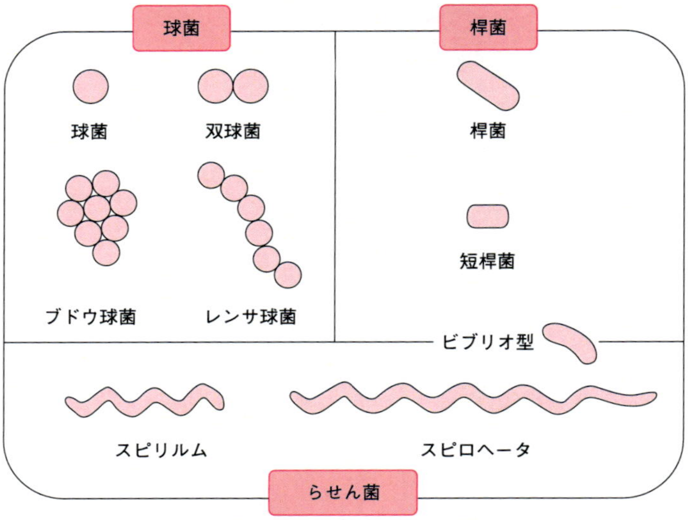

図3.1　さまざまな形態の細菌

いものもいる．一方，ビブリオ属の細菌では，らせん回数としては1回転程度で，顕微鏡下の形態ではらせんに見えず，「ビブリオ型，コンマ型」と区別され，一般に桿菌とよばれている場合もある（図3.1）．

細菌はウイルスよりも大きく酵母などの真菌よりも小さい．多くは数μm程度の大きさで，たとえば大腸菌は1μm×3μm程度の大きさである．実際には低栄養環境から得られたものでは，より細く短くなっている場合もある．顕微鏡下で赤血球が同視野にある場合には，だいたい8〜10μmの直径である．赤血球と同程度の大きさは酵母やカンジダなどの真菌であり，それよりも小さいもの（血小板と同程度の大きさ）が細菌と考えるとよい．細菌のなかでもマイコプラズマやリケッチアは0.3μm程度と非常に小さいため，加熱できない試薬などを膜フィルタで滅菌する場合には，これらの細菌が通り抜けない孔径のものを選ぶ必要がある．

3.3　細菌の構造

SBO 細菌の構造と増殖機構について説明できる．

細菌は単細胞生物であり，大きさも数μmほどの目に見えない小さな生物であるが，細胞膜，細胞壁，ゲノムDNA，タンパク質合成のためのリボソームなど，生命体としての基本構造をもつ．1960年代には，モデル生物として取扱の容易な大腸菌が精力的に研究され，DNAの複製，転写，タンパク質合成といったセントラルドグマや遺伝暗号など次つぎと明らかになった．原核細胞の構造は，真核生物と類似する点も多いが，大きく異なる部分もある（第1章，表1.1参照）．

グラム染色による染色の違いは，グラム陽性菌と陰性菌の細胞質膜を覆う**細胞壁**（cell wall）の厚さの違いが関係している．また，原核生物では核がないので，ゲノム DNA は**核様体**（nucleoid）として細胞質内に存在する．さらに，真核生物でエネルギーとしての ATP を効率的に生産する場を提供するミトコンドリアが原核生物では存在しない，リボソームの大きさが異なる，染色体外の DNA（プラスミド）をもつ細菌がいる，運動を司る鞭毛モーターが存在するなど，さまざまな特徴がある．

3.3.1　細菌の細胞壁とペプチドグリカン

動物の細胞は，細胞内部と同様の高い浸透圧の体液に守られているため，細胞壁がなくても生育できる．一方，環境中の浸透圧の低い水中では，細菌の細胞膜は核酸，タンパク質，脂質，有機物，無機物など多量の生体内成分が詰め込まれた細胞内部からの高い圧力に耐えることができず，破裂してしまう．細菌細胞内の浸透圧はグラム陽性菌で20気圧，グラム陰性菌で5気圧に達している．破裂を防ぐために細胞膜の周囲に細胞壁を形成して包み込むことで物理的強度を与えている．細菌の細胞壁の基本構造は，N-アセチルグルコサミンと N-アセチルムラミン酸が β-1,4 結合で多数重合したヘテロ糖ポリマーである．これを「横糸」と表現すれば，横糸だけでは細胞壁としての強度が不十分であり，「縦糸」に相当する架橋（クロスリンク）とよばれるペプチド結合を形成することで，糖鎖（横糸）の糖のポリマー同士が網目状に連結した強度の高い細胞壁を形成している（図3.2）．架橋の結合様式は菌種に

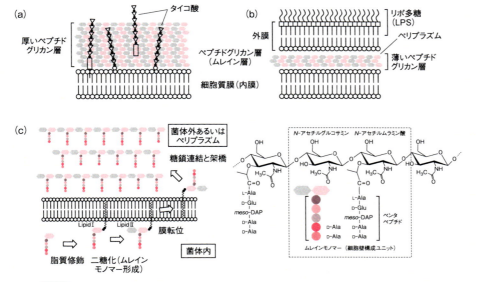

図 3.2　グラム陽性菌（a）とグラム陰性菌（b）の表層構造および細胞壁の合成（c）
（a）黄色ブドウ球菌．（b）大腸菌．（c）ムレイン層は，実際には，さまざまなペプチダーゼで切断されており，架橋されていなくともアミノ酸が5個残っていることは少ないと考えられている．

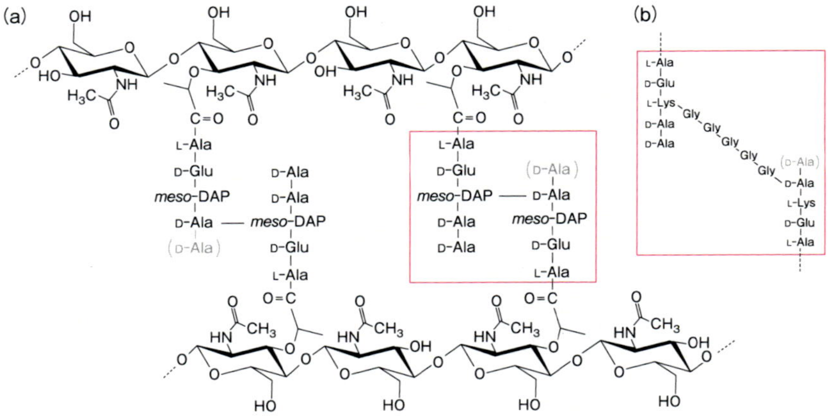

図 3.3 グラム陰性菌（a）とグラム陽性菌（b）のペンタペプチド，架橋構造

（a）大腸菌などのグラム陰性桿菌では，3番目のアミノ酸がメソ-ジアミノピメリン酸（meso-DAP）のことが多い．赤い四角内の3番目（meso-DAP）と4番目（D-Ala）のアミノ酸で直接的に架橋する．4番目のアミノ酸が架橋されると5番目のアミノ酸（D-Ala）は切断される．（b）黄色ブドウ球菌などのグラム陽性球菌では，3番目のアミノ酸がL-リシンである．3番目（L-リシン）と4番目（D-Ala）のアミノ酸でペンタグリシン架橋構造を形成する．

よっても異なり，ペンタペプチド（五つのアミノ酸のつながり）の3番目と4番目のアミノ酸同士が，多くのグラム陰性桿菌では**直接架橋**されているのに対して，球菌のなかには5個のグリシンを中途に介在させた**ペンタグリシン架橋**で結合しているものもある（図3.3）．架橋の度合いは，ブドウ球菌ではほぼ100％であるが，大腸菌では50％程度であるともいわれている．細胞質膜を取り囲んでいるこれらの細胞壁の基本構造からなる層を，**ペプチドグリカン層**，あるいは**ムレイン層**という．**グラム陽性菌**のペプチドグリカン層は厚く，**グラム陰性菌**のペプチドグリカン層は薄い．結核菌など好酸菌類の細胞壁は，一般のグラム陽性菌とは異なり，比較的薄い細胞壁が高級脂肪酸からなる厚いワックス様の脂質層で覆われている．結核菌が非常にゆっくりと増殖するのは，脂質層からの栄養を取り入れる効率が低いためではないかという考え方がある．

細胞壁の主構造であるペプチドグリカン層（ムレイン層）をレンガの塀とたとえれば，その塀を構成する一つ一つのレンガブロックに相当するペプチドグリカン構成単位を**ムレインモノマー**という（図3.2）．ムレインモノマーは，細胞質内（菌体内）で合成され，脂質修飾を受けて細胞膜に結合し，フリッパーゼという膜転位酵素により菌体外（グラム陰性菌の場合にはペリプラズム空間）に移行したのち，トランスグリコシラーゼにより，先に合成されているペプチドグリカン層の重合した糖鎖，糖ポリマー末端に付加されると同時に架橋酵素のトランスペプチダーゼにより架橋反応を受ける．4番目のア

ミノ酸が架橋反応にかかわる場合，5番目のアミノ酸はトランスペプチダーゼにより切り出され，ペンタペプチドの4番目と5番目の「D-アラニン-D-アラニン」のうち，5番目のD-アラニンが消失する．トランスペプチダーゼが認識する「D-アラニン-D-アラニン」立体分子構造は，抗菌薬のペニシリンの構造と類似しているため，ペニシリンは，本来の基質である「D-アラニン-D-アラニン」の結合部位に結合することで，架橋反応の阻害，細胞壁合成（架橋反応）の停止が起こり，形成途中の不完全なペプチドグリカンが残存して，最終的に菌は浸透圧に耐えられずに破裂（バースト）する．真菌や植物にも細胞壁があるが，その構成要素は細菌とは異なる．

グラム陽性菌のペプチドグリカン層には，**壁タイコ酸**に分類される**タイコ酸**や**リポタイコ酸**というグリセロールやリビトールとリン酸が交互に40〜60個繰り返して結合した高分子の糖ポリマーが共有結合し，ペプチドグリカンを貫通する構造となっている（図3.2）．タイコ酸には**膜タイコ酸**とよばれるものがあり，片方の末端に脂肪酸が結合し，その脂肪酸を介して細胞質膜中に挿入されている．タイコ酸の種類は，菌種によっても異なる．タイコ酸やリポタイコ酸の機能はまだ詳細には明らかにされていないが，菌の形態の維持，細胞壁合成の制御，自己融解酵素のコントロール，陽イオン金属との結合と恒常性の維持，細胞表層の疎水性や電荷形成に伴う耐熱性，耐塩性，宿主攻撃因子からの保護など多彩な役割が推定されている．

3.3.2 細胞質膜，グラム陰性菌の外膜，リポ多糖

生物の基本である生体内環境と外界との境界の役割は生体膜である細胞質膜が担っている．しかし，生体膜は単なる区画としての役割を超えた生命の基本的な活動の重要な場ともいえる．グラム陰性菌の場合には外膜とならべて，細胞質膜のことを内膜とよぶことがある．

細胞質膜はリン脂質二重層であるが，その脂質組成は，大腸菌ではホスファチジルエタノールアミン（phosphatidylethanolamine）が主要で約70％を占め，次いでホスファチジルグリセロール（phosphatidylglycerol）が約20％，カルジオリピン（cardiolipin）が6.5％含まれ，真核生物とは異なっている．カルジオリピンは，真核細胞ではミトコンドリア内膜に含まれている脂質である．細菌の細胞膜はコレステロールを含まないが，例外的にマイコプラズマの膜はコレステロールを取り込んで安定化されている．

真核生物では，ミトコンドリアの内膜には電子伝達系やATP合成酵素があり，エネルギー産生の場として重要であるが，原核生物ではミトコンドリアがないため，酸素のある環境下で**好気的に増殖する菌のエネルギーを産生する場は細胞質膜**であり，細胞質膜に電子伝達系やATP合成酵素が存在している．細胞質膜に存在する膜タンパク質群には，運動性にかかわる**鞭毛**

モーター，栄養の取り込みや異物の排出にかかわる輸送体(**トランスポーター**)，菌体外の環境シグナルの情報を受け取る受容体タンパク質(**センサータンパク質**)，また宿主となる動物細胞に感染に必要なエフェクター分子を注入する**タンパク質分泌装置**などがある．鞭毛モーターや輸送体，タンパク質分泌装置のなかには機能発現にエネルギーを必要とする場合があるが，電子伝達系の作用で形成された細胞質膜内外の**プロトン濃度勾配**を ATP に変換しない状態でそのまま ATP の代わりにエネルギーとして利用できる．

　グラム陽性菌の細胞質膜の外側は厚いペプチドグリカン層で覆われているが，グラム陰性菌の表層構造は異なり，細胞質膜(内膜)の外側は比較的薄いペプチドグリカン層となっている．しかし，ペプチドグリカン層の外側にさらに**外膜**(outer membrane)という脂質膜構造をもつ．外膜と細胞質膜(内膜)との間の間隙を**ペリプラズム空間**あるいは単に**ペリプラズム**(periplasm)とよぶ．

　外膜の脂質二重層の内側の脂質〔内葉(inner leaflet, inner layer)〕は，細胞質膜と同様のリン脂質(phospholipid)であるが，外葉は，リポ多糖〔リポポリサッカライド(lipopolysaccharide；LPS)〕の構成成分であるリピド A で構成され，O 抗原を介して糖のポリマー(多糖)が長く伸びている(図 3.4)．リポ多糖の O 抗原には多様性があり，同一菌種でも詳細構造が異なるため，たとえば大腸菌群のなかでも，O157 や O104 などと O 抗原の抗原性の違いで分類することができる．リポ多糖は生理活性物質であり，動物体内にグラム陰性菌が侵入後に溶菌などでリポ多糖が遊離すると，宿主側の自然免疫系を通じて免疫刺激，発熱などの内毒素としての生理作用をもつ(3.6 節)．

　外膜には，さまざまなタンパク質が存在しているが，そのなかにポーリン(porin)とよばれるタンパク質があり，栄養などの通り道となっている(図 3.5)．単糖，二糖など長さの異なる糖の透過実験から，大腸菌のポーリンでは分子

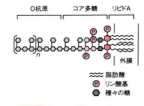

図 3.4　リポ多糖(LPS)の基本的な構造

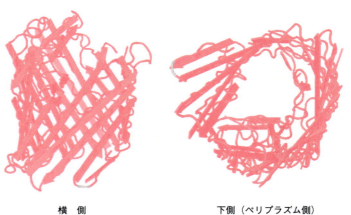

図 3.5　大腸菌外膜の透過孔ポーリン(OmpF)の構造

量600以下の低分子が透過するとされるが，物質の構造や電荷などによりそれよりも大きい物質が透過する場合もある．一部のカルバペネム系抗菌薬が緑膿菌のポーリンを通過していることがポーリン欠損株の薬剤耐性化によりわかっている．

3.3.3 細 胞 質

原核生物では，核がないためにゲノムDNAは**核様体**（nucleoid）として細胞質に存在する．したがって，真核生物では核内で進行しているDNA複製や転写が，細菌ではタンパク質合成の場と同じ区画の細胞質で生じている．そのため転写進行中のできたばかりのmRNAにリボソームが結合して翻訳開始するという，真核細胞では起こり得ない現象が細菌内では進行している．また，一本のmRNAにリボソームが複数結合した**ポリソーム**（polysomes）を形成して，効率的にタンパク質合成を行う．細菌のリボソームのほとんどは，mRNAに結合した状態であるともいわれている．

細胞質は，複製，転写，翻訳だけでなく，解糖系やクエン酸回路などの代謝，発酵や，糖質，脂質，アミノ酸の生合成などの多くの生体内反応の場として機能する．この過程には多くの酵素などのタンパク質が関与しており，菌体重量の約20％をタンパク質が占める．細胞質内には，タンパク質以外にも核酸，脂質，糖質を含む多くの高分子が高濃度で蓄積しており，細胞質内は粘度が非常に高い，ドロッとした粘稠な場となっていると考えられる．

長い間，原核生物では細胞骨格がないといわれてきたが，近年，細胞質膜の内側の細胞質側に動物細胞のアクチンに相当する裏打ちタンパク質のMreBが発見された．

3.3.4 鞭毛（べん毛）

細菌の中には**鞭毛**（flagella）を回転させて水中で遊泳可能なものがいる．鞭毛の数と位置は菌によりさまざまである（図3.6）．鞭毛は，2万個以上の**フラジェリン**（flagellin）というタンパク質が集合した，らせん状の長いフィラメント（filament）が，根元のフック（hook）部を介して，膜に埋め込まれてい

＊エネルギーを利用する輸送体（能動輸送体）などの膜タンパク質も鞭毛と同様に，エネルギー源として細胞膜内外のH^+イオン濃度などの差をATPの代わりに利用することができる．

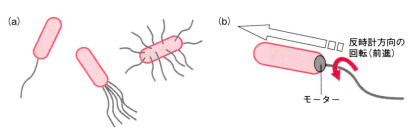

図3.6 さまざまな鞭毛の位置（a）および鞭毛の回転と進行方向（b）
鞭毛はフラジェリンというタンパク質が多数重合して合成されている．

る駆動部の基底部(basal body)と連結している(図3.6).細菌の鞭毛は,回転するモーター構造をもつナノメーターレベルの機械(ナノマシン)ともいえる高性能の推進エンジンであり,エネルギー源として細胞膜内外のH^+イオン濃度等の差をATPの代わりに利用してモーターを駆動する.栄養の濃度変化を受容体で検知して鞭毛の回転を制御,左回転で推進方向に向かい,逆回転により方向転換を行う.腸内細菌の鞭毛の抗原性を**H抗原**として菌株の区別に利用することがある.

3.3.5 莢 膜

肺炎桿菌(*Klebsiella pneumoniae*),肺炎球菌(*Streptococcus pneumoniae*)などのなかには,菌体の外部に**莢膜**という多糖を主成分とする粘液層を生成する菌がある.莢膜は,感染成立の初期段階である細胞表面への吸着(定着)に関与することで,莢膜合成能と感染性とが関連する場合がある.また,宿主の免疫機構からの回避にも関与しており,病原因子の一つである.大腸菌などの腸内細菌では莢膜を**K抗原**として抗体を利用して菌を分類する.

3.3.6 線 毛

菌体周囲に伸びた鞭毛よりも細くて短い表層タンパク質で,宿主細胞への接着に関与する**線毛**(pili)をもつ細菌が知られている.真核生物のものは「繊毛」と書き区別する.線毛タンパク質は,ピリン(pilin)またはフィンブリリン(fimbrillin)タンパク質が多数集合して構成されている.菌の集合塊であるバイオフィルム形成にも一部役割を担っている.菌によっては,接合による細菌の遺伝子伝達に関与する接合線毛をつくるものが知られている.接合線毛は性線毛とよばれることもある(3.5.4項).

3.3.7 芽 胞

グラム陽性菌のなかで,通性嫌気性菌のバシラス属と偏性嫌気性菌のクロストリジウム属の細菌が,増殖に適さない環境で**芽胞**(spore)を形成する(図3.7).温度,pH,栄養などが増殖に適している環境下では,二分裂により**栄養細胞**(vegetative cells)として良好な増殖を行っているが,低温や高温,栄養源の枯渇などの劣悪な環境になると増殖を停止し,芽胞を形成して生き延びる.芽胞は紫外線や消毒剤に抵抗性であり,100℃,3〜4時間の加熱にも抵抗性を示す.芽胞を滅菌するには,高圧蒸気滅菌(2気圧,121℃,20分)が必要である.バシラス属の炭疽菌,セレウス菌,枯草菌やクロストリジウム属の破傷風菌,ボツリヌス菌,ディフィシル菌やウェルシュ菌などの存在が疑われる場合,除菌や滅菌はつねに芽胞の形成について注意を払わなければならない.芽胞は,環境が増殖に適する条件に戻ったときには,**発芽**

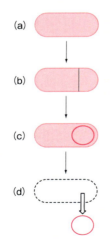

図3.7 芽胞の形成
(a)過酷な環境下.通常の分裂をしていた細胞(栄養細胞)が芽胞形成を開始する.(b)非対称隔壁形成.(c)芽胞形成.(d)成熟芽胞放出.過酷な環境でも生き延びる.活性化されると発芽により栄養細胞に戻る.

(germination)して再び栄養細胞として良好な増殖を再開する.

3.4 細菌の増殖

3.4.1 細菌の増殖曲線

　細菌は，**二分裂**で増殖する．二分裂の過程で，顕微鏡下で観察できる形態として①菌の伸長，②内容積の倍加，③中央にくびれを形成し，内部に隔壁形成，④二つの菌への分離，の過程を経る．細胞レベルでは，膜や細胞壁の分解と再構築，ゲノムDNAの正確な複製，リボソームなどの細胞内成分の合成と分配といった複雑な過程が進行している．隔壁をどこに位置して分裂面を形成するかについても制御がなされており，球菌ではそれにより菌の形態が決まってくる(図3.8).

　菌数の経時変化としては，二分裂であるからつねに2倍ずつ，指数関数的に菌数が増えると考えるかもしれないが，それは**対数増殖期**とよばれる栄養などの環境が整った一時期のみであり，最初に**誘導期**とよばれる新しい環境に適応するための緩やかな増殖相が先行する．誘導期では，増殖する環境中の栄養を取り込む輸送体の合成，エネルギーとして利用するために栄養成分の分解や代謝を行う酵素などを合成する遺伝子発現の時期とも考えられる．誘導期に続く爆発的な増殖を示す対数増殖期において，二分裂に要する時間のことを**世代時間**(generation time)という．世代時間は，増殖する環境の栄

> **SBO** 細菌の構造と増殖機構について説明できる.

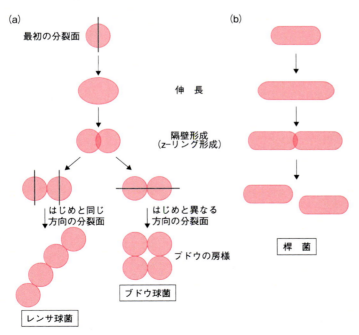

図3.8　球菌(a)と桿菌(b)の二分裂と形態形成

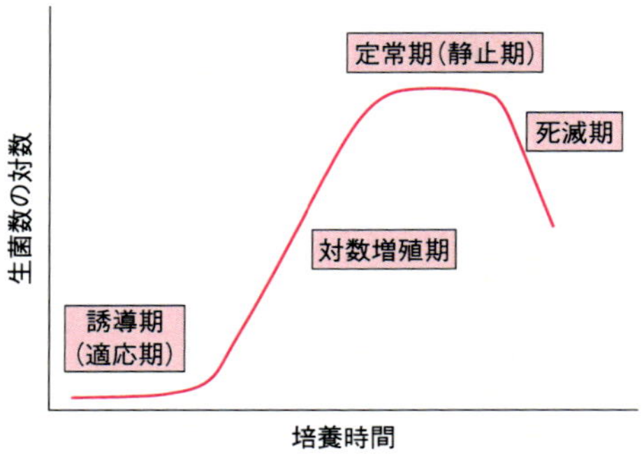

図3.9 培養時間に伴う菌数の変化

養成分，温度，pH，溶存酸素濃度などのさまざまな増殖要因に影響を受けるが，菌の種類によっても大きく異なる．たとえば，ビブリオ菌や大腸菌は，最適な環境での世代時間がそれぞれ7〜8分，20分前後で非常に早い分裂速度で増殖するが，結核菌では至適な増殖環境でも世代時間が13〜15時間と非常にゆっくりとした増殖を示す．世代時間の10倍の時間で約1000倍（正確には$2^{10} = 1024$倍）に増えると覚えておくとよい．したがって，対数増殖期に世代時間が20分で増殖している大腸菌が1菌数からどれだけ増殖するかを仮定して計算すると，世代時間の10倍の200分後には，菌数が約1000（$= 10^3$），またその200分後（計400分後）には，1000×1000で，約100万（$= 10^6$）に，さらに200分後（計600分＝10時間後）には，100万×1000で，約10億倍（$= 10^9$）に増える計算となる．実際には，栄養成分の低下，代謝産物によるpH低下，また，菌同士が増殖に歯止めをかけるシグナルの産生などの要因により増殖速度が低下し，ほぼ一定の菌数を示す**定常期**を経て，やがて**死滅期**に移行する．菌数の時間的変化を対数プロットした増殖曲線を図3.9に示す．

　菌の増殖の測定の方法として，液体培地に菌を接種したあとに培養液の濁度を経時的に測ることで，菌数の変化とみなして調べることができる．しかし，濁度は死菌であっても溶菌しない限り濁度に算入してしまうので，より正確に生菌数を調べる方法として，手間はかかるが経時的に菌液の一部を少量サンプリングして100倍〜100万倍程度の系列希釈液を作成し，100 μL程度を寒天平板に塗抹，一晩培養後に生育したコロニー数を計数し，もとの菌液濃度を計算するという方法がある（図3.10）．菌液の濃度を，**コロニー形成単位**（colony forming unit；cfu）を使って，cfu/mLなどの単位で表す．

3.4.2　栄養因子

　細菌も生命状態を維持するために，エネルギー源として栄養を摂取する必要がある．DNAの複製，転写，タンパク質合成，細胞分裂，鞭毛モーターの

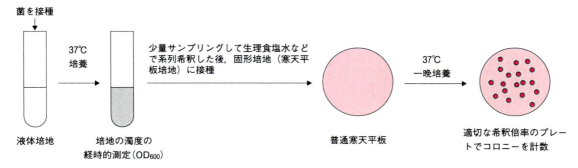

図3.10　細菌の培養と濁度測定，コロニー数計数

回転，栄養の能動的取り込み，細胞壁の合成などの多くの生命活動でエネルギーが使われる．また，核酸，脂質，アミノ酸，糖，ビタミンなどの合成の原料としても栄養摂取が必要である．合成できないアミノ酸やビタミン類は栄養素として取りいれなければならない．したがって，多くの生物同様，炭素源，窒素源，リン，硫黄，微量元素，ビタミン類などを栄養因子として摂取する．ワイン，味噌，チーズなどの発酵と病気を起こす感染という人間の側から見たらまったく異なる現象も，微生物の側からは，生命活動維持のための栄養摂取の営みにほかならない．

大腸菌を含む多くの病原性細菌は，**従属栄養細菌**（heterotroph）とよばれ，エネルギー産生の原料として植物などが合成した炭素源としてのグルコース，グリセロールあるいはラクトースなどの炭素源が培地中に存在しないと増殖できない．一方，有機物を増殖培地に添加しなくても，植物と同様に，無機物と炭素源としての二酸化炭素だけで，菌を構成する成分をすべて合成し増殖できる菌が存在する．これを**自家栄養細菌**，あるいは**独立栄養細菌**（autotroph）とよぶ．独立栄養細菌は細菌のうちのごく一部である．

3.4.3　培地と培養法

細菌を増殖させる培地には，大きく**固体培地**と**液体培地**がある．菌の培養は古くから栄養分の含まれた水溶液（液体培地）で行われていた．ドイツの細菌研究者であった R. Koch は，病巣から分離される菌と病気との因果関係を証明する「コッホの四原則」（第1章コラム参照）に基づいて原因菌を確立するためには，複数の菌から1種類の単一な菌に**純培養**（pure culture）する必要性を感じていた．そこで，彼は固体表面に薄めた菌を塗布して，単一の菌から**コロニー**（集落，colony）を形成させる方法を検討した．はじめは，身近にあるジャガイモを半分に切り，その断面を利用して培養を試みたが，一部の細菌にしか適用できず，ゼラチンなども利用したという．現在では，適当な栄養成分の入った水溶液に，1.5％前後の寒天（agar）を加えた寒天培地が固

体培地として使用される．

また，培地はその組成の調整方法により，**合成培地**と**複合培地**に分類できる．合成培地は，培地の栄養成分を化学的合成品で調整する．大腸菌の生育に必要な最少培地として，リン酸ナトリウム，リン酸カリウム，塩化アンモニウム（窒素源），硫酸マグネシウム（$MgSO_4$），塩化ナトリウム（NaCl），塩化カルシウム（$CaCl_2$），微量金属（Fe，Mo，B，Co，Cu，Mn，Zn），ビタミンB_1（塩酸チアミン），グルコースあるいはグリセロールなどの炭素源を基礎とする培地が知られている．微量金属は，その他の試薬などに含まれる量でも十分である．最少培地にアミノ酸やチアミンなどのビタミン類を添加することで，より大きな増殖速度で生育できる．

複合培地では，肉エキス，ウシ心臓の抽出物や酵母菌培養液抽出物などを加えることで，栄養成分が豊富で細菌の増殖に適した培地となる．菌種によっては増殖に特別な栄養因子を要求する場合もある．たとえば，肺炎や気管支炎の起因菌でもある肺炎球菌（*Streptococcus pneumoniae*）やインフルエンザ菌（*Haemophilus influenzae*）は，培養に血液成分（NADやHemin）を必要とすることが知られている．

菌の性質を利用して目的の菌が増殖しやすい培地組成を工夫した**選択培地**がある．代表例として耐塩性でマンニトールという糖を分解できるブドウ球菌類を選択的に分離する「マンニット食塩培地」が知られている．pHで変色する色素を加え，目的菌の増殖が，生育コロニー周辺の培地の色調変化でわかるように工夫されている．

3.4.4 代謝（異化と同化）

SBO 細菌の異化作用（呼吸と発酵）および同化作用について説明できる．

摂取した栄養は，エネルギー産生や生体成分合成など適切に**異化作用**（catabolic action）と**同化作用**（anabolic action）を受ける．

取り込まれたグルコースは，嫌気的条件では**解糖系**（glycolysis）で異化作用を受け，ピルビン酸を経由して**発酵**（fermentation）にむかい，菌種によっては，**エタノール発酵**や**乳酸発酵**を生じる（図3.11）．大腸菌は環境に応じて嫌気的にも好気的にも増殖できるが，嫌気的条件では，解糖系を経由して，ピルビン酸からエタノール，コハク酸，酢酸，ギ酸，乳酸などを生成し**混合酸発酵**を行う．解糖系の初期段階で，副経路として**ペントースリン酸経路**（pentose phosphate cycle）が知られている．ペントース（五炭糖）として，リボース，リブロースなど核酸前駆体を生成する．また，さまざまな酵素反応に必要なNADPHを産生するという点でも重要な経路である．

好気的条件では**呼吸**（respiration）により効率的なATP産生を行う．呼吸は，酸素を取り込んで二酸化炭素を排出する**外呼吸**と，基質を酸化しながら最終電子受容体として酸素を利用して水へ還元するまでの過程でエネルギーを産

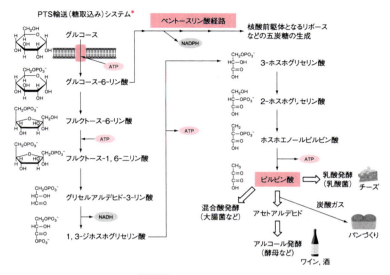

図 3.11 解糖経路と発酵

＊取込みに伴うグルコースのリン酸化は、実際にはホスホエノールピルビン酸に由来するがここでは ATP 消費として示した．

生する**内呼吸**に分けられる．取り込まれたグルコースは嫌気的条件と同じ経路をたどり，解糖系でピルビン酸まで異化される．生成されたピルビン酸は好気的条件下では発酵にむかわずに脱炭酸を受け，2 分子のアセチル CoA になる．

生成されたアセチル CoA は，**クエン酸回路**〔または TCA サイクル，トリカルボン酸回路 (tricarboxylic acid cycle)〕により，アセチル CoA 1 分子当たり 3 分子の NADH と 1 分子の FADH$_2$ および 1 分子の ATP（動物細胞の場合は

嫌気的呼吸 (anaerobic respiration)

最終電子受容体として酸素 (O_2) を利用する好気的呼吸に対して，嫌気的条件下で硝酸塩 (NO_3^-)，硫酸塩 (SO_4^{2-}) などの無機物やフマル酸などの有機物を最終電子受容体とする場合もある．これを区別して嫌気的呼吸とよぶ．エネルギー産生効率は好気的呼吸が優れる．

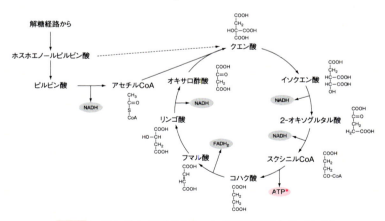

図 3.12 好気的条件下でのクエン酸回路 (TCA サイクル)

好気的呼吸（内呼吸）では，生成した NADH と FADH$_2$ に由来する電子 ($2H^+ + 2e^-$) は電子伝達系を通じて ATP 合成に使われ，最終的に電子を酸素に受けわたす．

＊大腸菌の酵素は ATP/ADP 特異的なのでここでは ATP 生成として示した．動物細胞では GTP が生成する．

COLUMN　おいしいワインのつくり方!?

　L. Pasteur（パスツール）が依頼を受けた研究テーマの一つは，「まずいワインのできる理由とその予防法」であったという．ワイン酵母を純培養できなかった時代には，ブドウ発酵液に雑菌が混入するなど，再現的なアルコール（ワイン）発酵が難しかったことは容易に想像できる．だが，彼は次つぎに課題を解決していった．ある日彼は，「もっとアルコール濃度の高いワインはできないか」と考えた．アルコール発酵するのはワイン酵母であるから，ワイン酵母をたくさん増殖させれば産生するアルコールの濃度も高くなると考えられる．彼はワイン酵母の増殖に適した環境で培養液に空気（酸素）をたくさん吹き込み，ワイン酵母を大量に増殖させたブドウの培養液をつくることに成功した．さて，そのお味は…「まずい！アルコールができていない！」．もう，おわかりであろう．発酵が嫌気的条件で進むことは彼の実験の失敗から発見されたのである．

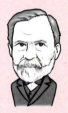
L. Pasteur

GTP）を生成する（図3.12）．生成したNADHとFADH$_2$は電子伝達系で酸化されて，最終的に酸素に電子をわたして水を生成する．この過程で膜内外にプロトン濃度勾配が形成され，これが細胞質膜に存在するATP合成酵素（プロトンATPアーゼ）をATP合成にむかわせる．一連の異化の過程で1分子のグルコースから非常に効率よく，30分子以上のATPを合成することができる．

　グルコースなどの炭素源は，エネルギー産生のために異化されるだけでなく，途中で分枝して核酸，糖，脂質，アミノ酸などのさまざまな生体成分や細胞壁成分のペプチドグリカンの合成原料などにも同化作用を受ける．

3.4.5　環境因子　（酸素分圧，温度，水分，pH，イオン強度）

　細菌の増殖は，培地の栄養分だけでなく，さまざまな環境因子に影響を受けるため，生育速度も変化する．環境因子としては，酸素分圧，温度，水分濃度，pH，イオン強度などが増殖に影響を与えている．

（a）酸素分圧

　高濃度の酸素分圧の環境は，より多くの活性酸素やヒドロキシラジカルの生成を導き，生体や菌体内のDNAやタンパク質の損傷や脂質の過酸化を招くので，生命にとって猛毒である．ただ，われわれ自身が酸素毒性を低く保つ生体内メカニズムをもっているため，高濃度の酸素が猛毒であることはあまり認識されていない．大気圏の酸素分圧は恒常的に約20％に維持されている．高濃度の酸素から身を守るために，ヒトも含めた動物ではスーパーオキシドジスムターゼ（superoxide dismutase；SOD）（$2O_2^- \cdot + 2H^+ \rightarrow O_2 + H_2O_2$）

> **COLUMN　大腸菌は腸内に少ない!?**
>
> 　1886年にドイツ生まれの小児科医T. Escherich（エシェリッヒ）が，子供の便から大腸菌を発見した．偏性嫌気性菌の培養が困難な時代であったため，大腸内にはるかに優勢に存在していたはずのバクテロイデス属，ユーバクテリウム属などの偏性嫌気性菌が，分離直後に酸素にふれて死滅してしまい，0.1％以下のマイナーな存在であった菌が優勢に見えて，大腸菌と名付けられたと思われる．腸内には大腸菌よりもはるかに多くの偏性嫌気性菌が存在している．現在では，偏性嫌気性菌は，酸素を除去したグローブボックスや，酸素除去試薬を封入したチャンバーで培養可能である．

やカタラーゼ（catalase）（$2H_2O_2 \rightarrow 2H_2O + O_2$）により，毒性の高い活性酸素や過酸化水素を無毒化している．細菌も同様に，酸素存在下で生育できる好気性菌や微好気性菌および通性嫌気性菌も，これらの酵素を産生している．少なくともスーパーオキシドジスムターゼは好気的生育に必須である．酵素としての作用は同じでも，活性中心に存在する金属が亜鉛ではなく鉄であることなど動物細胞の酵素との違いはある．

　経気道感染，肺炎の原因となる菌には好気菌が多い．偏性嫌気性菌（絶対嫌気性菌）とよばれる細菌は，これらの酵素を欠損しており酸素存在下では数分で死滅する．生体内では酸素のない腸内に定着，生育している．

　大腸菌などの腸内細菌は通性嫌気性菌に分類され，通常は腸内の嫌気的環境下で発酵により生育するが，酸素存在下でも生体内代謝を変化させて呼吸によりエネルギーを産生して生育できる．

　生育に適した酸素濃度という観点からの分類をすると以下のようになる．

❶ **好気性菌**　結核菌，緑膿菌，百日咳菌．
❷ **微好気性菌**　カンピロバクター属，ヘリコバクター・ピロリ菌（5％程度の酸素濃度で良好に増殖）．
❸ **通性嫌気性菌**　大腸菌，黄色ブドウ球菌，サルモネラ菌（好気的条件のほうが嫌気的条件よりも増殖は活発である）．
❹ **偏性嫌気性菌**　バクテロイデス属，ユーバクテリウム属，クロストリジウム属（ボツリヌス菌，破傷風菌，ディフィシル菌，ウェルシュ菌など）．

（b）温　度

　至適生育温度が37〜40℃にある菌が多く知られている．この温度は動物細胞の体温に近いため，病原細菌も一般に至適生育温度が37℃に近い*．大腸菌の至適温度も37℃であり，培養温度を20℃に下げると増殖速度が5〜6倍も遅くなる．低温で増殖能が低下するのは食中毒を起こす細菌も同様であり，食品を冷蔵庫内の低温で保管することで菌の増殖を抑えることができるのは周知のとおりである．至適生育温度では細菌の生命維持に必要な

＊温泉などの60℃以上の高温環境で生育する好熱性細菌が知られているが，これらの菌の酵素は高温で働くことが可能である．好熱性細菌から発見された耐熱性DNAポリメラーゼは，PCR法によるDNA増幅に重用されている．

DNA合成やタンパク質合成などのさまざまな生体内化学反応でも酵素活性も高く，反応がすみやかに進行することが多い．

（c）水分濃度

細菌細胞の80％は水分であるといわれ，細菌もまったく水分のないところでは生育できない．細菌のほうが，カビなどの真菌よりも水分要求性が高いため，衣服や住宅の壁など水分活性の低い表面で微生物が成育する場合には，細菌よりも真菌（カビ）のほうが優勢である．極端に湿度の低い条件でも，*Bacillus*属や*Clostridium*属の細菌は水分の乾燥を防ぐために芽胞を形成し，生き延びることができる．

（d）pH

pHが6.5〜8の中性付近の水素イオン濃度環境下でもっともよく増殖する細菌を**好中性細菌**とよぶ．好中性細菌の生体内化学反応は，通常は中性付近に至適pHをもつ．一方，**好アルカリ性細菌**や**好酸性細菌**も存在するが，これらの細菌は生体内化学反応を偏ったpHに至適化させるのではなく，酸性やアルカリ性環境でも生体内のpHを中性付近に維持する機構を保持している．胃内は強酸性であるが，酸に抵抗性のラクトバシラス菌などが存在する．胃潰瘍や胃がんの原因ともなる**ヘリコバクター・ピロリ菌**（*Helicobacter pyroli*）は胃内に生息するが，産生したウレアーゼで尿素を分解し，生成したアンモニアにより胃酸を中和しながら胃粘膜の奥に潜んでいるので，好酸性細菌ではない．

（e）二酸化炭素

淋菌（*Neisseria gonorrhoeae*）や髄膜炎菌（*Neisseria meningitidis*）では，3〜10％程度の二酸化炭素が増殖に必要である．また，微好気性細菌とよばれるヘリコバクター・ピロリ菌や*Campylobacter jejuni*などは，増殖に酸素を必要とするが，空気中の酸素よりも低分圧を好むため，培養時に5〜15％程度の二酸化炭素を添加する．

（f）イオン強度

培地中のイオン強度（塩濃度，浸透圧）も増殖に影響を与える．動物細胞とは異なり，細菌の細胞膜は細胞壁で覆われているため，浸透圧が細胞内圧よりも高い，あるいは低い場合でも，ただちに細胞が破裂するわけではない．しかし，高濃度の塩（たとえば塩化ナトリウム）存在下では，一般的に菌は増殖を停止する．これは自由水の利用能低下とも関連する．塩漬けのハムや漬け物，梅干などは，菌の生育しにくい（腐りにくい）保存食として古くから利用されている．海洋性細菌の一つであるビブリオ属の菌のように，比較的高い塩濃度（2〜4％程度）を好む好塩性細菌も知られている．食中毒の原因菌である腸炎ビブリオによる食品汚染は海産魚介類がおもである．ブドウ球菌類も7.5％程度の塩化ナトリウム存在下で増殖できる耐塩性細菌である．

3.5 細菌の遺伝

3.5.1 細菌の遺伝子

(a) 細菌のゲノムと染色体 DNA

遺伝子には，生物に必要な情報が含まれた設計図としての二つの大きな役割をもっている．一つは，遺伝情報として設計図を子孫に伝える役割であり，もう一つは設計図から個体の生存に必要な部品をつくる役割である．上記の設計図は多くの遺伝子によって構成されるが，設計図としての遺伝子の全体を**ゲノム**〔遺伝子（gene）の + 総体（-ome）= ゲノム（genome）〕とよぶ．細胞の構造体としてのゲノムは，結合するタンパク質も含めて**染色体**といい，染色体 DNA 全体がゲノムに相当する．

細菌のゲノムは真核生物と同様に遺伝物質として**デオキシリボ核酸**（deoxyribonucleic acid；**DNA**）からできている．DNA は，二本のポリヌクレオチド鎖でつくられる二重らせん構造をとっている（図 3.13）．遺伝暗号として用いられる塩基は**アデニン**（**A**），**チミン**（**T**），**シトシン**（**C**），**グアニン**（**G**）であり，**A** と **T**，または **C** と **G** がむかい合って対をなしている．これら四つの塩基のならび方（配列）が遺伝子としての情報となる．遺伝情報としての染色体 DNA の塩基配列をコピーし，もとの染色体 DNA とまったく同じ染色体 DNA をもう一つ合成することを**複製**（replication）という（図 3.14）．複製によって，細胞分裂で生じる 2 個の細胞に同じ染色体 DNA を分配することができる．また，染色体上の遺伝子 DNA から**転写**（transcription）により**メッセンジャー RNA**（messenger ribonucleic acid；mRNA）が，mRNA から**翻訳**（translation）によってタンパク質がつくられる．この DNA → mRNA → タンパク質の一方向の流れをセントラルドグマとよぶ．ただし，レトロウイルスは逆転写酵素をもち，RNA を鋳型に DNA を合成するセントラルドグマとは逆の流れ（RNA → DNA）を行うことが知られている．

真核細胞の染色体 DNA が直鎖状であるのに対し，多くの細菌の染色体 DNA は環状構造である．大腸菌の場合は約 460 万塩基対（約 4.6 Mbp）であり，約 4300 遺伝子からなっている（表 3.2）．染色体 DNA の大きさは細菌種によって異なる．マイコプラズマは小さなゲノム DNA をもち，*Mycoplasma genitalium* のゲノム DNA は約 580 kbp，遺伝子総数は 467 である．染色体 DNA は，細菌の細胞と比較して非常に長いため，二重らせん構造をさらによじった**スーパーコイル構造**をとり，細胞内に格納されている．大腸菌を含む多数の細菌の染色体 DNA の全塩基配列がすでに決定されている．

(b) プラスミド

細菌の細胞質内に存在し，染色体 DNA とは独立して自立的に複製を行う環状 DNA を**プラスミド**（plasmid）という．大きさは数 kbp から約 1 Mbp とさ

> SBO 遺伝情報の保存と発現の流れを説明できる．
>
> SBO DNA，遺伝子，染色体，ゲノムとは何かを説明できる．

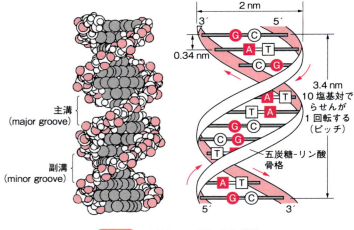

図3.13 DNAの二重らせん構造

表3.2 さまざまな生物種のゲノムサイズと遺伝子数

生物種	ゲノムサイズ(Mbp)	遺伝子数
ヒト	約3,000	約26,000
マウス	約3,300	約29,000
ショウジョウバエ	約1,700	約14,000
出芽酵母	約12	約6,100
大腸菌	約4.6	約4,300
マイコプラズマ	約0.58	467

Mbp：100万塩基対.

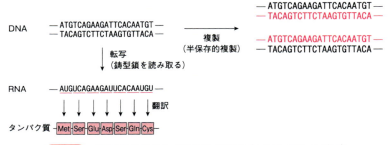

図3.14 遺伝子からタンパク質への流れ（セントラルドグマ）

ベクター

プラスミドを遺伝子工学で利用するためにさまざまな特徴を人工的に付加したものをプラスミドベクターという。薬剤耐性遺伝子やプロモーター、目的遺伝子挿入のための部位などをもつ.

リコンビナントタンパク質

遺伝子工学技術を用いて人工的に産生したタンパク質. たとえば大腸菌を用いてヒトのリコンビナントタンパク質をつくることが可能である.

まざまであり、細菌1個あたり小型のプラスミドで数十個、大型のプラスミドで1～3個程度存在する。細菌が生育するために必要な遺伝情報は染色体DNAに存在するのに対し、プラスミドには特殊な環境で生育するための遺伝情報、病原性を発揮する遺伝情報などが存在し、細菌に多様な形質を付加する役割を果たしている。たとえば、大腸菌の性に関係する**Fプラスミド**、薬剤耐性を付加する**Rプラスミド**、毒素や線毛など病原性に関与する**病原性プラスミド**などがある。また、プラスミドは遺伝子工学においても**ベクター**として多くの研究や産業に利用されている。染色体DNAとは独立した複製を行うため、目的の遺伝子を組み込んだプラスミドを導入した大腸菌を増殖させることで、目的遺伝子を多量に得ることができる。さらに、大腸菌内においてプラスミド内の目的遺伝子から転写、翻訳を行うことでリコンビナントタンパク質を多量に生成することができる.

　細菌への多様な形質の付加に加えて、プラスミドの重要な特徴は伝達能である。一部のプラスミドは**接合**によってもとの細菌からほかの細菌へ移動する能力をもち、**伝達性プラスミド**とよばれる。一方で、伝達能をもたないも

のは**非伝達性プラスミド**とよばれる．非伝達性プラスミドも**形質転換**（後述）によってほかの細菌へ移動することができる．また，伝達性と非伝達性のプラスミドが共存するときには，可動化によって同時に伝達することがある．

プラスミドを2種類以上細菌に導入した場合，同一の細菌内で共存できず，いずれか一方は排除されることもあり，**不和合性**という．これはプラスミドの増殖に必要な複製や分配機能が類似している近縁のプラスミド間で起こる．

（1）Fプラスミド

代表的な大腸菌の伝達性プラスミドであり，大きさは約100 kbpの環状DNAである．大腸菌に**稔性**（fertility）を付加する因子であるため，**F因子**と名付けられた．F因子をもつF^+株から因子をもたないF^-株へ接合（後述）によってF因子が移動すると，F^-株はF^+株となる．このF因子が**Fプラスミド**である．Fプラスミドが染色体DNA内に組み込まれた菌株は**Hfr株**（high frequency of recombination）といい，高頻度の遺伝子組換えを起こす．

（2）Rプラスミド

薬剤耐性遺伝子を有する薬剤耐性プラスミドで，さまざまな抗菌剤に対する耐性菌の出現にかかわっている．これは**R因子**ともよばれ，赤痢菌に薬剤耐性を伝達する因子として発見された．このRプラスミドは伝達能をもっているが，伝達能をもたないRプラスミドも知られている．Rプラスミドの種類は多く，1種類の薬剤耐性遺伝子をもつ単剤耐性プラスミドから多数の薬剤耐性遺伝子をもつ多剤耐性プラスミドまで存在する．薬剤耐性遺伝子は薬剤をアセチル化，リン酸化やアデニル化によって修飾して不活化する酵素や加水分解によって不活化する酵素の遺伝子である．

（3）病原性プラスミド

大腸菌，黄色ブドウ球菌，炭疽菌，ウェルシュ菌などの多くの細菌の毒素産生にかかわるプラスミドが明らかになっている．また，大腸菌，赤痢菌などでは腸管上皮細胞付着や侵入などの病原性にかかわるプラスミドが明らかになっている．

3.5.2 染色体の複製

染色体の**複製**（replication）ではDNA二重らせん構造をとっている二本のポリヌクレオチド鎖がほどかれ，それぞれのポリヌクレオチド鎖が鋳型となりDNA合成が行われる．DNAでは対合する塩基が決まっているため，鋳型と相補的な塩基配列のDNAが合成される．その結果，まったく同じ染色体DNAが二つ合成される．鋳型となった一本のポリヌクレオチド鎖はそのまま複製された染色体DNAに使われるため**半保存的複製**（semiconservative replication）とよばれる（図3.14）．以下，大腸菌を例に複製について説明する．

複製は，染色体上の**複製開始領域**（origin of chromosome；**oriC**）から両方向

SBO DNAの複製の過程について説明できる．

相補的
DNA複製の場合，鋳型のAに対してT，Tに対してA，Cに対してG，Gに対してCが対応して相補的に合成される．mRNA転写の場合はAに対してU，Uに対してAが対応する．

にDNA合成が進むことによって開始される（図3.15）．複製の開始には，まずoriCにあるdnaA-box配列にDnaAタンパク質が結合し，二本鎖を開裂させる．次いでDnaBヘリカーゼが開裂部に結合して二本鎖をほどき，一本鎖をつくる．この一本鎖領域にDnaGプライマーゼが結合してプライマーが合成され，DNAポリメラーゼⅢによるDNA合成が開始される．

複製開始後，DNA合成は二本鎖をほどきながら行われるため，このY字の部分を**複製フォーク**とよぶ（図3.16）．DNAポリメラーゼは$5' \rightarrow 3'$の一方向にしかDNA合成ができない．そのため，複製フォークの一方の鎖は連続的にDNA合成されるが，もう片方の鎖ではDNA合成の方向と複製フォークの進行方向が逆方向となり不連続なDNA合成が行われる．前者の連続的な合成が行われる鎖を**リーディング鎖**，後者の不連続な合成が行われる鎖を**ラギング鎖**とよぶ．ラギング鎖で不連続に合成されたDNA断片は**岡崎フラグメント**とよばれている．岡崎フラグメントの合成には，まず，DnaGによるRNAプライマーが合成され，次いでDNAポリメラーゼⅢによるDNA合成が行われる．不連続に合成された岡崎フラグメント同士はDNAリガーゼによって連結され，連続したDNAとなる．

複製は環状DNAのoriCから双方向に進むため，その反対側で複製フォークがぶつかり，DNA合成が終了する（図3.15）．合成は1秒間に約1000塩基程度であり，大腸菌の染色体の場合，約40分で完了する．DNA合成が終了すると，二つの環状DNAが分離し，細胞分裂後の二つの細菌に一つずつ分配される．

複製にはⅡ型トポイソメラーゼであるDNAジャイレース（DNA gyrase）とトポイソメラーゼⅣ（Topoisomerase Ⅳ）もかかわっている．DNAジャイレースは，二本鎖DNAの両鎖を切断し，再結合することによって二本鎖のねじ

岡崎フラグメント
1968年に岡崎令治によって発見された．

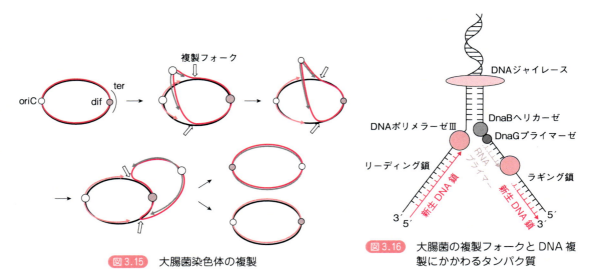

図3.15 大腸菌染色体の複製

図3.16 大腸菌の複製フォークとDNA複製にかかわるタンパク質

> **COLUMN　分裂時間より長い複製時間**
>
> 大腸菌はよい条件で培養した場合，20分で分裂する．染色体の複製時間より短い時間で分裂が可能なのは，染色体の複製を行っている最中に次の複製が前倒しで開始し，複製が完了後に次の複製が継続されている染色体DNAが分配されるかである．複製フォークが複数あることからこのような複製をマルチフォーク複製という．真核細胞はライセンシング機構をもつため，染色体複製が完了して細胞分裂を経ない限り，次の複製は開始しない．

れを解消する酵素であり，DNA合成の進行によって生じるねじれ構造を解消する役割を果たしている．トポイソメラーゼⅣは複製後に生じる二つの環状DNAのからまり（カテナン）を解消し，分離させる機能を担っている．キノロン系抗菌薬はDNAジャイレースやトポイソメラーゼⅣの阻害剤であり，酵素活性を阻害することによって細菌のDNA複製を阻害する．

3.5.3　遺伝子の転写と翻訳

遺伝子は，基本的に転写開始のための領域である**プロモーター**，タンパク質となる**構造遺伝子**，転写が終了する領域である**ターミネーター**から構成される（図3.17）．構造遺伝子内にはmRNAで**リボソーム**と結合する**Shine-Dalgarno（SD）配列**，翻訳が開始される**開始コドン**（ATG），および翻訳が終了する終止コドンが存在する．さらに，染色体には遺伝子の転写を調節する**オペレーター領域**がある．オペレーター領域には**転写制御因子**が結合し，mRNA合成量を調節することによってタンパク質の発現量を制御する．

真核細胞では転写は核内で行われ，スプライシングなどを受けて成熟したmRNAは核外に移動し，細胞質において翻訳が行われる．一方で，細菌では

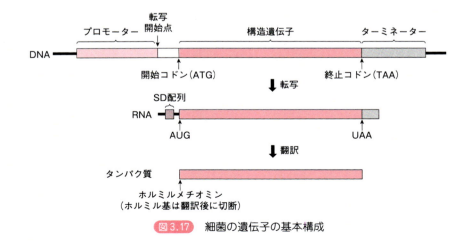

図3.17　細菌の遺伝子の基本構成

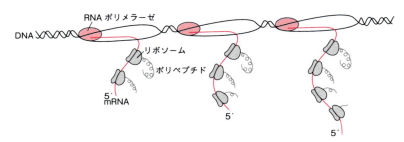

図3.18　細菌における転写（mRNA合成）と翻訳（タンパク質合成）

転写と翻訳が同時に行われる．mRNAが合成されはじめると，すぐにリボソームが結合し，タンパク質が合成される（図3.18）．

（a）転写——mRNA合成

構造遺伝子のDNAからmRNAに情報を写し取ることを転写という．DNA二本鎖の片側の鎖を鋳型にし，DNA複製と同様に相補的にRNAが合成されてメッセンジャーRNA（mRNA）になる．ただし，DNAの塩基の**チミン**に対してRNAでは**ウラシル**（U）であるので，アデニンに相補的な塩基としてウラシルがmRNAに組み込まれる．

RNAポリメラーゼが転写開始点の上流にあるプロモーターに結合し，DNA二本鎖をほどき，RNAの合成が開始する．RNAポリメラーゼは五つのサブユニット（$\alpha \times 2, \beta, \beta', \sigma$）で構成され，σ因子がプロモーターを認識する．mRNA合成がはじまるとσ因子はRNAポリメラーゼから離れ，残りのサブユニットで構成されるRNAポリメラーゼが構成遺伝子のmRNAの合成を続ける．mRNA合成がターミネーターに達すると，RNAポリメラーゼとmRNAはDNAから離れ転写が完了する．

（b）翻訳——タンパク質合成

DNAやmRNAの配列は塩基配列であり，タンパク質のアミノ酸配列とは異なる．塩基配列で構成されるmRNAの遺伝暗号をアミノ酸配列に解読し，タンパク質を合成することを翻訳とよぶ．翻訳においては，mRNAの三つの塩基（**コドン**）が一つのアミノ酸に対応する．20種類のアミノ酸に対してそれぞれ対応するコドンが存在する（表3.3）．一つのアミノ酸に対して複数のコドンが対応していることを**縮合**（degeneracy）という．

翻訳が行われる場所は**リボソーム**である．リボソームはタンパク質と**リボソームalRNA**（ribosomal RNA；rRNA）の複合体である．沈降係数は70Sであり，50Sと30Sのサブユニットで構成されている．真核生物のリボソームは80Sであり，60Sと40Sのサブユニットで構成され，細菌と構造が異なる．この構造の違いによって，抗菌剤は細菌のリボソームの働きを選択的に阻害することで細菌に対する**選択毒性**を発揮する．マクロライド系，テトラサイクリン系，アミドグリコシド系抗生物質は，このようにリボソームの働きを

沈降係数
遠心分離によって測定される分子の大きさを反映する値．

表3.3 コドンとアミノ酸の対応表

1番目の塩基	2番目の塩基								3番目の塩基
	U		C		A		G		
U	UUU UUC	Phe	UCU UCC UCA UCG	Ser	UAU UAC	Tyr	UGU UGC	Cys	U C
	UUA UUG	Leu			UAA UAG	終止	UGA UGG	終止 Trp	A G
C	CUU CUC CUA CUG	Leu	CCU CCC CCA CCG	Pro	CAU CAC	His	CGU CGC CGA CGG	Arg	U C A G
					CAA CAG	Gln			
A	AUU AUC AUA	Ile	ACU ACC ACA ACG	Thr	AAU AAC	Asn	AGU AGC	Ser	U C A G
	AUG*	Met			AAA AAG	Lys	AGA AGG	Arg	
G	GUU GUC GUA GUG	Val	GCU GCC GCA GCG	Ala	GAU GAC	Asp	GGU GGC GGA GGG	Gly	U C A G
					GAA GAG	Glu			

＊AUG は開始コドンの場合はホルミルメチオニン，翻訳途中の場合はメチオニンに対応する．

抑えることによってタンパク質合成を阻害し，抗菌活性を発揮する．

　翻訳の開始時には，まず，リボソームの 30S サブユニットが mRNA の SD 配列を認識し，結合する．次いで**フォルミルメチオニン**をつけた**トランスファー RNA**(transfer RNA; tRNA)が 30S サブユニットと mRNA の複合体に結合し，さらに 50S サブユニットが結合して 70S リボソームとなりタンパク質合成が開始される．

　タンパク質合成は，**開始コドン**から順番に三つの塩基のコドンに対応するアミノ酸が順次結合することによって，N 末端から C 末端の方向へ合成が進む．開始コドンはほとんどの場合 AUG であるが，GUG の場合もある．開始コドンの AUG は**フォルミルメチオニン**が対応し，開始コドン以外の AUG は**メチオニン**に対応する．各コドンに対応するアミノ酸をリボソームに運ぶのは，アミノ酸が結合した tRNA である**アミノアシル tRNA** である．アミノアシル tRNA は結合しているアミノ酸のコドンに対して相補的な塩基配列(**アンチコドン**)を tRNA 内にもつため，mRNA のコドンに対応したアミノアシル tRNA がリボソーム内に運ばれ，アミノ酸がポリペプチド鎖に結合し，タンパク質が合成される．コドンの UAA，UGA，UAG はアミノ酸が対応しておらず，**終止コドン**として働く．タンパク質合成が進みリボソームが mRNA の終止コドンにまで到達するとタンパク質合成は終了する(図 9.6 参照)．

3.5.4 遺伝子の発現調節

細菌はさまざまな環境変化に適応するために，遺伝子の発現を個々に制御，調節している．遺伝子の発現が上がることを**誘導**(induction)，発現が下がることを**抑制**(repression)という．このような調節はDNA上の調節領域である**オペレーター**に**転写制御因子**が結合することによって行われている．

(a) オペロン

細菌の場合，機能的に関連した複数のタンパク質の遺伝子がDNA上でならんで存在し，共通の調節領域の支配を受け，一本のmRNAとして転写されることがある．このような遺伝子群を**オペロン**(operon)といい，それぞれの遺伝子を**シストロン**(cistron)とよぶ．その一方，真核生物では一つの遺伝子が一本のmRNAとして転写される．大腸菌においては**ラクトースオペロン**がラクトース分解にかかわる酵素の遺伝子(*lacZ*, *lacY*, *lacA*)のオペロンとして存在する(図3.19)．そのほかに**トリプトファンオペロン**や**アラビノースオペロン**などがある．

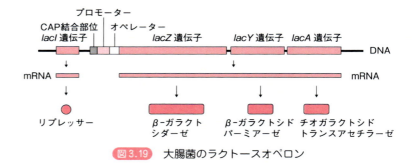

図3.19　大腸菌のラクトースオペロン

(b) ラクトースオペロン

大腸菌は周囲に栄養源としてのグルコースが不足し，ラクトースが存在するときにはラクトースを利用するようになり，環境適応を行う．ラクトースの有無によってラクトース分解にかかわる遺伝子の発現を調節する機構が**ラクトースオペロン**に存在する(図3.20)．ラクトースのない環境下では，ラクトースオペロンのプロモーター近傍にあるオペレーターに**転写抑制因子**(**リプレッサー**)が結合し，RNAポリメラーゼがプロモーターに結合できず転写開始を阻害している(転写OFF)．ラクトースのある環境下では，大腸菌内でラクトースから変換されたアロラクトースがリプレッサーと結合し，リプレッサーのオペレーターへの結合能を低下させる．その結果，リプレッサーがオペレーターから離れRNAポリメラーゼによるプロモーターからの転写が開始される(転写ON)．この転写調節モデルはJ. Monod と F. Jacob によって，オペロン説として1961年に提唱された．

グルコースが十分に存在する環境下では，ラクトースが存在していてもラ

SBO DNAからRNAへの転写の過程について説明できる．

SBO 転写因子による転写制御について説明できる．

SBO RNAからタンパク質への翻訳の過程について説明できる．

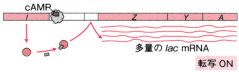
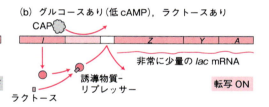

図 3.20　ラクトースオペロンでの転写制御

クトース分解系は誘導されず，グルコースを先に利用する．つまり，ラクトースリプレッサーに加えてグルコースの存在を感知する調節機構が存在する（図 3.20）．**CAP**（catabolite activator protein）は**サイクリック AMP**（cyclic adenosine monophosphate；cAMP）と結合して CAP-cAMP 複合体を形成する．CAP-cAMP 複合体は，ラクトースオペロンのプロモーター領域にある CAP 結合部位に結合し，RNA ポリメラーゼをプロモーターに引き寄せ，転写を促進させる．グルコースがある環境下では，細胞内の cAMP 濃度が低く，その結果 CAP は複合体を形成できない．一方で，グルコースがない環境下では cAMP 濃度が高くなり，CAP-cAMP 複合体が形成され，ラクトースオペロンの転写を促進させる．このようにラクトース分解系は二重の調節機構によって遺伝子発現が制御されている（図 3.20）．

CAP
サイクリック-AMP 受容体タンパク質（cyclic-AMP receptor protein；CRP）ともよばれる．

（c）トリプトファンオペロン

トリプトファンオペロンはトリプトファン合成にかかわる遺伝子群から構成されている．このトリプトファンオペロンの転写は**リプレッサー**によって調節されている．リプレッサーは最終産物である**トリプトファン**と結合することによって活性型となり，オペレーターに結合し転写を抑制する．すなわち，最終産物が少ないときは，リプレッサーにトリプトファンが結合しないためトリプトファンオペロンの転写が行われ，合成酵素によってトリプトファンがつくられる．最終産物が過剰になると，リプレッサーにトリプトファンが結合し，活性型となり，トリプトファンオペロンの転写は抑制される．その結果，合成酵素の量が低下し，トリプトファン合成が低下する．

3.5.5　突然変異

遺伝子 DNA の塩基配列が変化することによってタンパク質を構成するアミノ酸の種類や遺伝子発現にも変化が生じる．その結果，新しい形質の獲得や形質の欠失など，細菌の形質が変化することを**遺伝子突然変異**，もしくは

SBO DNA の変異と修復について説明できる．

突然変異や変異(mutation)という．もとの形質の細菌株を野生株(wild type)，形質が変化した株を変異株(mutant)という．突然変異によって変化する形質には，細菌の形態，抗原性，病原性，薬剤感受性に関するものなどがある．

遺伝子 DNA の変化には，塩基が別の塩基に代わる置換，塩基が DNA から欠落する欠失，および塩基が DNA に入る挿入がある．これらの塩基の変化によって生じるタンパク質の変化によって下記に示す突然変異の種類が存在する(図 3.21)．

(a) ミスセンス変異

遺伝子 DNA の塩基が置換によって別の塩基に置き換わると，コドンの変化によって対応するタンパク質のアミノ酸が別のアミノ酸に変化することがある．このような突然変異をミスセンス変異とよぶ．ただし，遺伝子 DNA の置換が起こっても置換後のコドンが置換前と同じアミノ酸をコードする場合は，タンパク質のアミノ酸配列は変化しない．また，アミノ酸が変化した場合でもタンパク質の機能が変化しない場合もある．

(b) ナンセンス変異

遺伝子 DNA の塩基が置換，欠失，挿入によって終止コドンとなった場合，タンパク質合成が途中で終了してしまう．このような突然変異をナンセンス変異という．タンパク質は完全長が合成されず機能しない短いタンパク質となる場合が多い．

(c) フレームシフト変異

遺伝子 DNA の塩基が欠失，挿入されることでコドンの読み取り枠(フレーム)がずれることをフレームシフト変異という．フレームがずれると変化した部位以降のアミノ酸配列がまったく異なる配列となる．その結果，機能しないタンパク質ができることが多い．

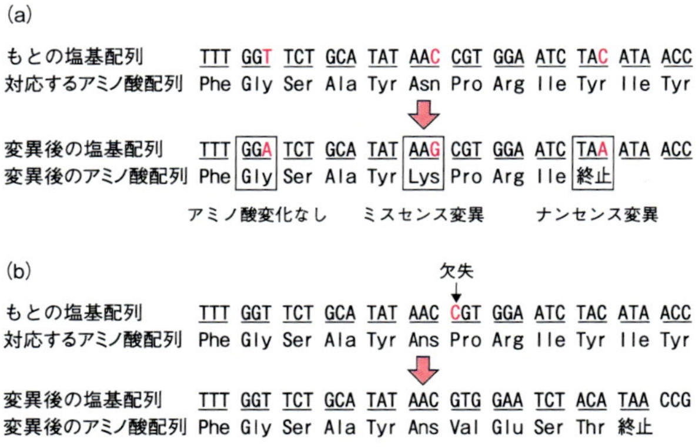

(a)

もとの塩基配列	TTT	GGT	TCT	GCA	TAT	AAC	CGT	GGA	ATC	TAC	ATA	ACC
対応するアミノ酸配列	Phe	Gly	Ser	Ala	Tyr	Asn	Pro	Arg	Ile	Tyr	Ile	Tyr

変異後の塩基配列	TTT	GGA	TCT	GCA	TAT	AAG	CGT	GGA	ATC	TAA	ATA	ACC
変異後のアミノ酸配列	Phe	Gly	Ser	Ala	Tyr	Lys	Pro	Arg	Ile	終止		

アミノ酸変化なし　ミスセンス変異　ナンセンス変異

(b)

欠失

もとの塩基配列	TTT	GGT	TCT	GCA	TAT	AAC	CGT	GGA	ATC	TAC	ATA	ACC	G
対応するアミノ酸配列	Phe	Gly	Ser	Ala	Tyr	Ans	Pro	Arg	Ile	Tyr	Ile	Tyr	

変異後の塩基配列	TTT	GGT	TCT	GCA	TAT	AAC	GTG	GAA	TCT	ACA	TAA	CCG
変異後のアミノ酸配列	Phe	Gly	Ser	Ala	Tyr	Ans	Val	Glu	Ser	Thr	終止	

図 3.21　変異によるアミノ酸配列の変化
(a) ミスセンス変異とナンセンス変異，(b) フレームシフト．

3.5.6 遺伝子の伝達

細菌の遺伝子は**分裂**によって娘細胞へ伝達される．分裂以外にも，**接合**，**形質転換**，**形質導入**によって遺伝子が細菌から別の細菌へと伝達する．

(a) 接 合

FプラスミドまたはRプラスミドをもつ菌体がもたない菌体と接触を生じ，遺伝子を伝達する様式を**接合**という（図3.22）．Fプラスミドをもつ大腸菌（**F$^+$株**）はFプラスミド上の遺伝子の発現によって**性線毛**をもつ．F$^+$株は性線毛を介してFプラスミドをもたない大腸菌（**F$^-$株**）と接合を起こす．接合を起こすとFプラスミドはF$^+$株の細胞質内で複製されながらF$^-$株に伝達される．F$^-$株はFプラスミドを受け取りF$^+$株に変わる．

Fプラスミドが染色体DNA内に組み込まれた**Hfr株**の場合は，接合によって染色体DNAもF$^-$株に伝達される（図3.22）．大腸菌では染色体全体の移行に約100分かかる．染色体DNAを受け取ったF$^-$株は一時的に染色体を二つもつ二倍体となるが，分裂とともに一倍体に戻る．複製の途中で接合が壊れるとHfr株の染色体の一部がF$^-$株に伝達される．伝達されたHfr株の染色体の一部とF$^-$株の染色体との間で高頻度に染色体組換えが起こる．

染色体DNA内に組み込まれたFプラスミドが再び染色体から離れる場合がある．このとき，周囲の染色体DNAの一部を取り込んだFプラスミドができることがあり，**F'プラスミド**とよばれる．F'プラスミドはFプラスミドと同様に伝達性をもつ．

RプラスミドもFプラスミド同様に接合によって伝達される．Rプラスミ

> **SBO** 細菌の遺伝子伝達（接合，形質導入，形質転換）について説明できる．

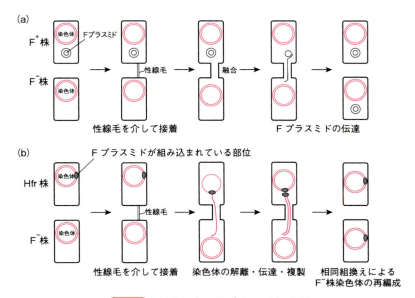

図3.22 接合によるFプラスミドの伝達
（a）F$^+$株からF$^-$株へのFプラスミドの伝達，（b）Hfr株からF$^-$株への遺伝子伝達．

ドは薬剤に対する耐性遺伝子をもつ．Rプラスミドをもつ薬剤耐性株(R^+株)からRプラスミドをもたない薬剤感受性株(R^-株)にRプラスミドが伝達されることによって，R^-株がR^+株に変化し，薬剤耐性の形質を獲得する．

(b) 形質転換

形質転換はDNAを細菌外部から導入し細菌の形質を変えることをいう．1928年にF. Griffith(グリフィス)によって肺炎レンサ球菌で発見された(図3.23)．さらに，O. Avery(エイブリー)は1944年に肺炎レンサ球菌の形質転換を起こす物質がDNAであることを報告している．肺炎レンサ球菌以外に髄膜炎菌，淋菌，インフルエンザ菌など一部の菌で見られる．形質転換は遺伝子工学技術として目的遺伝子を含むDNAを大腸菌内に導入する方法として重要である．大腸菌に外来DNAを導入する場合は，大腸菌をDNAを取り込みやすい状態(**コンピテントセル**)にする必要がある．

(c) 形質導入

細菌を宿主とするウイルスは**バクテリオファージ**(または単に**ファージ**)とよばれる．細菌内でファージが増殖する際に，ファージ粒子内に細菌の遺伝子の一部が取り込まれ，ファージを介して細菌の遺伝子が伝達される様式を形質導入という．ファージの粒子が組み立てられる際に，通常はファージのゲノムDNAが選択的に粒子内に取り込まれる．しかし，まれに宿主である細菌の染色体DNAの一部が粒子内に取り込まれることがある．ファージが別の細菌に感染すると細菌の染色体DNAの一部が導入され組換えを起こし，

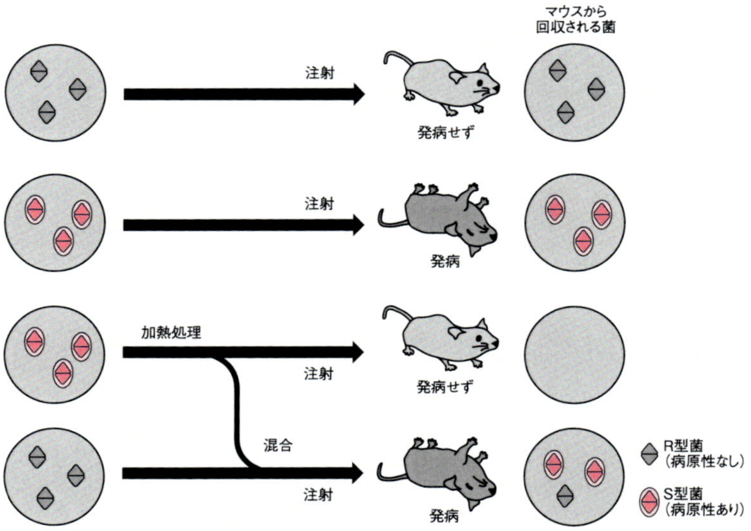

コンピテントセル作製法
大腸菌を低温で塩化カルシウム，塩化マンガン，塩化カリウムで処理する方法がおもな作製法である．

図3.23　F. Griffithの実験
病原性のないR型に，加熱して殺したS型を混ぜてから注射すると，注射されたマウスは死亡した．死んだマウスの血液中からはS型の菌が得られた．S型の何らかの因子によって，R型の肺炎レンサ球菌が病原性をもつように形質が転換したことを示す実験である．

新たな形質が現れることがある．ファージ粒子内に取り込まれる細菌染色体DNAの遺伝子はランダムである．このような形質導入の様式では導入される細菌の遺伝子が限定されないため，**普遍形質導入**とよぶ．

この普遍形質導入に対し，特定の細菌遺伝子が導入される場合を**特殊形質導入**という．大腸菌のλファージは感染後，プロファージとして細菌の染色体DNA内の特定の部位に組み込まれる．ファージが細菌の染色体DNAから離脱する際に，隣接する細菌の遺伝子を伴って離脱することがある．その結果，細菌の特定の遺伝子をもったファージができる．

ファージに組み込まれた細菌の遺伝子ではなく，ファージの遺伝子によって細菌の形質が変化することを**ファージ変換**という．ファージ変換には毒素産生や病原性に関連した形質変化が多い．腸管出血性大腸菌のベロ毒素やコレラ毒素，ジフテリア毒素などの遺伝子はファージ上に存在する．

(d) トランスポゾン

染色体からプラスミドやプラスミドからプラスミドのように染色体やプラスミド間で転移する遺伝子単位を**トランスポゾン**という．両端に互いに逆向きの繰り返し配列 (inverted repeat; IR) をもち，その内部には転移に必要な酵素の遺伝子が存在する最小の構造を **IS** (insertion sequence) という．両端に IR もしくは IS をもち，その間に薬剤耐性遺伝子や毒素遺伝子などをもつ構造がトランスポゾンである．トランスポゾンが遺伝子内に転移すると機能が失われる挿入変異が起こる．また，遺伝子の近傍に転移した場合，IS のプロモーターの影響によって下流に位置する遺伝子の発現に影響が現れることがある．トランスポゾンが伝達性のプラスミドに転移した場合は，接合によって細菌間も移動することができる．

3.6 細菌の病原因子

病原微生物のうち，多くの病原細菌では宿主の組織や細胞に直接的に働きかけ，微量でその機能に障害をもたらす**毒素** (toxin) を産生する．細菌毒素には自然界最強といわれるボツリヌス毒素やジフテリア毒素など致死性の高い毒素も含まれる．そのため細菌毒素は感染症の病態を形成するために重要な因子である．細菌毒素には大きく2種類に分けられ，菌体外に分泌されるタンパク性の因子である**外毒素**〔エキソトキシン (exotoxin)〕とグラム陰性菌外膜成分である**内毒素**〔エンドトキシン (endotoxin)〕があり，特徴，性質が異なる（表3.4）．

3.6.1 外毒素

外毒素はきわめて微量（数 100 ng～数 10 μg）で宿主細胞に作用する．有毒

SBO 代表的な細菌毒素について説明できる．

物質のなかでも致死性の強いものが含まれる．これらの外毒素のタイプは，表3.5に示すように，(a)毒素本体が酵素として作用するもの，(b)毒素が標的細胞受容体のアゴニストとして作用するもの，(c)毒素どうしが会合して生体膜に孔を形成するもの，(d)**毒素がスーパー抗原**(superantigen)として作用するもの，などに分類できる．しかし，いずれのタイプの毒素も，最終的に標的細胞の生理状態を大きく変化させ，その細胞によって構成される組織の機能障害を引き起こすことによって毒性を発揮している．代表的な細菌性外毒素が誘発する症状を表3.6にまとめて示す．

スーパー抗原
免疫学的な特異性を超えて，T細胞レセプター(TCR)を介してT細胞を非特異的に活性化する物質のこと．

表3.4 外毒素と内毒素の違い

	外毒素	内毒素
存在部位	菌体内で産生され，菌体外に分泌される	グラム陰性菌の外膜成分
化学成分	タンパク質	リポ多糖
抗原性	強い	弱い
熱抵抗性	一般的に弱い（易熱性）	強い（耐熱性）
毒性	毒素により多種多様 神経毒，腸管毒，細胞毒など	発熱，ショック，播種性血管内凝固症候群(DIC)など
作用量	ng～μg	μg～mg

表3.6 代表的な細菌性外毒素と誘発される症状

外毒素名	産生菌	感染経路	標的組織・標的細胞	誘発される症状
コレラ毒素	コレラ菌	経口感染	腸管上皮細胞	水溶性下痢
易熱性エンテロトキシン	腸管毒素原性大腸菌	経口感染	腸管上皮細胞	水溶性下痢
志賀毒素	赤痢菌	経口感染	腸管上皮細胞および腎臓などの血管内皮細胞	出血性下痢および溶血性尿毒症症候群(HUS)
大腸菌ベロ毒素	腸管出血性大腸菌	経口感染	腸管上皮細胞および腎臓などの血管内皮細胞	出血性下痢および溶血性尿毒症症候群(HUS)
ボツリヌス毒素	ボツリヌス菌	経口感染	神経-筋接合部	弛緩性麻痺
ブドウ球菌エンテロトキシン	黄色ブドウ球菌	経口感染	嘔吐中枢およびマクロファージやリンパ球	嘔吐およびトキシックショック症候群(TSS)
百日咳毒素	百日咳菌	経気道感染	気管支，肺，膵臓など	咳，インスリン分泌上昇，リンパ球数増加
ジフテリア毒素	ジフテリア菌	経気道感染	上気道粘膜，心筋など	弛緩性麻痺
発熱性外毒素	化膿レンサ球菌	経気道感染	マクロファージやリンパ球，皮膚など	トキシックショック症候群(TSS)，発疹
破傷風毒素	破傷風菌	経皮感染	脊髄における抑制性神経シナプス	硬直性痙攣
トキシックショック症候群毒素(TSST-1)	黄色ブドウ球菌	経皮感染(創傷感染)，経粘膜感染	マクロファージやリンパ球，皮膚など	トキシックショック症候群(TSS)，発赤，水疱

表3.5 おもな細菌性外毒素の作用様式

(a) 外毒素の本体が酵素として作用するもの

外毒素名	産生菌	作用様式	毒素活性	作用標的部位
コレラ毒素	コレラ菌	毒素本体(Aサブユニット)が酵素	ADP-リボシルトランスフェラーゼ	Gsタンパク質
易熱性エンテロトキシン	腸管毒素原生大腸菌	毒素本体(Aサブユニット)が酵素	ADP-リボシルトランスフェラーゼ	Gsタンパク質
百日咳毒素	百日咳菌	毒素本体(Aサブユニット)が酵素	ADP-リボシルトランスフェラーゼ	Giタンパク質
ジフテリア毒素	ジフテリア菌	活性ドメインが酵素	ADP-リボシルトランスフェラーゼ	ペプチド伸張因子(EF-2)
志賀毒素	赤痢菌	毒素本体(Aサブユニット)が酵素	N-グリコシダーゼ	28SリボソームRNA
大腸菌ベロ毒素	腸管出血性大腸菌	毒素本体(Aサブユニット)が酵素	N-グリコシダーゼ	28SリボソームRNA
ボツリヌス毒素	ボツリヌス菌	活性ドメインが酵素	プロテアーゼ	シナプトブレビン
破傷風毒素	破傷風菌	活性ドメインが酵素	プロテアーゼ	シナプトブレビン, シンタキシン, SNAP-25
易熱性毒素(HLT)	百日咳菌	活性ドメインが酵素	デアミダーゼ	低分子Gタンパク質(Rho)

(b) 外毒素の標的細胞受容体のアゴニストとして作用するもの

外毒素名	産生菌	作用様式	毒性効果
耐熱性エンテロトキシンI (STI)	腸管毒素原生大腸菌	受容体アゴニスト	膜結合型グアニル酸シクラーゼ(GC-C)を受容体として活性化, 細胞内cGMPの上昇
ウェルシュ菌α-毒素	ウェルシュ菌	受容体アゴニスト(ホスホリパーゼC, スフィンゴミエリナーゼ活性ももつ)	チロシンキナーゼ関連受容体(TrkA), リン脂質(ホスファチジルイノシトール)代謝系の亢進
黄色ブドウ球菌エンテロトキシン	黄色ブドウ球菌	受容体アゴニスト	嘔吐中枢刺激

(c) 外毒素どうしが会合して生体膜に孔を形成するもの

外毒素名	産生菌	作用様式	毒性効果	作用標的部位
ストレプトリジンO	化膿レンサ球菌	毒素どうしが会合	孔を形成	生体膜のリン脂質層
ブドウ球菌α-毒素	黄色ブドウ球菌	毒素どうしが会合	孔を形成	生体膜のリン脂質層
ロイコシジン	黄色ブドウ球菌	S-成分の助けを受け, F-成分が細胞膜に結合	孔を形成, 生体膜のPIレスポンスを活性化	G_{M1}ガングリオシド

(d) 外毒素がスーパー抗原として作用するもの

外毒素名	産生菌	毒性効果	作用標的部位
発熱性外毒素	化膿レンサ球菌	T-リンパ球, 単球を活性化	MHC分子およびT細胞レセプター(TCR)
トキシックショック症候群毒素(TSST-1)	黄色ブドウ球菌	T-リンパ球, 単球を活性化	MHC分子およびT細胞レセプター(TCR)

3.6.2 内毒素

内毒素はグラム陰性菌外膜の最外層を構成する**リポ多糖**(LPS)であり，その毒素本体は脂質成分である**リピドA**(lipid A)である．外毒素と比べると，作用発現に十倍程度の量(数 100 μg〜数 mg)を必要とする．しかし，グラム陰性菌による敗血症が誘発された場合，全身を循環する内毒素量も必然的に上昇するため，毒性域に十分達する．内毒素の作用を受けたマクロファージは，腫瘍壊死因子(tumor necrosis factor; TNF)やインターロイキン-1(interleukin-1; IL-1)などのサイトカインを活発に放出し，その結果，全身性炎症反応が誘発されて**エンドトキシンショック**(endotoxin shock)や**播種性(汎発性)血管内凝固症候群**(disseminated intravascular coagulation syndrome; DIC)が引き起こされる．

Advanced　宿主細胞に毒素を直接注入する細菌もいる

一部のグラム陰性菌においてエフェクター(effector)とよばれる病原因子を特殊な分泌装置を介して，直接的に宿主細胞に注入することが明らかにされた．その特殊な分泌装置は，**III型分泌装置**および**IV型分泌装置**とよばれ，ともにニードル(針)状の構造物を宿主細胞膜へ突き刺し，エフェクターを注入する．注入されたエフェクターは宿主細胞の細胞骨格や細胞周期などに影響を与え，細胞死を引き起こす．

III型分泌装置はネズミチフス菌(*Salmonella* Typhimurium)，腸管病原性大腸菌(enteropathogenic *Escherichia coli*; EPEC)や腸炎ビブリオ(*Vibrio parahaemolyticus*)などでその存在が知られている．数10種類のタンパク質の複合体から構成され，基部は内膜リング，外膜リング，その二つを連結するロッド構造から構成され，基部から菌体外に突出するニードル構造を形成する(図3.24a)．一方，IV型分泌装置は百日咳菌(*Bordetella pertussis*)や

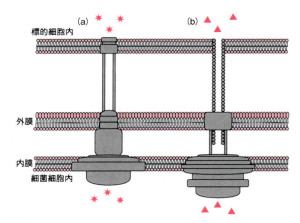

図3.24 グラム陰性菌エフェクター注入型の分泌装置のモデル
(a)III型分泌装置，(b)IV型分泌装置．

ピロリ菌（*Helicobacter pylori*）でその存在が知られている．こちらも数10種類のタンパク質の複合体から構成され，基部はエネルギー装置とコア複合体より形成され，コア構造から線毛タンパク質が菌体外に突出した構造を形成する（図3.24b）．

章末問題

1. グラム陰性菌とグラム陽性菌の細胞壁も含んだ細胞表層の構造の違いをまとめよ．
2. 芽胞をつくる細菌の属名を2種あげよ．さらに栄養細胞と芽胞との関係について答えよ．
3. 独立栄養細菌と従属栄養細菌の違いについて答えよ．また大腸菌はどちらに分類されるか．
4. 次の文章の正誤を答えよ．
    a．細菌の染色体は一般的に環状構造である．
    b．細菌のDNA複製は開始点からはじまり一方向に進む．
    c．キノロン系抗菌薬はDNAジャイレースを阻害することで抗菌活性を発揮する．
    d．ラクトースオペロンのリプレッサーはラクトースが存在する時にオペレーターに結合する．
    e．細菌のリボソームは30Sと50Sのサブユニットで構成される80Sの大きさである．
    f．細菌のタンパク質合成は多くの場合AUGから開始する．
    g．Fプラスミドは薬剤耐性遺伝子を含み，薬剤耐性菌の出現にかかわっている．
    h．ファージが関与する遺伝子伝達は形質導入である．

4 病原性細菌各論

❖ **本章の目標** ❖
- 代表的な病原性細菌のグラム染色性・形態・性質を説明できる．
- 代表的な病原性細菌の病原性を説明できる．
- 代表的な病原性細菌による感染症の病態や治療について説明できる．
- マイコプラズマ，リケッチア，クラミジアについて概説できる．

4.1 はじめに

Bergey's Manual
現在は 16S rRNA の塩基配列に基づいて系統分類されている．最新版は Bergey's Manual of Systematic of Archaea and Bacteria と名前を変え，オンライン版として公開されている．

　地球上で見いだされた細菌は，さまざまな観点から同定・分類され，細菌学のなかで，最も権威ある Bergey's Manual に収載されている．すでに 2000 属を超える細菌が分類されて，ここ 5 年間は毎年新たに 100 属と 600 を超える新種が報告されており，今後も分離同定される菌種は限りなく増えていくものと思われる．これらのなかで，健常者に病原性を示す病原性細菌はごくわずかで，その種類は 1％に満たない．

　細菌感染症は，以前は生活環境の不備により起こることが多かったが，近年は院内感染やグローバル化による輸入感染症が増加している．医療技術の進歩や高齢化に伴う易感染者の増加で，本来は非病原性であった菌による感染症，いわゆる日和見感染症が増えてきた．日和見感染症を起こす細菌を病原性細菌とすると，その種類は一気に増える．また，遺伝子の水平伝播により，これまで病原性のなかった細菌も新たな病原遺伝子を獲得して病原性細菌になる可能性がある．たとえば腸管出血性大腸菌は，本来は病原性のない大腸菌であったが，赤痢菌のベロ毒素の遺伝子をはじめとする多くの毒素遺伝子をファージにより獲得して，病原性を示すようになった．

　細菌の分類にはさまざまあるが，本章では臨床でもよく用いられるグラム染色性により，病原性細菌を分類し，解説する．

4.2 グラム陽性菌

4.2.1 グラム陽性球菌

（a）ブドウ球菌属

【形態・性状】 ブドウ球菌属（Genus *Staphylococcus*）はブドウの房状のクラスターを形成しながら増殖することから，staphylo（ブドウの房）と coccus（球菌）を合わせて名付けられた（図 4.1）．直径約 1 μm の通性嫌気性菌で自然界に広く分布している．芽胞非形成，非運動性，カタラーゼ陽性である．**食塩耐性**を示し，高塩濃度（7.5〜10％）中で増殖可能である．DNA の G（グアニン）＋ C（シトシン）含有量が 30〜40％と低いこともブドウ球菌の特徴となる．コアグラーゼ産生性によりコアグラーゼ陽性菌（黄色ブドウ球菌）とコアグラーゼ陰性ブドウ球菌 **CNS**（coagulase-negative staphylococci）に大別される．ヒトに対し病原性をもつものとして重要なのは，**黄色ブドウ球菌**（*S. aureus*），CNS の**表皮ブドウ球菌**（*S. epidermidis*），および腐性ブドウ球菌（*S. saprohyticus*）である．

（1）黄色ブドウ球菌

【性状】 健常者の 20〜30％が鼻腔粘膜に黄色ブドウ球菌（*S. aureus*）を保有している．アトピー性皮膚炎を有すると検出率が上昇し，増悪因子となる．血漿を凝固させるコアグラーゼや DNase を産生し，マンニットを分解するという性状により，ヒトから分離されるほかのブドウ球菌と区別される．

【病原性】 菌体表層物質は，抗免疫活性や宿主細胞への付着性をもつ．また，溶血毒（hemolysin），白血球毒〔ロイコシジン（leukocidin）〕，腸管毒〔エンテロトキシン（enterotoxin）〕，表皮剥脱毒素（exfoliative toxin；ET），毒素性ショック症候群毒素（toxic shock syndrome toxin-1；TSST-1）など，多彩な毒素を産生し，組織破壊性の強いさまざまな病態を引き起こす．本菌が感染，

SBO グラム陽性球菌（ブドウ球菌，レンサ球菌など）およびグラム陽性桿菌（破傷風菌，ガス壊疽菌，ボツリヌス菌，ジフテリア菌，炭疽菌，セレウス菌，ディフィシル菌など）について概説できる．

CNS
ヒトから分離されるコアグラーゼ陽性菌は黄色ブドウ球菌のみであったため，CNS はそれ以外の菌を指していた．近年，黄色ブドウ球菌以外でもコアグラーゼ陽性菌が臨床分離されるようになったことから，コアグラーゼ産生性だけで黄色ブドウ球菌と同定することはできない．

S. aureus
古代ローマの金貨を示す「aureus」は，本菌が，寒天培地で生育させると黄色いコロニーをつくることから名付けられた．

菌体表層物質
黄色ブドウ球菌の細胞表層に存在するタンパク質や多糖，タイコ酸などの病原因子の総称である．リポタイコ酸やフィブロネクチン結合タンパク質などは宿主組織への接着にかかわる．プロテイン A は IgG の Fc 領域に結合し，抗免疫作用を示す．

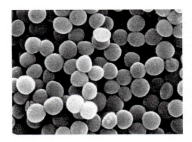

図 4.1 黄色ブドウ球菌の電子顕微鏡像
提供：株式会社ヤクルト本社．

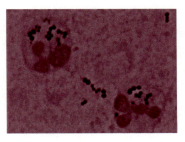

図 4.2 グラム染色された黄色ブドウ球菌（黒色）
好中球に黄色ブドウ球菌が貪食されている貪食像が見られることから，感染症の原因菌であると判断できる．
提供：東北薬科大学 大野 勲 氏．

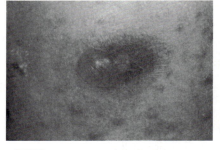

図4.3 ブドウ球菌性膿痂疹患児の水疱
出典：『病原菌の今日的意味 改訂3版』，松本慶蔵 編，医薬ジャーナル社(2003)．

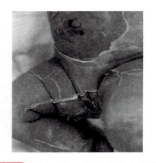

図4.4 リッター病患者の全身性表皮剥脱
出典：『病原菌の今日的意味 改訂3版』，松本慶蔵 編，医薬ジャーナル社(2003)．

伝染性膿痂疹（膿痂疹）

黄色ブドウ球や化膿レンサ球菌が乳幼児の皮膚に感染して，水疱や痂皮（かひ，かさぶたの意）を形成する．かきむしって体の柔らかい部分や傷があるところに感染巣が広がることから**とびひ**とよばれる．

蜂窩織炎

黄色ブドウ球菌やレンサ球菌の感染が原因の皮膚から皮下組織に広がる化膿性炎症である．皮膚の発赤と発赤箇所の圧痛，熱感，浮腫がおもな症状で，リンパ管炎を伴うこともある．蜂巣炎ともよばれる．

毒素性ショック症候群

1978年に小児の症例が報告されたのち，1980年にアメリカで，高吸収性のタンポンを使用した生理中の女性に流行した．調べた結果，タンポン中に黄色ブドウ球菌が産生した毒素（TSST-1）が検出された．今日ではまれな疾患であるが，発症すると重篤な症状を起こす．スーパー抗原活性をもつエンテロトキシンでも起こることがある．

スーパー抗原

抗原非特異的に膨大な数のT細胞を刺激する．活性化ヘルパーT細胞から大量のサイトカインが産生され全身炎症反応が惹起され，サイトカインショックを引き起こす．黄色ブドウ球菌のTSST-1やエンテロトキシン（SEA，SEBなど），化膿レンサ球菌の発赤毒素Speなどがある．

増殖して起こす化膿性疾患と，菌が産生する毒素が起こす毒素性疾患とがある．化膿性疾患の原因菌の場合は，検体のグラム染色で図4.2のように黄色ブドウ球菌の貪食像が観察される．

❶ **皮膚感染症** 健常な表皮には感染できないが，外傷など皮膚に障害がある場合感染し，化膿性疾患であるフンケル（furuncle，せつ，おできともいう），癰（carbuncle），**伝染性膿痂疹**を起こす（図4.3）．皮下組織に感染が拡大したものは**蜂窩織炎**という．

❷ **化膿性炎症** 各所に感染して，尿路感染症，肺炎，心内膜炎，結膜炎，乳房炎，骨髄炎，関節炎等を起こす．ときに敗血症を起こし，重篤化する．

❸ **黄色ブドウ球菌性熱傷様皮膚症候群**（staphylococcal scalded skin syndrome；SSSS） 表皮剥脱毒素（exfoliative toxin；ET）産生株によって起こる．新生児に見られるリッター病（Ritter disease）は紅斑性発疹からはじまり，全身に水疱を形成し，表皮剥離を生じる（図4.4）．

❹ **毒素性ショック症候群** 高熱，頭痛，嘔吐，下痢，のどの痛みや筋肉痛にはじまり，48時間以内に肝・腎機能不全からショック症状に陥る．本症は，黄色ブドウ球菌が産生する毒素，TSST-1が関与する．**TSST-1はスーパー抗原**の作用をもつ．

❺ **食中毒** 本菌が産生するエンテロトキシン（腸管毒）により**毒素型食中毒**を起こす．エンテロトキシン汚染食品を摂取後，1〜6時間以内に嘔吐を中心とした急性胃腸炎の症状を示す．下痢が起こることもあるが，通常発熱は見られず，半日程度で回復して予後は良好である．エンテロトキシンは**耐熱性**タンパク質のため加熱調理しても失活しない．調理者の手指の化膿部が感染源となる．

❻ **メチシリン耐性黄色ブドウ球菌** ほかの多くの抗菌薬にも耐性をもつ多剤耐性菌である．MRSA（methicillin-resistant *S. aureus*）感染症〔五類感染症（定点）〕は健常者にはほとんど病原性を示さないが，**易感染者**には**菌交代**

症や**日和見感染症**を起こし，院内感染の主要な原因菌である．1990年代になって，アメリカで入院歴のない健常者に見られるようになった．病巣に病原性の高い Panton-Valentine ロイコシジン（Panton-Valentine leucocidin；**PVL**）を有し，β-ラクタム系以外の抗菌薬には感受性を示す MRSA が分離された．院内の MRSA とは性状が異なることから，院内感染型 MRSA（hospital-acquired MRSA；**HA-MRSA**）と区別して，市中感染型 MRSA（community-acquired MRSA；**CA-MRSA**）とよばれる．日本では，PVL をもたない CA-MRSA が，伝染性膿痂疹の患者から多く分離されている一方で，近年では院内にも増えてきている．2002年，MRSA 感染症の治療薬の切り札であるバンコマイシンに耐性を獲得したバンコマイシン耐性黄色ブドウ球菌（vancomycin-resistant *S. aureus*；**VRSA**）もアメリカで出現したが，局所的であり，日本国内での報告はない．VRSA 感染症は五類感染症（全数）に分類されている．

【診断】7.5%食塩加マンニット培地を用いて菌の分離を行い，生化学性状から同定を行う．

【予防・治療】薬剤に対して耐性を獲得しやすいため，狭域抗菌スペクトルが推奨される．臨床分離株のほとんどはペニシリナーゼを産生するため，第一世代セフェム系抗菌薬か，β-ラクタマーゼ阻害薬配合のペニシリン系抗菌薬が用いられる．MRSA 感染症では，抗 MRSA 薬が用いられる．MRSA は接触感染するので，院内感染防止のためには接触感染予防が重要になる．医療関係者のこまめな手指の消毒が必須である．

（2）表皮ブドウ球菌

表皮ブドウ球菌（*S. epidermidis*）は皮膚の常在菌である．病原性はほとんどないが，易感染者に対し日和見感染症を起こす．感染性心内膜炎，皮膚軟部組織感染症を起こすほか，バイオフィルム形成能が高く，カテーテル関連血流感染症ではおもな起因菌になっている（図 4.5）．

抗 MRSA 薬
全身性に用いられる**バンコマイシン**（vancomycin；VCM），**テイコプラニン**（teicoplanin；TEIC），**アルベカシン**（arbekacin；ABK），**リネゾリド**（linezorid；LZD），**ダプトマイシン**（daptomycin；DAP）と鼻腔の除菌に用いられるムピロシン（mupirocin）軟膏がある．

バイオフィルム
微生物がつくるフィルム状の物質のこと．個体の表面に微生物が付着し，増殖するにつれて菌体外多糖を産生する．バイオフィルムはこの多糖と微生物との集合体をいう．バイオフィルム中では微生物は宿主の免疫機構から逃れ，抗菌薬も効きにくいことから，バイオフィルム形成能は病原性とも関連する．

その他の CNS
S. saprophyticus は若年女性の尿路感染症の起因菌となる．*S. lugdunensis* は感染性心内膜炎や敗血症の起因菌として報告されている．性状も黄色ブドウ球菌に似ていることから臨床では重要視され，ほかの CNS とは区別される．

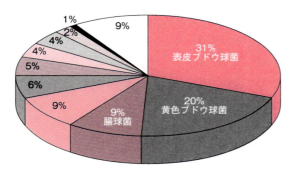

図 4.5 カテーテル関連血流感染症の起因菌に占めるブドウ球菌属の割合
黄色ブドウ球菌では MRSA が 70%を占める．

(b) レンサ球菌属

【形態・性状】レンサ球菌属(Genus *Streptococcus*)は直径 0.6〜1.0 μm の球状または楕円形の通性嫌気性菌である．細胞分裂後も菌が分離せず，直鎖状に連なった形態をしている．芽胞非形成，非運動性で種によっては莢膜をもつものもある．カタラーゼ陰性でありブドウ球菌とは区別される．栄養要求性が厳しく，生育には血液，血清，グルコースなどを添加した培地を用いる．

【分類】レンサ球菌のもつ**溶血性**により，血液寒天培地上のコロニーのまわりに緑色の不透明溶血環をつくる α 溶血型(α-hemolysis)，透明な溶血環を形成する β 溶血型，溶血環を形成しない γ 溶血型に分けられる．β 溶血性レンサ球菌ではさらに細胞壁多糖体の抗原性に基づいた Lancefield の血清型分類(A 〜 H，K 〜 V)で群別されている．ヒトに病原性を示すものは，Lancefield 分類の A 群 *S. pyogenes* が多く，次いで B 群 *S. agalactiae* がある．また α 溶血性レンサ球菌では肺炎レンサ球菌(*S. pneumoniae*)，緑色レンサ球菌(viridans streptococci)が臨床的に重要である．

(1) 化膿レンサ球菌

化膿レンサ球菌(*S. pyogenes*)は **A 群レンサ球菌**(Group A Streptococcus; **GAS**)，溶血性レンサ球菌または溶連菌などともよばれる(図 4.6a)．健常者の 5 〜15％の呼吸器に常在している．β 溶血性(図 4.6b)でカタラーゼ陰性，**バシトラシン感受性**である．

【病原因子】菌体表面にあるフィブロネクチン結合タンパク質やリポタイコ酸が宿主側のフィブロネクチンに結合して感染が成立する．菌体表面に存在する **M タンパク質**も宿主細胞への付着，侵入に関与する．菌体外毒素および酵素としては以下のものがある．

❶ 溶血毒素 ストレプトリジン O(streptolysin O；SLO)は β 溶血性の細胞毒素で，赤血球以外にも白血球や組織細胞，血小板の細胞膜を破壊する．熱や酸素に不安定だが抗原性があり，感染後抗 SLO 抗体〔antistreptolysin O；ASO(ASLO)〕が産生され，これが血清学的診断に利用される．ストレプトリジン S は β 溶血性に関与する熱や酸素に安定な溶血毒であるが抗原性は

M タンパク質
本菌の細胞表層には M タンパク質と T タンパク質がある．M タンパク質には多様な抗原性があり，100 種以上の血清型に分類される．細胞への接着に関与し，抗貪食作用をもち，宿主の免疫機構を抑制する．T タンパク質には病原性はなく，型別に利用されている．

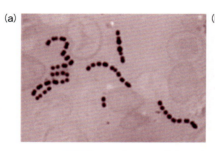 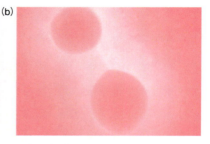

図 4.6 A 群レンサ球菌のグラム染色像(a)と β 溶血環(b)
出典：(a)『病原菌の今日的意味 改訂 3 版』，松本慶蔵 編，医薬ジャーナル社(2003)．

ない.

❷ **発熱毒素** 発熱毒素(streptococcal pyrogenic exotoxin；**Spe**)は発赤毒素(streptococcal erythrogenic toxin；Set), 猩紅熱毒素またはディック毒素(Dick toxin)ともよばれる. SpeA, SpeB, SpeC は猩紅熱の原因毒素である. 宿主には発熱, 猩紅熱, T細胞賦活化, B-リンパ球抑制など多彩な影響を及ぼす. Spe のスーパー抗原活性によりサイトカインが遊離されたためである.

❸ **菌体外分泌タンパク質** **ストレプトキナーゼ**(streptokinase)はフィブリンの凝塊を分解し, **ヒアルロニダーゼ**はムコ多糖を分解して, 組織破壊に関与する. プロテアーゼや核酸分解酵素(DNase, RNase)も産生する.

【病原性】化膿レンサ球菌による感染症を以下にまとめた.

❶ **化膿性疾患** **A群溶血性レンサ球菌咽頭炎**〔五類感染症(定点)〕は咽頭痛, 発熱, 頭痛にはじまり, 扁桃炎を起こす. 咽頭部には発赤と膨張, 頸部リンパ節には腫脹が見られる. 5〜15歳に多く発症する. 皮膚の浅いところで感染した場合, 膿痂疹や丹毒を起こす. 化膿レンサ球菌による産褥熱は敗血症であり, かつては致命的であったが, いまはまれである.

❷ **猩紅熱** 猩紅熱(scarlet fever)は発熱毒素 Spe 産生菌の咽頭部感染による咽頭炎からはじまる. 体幹, 頸部から四肢へと全身に紅斑が広がる. 白くなった舌の表面に赤い斑点が見られるイチゴ舌が特徴である(図4.7). 幼年期に起こる重篤な疾患の一つであったが, 症例数は激減している.

❸ **劇症型溶血性レンサ球菌感染症** 五類感染症(全数)に分類される. 化膿レンサ球菌感染症が起こった部位から続発する. 感染部位の激痛と筋肉痛, 悪寒からはじまり, 皮膚や軟部組織に炎症を起こし, 急激に軟部組織の壊死, 腎不全, 播種性血管内凝固症候群(disseminate intravascular coagulation；DIC), 急性呼吸窮迫症候群(acute respiratory distress syndrome；ARDS)などを併発し, 発症後数十時間で多臓器不全(multiorgan failure；MOF)に至る. Spe A やその他の化膿レンサ球菌が産生する毒素および宿主側の免疫状態も発症に関与するとされる.

❹ **続発性疾患** **急性リウマチ熱**と**急性糸球体腎炎**がある. 急性リウマチ熱は化膿レンサ球菌感染後1〜5週間後に発症する. 発熱, 心筋炎, 関節炎を主徴とする. 菌体抗原(Mタンパク質)と心臓組織や関節に共通な抗原が存在することから, 免疫反応を介して障害が起こる自己免疫疾患と考えられている. 急性糸球体腎炎は咽頭炎感染後1〜3週間後に浮腫, 乏尿, 高血圧などの症状で小児に多く発症する. 本菌の菌体成分(抗原)と抗体が結合した免疫複合体症(Ⅲ型アレルギー)と考えらえられている.

【診断】溶血性, Lancefield の分類, カタラーゼ陰性, バシトラシン感受性を確認する.

【治療】ペニシリン系抗菌薬に感受性をもち, 第一選択薬とされる. マクロ

丹毒
皮下組織より化膿性感染症である. 蜂窩織炎の症状に加え, 境界線が明瞭な浮腫性発赤, 腫脹が見られる場合は丹毒とよばれる. 顔面や下肢に見られることが多い. β溶血性レンサ球菌で起こる場合が多い.

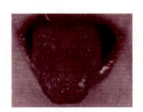

図4.7 猩紅熱のイチゴ舌

劇症型溶血性レンサ球菌感染症
近年では年間200人前後の患者数で推移しているが2015年は400人に増加した. 急激に症状が進展し, 死亡率も高い(30〜40%)ことから, 本菌は**人食いバクテリア**ともよばれる. 同様の臨床経過, 症状をもつとして, 髄膜炎菌, ビブリオバルニフィカス(*Vibrio vulnificus*)も人食いバクテリアとして知られる.

4章 病原性細菌各論

莢膜多糖体
莢膜多糖体を産生する菌は抗食菌作用をもち，S(smooth)型コロニーを形成し，マウスに毒性を示す．一方，莢膜多糖体を産生しないR(rough)型コロニー形成菌はマウスに毒性を示さない．肺炎球菌を用いてR型菌がS型菌に形質転換されることを1928年F. Griffith が見いだしたのち，1944年O. T. Avery らが形質転換はDNAで起こることを実証した．

C反応性タンパク質
本菌の感染とは無関係に，体内で炎症反応が起こると肝臓で産生されて血中濃度が上昇する．CRP値は炎症の指標となる．細菌感染症だけでなく，気管支肺炎，関節リウマチ，悪性腫瘍，悪性リンパ腫，熱傷，外傷などで上昇する．

オプトヒン
一般名はethylhydrocupreineで，キニーネと同一の作用を示す物質．

菌血症
血液中に菌が検出される疾患のこと．

敗血症
全身性炎症反応症候群(発熱，呼吸数や心拍数の増加，白血球増多等全身性の反応が起こる疾患)のうち，感染によって起こったものである．

ライド系抗菌薬も有効である．

(2) アガラクチア菌

アガラクチア菌(*Streptococcus agalactiae*)はB群レンサ球菌(Group B *Streptococcus*; GBS)ともよばれる．本菌は女性の膣に10～30％の保菌率で常在している．典型的なアガラクチア菌感染症は，産道感染による新生児敗血症，新生児髄膜炎であり，新生児B群レンサ球菌感染症とよばれる．保菌診断は妊婦健診の標準検査の一つであり，保菌の場合はペニシリン系抗菌薬の点滴投与により母子感染予防を行う．感染児もペニシリン系抗菌薬で治療する．

(3) 肺炎レンサ球菌(肺炎球菌)

肺炎レンサ球菌(肺炎球菌，*Streptococcus pneumoniae*)は2個の菌が結合してランセット型(両端が尖った形)をとる双球菌である(図4.8)．また，α溶血性を示す．**莢膜多糖体**をもちその抗原性からNeufeld莢膜膨化試験で菌型を同定する．この血清型分類では90種類以上の菌型がある．炎症の指標となる**C反応性タンパク質**(CRP)は本菌の菌体表層にあるC物質と反応するタンパク質のことである．

【病原性】**市中肺炎**の代表的原因菌である．肺炎球菌は健常者の25～40％の鼻腔粘膜に常在している．小児では中耳炎や副鼻腔炎や肺炎を，高齢者ではインフルエンザから本菌の二次感染により肺炎を起こすことも多い．本菌が髄膜または血液から検出された場合は，侵襲性肺炎球菌感染症〔invasive pneumoniae disease; IPD, 五類感染症(全数)〕といい，**髄膜炎**(meningitis)，**菌血症**を伴う肺炎，**敗血症**を呈し，重篤化する．小児や高齢者に多い．肺炎球菌は小児の細菌感染症で最も頻度が高く，髄膜炎では起因菌のうち約25％を占める

【診断】α溶血性，カタラーゼ陰性，オプソヒン感受性，イヌリン分解陽性，胆汁溶解テスト陽性から診断する．

【予防・治療】予防には肺炎球菌ワクチンが有効である．小児では13価ワクチン**PCV13**が定期予防接種A類疾病に，65歳以上高齢者では23価ワクチ

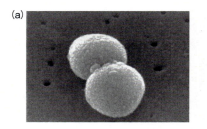 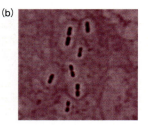

図4.8 **肺炎球菌**
(a)電子顕微鏡像，(b)グラム染色像．
提供：(b)東北薬科大学 大野 勲 氏．

ンPPV23がB類疾病に指定されている．ワクチンが定期接種になって以降，IPDの発症率は減じている．治療には，ペニシリン系抗菌薬やマクロライド系抗菌薬が使われる．**ペニシリン耐性肺炎球菌**(penicillin-resistant *Streptococcus pneumoniae*；PRSP)による感染症〔五類感染症（定点）〕は難治化しやすいこと，マクロライド系抗菌薬にも耐性になることから注意が必要である．PRSPのペニシリンへの耐性機構は，ペニシリン結合タンパク質PBP(PBP1a，PBP2x，PBP2b)の変異による．変異のないPBPを標的とするβ-ラクタム薬〔アモキシシリン(AMPC)，第三世代セフェム系，カルバペネム系薬〕やニューキノロン系抗菌薬が有効である．

（4）緑色レンサ球菌

緑色レンサ球菌(viridans streptococci)は口腔レンサ球菌ともよばれる．*S. mutans*, *S. sobrius* はバイオフィルム産生能をもち，ショ糖から酸を産生することで，う蝕の原因となる．*S. salivarius*, *S. sanguis*, *S. mitis* や *S. oralis* は非病原性であるが，抜歯や歯科治療の間に血液に入り，菌血症から**亜急性心内膜炎**を起こすことがある．

（c）エンテロコッカス属

エンテロコッカス属(Genus *Enterococcus*)はLancefieldのD群の抗原をもつ．細菌学的特徴から，ストレプトコッカス属に分類されていたが，DNA構造上の違いから別の属として独立した．腸管内以外に上気道，皮膚，外陰部にも常在する．病原性はきわめて弱いが，*Enterococcus faecalis*, *E. faecium* による**日和見感染**，**院内感染**が問題になる．易感染者に対し，尿路感染症，感染性心内膜炎，菌血症や敗血症を起こす．**バンコマイシン耐性**

PCV13とPPV23

病原性があり，臨床分離頻度の高い莢膜抗原型をもつ13種または23種の菌種に対応しており，それぞれ13価肺炎球菌結合型ワクチン(pneumococcal conjugate vaccine 13)，23価肺炎球菌ポリサッカライドワクチン(pneumococcal polysacchalide vaccine 23)とよばれる．

亜急性心内膜炎

症状の進展がゆっくりした経過をたどる感染性心内膜炎のことである．感染性心内膜炎は，心内膜や弁膜に細菌が塊をつくり，心障害を起こしたり，菌塊がはがれて血液に入り，菌血症をはじめ，多様な臨床症状を呈したりする全身性敗血症性疾患である．

COLUMN　　メチシリン

メチシリンは，ペニシリン分解酵素であるペニシリナーゼ(penicillinase)に安定な半合成ペニシリンとして1960年に開発された．しかしその翌年にはイギリスでメチシリンに耐性を示す黄色ブドウ球菌(MRSA)が出現した．日本では1980年代，第三世代セフェム系抗菌薬が無秩序に使用されたことをきっかけにMRSAが蔓延した．MRSAのβ-ラクタム薬への耐性機序はβ-ラクタム薬に低親和性のペニシリン結合タンパク質2′(penicillin binding protein 2′；PBP2′，PBP2aともよばれる)の産生である．MRSAは，PBP2′をコードする遺伝子*mecA*を含む外来性カセット染色体(staphylococcal cassette chromosome *mec*；SCC*mec*)が黄色ブドウ球菌の染色体に挿入されることにより出現した．SCC*mec*上には*mecA*遺伝子のほかにも多くの耐性遺伝子が存在し，**多剤耐性**を示す．SCC*mec*は現在までに，Ⅰ～Ⅺ型に分類されている．HA-MRSAのSCC*mec*は多くの耐性遺伝子が挿入された長い領域をもつⅠ，Ⅱ，Ⅲ型，CA-MRSAのSCC*mec*は耐性遺伝子の少ない短い領域をもつⅣ，Ⅴ型が多いとされる．

バンコマイシン耐性腸球菌
バンコマイシンの構造類似体であるアボパルシンは、アジアやヨーロッパの一部の国で成長促進の目的で家畜の飼料に添加されてきた。家畜の腸内で選択されたアボパルシン耐性菌が食肉を介して人間社会に入り、1988年にVREとしてイギリスで報告された。日本では1996年にVanAタイプのVREが初めて報告されている。

腸球菌（VRE）による院内感染が報告されている。VRE感染症（五類感染症全数）の報告数は少ないが、保菌患者は少なからず存在する。保有する耐性遺伝子から、これまでにVanAからVanNまでの9タイプのVREが報告されている。臨床上問題となるVanA型はバンコマイシンにもテイコプラニンにも高度耐性を示すが、VanB型はテイコプラニンには感受性である。耐性化機構は薬の作用点である細胞壁ペプチドグリカンの構成成分であるD-alanyl-D-alanineの構造変化による（詳細は9章参照）。

【治療】アンピシリン（ABPC）感受性株では、アンピシリンの大量投与を行う。アンピシリン耐性でVREの場合は、リネゾリド（LZD）またはキヌプリスチン／ダルホプリスチン（quinupristin/dalfopristin）が有効である。VanB型にはテイコプラニン（TEIC）を用いる。

4.2.2　グラム陽性桿菌（芽胞形成菌）
（a）バシラス属

バシラス属（Genus *Bacillus*）は好気あるいは通性嫌気性を示し、多くは周毛性鞭毛をもつ。芽胞形成菌であり、多くの菌でカタラーゼ陽性、運動性をもつグラム陽性桿菌である。水、土壌など自然環境中に広く生息し、多くは非病原性である。ヒトに対し病原性をもつものとして重要なのは、**炭疽菌**（*B. anthracis*）および**セレウス菌**（*B. cereus*）である。

（1）炭疽菌

【形態・性状】炭疽菌（*B. anthracis*）は大きさが1μm以上の大きな桿菌であり、両端が竹の節状で連鎖配列する（図4.9）。鞭毛はなく非運動性の菌である。炭酸ガス存在下での培養あるいは生体内では、D-グルタミン酸の重合体ポリペプチドからなる莢膜を形成する。菌体の中央付近に卵円形の芽胞を形成する。芽胞を形成すると乾燥や温度に対する抵抗性が高くなり、土壌中では長期にわたって生存する。感染症法により二種病原体として定められ、所持には厚生労働大臣の許可が必要となる。コロニーはセレウス菌と同様の形状を示すが、一般にセレウス菌より小さく溶血性を示さない。

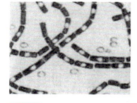

図4.9　炭疽菌の芽胞（竹の節状の菌体のなかにある白い部分が芽胞）
出典：『病原菌の今日的意味 改訂3版』、松本慶蔵 編、医薬ジャーナル社（2003）。

【病原因子】炭疽菌はKochにより純培養された病原菌である。人獣共通感染症の一つである炭疽（anthrax）を起こす病原体である。本菌の病原性、芽胞を形成して乾燥、熱、紫外線などに対する抵抗性が増すこと、および培養・運搬・散布のたやすさから生物兵器として研究され、バイオテロリズムに使用された。本菌のおもな病原因子は、莢膜形成と外毒素産生である。防御抗原（protective antigen；PA）、浮腫因子（edema factor；EF）、致死因子（lethal factor；LF）の3種の外毒素を産生する。EF、LFがPAと結合して、組織細胞に侵入し、炎症、出血、壊死などを起こす。

【疾患】*B. anthracis*はおもに草食動物（ヤギ、ヒツジ、ウシ、ウマなど）に感

染する．ヒトには炭疽（四類感染症）に罹患した家畜との接触や *B. anthracis* の芽胞に汚染された肉や排泄物などから感染することが多い．ヒトの炭疽には，**皮膚炭疽**（cutaneous anthrax），**肺炭疽**（pulmonary anthrax），および**腸炭疽**（intestinal anthrax）の感染経路の異なる三つの型が知られている．皮膚炭疽は，炭疽の9割以上を占める．菌体が皮膚創傷部などから侵入し，丘疹，水疱形成後，黒色痂皮を形成する．重症になると敗血症や髄膜炎を引き起こし，致死率も高い．肺炭疽は芽胞を吸入することで発症するが，きわめてまれである．発熱，筋肉痛，頭痛などのかぜ様症状にはじまり，急速に症状が進行して，高熱，呼吸困難，髄膜炎などを引き起こす．腸炭疽は，炭疽菌に汚染された動物の肉などを食べることで起こる．発症率はきわめて低いが，発症すると激しい消化器症状を起こし，吐血や下血に至り，致死率が高い．

【診断】血液，病巣浸出液，喀痰，便などの臨床試料の塗抹標本の顕微鏡観察と培養を行う．また，PA毒素遺伝子および莢膜合成遺伝子に対するPCR法も用いられている．

【予防・治療】治療には，ペニシリン，テトラサイクリン，エリスロマシン，キノロン系抗菌薬も有効である．予防接種による動物（家畜）の感染防止も重要である．

（2）セレウス菌

【形態・性状】セレウス菌（*B. cereus*）は自然界に広く分布し，土壌細菌の一つである．また食品腐敗菌としても知られている．大きさは1.0〜1.2 μm × 3.0〜5.0 μm の大きなグラム陽性桿菌であり，周毛性鞭毛をもつ．菌体の両端は直角で通常連鎖している．莢膜は形成せず，菌体中央に楕円形の芽胞を形成する（図4.10）．

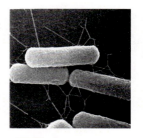

図4.10 セレウス菌の電子顕微鏡像
提供：株式会社ヤクルト本社．

【疾患】食品中で増殖し，食中毒を引き起こす．本菌は，6〜24時間の潜伏期間で下痢を主症状とする**下痢型**と1〜6時間の潜伏期間で嘔吐を主症状とする**嘔吐型**の食中毒を引き起こす（表4.1）．本菌は芽胞を形成するため，加熱処理によっても菌は残存する．摂取した食品に含まれる菌（芽胞）が腸管に達し，増殖して芽胞を形成する際にエンテロトキシンを産生して下痢などを発症する（感染型食中毒）．このような感染型の食中毒症状を示す．

一方，日本では嘔吐型が多く，食品を調理して放置した場合，菌が一定数以上増殖すると嘔吐毒が産生される．嘔吐毒は環状ペプチド構造であり耐熱

表4.1 セレウス菌による食中毒

	毒素産生	潜伏期間	主症状	原因食材
下痢型	腸管内でエンテロトキシンを産生	約6〜24時間	下痢，腹痛	食肉，野菜，スープ，弁当
嘔吐型	食品中で嘔吐毒を産生	約1〜6時間	吐気，嘔吐	ピラフ，スパゲッティー

性であるため，その後食品を加熱しても失活しない．また，消化酵素・酸・アルカリに安定であるため，それを摂取することにより毒素型の食中毒が起こる．

本菌の芽胞による院内感染も認められ，とくに清拭用タオルの汚染には注意が必要である．

（b）クロストリジウム属

クロストリジウム属(Genus *Clostridium*)は土壌をおもな生息の場所として自然界に広く分布し，ヒトや動物の腸管に常在する菌種もある．グラム陽性，偏性嫌気性を示す芽胞形成菌である．芽胞を形成するため，熱，乾燥，紫外線，薬剤などに高い抵抗性を示す．ヒトに対し病原性をもつものとして重要なのは，破傷風菌(*C. tetani*)，ボツリヌス菌(*C. botulinum*)，ウェルシュ菌(*C. perfringens*)，およびディフィシル菌(*C. difficile*)である．

（1）破傷風菌

【形態・性状】破傷風菌(*C. tetani*)は土壌細菌であり，土壌および水中に広く分布している．大きさは 0.3〜0.6×3〜6 μm の桿菌で，芽胞の幅は菌体より大きく，端在するため，特徴的な太鼓のバチ状となる(図 4.11)．

【病原因子】創傷部より侵入し，組織壊死などにより酸素分圧が低下すると，出芽後増殖し，破傷風毒素(テタノスパスミン)が産生される．産生された毒素は血中に移行し，神経接合部に至り，神経軸索内を逆行性に移行して脊髄前角細胞に到達し，シナプス前ニューロンに作用し，抑制性のシナプスの伝達を遮断することにより，運動系の活動亢進による**強直性痙攣**〔テタニ(持続的な収縮)〕を起こす．毒素は血清中に抗体が出現しないほど非常に微量で作用を示す．

【疾患】おもに創傷感染により破傷風を引き起こす．運動系の活動亢進による強直性痙攣が特徴的な症状である．初期は口の周囲のこわばり，牙関緊急とよばれる口筋痙攣による閉口障害，体幹四肢の骨格筋痙攣による嚥下，言語，歩行に障害が起こり，特徴的な反弓緊張を呈し，呼吸筋に及ぶと窒息死する恐れがある．感染症法では五類感染症に定められている．

【予防・治療】抗毒素血清療法として破傷風ヒト免疫グロブリン製剤を用い

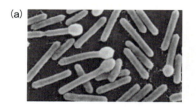 

図 4.11　破傷風菌の顕微鏡像
(a)電子顕微鏡像，(b)グラム染色．
出典：『病原菌の今日的意味　改訂 3 版』，松本慶蔵 編，医薬ジャーナル社(2003)．

て毒素を中和する．しかし，すでに神経細胞に結合した毒素に対しては抗毒素が無効であるため，できるだけ早期に治療をはじめることが重要である．感染部位の傷の処置（十分な洗浄，創面切除など）や抗菌剤の投与が行われる．さまざまな筋弛緩薬や抗痙攣薬も用いられる．予防として，ジフテリア，百日咳，破傷風，ポリオとの四種混合ワクチン（DPT-IPV）の定期接種が推奨されている（9.1節参照）．

（2）ボツリヌス菌

【形態・性状】 ボツリヌス菌（*C. botulinum*）はグラム陽性，偏性嫌気性桿菌であり，$0.6〜1.4\,\mu m \times 3〜20\,\mu m$の大きさである．芽胞形成菌であり，均一な幅をもつ楕円形の芽胞が細胞の一端に形成される（図4.12）．

【病原因子】 ボツリヌス毒素には抗原性からA〜Gの七つの型があるが，ヒトに病原性を示すのはA，B，E，F型である．日本の発生件数は，E型毒素産生菌によるものが多い．ボツリヌス毒素は運動神経-筋接合部，自律神経節，神経節後の副交感神経末端からのアセチルコリン放出の阻害により，興奮性シナプスの興奮性伝達の抑制により**弛緩性麻痺**が生じる．ボツリヌス毒素は酸には抵抗性が強いが，100℃，10分の加熱で破壊される．

【疾患】 土壌に生息しているため，農産物など土壌由来の食品にボツリヌス菌が食品を汚染して，食中毒を引き起こす．ボツリヌス毒素により弛緩性麻痺を起こすボツリヌス症（四類感染症）を発症する．感染経路により，ボツリヌス食中毒，乳児ボツリヌス症，創傷ボツリヌス症に分けられる．

ボツリヌス食中毒は，嫌気条件下にある食品中で増殖した菌が産生したボツリヌス毒素を摂取することにより発症する毒素型食中毒である．潜伏期間は8〜36時間と長く，嘔吐，下痢などの消化器症状があり，さらに複視，瞳孔散大，視力低下など眼に症状が現れる．ボツリヌス毒素は毒力が強いため，呼吸筋肉麻痺，心停止などにより死に至る．1990年以降，食品加工法の改良により発生はまれとなったが，ほかの食中毒と比較して致死率が高い．

乳児ボツリヌス症は，乳児が芽胞を経口摂取することにより引き起こされ

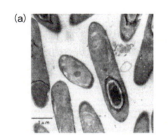 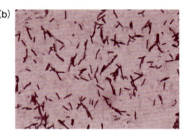

図4.12　ボツリヌス菌の顕微鏡像
（a）電子顕微鏡像，（b）グラム染色．
出典：『病原菌の今日的意味　改訂3版』，松本慶蔵　編，医薬ジャーナル社（2003）．

る．乳児は腸内細菌叢が未熟なため芽胞を摂取すると，腸内で菌が発芽増殖し，毒素を産生する．乳児ボツリヌス症は，筋肉の弛緩，便秘，尿閉などを主症状とし，乳児突然死症候群の原因の一つとなっている．おもな原因食材として，ハチミツがあげられる．このため，1歳未満の乳児にはハチミツを与えない．

創傷性ボツリヌス症は創傷部位に感染し，局所的に増殖し毒素を産生した場合，麻痺症状を引き起こす．発症には多量の菌が必要とされ，まれにしか起こらない感染症である．

【予防・治療】早期に抗毒素血清療法を開始する．すでに神経細胞に結合した毒素に対しては，抗毒素は無効である．本菌は土壌のいたるところに生息し，芽胞の抵抗性も高いため，保存食品の滅菌には十分な注意が必要である．ボツリヌス毒素は熱に弱いので，食品を十分加熱すれば食中毒は予防できる．

(3) ウェルシュ菌

【形態・性状】ウェルシュ菌（$C.\ perfringens$）は土壌など自然界に広く分布し，ヒトや動物の腸管にも常在する．グラム陽性で，大きさは $3\sim9\ \mu m \times 1.3\sim19.0\ \mu m$ の大型桿菌である．菌体はまっすぐで両端は鈍円である（図4.13）．鞭毛をもたず運動性はない．楕円形の芽胞を形成し，芽胞は菌体中央または一端近くに位置する．多くの株は $20\sim50\ ℃$ で増殖するが，至適温度は $43\sim45\ ℃$ と一般の病原細菌より高い．分裂時間が短く，高い糖分解能をもち，ショ糖を含む培地で培養すると大量のガスを産生する．毒素産生性よりA～E型に分類されるが，ガス壊疽や食中毒を引き起こすのは，ほとんどがA型菌である．

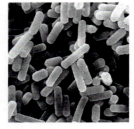

図4.13 ウェルシュ菌の電子顕微鏡像
提供：株式会社ヤクルト本社．

【病原因子】ガス壊疽の発症に関与する最も重要な毒素はα毒素であり，α毒素は溶血，壊死，致死，好中球活性化，血小板凝集，平滑筋収縮などの活性を示す．また，コアグラーゼ，DNA分解酵素などを産生することが組織侵襲に関与している．一方，食中毒は経口摂取された栄養型菌が腸管内で芽胞を形成するときにエンテロトキシンを産生することにより起こる．

【疾患】ガス壊疽と食中毒である．ガス壊疽は芽胞が傷口から侵入し，創傷部が壊死することにより，嫌気条件が生じ，発芽する．増殖して組織を侵襲し，ガスを発して壊疽となる．一方，ウェルシュ菌には一部に腸管毒を産生する菌株があり，感染型の食中毒を引き起こす．ウェルシュ菌は芽胞形成するため，加熱した食品中でも生き残る．食品と一緒に摂取し，腸管内で腸管毒を産生し，下痢を引き起こす．施設や飲食店などで大量に調理する肉料理などによるものが多い．

【予防・治療】ガス壊疽の治療には，患部の嫌気度を下げるための高酸素療法や外科的切除があげられる．

（4）ディフィシル菌

【形態・性状】 ディフィシル菌(*Clostridioides difficile*)は健常者の腸管内で少数生息している．本菌のヒトでの保有率は年齢によって異なっており，新生児に多い．グラム陽性，大きさは $0.5 \times 6 \sim 8\,\mu\mathrm{m}$ の細長い桿菌である．周毛性鞭毛をもち，芽胞は楕円形であり，端在性である．

【病原因子】 トキシンAとトキシンBの2種のトキシンを産生する．これらの毒素はアクチン重合阻害による細胞骨格筋の破壊，細胞円形化，アポトーシスなどを起こす．トキシンBはトキシンAより強い細胞毒性を示す．

【疾患】 本来は，常在細菌の少数菌として正常腸管内に常在している．抗菌薬の投与により，菌交代現象として本菌が増殖する．その結果，**抗菌薬関連下痢症**を起こし，院内感染で問題になる．産生された毒素により大腸粘膜の潰瘍と，それを覆う偽膜の形成が起こり，下痢を主体とする症状を呈する**偽膜性大腸炎**を引き起こす．重症の場合は痙攣も伴う．

【予防・治療】 偽膜性大腸炎の治療には，まず使用していた抗菌薬の投与を中止する．次いで，治療のためのメトロニダゾールやバンコマイシンの経口投与を行う．バンコマイシンを利用する場合にはバンコマイシン耐性腸球菌(VRE)の出現に注意が必要である．18員環マクロライド系抗菌薬のフィダキソマイシンも承認されており，再発時や難治症例に用いられる(p.226のマージン参照)．

4.2.3 グラム陽性桿菌(芽胞非形成菌)

（a）リステリア属

リステリア属(Genus *Listeria*)はグラム陽性通性嫌気性の短桿菌である．芽胞は形成しない．運動能，低温発育能，食塩耐性などの性質をもつ．土壌や植物など自然環境に広く分布しており，鳥類，哺乳動物などさまざまな動物に感染する．ヒトに対して病原性を示すのは *L. monocytogenes* である．

（1）リステリア菌

【形態・性状】 リステリア菌(*L. monocytogenes*)はさまざまな動物を宿主とし，土壌，水，野菜，肉，ミルクなど環境や食品に広く分布している．動物の肉，ミルクなどの乳製品などを汚染して，人獣共通感染症を起こす．$0.4 \sim 0.5\,\mu\mathrm{m} \times 0.5 \sim 2.0\,\mu\mathrm{m}$ の大きさの短桿菌である．至適発育温度は $30 \sim 37\,°\mathrm{C}$ であるが，発育温度域は $0 \sim 45\,°\mathrm{C}$ と広く，$4\,°\mathrm{C}$ 以下でも数日以内に増殖する**低温発育菌**である．このため食品を冷蔵庫に保存しても安全ではない(図4.14)．

【病原因子】 リステリア菌が産生するリステリオリジンOが，溶血性を示す溶血毒であると同時に細胞内寄生性に関与している．マクロファージなど食細胞に貪食された際に，リステリオリジンOの働きによりファゴソームなどの膜を溶解して細胞質に入り，増殖する．また，アクチンフィラメントを利

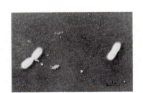

図4.14 リステリア菌の電子顕微鏡像
出典：『臨床細菌学アトラス改訂2版』桑原章吾，清水喜八郎 編，文光堂(1983)．

用して細胞内を移動し，隣接細胞への感染を拡大する．

【疾患】リステリア菌は環境や食材から経口感染し，腸管上皮細胞に侵入する．さらに，マクロファージなどの食細胞に取り込まれ，そのなかで増殖する（通性細胞内寄生性細菌）．感染源は牛乳・チーズなどの乳製品，食肉，野菜などである．ヒトの**リステリア症**では高齢者あるいは免疫能の低下した患者に好発し，敗血症，髄膜炎を引き起こす．妊婦が感染すると，胎児や新生児に感染する危険性がある．妊婦の場合，流産，死産あるいは胎児肉芽腫症を引き起こし，新生児の場合は，敗血症，**髄膜炎**を引き起こす．

【予防・治療】調理済み食材の冷蔵庫での長期保存を避ける．妊婦はナチュラルチーズや生キャベツなどを摂取しないことが望ましい．治療には，髄膜への移行のよい薬剤（アンピシリン，ST合剤）などが用いられる．

（b）プロピオニバクテリウム属

プロピオニバクテリウム属(Genus *Propionibacterium*)はグラム陽性，無芽胞嫌気性桿菌である．しばしば多形性を示す．耐酸素性を有し，発酵による大部分の最終産物がプロピオン酸である．皮膚細菌叢で優占種であり，アクネ菌(*P. acnes*)は皮脂を利用して増殖する．このため，アクネ菌は皮脂分泌が盛んな思春期におけるニキビの原因菌と考えられている．皮膚，腸管のみならず膿や膿瘍からも分離される．

（c）ビフィドバクテリウム属

ビフィドバクテリウム属(Genus *Bifidobacterium*)はグラム陽性，無芽胞嫌気性桿菌である．しばしば多形性を示す．口腔内や腸内の常在菌であり，グルコースを分解して乳酸と酢酸を産生する．大腸内細菌叢に優占的に存在し，外来菌の定着防止に寄与している．ビフィズス菌と総称され，プロバイオティックスなどに利用されている．

（d）ユーバクテリウム属

ユーバクテリウム属(Genus *Eubacterium*)はグラム陽性，無芽胞嫌気性桿菌である．糖を分解して酪酸と酢酸を産生する．ヒトの腸管内に常在する．日和見感染の原因菌であり，化膿性炎症を引き起こす．

（e）コリネバクテリウム属

コリネバクテリウム属(Genus *Corynebacterium*)はグラム陽性，好気性または通性嫌気性，無芽胞桿菌である．一端が肥大した棍棒状を示す．鞭毛はなく，異染小体をもつ．自然界に広く分布し，ヒトの咽頭や皮膚にも生息している．多くは非病原菌であり，ヒトに病原性を示すのは**ジフテリア菌**(*C. diphtheriae*)である．

（1）ジフテリア菌

ジフテリアの原因菌である．おもに幼児，小児に発病しやすい．

【形態・性状】$0.3 \sim 0.8 \,\mu m \times 1 \sim 8 \,\mu m$の大きさのまっすぐか少し湾曲した桿

菌である．通性嫌気性であり，一端あるいは両端が肥大した棍棒状など多形態を示す．光学顕微鏡ではV，W，Y字型の特徴的な配列形態が見られる．菌体内に1～数個のポリリン酸からなる異染小体が存在し，Neisser(ナイセル)法により染色が可能である．培養にはレフレル培地上に黒色コロニーをつくる．

【病原因子】外毒素であるジフテリア毒素は，一本鎖ポリペプチドであり，易熱性である．A-B毒素であり，宿主細胞内でペプチド伸長因子(elongation factor-2; EF-2)のADPリボシル化によりタンパク質合成を阻害して，細胞死をもたらす．毒素のジフテリア毒素遺伝子は特定のファージ遺伝子に組み込まれているため，毒素非産生株でも，ファージが感染して溶原変換が起こることで毒素を産生する．

【疾患】ジフテリアはヒトが唯一の宿主であり，自然感染はヒトのみに見られる．通常は不顕性感染が多い．感染症法では二類感染症に定められている．ジフテリアは飛沫によりおもに上気道粘膜，鼻腔粘膜に感染する．ジフテリア菌は粘膜表面に付着・増殖し，感染後2～7日で白血球，フィブリン，菌体などにより構成される偽膜を形成する．定着した菌が増殖しながら毒素を産生し，局所粘膜の壊死を起こさせる．感染部位により咽頭ジフテリア，喉頭ジフテリア，鼻ジフテリアがあり，それぞれ症状が異なる．咽頭ジフテリアは嚥下痛が起こり，咽頭が偽膜で覆われる．

喉頭ジフテリアは声がかれ，犬吠咳(イヌの遠吠えに似た咳)，喉頭にできた偽膜により呼吸困難となることもある．鼻ジフテリアは鼻腔粘膜に偽膜ができ，鼻づまり，鼻孔付近がただれて鼻汁に血が混じることもある．一方，粘膜で増殖した菌体は局所にとどまるが，増殖時に産生した毒素は血中に入り全身に広がり，全身症状が加わる．ジフテリア毒素は神経細胞や心筋との親和性が高いため，筋力低下や心筋障害を引き起こすことがある(ジフテリア後麻痺)ため注意が必要である．

【予防・治療】予防にはジフテリア毒素を無毒化したトキソイドワクチンがある．これを含んだDPT-IPVが定期接種される．呼吸器ジフテリアの治療開始の遅れは予後に影響を与えるため，抗毒素を速やかに投与する．

4.2.4　グラム陽性桿菌(抗酸菌)

(a) マイコバクテリウム属

マイコバクテリウム属(Genus *Mycobacterium*)はグラム陽性，好気性の桿菌であり，グラム染色では難染色性を示す．高いG＋C含量のDNAを有する．細胞壁には，ミコール酸(mycolic acids)(図4.15)とよばれる長鎖脂肪酸があり，**抗酸性**を示す．抗酸性染色であるチール・ネールゼン(Ziehl-Neelsen)法により菌体は赤く染まる．マイコバクテリウム属は抗酸菌とよばれ，結核菌群(*M. tuberculosis*, *M. bovis*, *M. microti*, *M. africanum*)，非

SBO 抗酸菌(結核菌，らい菌など)について概説できる．

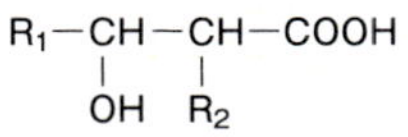

$$R_1-CH-CH-COOH$$
$$||$$
$$OHR_2$$

図4.15 ミコール酸の基本構造

ミコール酸は炭素数が約80の高級脂肪酸であり，さまざまな分子量の類似体の混合物である．

抗酸性

通常の染色法では染色されにくいが，いったん染色されると酸，アルコール，煮沸などの強い脱色作用に対して抵抗性をもつ性質．

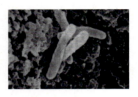

図4.16 結核菌の電子顕微鏡像

出典：『臨床細菌学アトラス改訂2版』桑原章吾，清水喜八郎 編，文光堂(1983).

結核性抗酸菌群，らい菌(*M. leprae*)に分けられる．

（1）結 核 菌

【形態・性状】結核菌(*M. tuberculosis*)は 0.3〜0.6 μm × 1〜4 μm の細長い桿菌であり多形性を示す（図4.16）．**通性細胞内寄生性**である．至適温度は 37℃であるが，30〜34℃で増殖する．至適 pH は 6.4〜7.0 である．窒素源としてアスパラギンがよく利用される．ほかには，マグネシウムやリン酸塩を加えた培地でよく増殖する．結核菌の培養には，小川培地やミドルブルック 7H10，7H11 培地などが使用される．結核菌は抗酸菌のなかでも増殖が遅く，コロニー形成までに 2〜3 週間を要する．このため，細菌学的検査ではチール・ネールゼン染色法や蛍光染色法などの直接塗抹鏡検や，PCR 法などの遺伝子検査によって確認する迅速検査が併用されている．

　結核菌の細胞壁（図4.17）は脂質に富む構造をしているが，その他にタンパク質や多糖体も存在する．ペプチドグリカンの外側にミコール酸-アラビノガラクタンが結合し，複合体を形成している．ミコール酸はトレハロースを介して互いに結合している．このミコール酸とトレハロースの結合体をコード因子といい，コード形成に関連している．また，ペプチドグリカン-アラビノガラクタン-ミコール酸の混合物はアジュバント活性も強く，さまざまなサイトカインの誘導も見られる．

　結核菌は脂質に富む細胞壁をもち，集塊発育するため，無芽胞菌であるにもかかわらず，さまざまな抵抗性をもつ．乾燥による抵抗性はとくに強く，喀痰とともに乾燥した結核菌は長時間生存しうる．また，温度抵抗性も高く，100℃で 1〜2 分耐えるといわれ，喀痰内ではさらに 100℃ 5 分以上耐える．さらに消毒剤にも強い抵抗性を示す．ところが，日光にはかなり弱く，培養した菌では紫外線の作用により 20〜30 分で死滅する．また，殺菌灯に曝露すると数分で死滅する．喀痰内の結核菌でも喀痰が薄層であると紫外線により 2〜3 時間で死滅する．このため，患者の使用した寝具などの日光消毒はある程度の効果を示す．

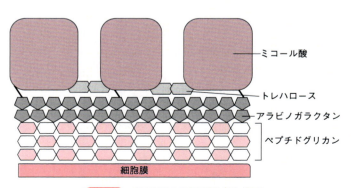

図4.17 結核菌の表層構造（模式図）

【病原因子】外毒素などは産生しない．結核はマクロファージ内増殖能（細胞内寄生性），遅延型アレルギー反応誘導能をもつ．多くは飛沫あるいは空気中に浮遊している飛沫核を吸い込むことにより，飛沫あるいは**空気感染**（飛沫核感染）する．まれに，消化管から感染することもある．

【疾患】結核菌は，感染症法において二類感染症に定められる結核の原因菌である．結核は戦前の日本では不治の病といわれ，主要な死亡原因であったが，ストレプトマイシンなどの結核治療薬が開発されたことにより，罹患率，死亡率は激減した．しかしながら，1999年に戦後初めて増加したことを受け，結核緊急事態宣言がだされた．対策を講じたことで，現在では減少傾向にある．日本の結核罹患率はほかの先進国に比べて高く，新規登録患者数は年間2万以上となっている．現在の結核の特徴は，70歳以上の高齢者で半数を占めていること，大都市での罹患率が高いことである．

気道から侵入した結核菌は肺で肺胞マクロファージに貪食されるが，通性細胞内寄生性であるためマクロファージ内で増殖し，さらに周囲の細胞にも感染する．一部はリンパ流にのり，肺門リンパ節にも移行し，そこでも増殖する．これらを初期変化群という．通常，宿主側の細胞性免疫により結核菌の増殖が抑えられ，発病に至らない．このように，結核菌の初感染はほとんどの場合無症状に終わるが，一部の菌は体内で生存する（休眠状態）ことがある．一方，細胞性免疫が不十分な場合には菌の増殖が抑えられず，病巣が広がり，初感染後6か月〜2年程度で発病して肺結核となる（一次結核症）．初感染後一部の結核菌が体内に長期に渡って潜伏し，数年〜数十年後に免疫力の低下などにより発病することがある（二次結核症）．二次結核症は，老化，HIV感染症，ステロイド長期投与による免疫抑制，糖尿病，慢性肝不全などが誘因となる（図4.18）．

結核は肺結核と肺外結核に大別されるが，感染者数は肺結核が圧倒的に多い．肺結核の際に細胞免疫の亢進により過剰な反応が生じ，組織破壊，乾酪壊死を起こし，気管支に病変および空洞が形成される．この空洞内で菌の増殖が活発となり，咳，痰とともに排出され，新たな発生源となる（開放性結核）．一方，血行性，リンパ行性に結核菌がほかの臓器に移行し，肺外結核となる．肺外結核には，腸結核，腎結核，脊椎カリエス，頸部リンパ節結核などがある．乳児の場合，結核性髄膜炎を引き起こすことがある．とくに抵抗性の弱い患者では，全身に移行した菌が急速に増殖し，粟粒結核になることがあり，予後がわるくなる．

【予防・治療】予防には，ウシ型結核菌（*M. bovis*）の弱毒性の**BCG株**を用いた生ワクチンが用いられている．治療は，抗結核剤（イソニアジド，リファンピシン，ピラジナミド，ストレプトマイシン，エタンブトール）3〜4剤併用化学療法が6か月以上行われる．長期にわたる治療のため，脱落する患

BCG株

BCG（Bacille de Calmette et Guérin，カルメット・ゲラン桿菌）株はウシ型結核菌の実験室培養を繰り返し，ヒトへの病原性を弱くして，抗原性を残したもの．結核のワクチンとして用いられる．

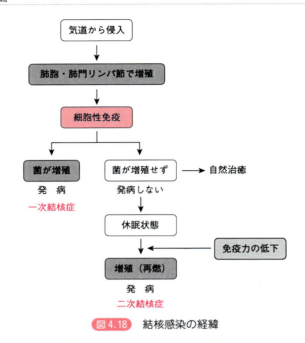

図 4.18　結核感染の経緯

インターフェロン-γ遊離試験

結核菌に特異的なタンパク質を患者の血液に加えて培養する体外診断法である。本法では抗原刺激によって感作リンパ球が産生するIFN-γを定量し、免疫学的に診断する。これらは使用するタンパク質が特異的であるため、BCG接種やほかの抗酸菌の影響を受けない。

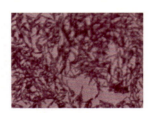

図 4.19　*M. avium* の顕微鏡像（チール・ネルゼン染色）
出典：『臨床細菌学アトラス改訂 2 版』桑原章吾，清水喜八郎 編，文光堂(1983).

者がいると耐性化する危険性がある。これらを避けるため、世界保健機構（WHO）の結核対策本部では、**直接服薬確認療法**(directly observed treatment short-course ; DOTS)を推奨している。

【診断】感染後の免疫獲得検査として**ツベルクリン反応**が用いられてきた。しかしながら、ツベルクリン反応はBCG接種の既往歴、結核以外の多くの抗酸菌の影響で陽性となることもある。現在はクオンティフェロン（QFT）検査、T-スポットなどキット化された**インターフェロン(IFN)-γ遊離試験**も用いられている。

（2）非結核性抗酸菌

非結核性抗酸菌(non-tuberculous Mycobacteria ; NTM)は、抗酸菌のうち結核菌群(*M. tuberculosis, M. bovis, M. microti*, および *M. africanum*)およびらい菌を除く菌の総称である。土壌、水など自然環境に広く分布する。

NTMは、発育速度、発育集落の性状および光照射後の発色変化によってⅠ～Ⅳ型に分類されている(Runyon分類、表4.2)。*M. avium* および *M. intracellulare* は性状が類似しているため、この二種をまとめて *M. avium* complex(MAC)とよんでいる(図4.19)。いずれも培養には時間がかかる。

【疾患】環境に存在するNTMが気道からヒトに侵入し感染する。とくに、免疫機能の低下した患者に感染症を引き起こす。ヒトのNTM感染症の多くがMAC感染症であり、次いで多いのは、*M. kansasii* による感染症である。一般にヒトからヒトへの感染例はほとんどない。抗結核薬が無効の場合も多く、

表 4.2　おもな非結核性抗酸菌の分類

群別	発育特性	発色性	代表的な菌種
I	遅発育群	光発色群[1]	M. kansassi, M. marinum, M. simiae, M. intermedium, M. asiaticum
II	遅発育群	暗発色群[2]	M. scrofulaceum, M. szulgai, M. interjectum, M. flavescens
III	遅発育群	非発色群[3]	M. avium, M. intracellulare, M. xenopi, M. ulcerans
IV	迅速発育群	—	M. fortuitum, M. abscessus, M. chelonae, M. smegmatis

1) 暗所で培養後に光を当て，さらに暗所で培養を続けると，コロニーに色がつく．光によって色素が誘導される．
2) 光を当てなくても黄色〜橙色に発色する．
3) 培養中に光を当ててもコロニーに色がつかない．

治療が難しい．

（3）らい菌

らい菌（M. leprae）は人工培地では培養できず，ヌードマウス，アルマジロなどに接種感染させて増殖させる．自然界ではアルマジロや霊長類で検出されており，人獣共通感染症である．

【疾患】ハンセン病の起因菌である．ハンセン病は皮膚や末梢神経などに病変が好発する慢性感染症である．ハンセン病患者の鼻汁，皮疹からの浸出液などが感染源となる．らい菌は，体外での抵抗性はきわめて弱く，また感染力も弱い．このため，乳幼児期から感染者と濃厚に，さらに頻繁に接触しないと感染しない．また，潜伏期が数〜数十年と長い．らい菌の至適温度が低いことから，病変も温度の低い部分の皮膚に好発し，皮膚の結節，神経障害による皮膚の知覚障害，運動障害，筋肉の委縮などを起こす．発病率は非常に低いが，一度発病すると運動麻痺，手足の変形，失明，指，鼻，耳の一部を失うこともある．病型には，病変部に菌数が多く，細胞性免疫反応が低いらい腫型，病変部に菌数は少ないが細胞性免疫により病態を示す類結核型，その中間である境界（中間）型に分類される．この病型はレプロミン反応により分類する．

【予防・治療】治療は，リファンピシン，ジアフェニルスルホン，クロファジミン，オフロキサシンによる多剤併用療法を行う．

4.2.5　グラム陽性桿菌（放線菌）

（a）ノカルジア属

【形態・性状】ノカルジア属（Genus Nocardia）は土壌などの自然環境に広く分布している．分枝した菌糸体を形成するため，菌糸型真菌と類似した形態を示す．グラム陽性，抗酸性，好気性を示す．系統学的に抗酸菌やコリネバ

クテリウムに近縁の菌である．DNA の G＋C 含量は高い．

【疾患】ノカルジア症は，*N. asteroides*，*N. brasiliensis* などが原因となる．胞子などの吸入により発症する肺ノカルジア症，血行性に菌が移り，皮下，脳，腎臓，脾臓などに膿瘍を形成する全身性ノカルジア症，外傷によって皮下，皮下組織に菌腫を形成する皮膚ノカルジア症がある．

【治療】抗菌剤の投与や外科的治療が行われる．

（b）アクチノマイセス属

【形態・性状】アクチノマイセス属（Genus *Actinomyces*）は口腔や腸管に常在している．基本形態は径 0.2～1.0 μm で異なる長さをもつグラム陽性桿菌であるが，真菌に類似した気中菌糸を形成し，放線菌とよばれている．DNA の G＋C 含量は高い．非抗酸性を示す．

【疾患】おもに *A. israelii* が病原性を示す．放線菌症は，う歯，抜歯などによる歯周囲の疾患，歯垢や口腔粘液の肺への吸飲，虫垂炎などにより，菌が本来常在している口腔や腸管以外の臓器に侵入して引き起こされる（異所感染）．放線菌症は慢性化膿性疾患である．病巣膿中には黄色または褐色の顆粒が見られる．黄色顆粒はドルーゼとよばれ，中心部は菌体がありその菌糸が放射状に配列したものである．

【予防・治療】抗菌剤の大量・長期投与と外科的治療が行われる．

4.3　グラム陰性菌

4.3.1　グラム陰性球菌・球桿菌

SBO グラム陰性球菌（淋菌，髄膜炎菌など）およびグラム陰性桿菌（大腸菌，赤痢菌，サルモネラ属菌，チフス菌，エルシニア属菌，クレブシエラ属菌，コレラ菌，百日咳菌，腸炎ビブリオ，緑膿菌，レジオネラ，インフルエンザ菌など）について概説できる．

ここでは臨床上重要なグラム陰性球菌，短桿菌について概説する．長径と短径にあまり差がない短桿菌は，顕微鏡下で観察したとき，球菌のように見えることもある．

（a）ナイセリア属

コーヒー豆のような少しいびつな形の双球菌である．一部の**ナイセリア属**（Genus *Neisseria*）細菌はヒトの正常細菌叢を構成している．この属の細菌のうち，臨床上問題となるのは淋菌と髄膜炎菌である．淋菌と髄膜炎菌はマルトース分解能で区別することができる．

（1）淋　菌

【性状】淋菌（*Neisseria gonorrhoeae*）は好気性菌である．栄養要求性が高く，二酸化炭素存在下，チョコレート寒天培地で生育させる必要がある．グルコース分解性，マルトース非分解性である．

【病原性】性行為により，ヒトからヒトに伝播する．性行為感染症である淋病の原因微生物であり，ヒト以外への感染は認められていない．感染男性の約 1 割，感染女性の約 8 割は無症候性である．感染すると子宮頸部や尿道の

円柱上皮細胞，咽頭や直腸粘膜の上皮細胞に定着し，化膿性疾患を引き起こす．男性では尿道炎や副睾丸炎が引き起こされる．女性では膣炎，子宮頸管炎にはじまり，症状が上行性に進行する．子宮内膜炎や卵巣炎，骨盤内炎症性疾患に至ると不妊の原因になる．淋菌が新生児に産道感染すると，淋菌性眼結膜炎を起こし，失明することがある．

【病原因子】外膜に存在するリポオリゴサッカライドが，内毒素としての活性をもっている．IgA を分解する IgA プロテアーゼ保有株では，粘膜への強い感染性を示す．Ⅳ型線毛(type Ⅳ pili)や Opa タンパク質は細胞表面への接着因子である．淋菌は Opa タンパク質やⅣ型線毛のような表面抗原を変異させることにより，免疫システムを回避している．

【予防・治療】1900 年代半ば以降，ペニシリン，テトラサイクリン，キノロンに耐性の淋菌が世界的に増加し，現在，治療にはセフトリアキソン，セフォジジム，スペクチノマイシンが用いられている．新生児の淋菌性眼結膜炎の予防には硝酸銀製剤が用いられていたが，現在はセフェム系またはニューキノロン系抗菌薬の点眼を行う．日本では，淋菌感染症は五類感染症(定点)に分類されている．

(2) 髄膜炎菌

【性状】髄膜炎菌(*Neisseria meningitidis*)は細胞内寄生性，好気性を示す．グルコース，マルトースともに分解活性を示す．宿主はヒトで，呼吸器粘膜表面の常在菌であるが，表皮バリアを突破し，血流に侵入することがある．

【病原性】飛沫感染でヒトからヒトに伝播し，敗血症やおもに小児から若者に髄膜炎を引き起こす．感染初期は倦怠感や発熱，頭痛といった風邪様症状が現れる．粘膜下に菌が侵入し，菌血症が起こると点状の皮下出血や関節炎が生じる．皮膚および副腎の出血が生じる劇症型の経過をたどり，播種性血管内凝固症候群(DIC)を伴いショック死に至ることもある(Waterhouse-Friderichsen 症候群)．菌血症から頸部強直，昏睡などの髄膜炎症状に進展した場合，無治療ならば致死率はほぼ 100% に達する．本菌による髄膜炎は侵襲性髄膜炎菌感染症として五類感染症(全数)に分類される．

【病原因子】髄膜炎菌の莢膜多糖体は抗食菌作用をもつ．この莢膜多糖体の抗原性により 13 種類の血清型に分類されており，なかでも type A, B, C, Y, W135 は侵襲性髄膜炎菌感染症を起こしやすい．その他の因子として線毛，リポオリゴサッカライド(LOS)，IgA プロテアーゼがある．

【診断・予防・治療】髄膜炎に進展すると致死率が高いため，迅速な診断と抗菌薬投与が必要である．治療にはペニシリン G または，第三世代セフェムが用いられる．本菌の莢膜多糖体を含むワクチンがある．

(b) モラクセラ属

モラクセラ属(Genus *Moraxella*)は偏性好気性のグラム陰性細菌であり，

淋 菌
国立感染症研究所による感染症発生動向調査によると，2000 年以降，淋菌感染症はクラミジア感染症に次いで多い．淋菌は外来 DNA のナチュラルコンピテンシーが高い．このような性質は淋菌が新しい遺伝子を獲得したり，伝播したりすることを容易にしている．

ナチュラルコンピテンシー (natural competency)
通常の細菌培養液に DNA を混ぜても，この DNA が培養した細菌に取り込まれる確率はきわめて低い．通常，大腸菌を用いた遺伝子組換え実験では，薬品などで処理を施して外来 DNA を取り込みやすくした大腸菌を使用する．一方で，ナチュラルコンピテンシーが高い枯草菌など一部の細菌は，人為的処理がなくても外来 DNA を細胞内に取り込み，さらにそれがゲノム上に組み込まれるという現象が比較的容易に生じることが知られている．

短球桿菌状の形態を示す．オキシダーゼ活性は陽性．**モラクセラ・カタラーリス**(*Moraxella catarrhalis*)は，ヒトに病原性を示し，この属の細菌のなかで臨床的に最も重要である．

　モラクセラ・カタラーリスはヒトの鼻腔，気道の常在菌である．日和見的に中耳炎，副鼻腔炎，肺炎，気管支炎などを引き起こす．成人の市中肺炎の原因微生物であり，高齢者，慢性呼吸器疾患を基礎疾患としてもつ患者，免疫力が低下した者では本菌が下気道へ侵入し，重症化する．モラクセラ・カタラーリスのほとんどが β-ラクタマーゼ産生株であり，治療にはマクロライド系，クラブラン酸などの β-ラクタマーゼ阻害薬配合のペニシリン系薬，第二・三世代セフェム系薬，ニューキノロン系薬が用いられる．

（c）アシネトバクター属（アシネトバクター・バウマニ）

アシネトバクター・バウマニ(*Acinetobacter baumannii*)は土壌や水から分離され，ヒト生活環境の水まわりにも生息している．典型的な日和見感染菌であり，免疫力がきわめて低下した患者に菌血症，髄膜炎，肺炎，尿路感染症などを起こす．肺炎や敗血症を起こした場合，致死率は高い．

　β-ラクタム系抗菌薬には耐性を示す．また，β-ラクタム以外の抗菌薬に対しても自然耐性を示す．さらに近年，多剤耐性化が進行しており，世界中の医療現場で問題となっている．薬剤耐性アシネトバクター感染症は五類感染症（全数）に分類される．

4.3.2 グラム陰性好気性桿菌

（a）シュードモナス属

　シュードモナス属(Genus *Pseudomonas*)細菌は自然界に分布している．ブドウ糖非発酵性を示し，カタラーゼ活性，オキシダーゼ活性はともに陽性である．シュードモナス属のなかでも，緑膿菌はヒトの日和見感染菌として重要である．

（1）緑膿菌

【性状】緑膿菌(*Pseudomonas aeruginosa*)は土，水，ヒトの住環境，動物の皮膚，ヒトの口腔など，さまざまなところに生息している．好気性を示し，一本または数本の鞭毛をもち，運動性がある（図4.20）．ピオシアニンやピオベルジンを含むさまざまな色素を産生する能力があり，これらの色素の色を反映した緑色コロニーを形成する．

【病態・病原性】健常者には，ほとんど病原性を示さない．ヒトの口腔や腸管内にしばしば棲息する菌であり，喀痰や便から少量の緑膿菌が分離されても，必ずしも感染症の主起因菌とは限らない．典型的な日和見感染菌であり，囊胞性線維症患者に肺炎を起こしたり，好中球減少患者に敗血症ショック症状を引き起こしたりする．免疫不全患者，火傷負傷者，エイズ患者，がん患

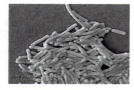

図4.20　緑膿菌の電子顕微鏡写真

者などでは緑膿菌感染のリスクが高くなり，致死率も高い．末期のびまん性汎細気管支炎患者では喀痰から高頻度に緑膿菌感染が検出される．とくにびまん性汎細気管支炎や囊胞性線維症のような慢性気道疾患の患者では，多糖体の莢膜をもつムコイド型緑膿菌の検出率が高い．緑膿菌は院内感染の主要な原因菌であり，病院内の水まわり，患者の便，カテーテルがおもな汚染源となり，患者や医療従事者の手などを介して感染が拡大しやすい．バイオフィルムに由来する緑膿菌感染は重大な問題である．バイオフィルム形成にはクオラムセンシングが関係している．クオラムセンシングは細菌が産生するオートインデューサーとよばれる化学物質を介した細胞間情報伝達機構である．この情報伝達によりさまざまな遺伝子の発現が制御されており，バイオフィルム形成に重要な菌体外多糖の発現や菌体外毒素(エラスターゼ，プロテアーゼ，エキソトキシンなど)など，病原因子の発現もクオラムセンシングにより制御されている．

【病原因子】ピオシアニン，エラスターゼ，プロテアーゼのほか，ホスホリパーゼ，リパーゼ，エキソトキシン A，エキソエンザイム S，リポポリサッカライド，Ⅲ型分泌装置など，多くの病原因子が知られている．

【診断・治療】栄養要求性が低く，さまざまな培地で生育する．NAC 寒天培地で選択可能である．緑膿菌はさまざまな抗菌薬に対して自然耐性を示すため，治療の際には分離菌の抗菌薬感受性結果を参考に，抗緑膿菌活性をもつペニシリン系薬，抗緑膿菌活性をもつ第三・第四世代セフェム系薬，カルバペネム系薬，ニューキノロン系薬などを使用する．アミノグリコシド系薬と併用することもある．日本ではカルバペネム，アミノグリコシド，ニューキノロンの3系統全ての抗菌薬に一定以上の耐性を示す緑膿菌を**多剤耐性緑膿菌**(multidrug resistant *Pseudomonas aeruginosa*；MDRP)と定義している．MDRP 感染症では使用可能な抗菌薬の選択肢が非常に少なくなる．MDRP 感染症は感染症法で**五類感染症(定点)**に定められている．最近，MDRP 感染症に対するコリスチンの適用が承認された．

Advanced 緑膿菌の抗菌薬耐性化メカニズム

多剤耐性緑膿菌の多くはペネム系薬に対する耐性系として，メタロ β-ラクタマーゼを獲得している．また，外膜タンパク質 OprD(ポーリン)の発現量を減少させることで，ペネム系薬に耐性化する．アミノグリコシド系薬耐性化メカニズムとして，アミノグリコシド修飾酵素の獲得やリボソーム内分子の修飾がある．ニューキノロン系薬耐性株ではキノロンのターゲットである DNA ジャイレースやトポイソメラーゼⅣの「キノロン耐性化決定領域(QRDR)」に変異が生じていることが多い．また，緑膿菌は強力な多剤排出ポンプを複数もっており，抗菌薬が細胞内に蓄積することを防いでいる．これ

が緑膿菌の高い抗菌薬自然耐性の原因の一つである．また多剤排出ポンプの発現上昇は，アミノグリコシド系薬やニューキノロン系薬に対する獲得耐性をもたらす．

（b）ボルデテラ属
（1）百日咳菌
【性状】 百日咳菌 (*Bordetella pertussis*) はブドウ糖非発酵性を示す小型の好気性球桿菌である．運動性はない．グリセリン，血液，デンプンなどが添加された Bordet-Gengou 培地で培養する．百日咳を引き起こす病原体である．

【病態・病原性】 ヒトにのみ感染性を示す．呼吸器細胞表面の繊毛に感染し，炎症を引き起こす．大人や年長児では不顕性感染に終わるか，症状が現れても顕著ではないことが多い．しかし，乳幼児では発病しやすく，世界中で毎年多くの感染者がでている．患者の咳などから**飛沫感染**し，約14日間の潜伏期ののち，典型的な百日咳症状を発症する．百日咳の経過は，① カタル期，② 咳嗽発作期，③ 回復期に大別される．① カタル期は約1〜2週間続く．熱はあっても高熱ではなく，多くのウイルス性の上気道感染症と症状が似ている．② 咳嗽発作期では百日咳特有の痙攣性咳嗽が出現する．短い咳が連続的に起こり（スタッカート），次いで息を吸うときに笛のような音がでる（レプリーゼ）．チアノーゼや眼球結膜，鼻からの出血を伴う．この状態が2〜4週間続く．③ 回復期では徐々に激しい発作は減少する．

【病原因子】 繊維状ヘマグルチニン（FHA）や線毛は付着因子であり，百日咳菌が気道上皮細胞に付着，定着するために重要である．また，本菌が産生する百日咳毒素はアデニル酸シクラーゼの活性を抑制している Gi タンパク質を ADP リボシル化する．この修飾により Gi タンパク質は不活性化され，アデニル酸シクラーゼの活性が亢進する．その結果，細胞内シグナル伝達に関与する cAMP が過剰産生され，cAMP が気管支内の分泌や粘液産生を増加し，咳などの症状が増悪する．

【予防・治療】 第一選択薬として，マクロライド系抗菌薬（クラリスロマイシン，エリスロマイシン）が使われる．百日咳菌の防御抗原を主成分とした成分ワクチンが予防に利用されている．ジフテリア菌トキソイド(D)と破傷風菌トキソイド(T)に不活化ポリオワクチンを添加した DPT-IPV が定期接種ワクチンになっている．百日咳は感染症法で五類感染症（全数）に定められている．

（c）バークホルデリア属
バークホルデリア属（Genus *Burkholderia*）は偏性好気性，ブドウ糖非発酵性のグラム陰性桿菌である．バークホルデリア属にはヒトと植物の病原菌が含まれている．*Burkholderia mallei* や *B. pseudomallei* はそれぞれ**鼻疽**，**類**

鼻疽
鼻疽菌，類鼻疽菌はその高い致死性から歴史的に生物兵器としての利用を検討されたことがある．

鼻疽という人獣共通感染症の原因微生物である．B. cepaciaは植物病原菌だが，嚢胞性線維症患者に肺疾患を引き起こす．バークホルデリア属は一般に抗菌薬感受性が低く，病原性を示すバークホルデリアによる感染症の死亡率は高い．

(1) バークホルデリア・マレイ(鼻疽菌)

バークホルデリア・マレイ(Burkholderia mallei)は鼻疽という人獣共通感染症の原因菌であり，鼻疽は四類感染症に分類されている．鼻疽菌はほとんどの欧米諸国では根絶されているが，アフリカやアジア，中東，中央アメリカ，南アメリカには存在している．日本では輸入感染症として検出される．鼻疽菌はウマやロバといった動物の病原菌として古くから知られている．ヒトへの感染は，この細菌を取り扱う研究者や感染動物との接触機会が多い畜産関係者でしばしば生じる．ヒトには眼，鼻，口，切り傷(経皮感染)，あるいは呼吸器(経気道感染)を介して感染する．また，鼻疽菌は細胞内で空胞を形成し，免疫を回避しながら宿主細胞に長くとどまる．ヒトが感染すると，発熱，悪寒が生じ，肺炎や膿疱，膿瘍を発症する．無治療の場合，1週間〜10日ほどでほとんどの感染者が死亡する．治療にはテトラサイクリン，セフタチジム，イミペネムが有効である．

(2) バークホルデリア・シュードマレイ(類鼻疽菌)

バークホルデリア・シュードマレイ(Burkholderia pseudomallei)は類鼻疽の病原菌である．東南アジア，オーストラリア北部などの水や土壌に常在しており，ブタ，ウマなどの動物に感染する．人獣共通感染症であり，ヒトには，傷のついた皮膚を介して経皮的に感染したり，汚染された水や食物を介して経口感染したりする．ヒトが感染すると敗血症や化膿性心嚢炎を起こす．また，類鼻疽菌は非常に多くの抗菌薬に対して自然耐性を示す．この点はさまざまな抗菌薬に感受性を示す鼻疽菌とは異なる．

(3) バークホルデリア・セパシア

バークホルデリア・セパシア(Burkholderia cepacia)は土壌など，環境中のさまざまなところで検出される細菌である．病原性は比較的低いが，日和見感染を起こす．嚢胞性線維症患者においては，本菌の肺への感染が問題であり，死亡率も高い．マクロファージの内部に侵入する細胞内寄生菌である．セパシア菌群は消毒薬や抗菌薬に抵抗性を示す．

(d) レジオネラ属

(1) レジオネラ菌

【性状】 レジオネラ菌(Legionella pneumophila)は土壌や水中に広く分布する．多形性を示す好気性菌である．鞭毛をもつが，莢膜はもたない．オキシダーゼ陽性，カタラーゼ陽性であり，β-ラクタマーゼ産生能をもっている(図4.21)．**通性細胞内寄生菌**であり，環境中のアメーバに寄生した生活環で

レジオネラ

レジオネラ肺炎の名前は1976年，アメリカのフィラデルフィアにおける退役した在郷軍人(legion)のパーティ参加者が肺炎に集団感染したことに由来しており，レジオネラ肺炎は別名，在郷軍人病ともよばれる．ポンティアック熱は，1968年に起こったアメリカのミシガン州ポンティアックにおける集団感染事例にちなんで命名されている．

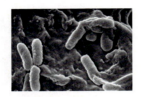

図 4.21 レジオネラの電子顕微鏡像

ある．四類感染症である**レジオネラ症**を引き起こす．

【病態】エアコンの冷却水やジャグジー，加湿器，公衆浴場といったヒトとの接触が濃厚な水環境でレジオネラ菌が増殖すると，レジオネラ菌を含むエアロゾルをヒトが吸入し感染する．レジオネラ菌は日和見感染菌であり，細胞性免疫能の低下した場合に病気を引き起こす．健常者が罹症することもある．本菌による感染症は，高熱や呼吸困難を伴い急激に悪化する**レジオネラ肺炎（在郷軍人病）**と発熱，悪寒などの症状はあるものの肺炎を伴わない**ポンティアック熱**に大別される．

【病原性】ヒトに感染すると，肺胞マクロファージ内に侵入し増殖する．マクロファージ内に侵入すると，レジオネラ小胞（Legionella containing vacuole；LCV）とよばれる小胞を形成する．細胞内への侵入はファゴサイトーシスによるもので，細胞内のレジオネラ小胞の膜は宿主の細胞膜由来である．この小胞では Rab5 や Rab7 のようなエンドソームマーカーのタグ付けが阻害されており，小胞はリソソームと融合することができず，レジオネラ菌は小胞内で増殖する．また，本菌はⅣ型分泌装置をもっており，この装置を介して注入されたエフェクタータンパク質もレジオネラ菌の宿主細胞内での生存に関係している．

【予防・治療】本菌による感染症の治療には，細胞内浸透性の高いマクロライド系抗菌薬やニューキノロン系抗菌薬が利用される．感染を防御するには，公衆浴場やクーリングタワーなどの施設を適切に維持管理することが重要である．塩素消毒は有効である．

　（e）コクシエラ属

　コクシエラ属（Genus *Coxiella*）にはコクシエラ バーネッティ（*Coxiella burnetii*）のみが属している．*Coxiella* 属はかつてリケッチアに分類されていたが，レジオネラ目に再分類された．

（1）コクシエラ バーネッティ

【性状】コクシエラ バーネッティ（*Coxiella burnetii*）は小型のグラム陰性菌である．本菌は広く自然界に分布しており，爬虫類，鳥類，哺乳類などに不顕性感染を引き起こす．人獣共通感染症の原因菌であり，ヒトには Q 熱とよばれる病気を引き起こす．本菌は基本的には偏性細胞内寄生菌であるが，特殊な生活環をもっており，芽胞様細胞を形成する．芽胞様細胞になると，長時間ではないが宿主細胞外でも生存可能であり，高温や浸透圧，紫外線のような環境ストレスに対しても高い耐性を示す．

【病態・病原性・治療】Q 熱は四類感染症に定められている．病原体に汚染された粉塵やエアロゾルの吸入，あるいは汚染されたミルクの経口摂取が，ヒトへのおもな感染原因である．感染者の半数程度は不顕性感染である．発症した場合の病態は，頭痛や悪寒，呼吸器症状を示す急性 Q 熱と潜行性に病

コクシエラ

Q 熱という病名は，「Query fever ＝不明熱」に由来している．1930 年代の後半，オーストラリアとアメリカのグループにより Q 熱の病原体が報告され，アメリカの研究グループは *Rickettsia diaporica* と，オーストラリアのグループは *Rickettsia burnetii* と命名した．しかし最近になり，この微生物がリケッチアとはまったく異なっていることが明らかになったため，この病原体の発見者の一人である H. R. Cox にちなみ，コクシエラ属として再分類された．

状が進行し心内膜炎，慢性骨髄炎，慢性肝炎などを発症する慢性 Q 熱に大別される．慢性 Q 熱の予後は悪く，数年に渡り投薬が必要になる場合がある．テトラサイクリン系の抗菌薬が第一選択薬となる．

（f）ブルセラ属

ブルセラ属（Genus Brucella）はブルセラ症の原因菌であり，動物に不妊や流産を引き起こす．ブルセラ属にはかつて B. melitensis（マルタ熱菌），B. suis（ブタ流産菌），B. abortus（ウシ流産菌），B. canis（イヌ流産菌）などの 6 菌種が分類されていたが，これらは現在 B. melitensis の 1 種に統一されている．しかし，上記の 4 種はヒトに病原性を示すので重要であり，従来の菌種名も使用されている．

B. melitensis は妊娠動物を流産させるほか，ヒトに全身性の熱性疾患（マルタ熱，地中海熱）を引き起こす．ブルセラ症は四類感染症に分類されている．家畜間の感染はミルク，尿，生殖器を介して起こる．ヒトへの感染ルートは病原体の吸入（飛沫感染）や傷口を経由した経皮感染である．また，殺菌処理していない乳製品などを喫食することによっても感染する．感染動物との接触の機会が多い畜産業者，食肉処理場の労働者，獣医，研究者などがブルセラ症のハイリスク群であるが，日本における報告はきわめて少ない．

軽症の場合は感冒様の症状を示す．発熱，頭痛，関節痛，倦怠感など多彩な症状を示すが，繰り返し現れる発熱（波状熱）はほとんどのケースで観察される．精巣炎，肝腫，脾腫，心内膜炎などを生じることもある．治療には，ドキシサイクリンとストレプトマイシンの併用，あるいはドキシサイクリンとリファンピシンの併用投与が WHO により推奨されている．

（g）バルトネラ属

バルトネラ属（Genus Bartonella）細菌は通性細胞内寄生性を示す．ネコやイヌの赤血球に感染するが，これらの動物では特別な症状を示さない．**ネコ引っかき病**（cat scratch disease）の原因となる B. henselae，**塹壕熱**（trench fever）の原因となる B. quintana，**カリオン病**（Carrión's disease）の原因となる B. bacilliformis がおもなヒト病原体である．バルトネラ属菌は日和見病原体として重要であるが，健康なヒトにも感染しうる．

ヒトにネコ引っかき病を引き起こす B. henselae は，ネコやイヌが自然宿主になる．感染動物より受傷後，1 週間ほどで領域リンパ節の腫大，発熱，リンパ節の化膿，疼痛を生じる．リンパ節腫大は数週間～数か月持続する．

塹壕熱を引き起こす B. quintana はシラミにより媒介される．塹壕熱は世界中に分布しているが，住環境の衛生状態がよくなると劇的に減少する．カリオン病は，激しい貧血と発熱が特徴的なオロヤ熱とペルー疣（いぼ）とよばれる皮膚病変に大別される．この病気の分布は媒介動物であるスナバエの分布と一致し，南米の山岳地域に限定されている．

ブルセラ

マルタ熱に罹患し死亡したイギリス人兵士から B. melitensis を分離した D. Bruce（ブルース）の名前から名付けられた．

バルトネラ

Bartonella quintana の DNA が 4 千年前のヒトの歯から検出されている．つまり，バルトネラのヒト感染は数千年前からあったということである．抗生物質がいまだ発見されていない 19 世紀に，ある医学生がオロヤ熱とペルー疣が同じ病原体により引き起こされることを証明するために，ペルー疣を切ったメスで自らの体に傷をつけた．彼は病態を記録しつつ，その結果死に至る．Bartonella bacilliformis が引き起こすこの病気は，この医学生の名前をとってカリオン病と名付けられた．

(h) フランシセラ属

フランシセラ属(Genus *Francisella*)には現在，*Francisella tularensis*(野兎病菌)，*F. hispaniensis*，*F. philomiragia*，*F. noatunensis* の4種が属している．

(1) *Francisella tularensis*(野兎病菌)

F. tularensis は野兎病の原因となる細菌である．短桿菌，マクロファージに寄生する通性細胞内寄生菌である．野兎病は人獣共通感染症であり，自然界ではマダニなどの吸血性節足動物を介して，おもにノウサギやげっ歯類など，野生動物の間で維持されている．これらの感染動物との直接接触，あるいは病原体を保持しているダニによる吸血でヒトに感染する．*Francisella* 属菌は環境中で比較的長い間生存することができ，病原体に汚染された水，食物を介して経口的に，また塵埃を吸い込むことにより経気道的にも感染する．感染すると数日の潜伏期の後，発熱，頭痛，悪寒，筋肉痛を生じ，リンパ節の腫脹や感染部位の潰瘍，肺炎など多彩な病態を示す．治療を行わないと症状は数週間〜数か月続く．ストレプトマイシン(またはゲンタマイシン)，ドキシサイクリン，シプロフロキサシンが治療に使われる．ペニシリン系，セファロスポリン系抗菌薬は無効である．日本において野兎病は非常にまれな感染症であるが，日本の野生動物からも *F. tularensis* は検出されている．野兎病は四類感染症に分類されている．

4.3.3 グラム陰性通性嫌気性菌(腸内細菌科)

グラム陰性桿菌の20属以上の細菌が**腸内細菌科**に属する．腸内細菌科のうち**大腸菌**，**赤痢菌**，**サルモネラ菌**，**エルシニア属菌**，**肺炎桿菌**などがヒトの病気にかかわる．腸内に生息する細菌(腸内細菌叢の細菌)と混同されたりするが，それらは必ずしも腸内細菌科に属するわけではない．

(a) エシェリキア(大腸菌)属

【形態・性状】エシェリキア属(Genus *Escherichia*)は腸内細菌科に属する，通性嫌気性の長細い形をしたグラム陰性桿菌である．鞭毛をもち運動性がある(図4.22)．乳糖(ラクトース)を分解できる点で赤痢菌やチフス菌と簡単に区別できる．また**大腸菌**(*Escherichia coli*)には，**O抗原**(多糖抗原)，**H抗原**(鞭毛抗原)，**K抗原**(莢膜抗原)をもつものが知られている．大腸菌は通常ヒトや動物の腸管内に常在し，**ビタミン**などの供給にかかわっている．

【病原性】普通の大腸菌は腸管の正常細菌叢の一つであり，無害である．しかし，通常は存在しない尿路，胆管，呼吸器などに存在する場合は，病原性を発揮する(**異所感染症**)．一方，病原大腸菌は常在菌とは異なり病原性を発揮し，下痢，腸炎の原因となる．

【疾患】① 尿路感染症．単純性尿路感染症のほとんどは，定着因子や繊毛を

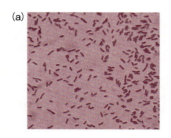
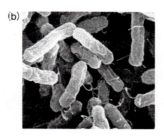

図 4.22　大腸菌
（a）大腸菌のグラム染色像，（b）電子顕微鏡像．細い鞭毛を有していることが観察できる．
提供：（b）株式会社ヤクルト本社．

表 4.3　おもな大腸菌の特徴

菌種	症状	病原因子	伝播
腸管毒素原性大腸菌 (ETEC)	水溶性下痢（コレラ様），腹痛．まれに発熱，嘔吐	腸管毒（LT，ST），接着線毛	糞口感染
腸管出血性大腸菌 (EHEC)	軽症（水溶性下痢） 重症（血便，腹痛）	ベロ毒素（VT1，VT2）	糞口感染
腸管侵入性大腸菌 (EIEC)	膿粘血便（赤痢様），発熱，腹痛，嘔吐	プラスミドにコードされた組織侵入因子	糞口感染
腸管病原性大腸菌 (EPEC)	水溶性下痢，発熱，腹痛，嘔吐	BFP 線毛，III 型分泌エフェクター	糞口感染
腸管凝集性大腸菌 (EAEC)	水溶性下痢，発熱，腹痛，嘔吐	付着線毛，ST 様エンテロトキシン	—

もつ限られた大腸菌により起こる．② 新生児髄膜炎．K 大腸菌は K1 莢膜抗原をもっており，新生児髄膜炎の菌となる．③ 病原大腸菌．病原大腸菌は病原性の機構とそれに伴う症状により，五つのグループに分類される（表 4.3）．

（1）腸管毒素原性大腸菌

　腸管毒素原性大腸菌（enterotoxigenic *Escherichia coli*; ETEC）は 60 ℃，10 分間の加熱でも失活する**易熱性エンテロトキシン**（heat-labile enterotoxin; LT）と 100 ℃，20 分間の加熱でも失活しない**耐熱性エンテロトキシン**（heat-stable enterotoxin; ST）を産生する．LT はコレラ菌の産生する**コレラ毒素**（cholera toxin）と類似する毒素である．水溶性の下痢や腹痛の他にまれに発熱や嘔吐などの症状を呈する．海外の衛生状態の悪い国への訪問後発症する，**海外旅行者下痢症**のおもな原因菌の一つである．

（2）腸管出血性大腸菌

　腸管出血性大腸菌（enterohemorrhagic *Escherichia coli*; EHEC）は**ベロ毒素**（vero toxin; VT）を産生する．本毒素はアフリカミドリザルの腎臓由来のベロ細胞に障害を与えることに由来する．赤痢様の膿粘血便や腹痛などの症状を呈する．とくに乳幼児や高齢者では重篤な合併症である**溶血性尿毒症症**

血清型の表記
O 抗原（多糖抗原），H 抗原（鞭毛抗原），K 抗原（莢膜抗原）の大腸菌の抗原性によるよび方．大腸菌の血清学的な分類は三つの抗原型の組合せにより O157：H7：K9 などと表記する．

ヒトや動物の腸管内に常在
腸管の常在菌は糞便 1 g 中に $10^6 \sim 10^8$ 個の大腸菌が含まれている．自然環境中から大腸菌が検出されるということは，ヒトまたは動物の糞便で汚染されたことを意味する．したがって，飲料水や海水浴場の適否の指標として大腸菌検査が行われる．

腸管出血性大腸菌
1982年にアメリカでハンバーガーが原因でO157：H7による集団食中毒事例が起こったのが最初の報告例である．

ベロ毒素
赤痢菌の産生する志賀毒素と類似していることから志賀毒素様毒素（shiga-like toxin；Stx）ともよばれる．ベロ毒素（vero toxin；VT）は，AサブユニットとBサブユニットからなる．Bサブユニットは宿主細胞の結合にかかわり，Aサブユニットが毒素作用（タンパク質の合成阻害）にかかわる．腸管出血性大腸菌のベロ毒素には二つのタイプ（VT1とVT2）が知られている．VT1は赤痢菌の志賀毒素と同じものである．VT2はVT1と生物学的性状は似ているものの，免疫学的性状，物理学的性状が異なるものである．

溶血性尿毒症症候群
腸管出血性大腸菌感染症の重症化例である．成人には少なく，感染者の1〜10％で発症する．下痢や発熱といった症状の4〜10日後に発症することが多い．VTにより赤血球が壊れて溶血し，その後，腎臓に障害が現れて尿量が減少したり，血尿やタンパク尿がでたりする．患者の1/3〜1/4には神経症状が現れる．

赤痢菌
日本における赤痢菌による感染者は年間600件程度報告（国立感染症研究所の発表による）されているが，これらの患者の6〜8割は海外渡航時に感染を受けたものである．そのため，衛生環境の悪い国への渡航時には注意が必要である．

候群（HUS）や脳症を起こす．過去数年間，日本では毎年3000〜4000件の腸管出血性大腸菌感染症が報告されている．本菌による感染症は感染症法で三類に分類される．

（3）腸管侵入性大腸菌
腸管侵入性大腸菌（enteroinvasive *Escherichia coli*；EIEC）は病原性プラスミドにコードを保有している．そこにコードされたⅢ型分泌装置を介して，宿主腸管細胞にエフェクターを注入し，菌が細胞内へと侵入する．本菌は運動性がない点や生化学的性状など，赤痢菌と類似した性質をもつ．赤痢様の胃腸炎を呈する．

（4）腸管病原性大腸菌
腸管病原性大腸菌（enteropathogenic *Escherichia coli*；EPEC）は外毒素は産生せず，プラスミドにコードされたBFP（bundle forming protein）とよばれるⅣ型線毛により菌体同士が密に接着する．また，Ⅲ型分泌装置をもっており，エフェクターの注入により腸管細胞の病変形成にかかわる．サルモネラ症に類似した胃腸炎や下痢症を呈する．

（5）腸管凝集性大腸菌
腸管凝集性大腸菌（enteroaggregative *Escherichia coli*；EAEC）は付着線毛（aggregative adherence fimbriae）をもち，菌の凝集を引き起こす．またST様エンテロトキシンを産生する．2週間以上におよぶ下痢を起こすことが多い．

【予防・治療】尿路感染症は，泌尿器官の構造上より女性で発症する場合が多い．泌尿器官の衛生管理を行うことで予防は可能である．尿路感染症の治療には一般的にセフェム系，ニューキノロン系などが有効である．一方，腸管感染症は，食中毒に対する啓発活動により予防が可能である．腸管感染症の治療には対症療法がおもであるが，β-ラクタム系，テトラサイクリン系，キノロン系抗菌薬が有効である．

（b）シゲラ属
【形態】シゲラ属（Genus *Shigella*）は腸内細菌科に属する，通性嫌気性の長細い形をしたグラム陰性桿菌である．鞭毛はもたず，運動性はない．また莢膜も有さない．

【性状】いろいろな面で大腸菌とよく似ているが，乳糖を分解できず，運動性がないという点で区別できる．

【分類】血清学的性状により志賀赤痢菌（*Shigella dysenteriae*），フレクスナー赤痢菌（*Shigella flexneri*），ボイド赤痢菌（*Shigella boydii*），ソンネ赤痢菌（*Shigella sonnei*）に分類される．

（1）赤痢菌
【病原因子】赤痢菌（*Shigella dysenteriae*）はⅢ型分泌装置をもち，エフェクター腸管上皮細胞に注入する．これにより宿主の細胞内にたくみに侵入する．

> ### COLUMN　腸管出血性大腸菌
>
> 　腸管出血性大腸菌 O157 はウシなどの腸管に生息している．ウシを解体する過程でウシの腸管が切断され，大腸菌が牛肉に付着する．通常は肉の表面に付着するだけなので，加熱調理により表面を焼けば付着している大腸菌は死滅するはずである．しかし，次の場合，大腸菌が生きたままヒトの口に入る．
> 　① 牛肉のたたきなど，生で食べる場合．
> 　② 牛肉をミンチにすると表面に付着していた大腸菌が内部に入り込む．このミンチからハンバーグなどをつくると，表面だけでなく内部にも大腸菌が存在する．そのようなハンバーグを内部まで十分に加熱調理しなかった場合．
> 　③ 牛肉をテンダライズ（針状の刃を肉の内部まで刺し込み，固い筋や繊維を切断する）処理やタンブリング（調味料を機械的に肉の内部までいきわたらせる）処理すると，肉の表面に付着していた大腸菌が肉の内部に入り込む．そのような肉を内部まで十分に加熱調理しなかった場合．
> 　以上のようなことが起こりうることを念頭におき，牛肉などを内部まで十分に加熱調理することで O157 感染症を防ぐことができる．

　また，タンパク質合成阻害作用をもつ毒素である**志賀毒素**を産生する．この志賀毒素は腸管出血性大腸菌の産生する**ベロ毒素**(VT1)と同じものである．

【感染経路】赤痢菌は，非常に少ない菌数(10〜100個程度)が経口摂取されることで赤痢が発症する．感染経路は，患者の糞便で汚染された手，衣類，食品，水などからの経口感染である．少ない菌量で感染が成立するため，周囲に伝染しやすい．

【疾患】細菌性赤痢は三類感染症に分類される．赤痢菌が飲食物を介して経口的に摂取されたあと，1〜6日の潜伏期間を経て発病し，高熱と腹痛，**粘血性の下痢**，**しぶり腹**，脱水症状などを起こす．赤痢菌のもつ**細胞侵入因子**により粘膜上皮細胞に侵入する．溶血性尿毒症症候群や神経症状を起こす場合もある．小児の場合，神経障害や循環器障害を伴うことがあり，かつては疫痢とよばれていた．しかし，近年は栄養状態や衛生環境の改善などにより疫痢はほとんど見られない．

【予防・治療】とくに食品を取り扱う場所や人の衛生環境の管理を徹底することで，食品を介した感染を予防できる．化学療法は，ナリジクス酸，アンピシリン，カナマイシン，エリスロマイシン，スルファメトキサゾール・トリメトプリム合剤(ST合剤)などが有効である．耐性菌の出現を防ぐため多剤投与されることがある．

> **しぶり腹**
> テネスムス(tenesmus)腹痛があって頻繁に便意をもよおすのに，ほとんど排便できない場合や，排便してもわずかである場合のこと．

Advanced　赤痢菌の病原因子

　赤痢菌はヒトの腸管で上皮細胞に侵入する．通常ヒトの上皮細胞は細菌な

どを取り込む能力はないが，赤痢菌はヒトの上皮細胞の異物取り込み能力（貪食）を誘発し，貪食させて上皮細胞内に侵入する．そのメカニズムはきわめて巧妙である．赤痢菌はまずIII型分泌装置という注射器のような細長い装置（3.6節参照）をヒト上皮細胞に突き刺し，エフェクターとよばれるタンパク質を注入する．このタンパク質と上皮細胞内のタンパク質が働いて貪食能力が誘発され，赤痢菌が細胞内に取り込まれる．このように宿主細胞内に侵入し，細胞内で菌の増殖が行われる．その後，隣接する細胞へも侵入し，感染の場を広げる．

（c）サルモネラ属

【形態・性状】サルモネラ属（Genus *Salmonella*）は腸内細菌科に属する，通性嫌気性の長細い形をしたグラム陰性桿菌である（図4.23）．菌のまわりに鞭毛をもち（周毛という），活発に運動する．

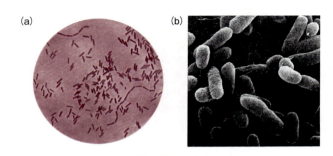

図4.23 サルモネラ属菌
（a）サルモネラ属菌のグラム染色像．（b）電子顕微鏡像．複数の鞭毛が見える．
提供：（b）株式会社ヤクルト本社．

COLUMN　　志賀　潔（1871〜1957）

　仙台市の生まれの細菌学者．1896年に帝国大学医科大学（東京大学医学部の前身）を卒業後，北里研究所に入り，北里柴三郎に師事した．1897年に日本で赤痢の大流行があり，2万人以上の死者がでた．志賀は北里から赤痢の原因菌の分離・同定を命じられ，研究にとりかかった．不眠不休で研究に没頭し，同年に赤痢菌を分離した．彼が大学を卒業してわずか1年後のことである．発見者である志賀（Shiga）の名前にちなみ，赤痢菌属はShigellaと名付けられた．その後，北里の紹介によりドイツに留学し，P. Ehrlich（エールリッヒ）に師事した．彼はEhrlichとともに，トリパノソーマ原虫の感染によるトリパノソーマ症に有効な化学療法薬トリパンレッドを開発した．

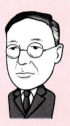

志賀　潔

COLUMN　サルモネラ属の菌の呼称

サルモネラ属の菌のよび方は少し変わっている．正式には**腸炎菌**(*Salmonella enterica* subspecies enterica serovar Enteritidis)，**ネズミチフス菌**(*Salmonella enterica* subspecies enterica serovar Typhimurium)のように表記するが，*Salmonella* Enteritidis，*Salmonella* Typhimuriumのように表記することも認められている．この略記法に従うと，**チフス菌**(*Salmonella* Typhi)，**パラチフス菌**(*Salmonella* Paratyphi)のようになる．

【分類】サルモネラ属の菌は，**サルモネラ食中毒**の原因菌である**腸炎菌**や**ネズミチフス菌**，**腸チフス**，**パラチフス**の原因菌である**チフス菌**や**パラチフス菌**が含まれる．

【感染源】サルモネラ食中毒は腸炎菌やネズミチフス菌で汚染された食品(鶏卵や肉など)を経口摂取することで起こる．赤痢とは異なり，多量の菌の摂取(10^6個以上)で起こる．アカミミガメ(ミドリガメ)などのペットから感染することもある．サルモネラ食中毒は7～9月に多く発生し，11～4月は発生が少ない．

腸チフスやパラチフスは，チフス菌やパラチフス菌で汚染された輸入食品による集団発生が見られる．年間を通じて発生するが，頻度は夏場に多い．患者や保菌者の糞便や尿に含まれる菌が直接または間接的に伝播して経口感染する．

【疾患】**サルモネラ食中毒**は，潜伏期10～72時間を経て胃腸炎が起こる．症状は悪心，嘔吐，腹痛，下痢，発熱などを呈する．

腸チフスや**パラチフス**は，1～3週間の潜伏期を経て高熱を発し，**バラ疹**(バラ色の紅斑)，脾腫を呈する．**敗血症**を起こす場合もある．腸チフスとパラチフスは感染症法で三類感染症に分類されている．日本ではそれぞれ年間

COLUMN　チフスのメアリー(Typhoid Mary)

20世紀初頭のできごとである．ニューヨーク周辺でチフスが散発した．疫学的調査の結果，Mary Mallon（メアリー　マローン）という調理人が疑われた．検査の結果，彼女の便からチフス菌が検出された．彼女は世界で初めてで，おそらく唯一のチフス菌の健康保菌者(無症候キャリアー)であった．本人は至って健康であったが，チフス菌を排出し続け，その間に周辺の人びとが次つぎに感染・発病し，死者もでた．そのため彼女は隔離されたが，食品をあつかう職業に従事しないことを条件に釈放された．しかし，数年後，再び彼女はチフス流行の感染源として特定されて，再度隔離された．彼女は69歳で亡くなったが，死後の解剖検査により彼女の胆嚢にチフス菌の病巣が見つかった．

50件前後の患者発生が報告されている．

【予防・治療】サルモネラ食中毒の予防は，食品やそれを取り扱う者への衛生管理の徹底と調理法に配慮することで予防できる．通常は対症療法により治療が行われるが，重症の場合にはニューキノロン系抗菌薬やホスホマイシンが投与されることがある．しかし，抗菌薬の投与により病状回復後の保菌期間が長期化する場合もあるので注意が必要である．

　腸チフスやパラチフスの予防は，患者の便や尿の消毒を行い，二次感染対策を徹底する．また，感染流行地域へ訪問する場合にはワクチン接種を受けることが望ましい．治療にはニューキノロン系抗菌薬，スルファメトキサゾール・トリメトプリム合剤（ST合剤），アンピシリンなどが有効である．薬剤耐性菌も見つかっているので抗菌薬の使用には注意が必要である．

（d）エルシニア属

【形態・性状】エルシニア属（Genus *Yersinia*）は腸内細菌科に属する，通性嫌気性の長細い形をしたグラム陰性桿菌である．病原性で問題になるのはペスト菌とエルシニア・エンテロコリチカである．これらの菌は5％程度の食塩に耐塩性を示す．増殖の至適温度は30℃弱と低めである．

（1）ペスト菌

【感染経路】ペスト菌（*Yersinia pestis*，図4.24）はネズミやリスなどのげっ歯類が保有しており，ノミの媒介により動物間で流行する．その地域に立ち入ったヒトがノミに吸血され感染する．

【疾患】ペストは感染症法で一類感染症に分類されている唯一の細菌感染症で，最も警戒すべき細菌感染症である．ヒトでは**腺ペスト**，**肺ペスト**，**ペスト敗血症**の三つの型がある．

　腺ペストはヒトのペストの80〜90％を占める．症状は，頭痛，悪寒，発熱，嘔吐，筋肉痛などが現れる．さらに敗血症を起こす．患者に強い**チアノーゼ**が現れ，身体が黒ずんでくることから**黒死病**とよばれた．腺ペストは治療しなければ致死率は50〜70％と高い．

　肺ペストの症状は，頭痛，高熱，嘔吐，呼吸困難，血痰などが現れる．致死率はきわめて高く，発病後2日以内に死亡する例が多く，治療しなければ致命率100％というきわめて危険なタイプのペストである．

【予防・治療】保菌動物であるネズミや，媒介するノミの駆除を行う．治療にはテトラサイクリン，アミノグリコシド系抗菌薬，クロラムフェニコール，ニューキノロン系抗菌薬，β-ラクタム系抗菌薬などが有効である．

（2）エルシニア・エンテロコリチカ

【感染経路】エルシニア・エンテロコリチカ（*Yersinia enterocolitica*）はブタやイヌなどが保菌している．その糞便に汚染された食肉や飲食物などを介してヒトに感染する．

腺ペスト
腺ペストはペスト菌をもつノミに咬まれることにより感染する．まれに，感染したヒトあるいは動物に接触することにより，皮膚の傷口や粘膜から感染することもある．体内に入ったペスト菌はリンパ節に運ばれて疼痛性のクルミ大の腫脹を形成する．さらに血液に入り，脾臓，肝臓，心臓などに広がる．

肺ペスト
ペスト患者から飛沫感染し，出血性肺炎を起こす．

チアノーゼ
皮膚や粘膜が紫色に見える状態．血液中の酸素不足で起こり，心臓や肺の機能低下が原因である．

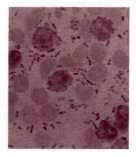

図4.24　ペスト菌のギムザ染色像
小さな細長いものがペスト菌．ペスト菌は培養状態によりいろいろな形をとる．
出典：『臨床細菌学アトラス改訂2版』，桑原章吾，清水喜八郎 編，文光堂(1983)．

> **COLUMN　ペスト菌**
>
> 1894年，ペストが流行していた香港に派遣された北里柴三郎は，香港到着2日目にペスト菌を発見した．ほぼ同じ時期にA. Yersinもペスト菌を発見した．R. Koch（コッホ）は両方から送られた病原菌のサンプルが，ともにペスト菌であることを確認した．しかし残念なことに，ペスト菌はYersinの名にちなみ *Yersinia pestis*（エルシニア ペスティス）と命名された．また当時は日本国内でさえ北里のペスト菌発見を疑う学者たちがおり，彼の大発見は正当な評価を受けられなかった．

【疾患】感染後，2～7日の潜伏期を経て発病する．乳児で多く，症状は発熱，右下腹部の腹痛を伴う虫垂炎型や水様性下痢が起こる胃腸炎型がある．重症の場合，敗血症に進行する場合もある．

【予防・治療】エルシニア・エンテロコリチカによる食中毒の予防は，食品やそれを取り扱う者への衛生管理の徹底と調理法に配慮することで予防できる．本菌は4℃でも増殖性を示すため，冷蔵保存を過信しないことが重要である．通常は自然治癒するので，抗菌薬での治療は一般的ではないが，テトラサイクリン系，アミノグリコシド系抗菌薬が投与されることがある．

（e）クレブシエラ属
（1）肺炎桿菌

【形態・性状】肺炎桿菌（*Klebsiella pneumoniae*）はクレブシエラ属（Genus *Klebsiella*）は腸内細菌科に属する，通性嫌気性の長細い形をしたグラム陰性桿菌である．病原性で問題になるのは**肺炎桿菌**である．大腸菌よりやや大型の通性嫌気性桿菌である．鞭毛をもたず運動性はない．ヒトの気道や腸管などの常在菌であり，自然界に広く分布する．

【疾患】手術後の患者や抵抗力の弱った患者に日和見感染する．また院内感染の原因菌ともなる．とくに肺炎などの呼吸器感染を起こす．肺炎球菌，インフルエンザ菌についで日本における肺炎の主要な原因菌の一つである．ほかに尿路感染症，敗血症，髄膜炎などの原因にもなる．

【予防・治療】本菌はβ-ラクタマーゼを産生するため，ペニシリン系の抗菌薬は効きにくい．β-ラクタマーゼ抵抗性の第二世代セフェム系抗菌薬やニューキノロン系抗菌薬を用いることができる．現在，ESBL産生菌が増加している．ESBL産生菌の治療はカルバペネム系抗菌薬で行う．

（f）セラチア属
（1）セラチア・マルセッセンス

【形態・性状】セラチア属（Genus *Serratia*）は腸内細菌科に属する，通性嫌気性の長細い形をしたグラム陰性桿菌である．病原性で問題になるのは**セラチア・マルセッセンス**（*Serratia marcescens*）である．この菌の一部の株は

セラチア・マルセッセンス
過去数年の間に東京や大阪などの大都市でセラチアの集団感染が発生し，死者がでるなど大きな問題になったことがある．それらは，通常のセラチアよりも多くの抗菌薬に対して高度に耐性となったもの（高度多剤耐性株）による感染と考えられ，今後も動向を警戒する必要がある．

赤い色素プロジギオシンを産生する（図4.25）．ミツバチは本菌の感染により死ぬことがある．一般にヒトには弱毒性で，糞便や口腔などからしばしば分離される常在菌の一つである．

【疾患】 日和見感染し，血液，腹水，髄液などに入ると死亡する場合もある．
【予防・治療】 治療にはアミノグリコシド系抗菌薬，第三世代セフェム系抗菌が用いられる．しかし，本菌はもともと各種抗菌薬や消毒薬に自然耐性を示すので，この菌による尿路感染症，肺感染症，敗血症などが起こった場合に，抗菌薬での治療が難しくなる．

（g）エンテロバクター属

エンテロバクター属（Genus *Enterobacter*）は腸内細菌科の長細い形をしたグラム陰性桿菌である．鞭毛をもち運動性がある．この属にはあまり病原性の強い細菌はないが，臨床現場から**エンテロバクター・エロゲネス**や**エンテロバクター・クロアケ**が分離されることがある．これらの菌は通常は土壌や水中などに生育し，動物の腸管などにも常在する菌であるが，日和見感染により尿路感染症や敗血症などを起こすことがある．

（h）シトロバクター属

シトロバクター属（Genus *Citrobacter*）は腸内細菌科に属する，通性嫌気性の長細い形をしたグラム陰性桿菌である．自然界に広く分布し，ヒトの腸管にも常在する．臨床的に分離されるのは**シトロバクター・フロインディ**（*Citrobacter freundii*）である．病原性はあまり強くないが，日和見感染によ

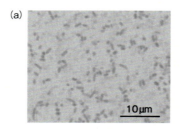 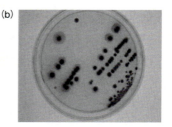

図4.25　セラチア・マルセッセンス
（a）グラム染色像．大腸菌よりも少し小さい短桿菌である．（b）赤い色素を産生する株のコロニー（実際は赤く見える）．

COLUMN

霊菌とプロジギオシン

世界各地でキリスト像や聖母マリア像の目から血の涙（赤い涙）がでたという話が伝っている．また，パンがイエス・キリストの血で赤く染まったという伝説もある．科学的には，それらの血の正体はセラチア・マルセッセンスの産生する赤い色素，プロジギオシンではないかと推測されている．

イエス・キリストの血でパンが赤く染まったという伝説にちなんで，本菌は霊菌ともよばれる．

り尿路感染症，菌血症，下痢などを起こすことがある．また院内感染の原因菌となる．

（i）プロテウス属

【形態・性状】 プロテウス属（Genus *Proteus*）は腸内細菌科に属する，通性嫌気性の長細い形をしたグラム陰性桿菌である．自然界に広く分布し，ヒトの腸管にも常在する．

【疾患】 臨床的に分離されるのはプロテウス・ブルガリスとプロテウス・ミラビリスである．院内感染の原因菌となり，尿路感染症などを起こす．

プロテウス・ブルガリス
本菌のO抗原はリケッチアと共通抗原性を示すため，感染患者の血清とプロテウス・ブルガリスの菌体を反応させてリケッチアの感染の有無を検査できる．この検査に用いる反応はワイル-フェリックス（Weil-Felix）反応という．

4.3.4 グラム陰性通性嫌気性菌（その他）

（a）ビブリオ属

ビブリオ属（Genus *Vibrio*）の菌は，海水，河川水，魚介類などから分離される．コレラ菌や腸炎ビブリオなどいくつか病原性を示す菌が含まれる．

（1）コレラ菌

【形態・性状】 コレラ菌（*Vibrio cholerae*）は，通性嫌気性の少し湾曲したグラム陰性桿菌である．鞭毛をもち，運動性がある（図4.26）．生育の至適pHは中性より少しアルカリ性側である．ショ糖（砂糖）を分解でき，生育に塩化ナトリウムを要求しない点などで腸炎ビブリオと区別できる．

【血清型と疾患との関連】 コレラ菌はO抗原により200種類近くに分類される．そのうち，血清型が**O1コレラ菌**と**O139コレラ菌**がコレラの原因となる．非O1（non-O1）コレラ菌は，抗O1血清で凝集しないビブリオすなわち**NAG**（non agglutinable）**ビブリオ**ともよばれる．非O1（non-O1）や非O139（non-O139）コレラ菌は比較的軽い下痢を起こす．O1コレラ菌はさらに亜型である小川型，稲葉型，彦島型の三つの血清型に分けられる

コレラ菌は生物学的性状の違いによっても分類される．O1コレラ菌は，溶血性，赤血球凝集性，ファージ感染性，抗菌薬感受性などからアジア型（古典型），エルトール型の二つに分類される．

SBO グラム陰性球菌（淋菌，髄膜炎菌など）およびグラム陰性桿菌（大腸菌，赤痢菌，サルモネラ菌，チフス菌，エルシニア属菌，クレブシエラ属菌，コレラ菌，百日咳菌，腸炎ビブリオ，緑膿菌，レジオネラ菌，インフルエンザ菌など）について概説できる．

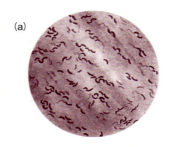 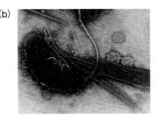

図 4.26　コレラ菌
（a）コレラ菌のグラム染色像，（b）電子顕微鏡像．菌体はやや湾曲している．鞭毛が見える．

コレラは，これまでに世界中で何回も**大流行（パンデミー）**が起こっている．日本に固有のコレラは存在しないが，海外旅行でコレラ菌に感染し，帰国後に発病する人が毎年50人程度報告されている．

【病原因子】 コレラ菌の産生する**コレラ毒素**（cholera toxin）は，本菌の感染によって生じる激しい水様性下痢の原因である．分泌されるコレラ毒素（cholera toxin）はAサブユニット（A1とA2からなる）とBサブユニットからなる複合体を形成している．Aサブユニットは分泌後にA1とA2の二つのフラグメントに切断されるが，SS結合でつながっているBサブユニットがヒトの腸管上皮細胞などに結合すると，A1とA2をつなぐSS結合が切断され，A1サブユニットのみが細胞内に輸送される．A1サブユニットはあるタンパク質の仲介を経て間接的にアデニル酸シクラーゼを活性化する．その結果，細胞内のcAMP（サイクリックAMP）の濃度が高くなる．その先のメカニズムはまだよくわかっていないが，結果として腸上皮細胞の透過性が高くなり，細胞内のClイオンなどが管腔側に移動し，それに伴って細胞内から水と電解質が管腔側に大量に移動して，下痢が起こる．

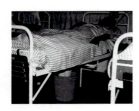

図4.27 ベッドに横たわるコレラ患者
激しい水様性の下痢便を排出するため，ベッドの中央部に穴があいている．
出典：『病原菌の今日的意味 改訂3版』，松本慶蔵 編，医薬ジャーナル社（2003）．

好塩菌
塩を好むと書くが，実際は生育に塩化ナトリウム（NaCl）を必要とするという意味である．必要とするNaClの濃度域により，低度好塩菌，中度好塩菌，高度好塩菌などという．腸炎ビブリオは低度好塩菌であり，1〜8％のNaCl存在下で生育できる．なおコレラ菌は好塩菌ではない．高度好塩菌のなかには飽和状態のNaCl存在下で生育するものもある．

鞭毛回転エネルギー源
腸炎ビブリオ，大腸菌，緑膿菌などは鞭毛をもち，鞭毛を回転させて泳ぎ回ることができる．すなわち鞭毛が船のスクリューのような働きをする．大腸菌などでは，鞭毛を回転させるエネルギー源は細胞質膜を介するH^+の電気化学的ポテンシャルであり，H^+流入のエネルギーを利用して鞭毛を回転させる．しかし，腸炎ビブリオなどの好塩菌では，細胞質膜を介するNa^+の電気化学的ポテンシャルを利用して鞭毛を回転させる．

【疾患】 コレラ菌で汚染された水や食品を摂取後1〜2日で激しい**水様性下痢**（米のとぎ汁様）を起こす（図4.27）．コレラ菌により引き起こされるコレラは感染症法の三類感染症に分類されている．

【予防・治療】 1日に5〜10Lにも及ぶ下痢により脱水症状を起こすので，点滴などにより水分と電解質を補給する必要がある．化学療法は，ニューキノロン系抗菌薬，テトラサイクリン系抗菌薬などが有効である．

（2）腸炎ビブリオ

【形態・性状】 腸炎ビブリオ（*Vibrio parahaemolyticus*）は藤野恒三郎によって発見された長細い形をしたグラム陰性桿菌である（図4.28）．腸炎ビブリオはおもに河川水と海水が混じり合う汽水域に生息している．低度**好塩性**を示す．生育には塩化ナトリウムを必要とする．至適条件下での増殖はきわめて速く，世代時間は7分程度である．これは大腸菌などの約3倍の速度である．鞭毛をもち，きわめて速く運動する能力がある．

【病原因子】 腸炎ビブリオの病原因子としては，**神奈川現象**（図4.28）に関与している**耐熱性溶血毒素（TDH）**とそれに類似の毒素（**TRH**）がある．これらの溶血毒は赤血球の細胞膜に孔をあけて，溶血現象を起こす．血液寒天培地で腸炎ビブリオを培養すると，腸炎ビブリオのコロニーの周辺の赤血球が破壊されて，その部分がやや透明になる．この溶血現象を神奈川現象といい，この現象を利用して溶血毒素の有無を調べ，病原性腸炎ビブリオの判定に用いてきた．しかし，近年神奈川現象が陰性の腸炎ビブリオによる食中毒が報告され，神奈川現象と食中毒とは必ずしも一致しないことがわかってきた．

【疾患】 腸炎ビブリオは，生鮮魚介類を介して経口的に摂取され，10〜24時

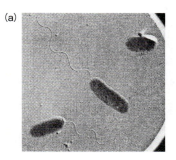 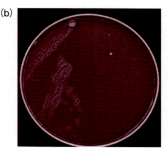

図 4.28　腸炎ビブリオ
（a）腸炎ビブリオの電子顕微鏡像．細長い菌体の一端から一本の鞭毛が見える．
（b）神奈川現象とよばれる溶血性を示す写真．シャーレの左半分が溶血性（神奈川現象）陽性の株，右半分が陰性の株．
出典：『臨床細菌学アトラス　改訂2版』，桑原章吾，清水喜八郎 編，文光堂(1983)．

間後に感染型食中毒を引き起こす．通常 10^6 個程度以上の腸炎ビブリオを摂取しなければ発症しない．しかし増殖速度がきわめて速いので，最初に食品が数個の菌に汚染されていると，数時間のうちに菌数が 10^6 個に達し，食中毒を起こすことになる．発症すると悪心，嘔吐，腹痛，発熱，下痢を起こす．
【予防・治療】対症療法が行われる．化学療法は，テトラサイクリン系抗菌薬，カナマイシン，ナリジクス酸などが有効である．

（3）ビブリオ・バルニフィカス

ビブリオ・バルニフィカス（*Vibrio vulnificus*）は少し湾曲した桿菌であり，本来は沿岸部の海水に生息している．本菌は健常者に対してはほとんど病原性を示さないが，日和見感染を起こす．魚介類を介して経口感染したり，あるいは海水を介して創傷感染したりする．肝機能障害のあるヒトに感染すると，数時間〜数日の間で手足の壊死を起こしたり，敗血症により死亡したりする．この菌も「人食いバクテリア」とよばれることがある．これまでに日本で100人近い患者が報告され，そのうち7割が死亡している．患者の7割が

COLUMN　腸炎ビブリオの発見

1950年に大阪で激しい下痢と腹痛を訴える患者が集団発生した．患者はいずれも行商で販売されていたシラスを食べていたことがわかり，これが原因食品であることがわかった．大阪大学の藤野恒二郎は未知の細菌による感染症ではないかと考え，その細菌の分離と特定を試みた．研究の結果，新種の病原菌を見いだし，その菌が食中毒の原因菌であることを証明した．その菌は「太くて，まっすぐ，よく動き回る」菌であると報告されている．その菌は1951年に *Pasteurella parahaemolyticus* と名付けられ発表されたが，その後 *Vibrio* 属に属する菌であることがわかり，*Vibrio parahaemolyticus* と命名された．

40代〜60代の男性で，そのうち72%が肝硬変患者だった．

（4）ビブリオ・ミミカス

ビブリオ・ミミカス(*Vibrio mimicus*)は河川水や海水に生息している．魚介類を介して経口的に感染し食中毒を起こす．本菌はコレラ菌とよく似た性質を示すが，ショ糖(砂糖)を分解できないことからコレラ菌と区別できる．

(b) エロモナス属

> **エロモナス属**
> 以前はビブリオ科(Vibrionaceae)に分類されていたが，現在ではエロモナス科(Aeromonadaceae)に属する．

エロモナス属(Genus *Aeromonas*)の菌は細長い形をしたグラム陰性桿菌であり，鞭毛をもち，運動性がある．エロモナス・ヒドロフィラ(*Aeromonas hydrophila*)とエロモナス・ソブリア(*Aeromonas sobria*)が食中毒の原因となる．また日和見感染の原因にもなり，創傷感染を起こすことがある．ビブリオ・バルニフィカスと同様この菌も「人食いバクテリア」とよばれることがある．肝機能障害のある人に感染すると，手足の壊死を起こしたり，敗血症により死亡したりする．

(c) ヘモフィルス属

ヘモフィルス属(Genus *Haemophilus*)の菌は細長い形をしたグラム陰性桿菌であるが，球形や繊維状になることもある．ヘモフィルス属の菌の大部分はヒトや動物の粘膜に存在し，それ以外の自然界ではほとんど生育できない．本菌は生育にX因子(プロトポルフィリンあるいはプロトヘム)やV因子(NADあるいはNADP)を必要とするので，これらの因子が存在しない環境では生育できない．この性質はヘモフィルス属菌の同定に利用される．ヘモフィルス属で病原性が問題になるのはインフルエンザ菌と軟性下疳菌である．

（1）インフルエンザ菌

【性状】 インフルエンザの患者から分離され，インフルエンザの原因菌と考えられたためインフルエンザ菌と命名されたが，その後インフルエンザの原因菌ではないことが判明した．インフルエンザの原因はインフルエンザウイルスである．インフルエンザ菌(*Haemophilus influenzae*)（図4.29）はヒトの上気道粘膜に常在する．

> **β-ラクタマーゼ非産生アンピシリン耐性インフルエンザ菌(BLNAR)**
> 以前にインフルエンザ菌の治療に使用されていたアンピシリンなどの広域ペニシリンに耐性の菌株が出現し問題となっている．耐性株のなかにはβ-ラクタマーゼ産生株もあるが，多くはβ-ラクタマーゼ非産生株であり，BLNARとよぶ．

【疾患】 インフルエンザなどで体力が衰えると，上気道で活発に増殖し増悪因子となり，症状を悪化させる．単独でも日和見感染を起こし，肺炎，敗血症，中耳炎などを起こす．日本では，肺炎球菌についで細菌性肺炎の主要な原因菌の一つである．幼児では化膿性髄膜炎を起こし，重篤化して死に至る場合もある．本菌による髄膜炎や菌血症を伴う肺炎などの侵襲性インフルエンザ菌感染症は五類感染症(全数)に分類される．

【予防・治療】 乳幼児の細菌性髄膜炎の予防に，Hibワクチン(インフルエンザb型ワクチン)の定期接種が行われている．化学療法は，第三世代セフェム系抗菌薬，ニューキノロン系抗菌薬などが有効である．

 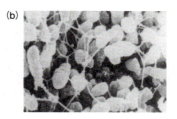

図 4.29 インフルエンザ菌

（a）石炭酸フクシンによる染色像．インフルエンザ菌は小型の桿菌であることがわかる．
（b）電子顕微鏡像．ネット状になっている．
出典：（a）『臨床細菌学アトラス 改訂 2 版』，桑原章吾，清水喜八郎 編，文光堂(1983)．
（b）『病原菌の今日的意味 改訂 3 版』，松本慶蔵 編，医薬ジャーナル社(2003)．

（2）軟性下疳菌

　軟性下疳菌(*Haemophilus ducreyi*)は性感染症(STD)の一つである軟性下疳の原因菌である．性行為により感染し，数日の潜伏期を経て，性器に発赤，潰瘍(下疳，豆粒大の潰瘍)を生じ，痛みがでてくる．また，鼠径リンパ節が肥大する．日本ではほとんど見られないが，外国で感染してくる例はある．

（d）パスツレラ属（パスツレラ・マルトシダ）

　パスツレラ・マルトシダ(*Pasteurella multocida*)は哺乳動物の鼻，喉，口のなかに常在する常在菌である．細長い形をしたグラム陰性桿菌である．ヒトや動物にパスツレラ症を引き起こす．保有動物(イヌ・ネコなど)に咬まれることで，傷口から菌が感染する創傷感染を起こす．症状は蜂巣炎や膿瘍を呈する．また，菌を吸入することで感染する呼吸器感染症もある．免疫力の低い患者では，敗血症，髄膜炎などの原因になる．治療にはペニシリン系抗菌薬などが有効である．

4.3.5　グラム陰性微好気性らせん菌

（a）カンピロバクター属

【形態・性状】カンピロバクター属(Genus *Campylobacter*)は，グラム陰性のらせん菌(図 4.30)である微好気性菌で，空気よりも酸素濃度が低く，かつ二酸化炭素が存在する条件下でよく増殖する．湾曲した菌体の一端に一本，または両端に一本ずつの鞭毛をもち，活発に運動する．酸素があると球形を示すことがある．カンピロバクター属の菌でヒトに対する病原性が問題になるのは，**カンピロバクター・ジェジュニとカンピロバクター・コリ**である．

（1）カンピロバクター・ジェジュニ，カンピロバクター・コリ

【疾患】カンピロバクター・ジェジュニ(*Campylobacter. jejun*)とカンピロバクター・コリ(*C. coli*)はウシ，トリなどの回腔，腸管，泌尿器などに常在する．ヒトに対しては経口的に摂取されて急性胃腸炎を引き起こす．成人にも感染するが，乳幼児への感染が多い．数日の潜伏期を経て水様性の下痢，

性行為感染症(STD)
国立感染症研究所による感染症発生動向調査によると，2000 年以降，淋菌感染症はクラミジア感染症に次いで多い．淋菌は外来 DNA のナチュラルコンピテンシーが高い．このような性質は淋菌が新しい遺伝子を獲得したり，伝播したりすることを容易にしている．

SBO グラム陰性らせん菌(ヘリコバクター・ピロリ，カンピロバクター・ジェジュニ／コリ，スピロヘータなど)について概説できる．

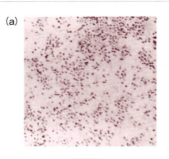
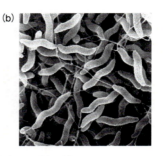

図 4.30　カンピロバクター・ジェジュニ
（a）グラム染色像，（b）電子顕微鏡像．菌体の先端から鞭毛が見える．
提供：（b）株式会社ヤクルト本社．

腹痛，発熱を起こす．嘔吐や血便が見られることもある．まれにカンピロバクター感染に引き続いて，上肢や下肢の麻痺をおもな症状とする**ギラン・バレー症候群**(Guillain-Barre syndrome)などの合併症が起こる．欧米では殺菌していない牛乳からの感染が多い．日本では鶏肉などからの感染が多く，カンピロバクターによる食中毒は近年，日本の食中毒発生件数において常に上位である．一般にカンピロバクターによる食中毒は夏期に多く発生し，12～3月は発生が少ない．

【予防・治療】本菌は低温(冷蔵庫内など)で長期間生存できる．また，食中毒の発症に必要な菌数は比較的少なく，10^3個程度である．しかし本菌は加熱には弱いので，鶏肉など食材を十分に加熱調理することにより食中毒を予防できる．

（b）ヘリコバクター属

（1）ヘリコバクター・ピロリ

【形態・性状】ヘリコバクター属(Genus *Helicobacter*)のなかでヒトに病原性を示す**ヘリコバクター・ピロリ**(*Helicobacter pylori*)は，グラム陰性のらせん菌である(図4.31)．らせん型の菌体の一端に複数の鞭毛をもち，活発に運動する微好気性菌であり，空気よりも酸素濃度が低く，二酸化炭素が存在する条件下で増殖する．1982年にJ. R. WarrenとB. J. Marshallによって胃の粘膜から分離され，胃炎，胃潰瘍との関連が指摘された．**ウレアーゼ**を分泌して尿素(ウレア)からアンモニア(アルカリ性)を生成し，強力な胃酸のなかでも菌体の周囲だけ中和して増殖できる．

【疾患】ピロリ菌は急性および慢性の胃炎を起こすが，胃炎から胃潰瘍，さらに胃がんに進行すると考えられている．

【予防・治療】本菌に対する除菌療法が行われている．除菌は3剤併用療法により行う．アモキシシリン(β-ラクタム系抗菌薬)，クラリスロマイシン(マクロライド系抗菌薬)と胃酸の分泌を抑えるためのプロトンポンプ阻害薬(ランソプラゾールなど)の3剤を併用して除菌治療を行う．除菌により胃炎

B. J. Marshall(1951～)
オーストラリアの医師．西オーストラリア大学の臨床微生物学教授．2005年ノーベル賞受賞(生理学・医学)．

ウレアーゼ
$$NH_2CONH_2 + H_2O + 2H^+ \xrightarrow{\text{ウレアーゼ}} 2NH_4^+ + CO_2$$

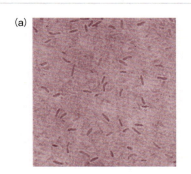
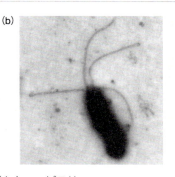

図4.31 ヘリコバクター・ピロリ
（a）グラム染色像．（b）電子顕微鏡像．菌体の一端から複数の鞭毛が見える．
提供：（a）杏林大学 神谷 茂 氏．出典：（b）『病原菌の今日的意味 改訂3版』，松本慶蔵 編，医薬ジャーナル社（2003）．

や胃潰瘍の改善が見られる．最近では耐性菌も出現している．

（c）スピリルム属
（1）鼠咬症スピリルム

鼠咬症スピリルム（*Spirillum minus*）は，2，3回ねじれたグラム陰性桿菌である．菌の両端にそれぞれ一〜数本の鞭毛をもつ．人工培地では増殖しない．本菌を保菌したげっ歯類に咬まれることで感染し，鼠咬症を発症する．1〜3週間の潜伏期を経て，咬傷部位の炎症，発熱，悪寒，頭痛，リンパ節腫脹などを呈する．発熱は約1週間間隔で発熱と解熱を繰り返す（回帰熱）．咬傷部位の消毒を行う．治療には化学療法が行われ，ペニシリン系抗菌薬，ストレプトマイシン，テトラサイクリン，ドキシサイクリンなどが有効である．

耐性菌
最近ではクラリスロマイシン耐性菌が出現し，クラリスロマイシンの代わりにメトロニダゾールが使われることがある．

4.3.6 グラム陰性らせん菌（スピロヘータ）

細長いらせん状の形をしたグラム陰性菌をスピロヘータ（spirochete）とよぶ．スピロヘータの独特のらせん状の形は，内膜と外被膜の間（ペリプラズム）に存在する鞭毛（ペリプラズム鞭毛）によると考えられる．この鞭毛を回転させ，菌体をくねらせることにより運動する．一般的に多くの細菌の鞭毛は菌体の外に存在するが，スピロヘータの場合は外被膜で覆われて外部に露出していない．そのため，粘度が高い溶液中でも鞭毛を回転させ，菌体をくねらせることにより動き回ることができる．スピロヘータのなかで病原性が問題になるのはトレポネーマ属，ボレリア属，レプトスピラ属の菌である．

（a）トレポネーマ属
（1）梅毒トレポネーマ

【形態・性状】梅毒トレポネーマ（*Treponema pallidum*）は直径0.1〜0.4 µm,

SBO グラム陰性らせん菌（ヘリコバクター・ピロリ，カンピロバクター・ジェジュニ／コリ，スピロヘータなど）について概説できる．

COLUMN　梅毒の伝播

　1493年にコロンブス探検隊が長い航海を終えてヨーロッパに帰ったとき，新大陸の発見という成果とともに梅毒をもち帰ったといわれている．梅毒はアメリカ大陸に特有の病気であったが，アメリカから海をわたってヨーロッパに広まり，アジアに広まった．残された文献によると，日本では1512年に梅毒が確認されている．梅毒がヨーロッパに伝わってからわずか18年ほどで日本にまで伝わったことになる．

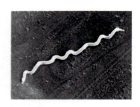

図 4.32　梅毒トレポネーマの電子顕微鏡像
出典：国立感染症研究所．

バラ疹
梅毒に感染して約3か月後（第二期）あたりから現れる赤い発疹のことをいう．赤い小さなバラをまいたように見えることからバラ疹とよばれる．

ゴム腫
ゴムのように弾力のある肉芽性のかたまり．小豆ほどのものから10 cmを超える大きさのものまである．皮膚，粘膜，筋肉，骨，内臓などにできる．

進行性脳性麻痺
野口英世によって，進行性脳性麻痺の患者から原因菌として梅毒トレポネーマが分離された．

　長さ6〜20 μmと一般的な桿菌の10倍程度の長さで，らせん状の形をしている（図4.32）．細胞の両端がかなり鋭く尖っている．鞭毛は両端から菌体側にむかって伸びている．現在でも本菌を人工培地で培養することができず，ウサギの睾丸に接種して培養する．

【疾患】梅毒トレポネーマは性感染症（STD）の一つである**梅毒**（syphilis）の原因菌である．梅毒は感染症法で五類感染症（全数）に分類されている．多くの場合は性行為により感染するが，胎児が母体から垂直感染を受けることもある．症状から梅毒は次の四期に大別されるが，治療法が確立されている現在では，三期，四期の患者はまれにしか見られない．

❶ **第一期**　性器などの粘膜から体内に侵入した菌は潜伏期（3週間程度）ののちに，感染局所に硬い潰瘍（硬性下疳）をつくり，リンパ節に腫脹を生じる．

❷ **第二期**　感染後数か月〜数年の間に，菌は血流を介して全身の臓器に広がり，皮膚や粘膜に発疹（**バラ疹**）が現れる．また，目や関節などにも病変が広がる．

❸ **第三期**　感染後数年〜10年で，皮膚に潰瘍ができたり，諸臓器に**ゴム腫**（gumma）が見られるようになる．

❹ **第四期**　さらに10年以上経過すると心臓血管や神経系に病変が広がり，**進行性脳性麻痺**などの症状が現れる．

　妊婦が梅毒に感染している場合は，経胎盤性に胎児に垂直感染し，死産を起こしたり，先天性梅毒児として産まれたりする．

【予防・治療】この病気は放置しておくと重大な症状を呈し，配偶者や胎児にまで被害を及ぼすので，早期診断と早期治療が重要である．診断には梅毒トレポネーマ抗原を用いた検査を行う．治療にはペニシリン系抗菌薬が使われる．ペニシリン系抗菌薬にアレルギーを示す患者の場合はテトラサイクリンやマクロライド系薬が使われる．

（b）ボレリア属

【形態】ボレリア属（Genus *Borrelia*）の菌の大きさはトレポネーマと同程度

である．菌体の両端から15〜20本のペリプラズム鞭毛が菌体側に伸びている．

(1) 回帰熱ボレリア

【感染経路】回帰熱ボレリア(*Borrelia recurrentis*)は，げっ歯類や鳥類に寄生し，シラミ，ダニによって媒介されヒトに感染する．

【疾患】ヒトに感染して発病すると急激に発熱して，解熱と発熱を繰り返すので**回帰熱**(relapsing fever)とよばれる．場合によっては，発疹，黄疸，意識障害などを伴い，死に至ることがある．回帰熱は感染症法で四類感染症に分類される．

【予防・治療】治療にはテトラサイクリン，クロラムフェニコールなどが使われる．

(2) ライム病ボレリア

【感染経路】ライム病ボレリア(*Borrelia burgdorferi*)は小型げっ歯類や鳥類を宿主とし，マダニによって媒介されてヒトに感染する．

【疾患】マダニに咬まれてから数日〜数週間後に咬まれた部分を中心に紅斑が拡大し(遊走性紅斑)，疲労感，発熱，関節炎，筋肉痛，神経症状，循環器症状などが現れる．**ライム病**は感染症法で四類感染症に分類されている．

【予防・治療】治療にはテトラサイクリン，アモキシシリンなどが使われる．

(c) レプトスピラ属

レプトスピラ属(Genus *Leptospira*)でヒトに感染を起こすのは黄疸出血性(ワイル病)レプトスピラと秋疫型レプトスピラである．レプトスピラ症は感

ライム病ボレリア
1970年代後半にアメリカのコネチカット州ライムで発生した関節炎から病原体が発見され，ライム病とよばれるようになった．ライム病は新興感染症の一つであり，日本でも北海道を中心に年間10件前後の報告がある．

COLUMN　野口英世と「黄熱病」とらせん菌

重症黄疸出血性レプトスピラ症の症状，すなわち発熱，黄疸，出血，意識障害などは，黄熱病のそれによく似ている．南アメリカのエクアドルで「黄熱病」とされる病気が流行したとき，野口英世は現地におもむき，光学顕微鏡を用いてその病原体を発見し(1918年)，らせん型の細菌であったと発表した．その後，アフリカで黄熱病を研究していたイギリス人のA Stokesが野口の説に異議を唱えた(1927年)．しかしStokesはアフリカでの研究の最中に黄熱病にかかり亡くなった．野口は自説の正しさを証明するため黄熱病が流行っていたアフリカのガーナにおもむき(1928年)，黄熱病の研究を開始した．しかし，まもなく彼自身が黄熱病に感染し，"I do not understand"という言葉を残して亡くなった．のちに，黄熱病の病原体はウイルス(黄熱ウイルス，Yellow fever virus)であることが明らかにされた．ウイルスは光学顕微鏡では見えないので，光学顕微鏡しかなかった時代の野口には黄熱ウイルスを発見することは不可能であったことになる．エクアドルでの患者の症状や野口が報告した病原体の形から考えると，当時流行していた病気はワイル病で，野口が見つけたと発表したものはワイル病レプトスピラだったと推測される．なお，のちに黄熱病ワクチンを開発した南アフリカのM. Theilerは1951年にノーベル賞(生理学・医学)を受賞した．

染症法で四類感染症に分類されている．

（1）黄疸出血性（ワイル病）レプトスピラ

高温多湿な地域に地球規模で存在している．げっ歯類をはじめ，トリ，ヘビ，サカナなどから分離される．黄疸出血性レプトスピラ（*Leptospira interrogans* serovar icterohaemorrhagiae）で汚染された水や土などを介して，ヒトや動物に経口的あるいは経皮的に感染する．ヒトに感染すると10日ほどの潜伏期を経て発病し，悪寒，発熱，頭痛，全身倦怠感，結膜の充血などの症状を起こす．ついで黄疸が見られ，解熱傾向を示しながらも黄疸が悪化し，出血傾向が現れる．皮膚に点状出血が見られ，歯茎などの出血，鼻血，吐血，喀血，血尿，さらには意識障害を起こす．治療にはストレプトマイシン筋注が行われる．

（2）秋疫型レプトスピラ

秋の収穫期に田に入ったあとに感染・発病する事例が多かったことから，秋疫とよばれた．一般に軽症ですむ場合が多い．**秋疫型レプトスピラ**（*L. interrogans* Serovar Autummalis）の治療にはストレプトマイシン，ペニシリン，ドキシサイクリンなどが有効である．

4.4　マイコプラズマ

SBO マイコプラズマ，リケッチア，クラミジアについて概説できる．

マイコプラズマ（*Mycoplasma*）は，大きさとゲノムサイズが小さく，最小のモデル生物ともいえる細菌である．細胞壁がないために球状や桿状の不規則な形態を示す．グラム染色では陰性を示すが，遺伝子解析からはグラム陽性菌に類縁の細菌と考えてよい．培養には増殖培地中にコレステロールなどの脂質を要求する．ガラスや動物細胞表面などを滑走するという性質も知られている．

マイコプラズマの大きさは 0.3 μm 程度で，大型ウイルスで知られるエボラウイルスよりも小さい．マイコプラズマは熱をかけないで滅菌する方法としてよく使われていた 0.45 μm の膜フィルターを通り抜けてしまうため，実験室で使う動物培養細胞がマイコプラズマに汚染されていたという事例も見受けられた．そのため滅菌するときには，より小さい孔径の膜フィルターを使う必要がある．目玉焼き様に中央部分が丸く盛り上がった特徴的なコロニーを形成する（図4.33）．

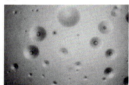

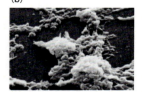

図 4.33　マイコプラズマ
（a）マイコプラズマのコロニー．中央部分が盛り上がっており，目玉焼き様に見える．
（b）マイコプラズマの集団の電子顕微鏡像．
出典：『マイコプラズマ図説』，佐々木正五 編，東海大学出版会（1980）．

ゲノムの大きさは自立増殖可能な生物のなかで最小であり，とくにマイコプラズマ・ゲニタリウム（*Mycoplasma genitalium*）のゲノムサイズは約58万塩基対しかなく，大腸菌の約460万塩基対と比較しても8分の1程度である．生育に必須でない遺伝子を一つ一つ除いていき，最小ゲノムサイズの自立増殖生物を作成する試みもある．

> **COLUMN** 「ほぼ人工生命」完成 !?
>
> タイトルは，新聞記事に掲載された衝撃的な見だしである．2010 年，C. Venter（ベンター）のチームは，最小のモデル生物といわれるマイコプラズマ属の細菌，マイコプラズマ・マイコイデスの生育に必須な全遺伝子を含む，約 108 万塩基対の長さの DNA を実験室で何本にも分けて化学的に全合成し，それらを大腸菌のなかで一つの大きなゲノムとしてつなぎ合わせることに成功した．自然界のマイコプラズマ属の細菌ゲノムを抜き取り，化学合成したゲノムに入れ替えたところ，合成 DNA の情報で変わりなく細菌として分裂，生育したという．彼らは茶目っ気を発揮していて，細菌の遺伝子情報に加えて，GCAT の 4 塩基で暗号を作成し，プロジェクトにかかわった研究者の氏名リスト，暗号表，彼らのホームページの URL などを合成 DNA に固有な「透かし」として埋め込んだという．細菌が増殖して生き続ける限り，書き込まれた情報は DNA として残る．究極の記録媒体(!?)といえるかもしれない．〔原報：D. G. Gibson et al., *Science*, **329**, 52 (2010).〕

病原性を示す細菌として肺炎マイコプラズマが知られている．

(a) 肺炎マイコプラズマ

マイコプラズマ肺炎は，五類感染症に分類され，全国約 500 か所の基幹定点医療機関で定点把握する疾患であり，原因菌は肺炎マイコプラズマ (*Mycoplasma pneumoniae*) である．潜伏期間は通常 2～3 週間で，発熱，頭痛，咳，倦怠感などの症状が見られる．肺炎球菌や肺炎桿菌に起因する代表的な肺炎とは異なるレントゲンの肺所見や症状が特徴的であることから「異型肺炎（または非定型肺炎）」とよばれていた．成人では不顕性感染や上気道炎で終わることも多いが，小児では肺炎に移行することが多く，中耳炎や神経炎になることもある．細胞壁を欠くために，治療には β-ラクタム系薬は無効で，クラリスロマイシンなどのマクロライド薬や，成人ではテトラサイクリン系のミノサイクリンなどを使用する．ニューキノロン薬が使用されることもある．通常，単純感染であれば回復後の予後はよい．感染は，飛沫感染と接触感染によると考えられているが，濃厚な接触が必要ともいわれ，感染拡大は通常それほど大きくない．また近年，マクロライド耐性マイコプラズマが出現している (p. 228 コラム参照).

4.5 リケッチアと類縁微生物

リケッチア (*Rickettsia*) は，4.6 節で述べるクラミジアとクラミドフィラとともに自立自己増殖ができない細菌で，動物細胞内に寄生して増殖する**偏性細胞内寄生菌**である．リケッチアという名前は，ロッキー山紅斑熱の病原

SBO マイコプラズマ，リケッチア，クラミジアについて概説できる．

体を発見したH. T. Ricketts博士の名前に由来している．
　自立自己増殖できない点ではウイルスと同じであるが，① 増殖が二分裂，② DNAとRNAの両方をもつ，③ タンパク質合成を自己のリボソームで行う，④ 不完全ながら自己代謝系をもつ，⑤ 細胞壁をもつなどの点でウイルスと大きく異なり，一般細菌と共通した性質をもつ．ヒトに感染を生じるには，媒介生物（ベクター）を介する必要がある．
　リケッチアは，グラム陰性の短桿菌様であるが，多型性で球菌様を呈することもある．細胞壁には，ペプチドグリカン構造があり，またリポ多糖（LPS）も存在する．大きさは，0.3～0.5 µm × 0.6～2.0 µmと比較的小型の細菌である．人工培地では増殖できず，実験室では，培養細胞，発育鶏卵，動物細胞を利用して増殖させることが可能である．ベクターとして，ツツガムシやシラミ，マダニなどを介して感染する．

（a）発疹チフスリケッチア

発疹チフスリケッチア（*Rickettsia prowazekii*）は，コロモジラミというシラミをベクターとして感染し，**発疹チフス**（epidemic typhus, typhus fever, 四類感染症）を起こす．シラミの糞中に含まれる菌が，かゆみに伴う引っかき傷から体内に侵入する．1～2週間の潜伏期間ののち，高熱，頭痛，筋肉痛などが生じる．身体の上部にバラ疹が見られ，その後全身に広がり出血斑となる．重症になると「うわごと」や幻覚などの中枢神経症状や，血圧低下などの循環器異常も見られる．日本での発疹チフスは戦前から戦後にかけて最大数万人規模の流行もあったが，1957年の患者発生を最後に生じていない．

（b）発疹熱リケッチア

発疹熱リケッチア（*Rickettsia typhii, Rickettsia mooseri*）はネズミおよびネズミに寄生しているノミに生息し，ノミの糞中にいる菌が引っかき傷などを通じてヒトに侵入することで感染する．塵埃とともに経気道感染を起こすこともある．1～2週間の潜伏期間ののち，発熱，頭痛，出血のないバラ疹を生じるが，一般に症状は軽い．通常，2週間程度で自然治癒する．ネズミとベクターのネズミノミの駆除が大事である．

（c）日本紅斑熱リケッチア

日本紅斑熱リケッチア（*Rickettsia japonica*）はダニに寄生し，**日本紅斑熱**（Japanese spotted fever, 四類感染症）の原因となる．2～8日の潜伏期の後，発熱，頭痛，悪寒を呈し，その後，全身に紅斑が認められ，重症化すると出血性となる．多臓器不全や播種性血管内凝固症候群（DIC）による死亡例もある．ダニの刺し口が5～10 mm程度に赤く腫れ，中心部に潰瘍が認められる．日本では2008年以降年間100例以上の報告がある．テトラサイクリン系抗菌薬で治療するが，ニューキノロン系薬も有効との報告がある．

リケッチア

発疹チフスリケッチアの学名である*Rickettsia prowazekii*は，属名はアメリカ人のH. T. Ricketts（1871～1910）に，種名はドイツ人のS. Prowazek（1875～1915）に由来している．二人とも発疹チフス研究中に自らも感染してしまい，奇遇なことに同年齢（39歳）で若くして命を落とした．感染症研究中の死亡例は黄熱病研究の野口英世などほかにもある．今日の感染症学の発展には，感染メカニズム解明のために殉死した研究者の懸命な努力が陰にあることを忘れてはならない．

（d）ツツガムシ病オリエンチア

ツツガムシ病オリエンチア(ツツガムシ病リケッチア, *Orienti tsutsugamushi*)は，従来はリケッチア属に分類されていたが，その後，細胞壁の構造や16S rRNAの塩基配列がほかのリケッチア属とは異なることがわかり，現在は，新しく導入されたオリエンチア属に分類される．グラム陰性短桿菌で四類感染症**ツツガムシ病**(tsutsugamushi fever)の原因菌である．ベクターはツツガムシである．潜伏期は10日前後といわれ，頭痛，高熱，発疹や，リンパ節の腫脹などの症状がでる．日本では年間300～400例の発症が見られる．治療は，ミノサイクリンやドキシサイクリンなどのテトラサイクリン系薬を用いる．β-ラクタム系薬，アミノグリコシドは無効である．

4.6　クラミジアとクラミドフィラ

クラミジアとクラミドフィラ(*Chlamydia, Chlamydophila*)も，リケッチアと同様の**偏性細胞内寄生菌**である．自立増殖できないため，動物宿主内で増殖するが，リケッチアと異なりベクターとして節足動物を必要としない．宿主外では感染性の基本小体(elementary body; EB)として生き延び，宿主細胞内では網様体(reticulate body; RB)として宿主の産生するATPなどのエネルギー源に依存し，二分裂で増殖する．大きさは，一般細菌と比べても小さく，直径が0.3～0.4 μm程度で球状の形態である．網様体は，ペプチドグリカンを含まない細胞壁をもちグラム陰性を示す．一般のグラム陰性菌と類似の外膜をもち，O抗原やコア多糖を欠失したリポ多糖(LPS)や，栄養の通り道であるポーリン様タンパク質も存在する．動物細胞内では，ファゴソームに取り込まれ，**クラミジア封入体**を形成する．ヒトへの感染は，鳥の排泄物を直接あるいは間接的に吸入し，肺炎などの呼吸器感染を起こす．眼病や性感染症の起因菌ともなる(図4.34)．

> **SBO** マイコプラズマ，リケッチア，クラミジアについて概説できる．

（a）クラミジア・トラコマチス

クラミジア・トラコマチス(*Chlamydia trachomatis*)はトラコーマクラミジアともいう．ヒトを宿主として眼病のトラコーマ(trachoma, 伝染性の角結膜炎)や性器クラミジア感染症を生じる．トラコーマは，衛生状態のよくない国で流行し，失明の危険もある．日本を含む先進国では，性感染症の起因菌としての問題が大きい．男性では，非淋菌性の尿道炎を，女性では子宮頸管炎を起こす(10.2.5項参照)．新生児，乳児で肺炎を起こすこともある．

クラミジア・トラコマチスは血清型で分類され，A～Cのタイプがトラコーマを生じ，D～Kのタイプが性器クラミジアの原因菌となる．D～Kのタイプは，トラコーマとは異なる眼炎である封入体結膜炎の原因ともなり，新生児が出産時産道で感染して，新生児肺炎や新生児結膜炎を起こす(図4.35)．

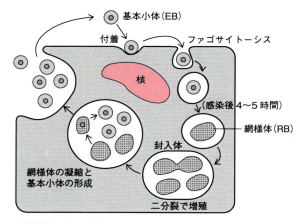

図4.34 宿主細胞内でのクラミジア・クラミドフィラの増殖サイクル

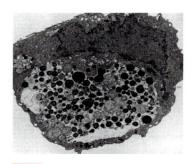

図4.35 クラミジア・トラコマチス
クラミジアが宿主細胞内の封入体で増殖し、いっぱいになったところ。
出典：『病原菌の今日的意味 改訂3版』、松本慶蔵 編、医薬ジャーナル社（2003）．

（b）オウム病クラミドフィラ

オウム病クラミジア（*Clamydphila psittaci*）は、インコなどのペットの鳥から感染する人獣共通感染症である。**オウム病**（psittacosis）は、四類感染症に分類される。オウム以外の鳥にも感染することからトリ病（ornithosis）ともよばれる。急性の全身感染症であり、悪寒、発熱、頭痛などのかぜ様の症状を示すが、悪化して心筋炎、髄膜炎に移行し死亡する例もある。潜伏期間は1〜2週間である。日本では、2013年には年間6症例の報告にとどまり、やや減少傾向にある。

（c）肺炎クラミドフィラ

クラミドフィラ肺炎（クラミジア肺炎）は基幹病院からの報告を求める五類感染症（定点）である。肺炎クラミドフィラ（*Clamydphila pneumoniae*）はヒトからヒトに感染する。臨床的には、風邪に近い程度の症状で無症状の場合もある。成人の肺炎クラミドフィラ抗体陽性率は80％に達しているとの報告もあり、不顕性感染も多いと思われる。近年、クラミドフィラ感染と動脈硬化やアルツハイマー病との関連性の研究が精力的に行われているがまだ結論はでていない。

章末問題

1. リケッチア、クラミジア、クラミドフィラは、自立自己増殖できなくとも生物に分類されているのに対して、ウイルスは自立自己増殖しないことから生物ではなく物質（粒子）とする考え方が主流である。その理由について考えよ。
2. オウム病クラミドフィラのように、ヒト、家畜、ペットなどの動物にも感染する疾患を人獣共通感染症という。ヒト感染症の60％は、昆虫や動物など何らかの生物にも感染可能といわれる。ほかにどんなものがあるだろうか、細菌とウイルスについていくつか例を調べてみよ。

5 ウイルス学総論

❖ **本章の目標** ❖
- ウイルスの構造，分類，および増殖機構について説明できる．

5.1 ウイルスの特徴

5.1.1 ウイルス学の歴史

　伝染病として恐れられていた病気から病原体としての細菌が明らかにされたのは，17世紀の A. Leeuwenhoek（レーウェンフック）の光学顕微鏡による微生物の直接観察，19世紀の L. Pasteur（パスツール）の微生物の存在とその作用の実証と **C. Chamberland**（チャンバーランド）による素焼きの陶器でできた**細菌ろ過器**（シャンベランろ過器）の考案，さらに，R. Koch（コッホ）による細菌の分離・培養技術の確立による．しかし，当時から，タバコモザイク病や口蹄疫などのいくつかの伝染病は，細菌ろ過器のろ液によって起こることがわかっていた．細菌ろ過器を通過する病原体は，**ろ過性病原体**とよばれ，光学顕微鏡でも見えず，分離・培養できない新たな感染因子として知られていた．これが今日でいうところの**ウイルス**である．その後，段階ろ過膜（限外ろ過膜），超遠心機，電子顕微鏡の開発，さらに，細胞培養法の確立によりさまざまなウイルスが発見され，その大きさ，形，細胞への作用（細胞変性効果）が明らかにされ，さらに，純粋培養もできるようになった．一方，ウイルスの発見とその研究は，生命科学の分野に多大な影響を与えた．

5.1.2 ウイルスの特徴

　細菌の大きさが**マイクロメートル**（μm，1000分の1 mm）単位で表されるのに対し，ウイルスの大きさは**ナノメートル**（nm，100万分の1 mm）単位で表される．ウイルスの最大の特徴は，核酸と数種類のタンパク質からなる「**自己増殖能をもたない粒子状の物質である**」ということである．細菌におけ

> **SBO** ウイルスの構造，分類，および増殖機構について説明できる．
>
> **タバコモザイク病**
> ウイルス学の創始者の一人である I. Ivanovsky は，1892年にタバコの葉にモザイク状の斑点ができ，成長が悪くなる病気（タバコモザイク病）が，ろ過性病原体により起こることを発見した．その後，タバコモザイクウイルスは電子顕微鏡観察のために結晶化されたあともその活性を失わないことから，**ウイルスは生物というより物質に近い**ことが明らかとなった．
>
> **口蹄疫**
> 1898年にろ過性病原体によって起こることが発見された家畜伝染病の一つ．牛，豚，山羊，羊などの多種の家畜に感染し，発熱，元気消失，多量のよだれ，舌や口中や蹄（ひづめ）のつけ根などの皮膚軟部に水泡ができ，破裂して傷口ができる病気である．伝搬性が高く

> COLUMN　**ウイルス研究がもたらした生命科学分野への影響**
>
> A. HersheyとM. Chaseらはファージ（細菌に感染するウイルス）を用いた実験を行い，DNAが遺伝物質であることを裏付けた．また，がんウイルス（腫瘍ウイルス）の研究により，逆転写酵素（RNAを鋳型にDNAをつくる酵素）が発見された．一方，細胞にDNAを導入する際のベクターとしてのウイルスDNAの利用技術の開発も行われた．さらに，真核細胞のゲノム複製の詳細な分子機構の解明，転写においてはエンハンサーやスプライシングの発見，発がん遺伝子（v-onc，c-oncなど）やがん抑制遺伝子（p53，p21，RBなど）の発見などがあげられる．

伝染した動物の生産性低下や幼獣での高い致死率から，日本では家畜伝染病予防法において法定伝染病に指定されている．

る核酸は環状DNAであるのに対し，ウイルスでは線状DNA，環状DNA，＋鎖RNA，－鎖RNAなど多岐にわたっている．また，エネルギー代謝経路やタンパク質合成経路（リボソームなど）をコードする遺伝子はウイルスゲノム上に存在しないため，単独ではエネルギーもタンパク質もつくれず，自己増殖できない．ウイルスは，生きた細胞（宿主細胞）に寄生して，宿主細胞の各種代謝経路（エネルギー代謝経路，タンパク質合成経路，RNAやDNA合成経路の一部）を利用して増殖する．偏性細胞内寄生性という特徴から，ウイルスに対して**選択毒性**をもつ薬の開発は困難である．

5.2　ウイルスの構造

5.2.1　ウイルスの形と大きさ

　ウイルスの外形は，正20面体型，球状，砲弾型，レンガ状，ひも状などがある（図5.1）．細菌に感染するウイルスはファージとよばれ，正20面体型，桿状，繊維状に加え頭部（核酸格納場所）と尾部（感染と核酸注入に関与する）からなるものがある．ウイルスの大きさは，約20～300 nmと多岐にわたり，小さいものではパルボウイルス（約20 nm）やピコルナウイルス（約30 nm）があり，大きいものではポックスウイルス（約300 nm）やヘルペスウイルス（約120～200 nm）がある．

5.2.2　ウイルス粒子の基本構造

　ウイルスの基本構造を図5.2に示す．ウイルスは，核酸としてDNAもしくはRNAをもっており，そのまわりは**カプソメア**（capsomere）とよばれるタンパク質でできた殻である**カプシド**（capsid）で覆われている．なお，核酸を含むカプシドを**ヌクレオカプシド**という．ウイルスによってはカプシドのなかにカプシドタンパク質と異なる**コアタンパク質**を含むものがあり，コアタ

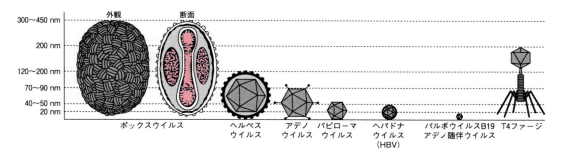

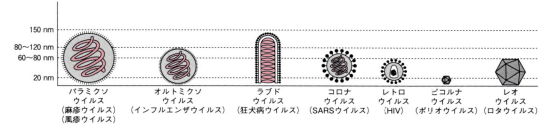

図5.1　ウイルスの外形と模式図の大きさ

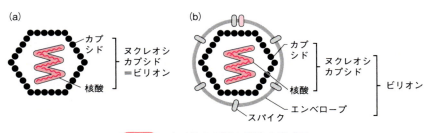

図5.2　ウイルスの基本構造の模式図
（a）エンベロープをもたないウイルス，（b）エンベロープをもつウイルス．カプソメア（●）はカプシドを構成するタンパク質．

ンパク質とウイルス核酸をあわせたものを**コア**（core）という．さらに，ウイルスのなかには，カプシドの外に脂質二重膜でできた**エンベロープ**（envelope）とよばれる構造をもつものがある．このエンベロープには，宿主細胞への結合（感染）や遊離に必要な糖タンパク質などが含まれており，これらを総称して**スパイク**という．なお，宿主細胞に対して感染可能な完全なウイルス粒子を**ビリオン**（virion）という．

エンベロープ

エンベロープは，ウイルスが宿主細胞からでるとき（出芽）に，宿主細胞の細胞膜（脂質二重膜）をまとってできたものである．なお，エンベロープは，脂質二重膜でできていることから，エタノールや石けんで取り除かれやすく，エンベロープが取り除かれるとスパイクがなくなり感染することができない．したがって，一般的にエンベロープをもつウイルスは，エタノールや石けんにより不活化されやすい．しかし，アデノウイルスなどエンベロープをもたないウイルスもいる．一般的にエタノールによる消毒に不活化されにくいため，消毒には次亜塩素酸ナトリウムなどの中レベル以上の消毒薬が用いられる．

5.3　ウイルスの分類

ウイルスの分類と命名は，国際的な委員会（国際ウイルス分類委員会，International Committee on Taxonomy of Viruses；ICTV）で行われる．ウイルスは，脊椎動物のみでなく無脊椎動物，植物，細菌などのさまざまな生物に

感染するものが知られている．現在では，ウイルスの科は70以上に分類され3000種類を超えている．ウイルスは，基本的にDNAをゲノムとする**DNAウイルス**とRNAをゲノムとする**RNAウイルス**に大別される．

5.4　ウイルスのゲノム

DNAウイルスのほとんどが二本鎖
例外として，B型肝炎ウイルスは不完全な環状二本鎖DNAである．また，ヒトパルボウイルスB19とヒトアデノ随伴ウイルスは，一本鎖DNAである．

核酸の性状として一本鎖（single strand；ss）か二本鎖（double strand；ds），線状か環状に大別される．**DNAウイルスは，ほとんどが二本鎖DNAをもつ**．RNAウイルスの核酸は，そのほとんどが一本鎖であり，**プラス（＋）鎖RNA**または**マイナス（−）鎖RNA**のどちらかである．＋鎖RNAは，それ自体がRNAとして働くものであり，−鎖RNAは，mRNAと相補的なものである．ウイルスのゲノムの大きさは，小さいもので約2 kbp(kb)であり大きいものでも300～400 kbpである．また，ウイルスゲノムには，数～数十個の遺伝子がコードされている．ウイルスゲノムにコードされているタンパク質は，ウイルスを構成するカプソメアタンパク質，スパイクタンパク質，コアタンパク質のほかにウイルス遺伝子の転写を調節する転写制御タンパク質，各ウイルスに特有なタンパク質などがある．各ウイルスに特有のタンパク質の例として，DNAウイルスの一部ではヌクレオシドリン酸化酵素やDNAポリメラーゼ，RNAウイルスでは**RNA依存性RNAポリメラーゼ**，発がんウイルスでは，逆転写酵素や発がんに関与するタンパク質などがある．

RNA依存性RNAポリメラーゼ
RNAウイルスは，ゲノムを複製するときにRNAを鋳型としてRNAを合成する必要があるが，ヒトにはそのような酵素がない．したがって，RNAウイルスは，そのゲノム内にRNAを鋳型にRNAを合成する酵素（RNA依存性RNAポリメラーゼ）の遺伝子をもつ．

5.5　ウイルスの培養と定量法

5.5.1　ウイルスの培養

発育鶏卵
ニワトリの受精卵で孵化するまでの発育途上の状態の卵である．免疫系がないため接種したウイルスが排除されない．また，ほかの混雑ウイルスが存在しないためウイルスの純粋培養に用いられる．ワクチンを製造するときは，ウイルスが含まれる漿尿液を取りだし，ウイルスを分離してホルマリンなど使って不活化する．製造過程で卵が使われているため，卵に対してアレルギーをもつ人は注意が必要である．現在の鶏卵を利用して製造されたワクチンは，卵の成分はほとんど残っていないため，アレルギーの程度の軽い人は

ウイルスは単独では増殖することができないため，生きた細胞内で細胞の機能を利用して増殖する．したがって，ウイルスを培養するためには，宿主となる動物もしくは培養細胞が必要になる．以前は，病変部分や細菌ろ過器で得られたろ液を動物に接種してウイルスの培養を行っていた．その後，免疫機構やウイルスのない発育鶏卵，培養細胞，培養組織がウイルスの増殖に用いられるようになった．

5.5.2　ウイルスの定量

ウイルスの定量方法にはさまざまな方法がある．

① ウイルス粒子を直接数える方法は，電子顕微鏡下で行う．この方法は，濃度のはっきりしているラテックス粒子とウイルスを混合し，電子顕微鏡でウイルス粒子とラテックス粒子の数を数え，その比よりウイルス粒子数を算定するものである．

② ウイルスの感染性を利用し，ウイルス感染による細胞の形態変化〔**細胞変性効果**(cytopathic effect；CPE)〕を観察する方法がある．単層培養した細胞にウイルス希釈液を添加し感染させたあと，寒天またはメチルセルロースを加えた培地を重層し，複製されたウイルス粒子が培地中を自由に動かないようにして培養を行う．複製されたウイルス粒子は，最初に感染した細胞に隣接した細胞にしか感染することができないため，最初に感染した細胞の近辺でのみ細胞変性効果が見られる．生きた細胞のみを染色する試薬で染色した場合，ウイルス感染により死んだ細胞は染色されず，斑点〔**プラーク**(plaque)〕として現れる．一つのプラークは1個のウイルス粒子を意味しているため，プラーク数を数えるとウイルス粒子の数がわかる．なお，一つのプラークは感染単位〔**プラーク形成単位**(plaque forming unit；PFU)〕を表している．一方，感染によりがん化するような細胞変性効果を示すウイルスでは，感染した細胞が増殖し，重層される．そのため染色するとウイルス感染細胞周辺が濃く染色される．このような細胞が重層されて強く染色される場所を**フォーカス**(focus)という．

③ ウイルスの生物活性の測定には，HIVの逆転写酵素活性やインフルエンザウイルスの**赤血球凝集素**(hemagglutinin；HA)の活性を用いたものがある．インフルエンザウイルスの赤血球凝集素は，ニワトリの赤血球に結合し凝集させるスパイクタンパク質である．**赤血球凝集試験**〔hemagglutinin (HA) test〕では，ウイルス液を段階希釈してどこまで赤血球を凝集させられるか(**HA価**)を調べることにより，相対的にウイルスの濃度を測定することができる．

④ 特異的な抗体を利用したものは，定量より検出に用いられることが多い．蛍光色素を結合させたウイルス特異的な抗体は，蛍光顕微鏡を用いて組織内のウイルスの検出に利用される(**蛍光抗体法**)．また，**サンドイッチELISA**(enzyme-linked immunosorbent assay)では，カップの底にウイルス特異的な抗体が固定されたものに検体を反応させ，洗浄後，酵素標識したウイルス特異的な抗体(酵素抗体)を作用させ，再度洗浄後，酵素の基質を添加して酵素反応を行わせる．検体内にウイルスが存在すると「抗体-ウイルス-酵素抗体」からなるサンドイッチをカップ内に形成するため，酵素反応が起こり陽性と判断される．さらに，現在，迅速・簡易であるため汎用されている方法として**免疫クロマトグラフィー法**がある．サンプル滴下部には，金コロイドで標識したウイルス特異的抗体(金コロイド抗体)があり，サンプルを滴下すると抗原抗体反応が起こる．ろ紙上にはウイルス特異的な抗体を結合させたラインがあるため，サンプルが拡散してこのラインまでくるとろ紙上の「抗体-ウイルス-金コロイド抗体」のサンドイッチが形成され，金コロイドによるバンドとして目視による判定が可能である．

問題なく接種できるといわれている．なお，卵を食べて呼吸困難やひどい蕁麻疹がでた人は，接種前に十分に医師と相談し，必要に応じてアレルギー検査を行う必要がある．

サンドイッチELISA
患者の血清中にウイルスがあるかどうか検査する方法(下図)．(a)カップに調べたいウイルスに対する抗体が結合されている．(b)患者血清中にそのウイルスがあれば，固着化された抗体に結合する．(c)カップに酵素標識-抗ウイルス-抗体を入れるとウイルスに結合し，サンドイッチを形成する．(d)カップに酵素の基質を入れると，酵素反応が起こり発色する．

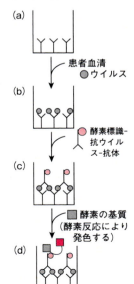

5.6 ウイルスの増殖と細胞の変化

5.6.1 ウイルスの増殖

　一般的な細胞や細菌が二分裂により増殖するのに対し，ウイルスは生きた細胞に感染し，細胞内のさまざまな酵素，素材，タンパク質合成経路などを利用して増殖し，1個の親ウイルスから数百〜数千個の子ウイルスをつくりだす．ウイルスの増殖機構はそれぞれのウイルスで異なるが，一般的なウイルスの増殖過程を図5.3に示す．ウイルスはレセプター認識タンパク質により宿主細胞の**レセプターに特異的に結合**（**吸着**）し，膜融合もしくはエンドサイトーシスにより細胞内に**侵入**する．侵入したウイルスは，ヌクレオカプシドからウイルス核酸を細胞内に露出させる（**脱殻**）．この細胞内でウイルス粒子が検出できない期間を**暗黒期**（**エクリプス期**）という．この間には，ウイルスタンパク質や核酸の合成が行われている（**素材の合成**）．その後，ウイルスの各素材が集合してウイルス粒子が形成され（**成熟**），**出芽**，**遊離**される．

　DNAウイルス，＋鎖RNAウイルス，−鎖RNAウイルス，レトロウイルスにおける特徴的な過程は次のとおりである（図5.3）．

❶ **DNAウイルス**　侵入・脱殻後，DNAは**宿主細胞の核内に移行する**．次いで，**宿主細胞のDNA複製系を用いてウイルスDNAを複製する**．また，宿主のRNAポリメラーゼを用いて転写を行い，mRNAを合成する．さらに，宿主のリボソームを用いてタンパク質の合成を行う．

❷ **＋鎖RNAウイルス**　＋鎖RNAは，mRNAとしての機能をもっている．したがって，脱殻後すぐに宿主のリボソームによりタンパク質合成が行われる．合成されたタンパク質は，つながった1本のタンパク質であるため宿主のプロテアーゼ，もしくはウイルス独自のプロテアーゼにより分解を受け（**翻訳後切断**，**プロセシング**），機能単位のタンパク質となることが多い．また，RNAゲノムの複製にはRNA依存性RNAポリメラーゼが必要であるが，このような酵素を宿主細胞はもっていない．ウイルス固有のRNA依存性RNAポリメラーゼより，＋鎖RNAから相補的なRNA（cRNA，−鎖RNA）が合成され，これを鋳型として＋鎖RNAゲノムが合成される．

❸ **−鎖RNAウイルス**　−鎖RNAは，mRNAの相補鎖でありmRNAとして利用できない．したがって，タンパク質を合成する場合，RNA依存性RNAポリメラーゼを用いてmRNAを合成する必要がある．このRNA依存性RNAポリメラーゼは，ウイルスのコアに入っているため，ウイルスの脱殻と同時に細胞内に放出され，細胞内のリボヌクレオチドを用いてmRNAが合成される．また，ゲノムの複製は，一度RNA依存性RNAポリメラーゼにより＋鎖RNAを合成し，再度，−鎖RNAを合成することにより行われる．

　ウイルス粒子の形成は一般にRNAウイルスは細胞質内でDNAウイルスは

レセプターに結合

レセプターを欠く細胞にはウイルスは吸着できない．したがって，レセプターの有無はウイルスの細胞や臓器特異性を決定する重要な要因の一つである．レセプターとしてリポタンパク質や糖タンパク質などが知られている．インフルエンザウイルスではHAが糖タンパク質のシアル酸に結合することが知られている．

封入体

感染細胞の細胞質内（細胞質内封入体）や核内（核内封入体）に見られる染色性の異なる構造物で，ウイルス自体の集合体などである．核内封入体を形成するウイルスはDNAウイルスに多い．単純ヘルペスウイルス1型・2型（HSV-1/2），水痘・帯状疱疹ウイルス（VZV），アデノウイルス，ヒトパポバウイルスB19などがある．また，細胞質内封入体を形成するのはRNAおよびDNAウイルス両者である．RNAウイルスにはレオウイルス，RSウイルス，狂犬病ウイルスがある．DNAウイルスはポックスウイルスなどがある．ヒトサイトメガロウイルスは核内，細胞質内両者にフクロウの目（owl eye）に類似した巨細胞封入体が生じる．

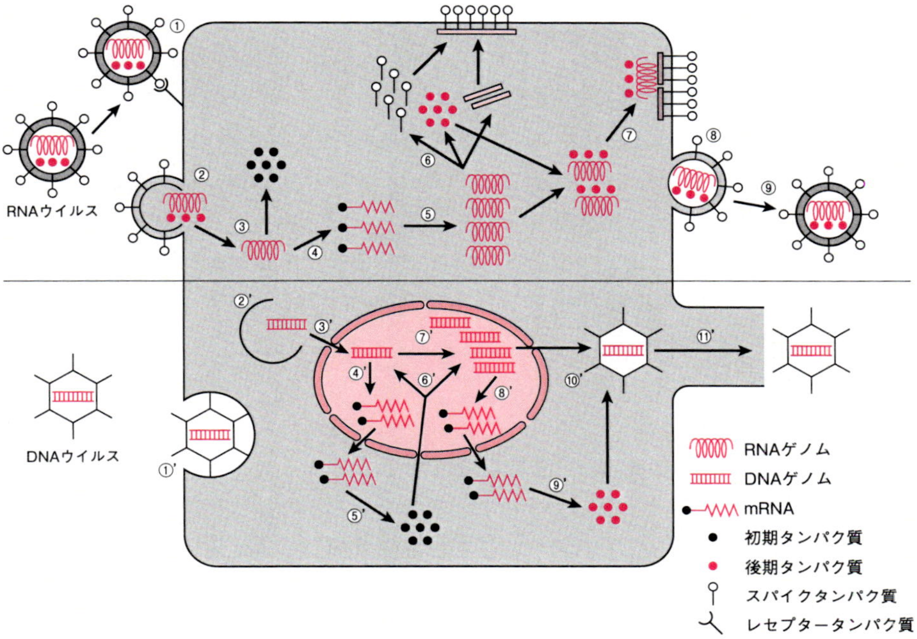

図5.3 一般的なウイルスの増殖過程

RNAウイルス：①吸着，②脱殻，③初期タンパク質の合成，④ RNA 依存性 RNA ポリメラーゼによる相補 RNA の合成，⑤ RNA 依存性 RNA ポリメラーゼによるゲノムの合成，⑥後期タンパク質の合成，⑦ウイルスの組み立て，⑧出芽，⑨放出．
DNAウイルス：①'吸着，②'脱殻，③'ゲノム DNA の核内への移行，④'初期遺伝子の転写，⑤'初期タンパク質の翻訳，⑥'初期タンパク質による転写調節や DNA 合成，⑦' DNA ゲノムの複製，⑧'後期タンパク質遺伝子の転写，⑨'後期タンパク質の合成，⑩'ウイルスの組み立て，⑪'放出．

核内でこの過程の大部分が行われる．ウイルスタンパク質は集合してカプソメアをつくり，そのカプソメアが集まりプロカプシドをつくる．これにゲノムが挿入されヌクレオカプシドとなり細胞を破壊して放出される．なお，エンベロープをもつウイルスでは，スパイクタンパク質が宿主の細胞膜に挿入されており，この部分がヌクレオカプシドを包み込んで外に放出される．このような放出形態を**出芽**といい，細胞から離れることを**遊離**という．

5.6.2 ウイルス感染による細胞の変化

生きた細胞内に寄生して，細胞の代謝酵素や素材および合成の場を利用して自己を増殖する．これがウイルス感染である．ウイルスが細胞に感染すると細胞にさまざまな変化が起こる．このウイルス感染によって起こる細胞の形態変化を**細胞変性効果**(cytopathic effect：CPE)という．たとえば，感染細胞の死滅，細胞変形(円形顆粒状や細長い紡錘形になる)，細胞融合による多核巨細胞化，**封入体**(inclusion body)形成，がん化(不死化)，などがある．

5.7 ウイルスの生体への感染と病原性

5.7.1 ウイルス感染の広がり

ウイルスの伝播は，横への広がりである**水平感染**と縦への広がりである**垂直感染（母子感染）**に分けられる．さらに，水平感染には，経口感染，経気道感染，経皮感染，経粘膜感染，血液感染，カなどのベクターを介した感染などがある．また，垂直感染にも経胎盤感染，産道感染，経母乳感染などがある．ウイルスの感染経路はその生活環によって異なり，ウイルスの診断や予防を行ううえで，おもな感染経路を理解しておくことは重要なことである（表5.1）．

5.7.2 ウイルス感染からの防御

ウイルスの侵入に対して，生体はまず非特異的な防御手段で対抗する．マクロファージなどの貪食細胞は，**Toll様受容体**(Toll like receptor；**TLR**)を用いてウイルス粒子を認識し，細胞内に取り込み消化する．また，ウイルスが感染した細胞やマクロファージなどは，**インターフェロン**(interferone；IFN)を産生し抵抗する．なお，インターフェロンは直接ウイルス粒子に作用するものではなく，**細胞に働きかけ細胞がウイルスを排除するように変化させるものである**（第2章コラム，p.24参照）．

非特異的な反応に引き続き，感染ウイルスに特異的な防御反応が働きはじめる．その一つは抗体である．抗体には，① ウイルスに結合してその感染能を消失させる作用（**中和作用**），② 抗原に結合し抗原を貪食細胞に貪食されやすくする作用（**オプソニン作用**）がある．また，感染細胞表面に結合した抗体は，③ 補体を活性化して感染細胞を破壊する作用（**補体活性化**），④ NK細胞による細胞傷害作用を誘導する作用〔**抗体依存性細胞傷害作用**(antibody-dipendent cell-mediatied cytotoxicity；ADCC)〕ももっている．さらに，**キラーT細胞**(細胞傷害性T細胞，cytotoxic T call)は，特異的に感染細胞を攻撃し，排除する．

生体は，ウイルス感染に対して抗体などによる体液性免疫とリンパ球などによる細胞性免疫を利用し，これらを相互に協力させることにより発病を防いだり，治癒へと導いたりしている．

5.7.3 ウイルス感染症の予防

ウイルスは，細胞に寄生し細胞の機構を利用して増殖する．その性質上，高い選択毒性をもつ抗ウイルス薬の開発は困難である．しかし，近年それぞれのウイルスの増殖機構が分子レベルで明らかにされつつあり，有効な抗ウイルス薬もいくつか臨床で利用されているが，まだまだ治療薬のないウイル

インターフェロン

インターフェロンにはα，β，γがあり，抗ウイルス作用が強いのはIFNαとIFNβである．IFNγは，おもに抗腫瘍作用を示すが弱いながら抗ウイルス作用も示す．

抗体

抗体は，B細胞により産生される．B細胞が抗体を産生するようになるまでの過程は，次のとおりである．マクロファージ，樹状細胞，B細胞などの抗原提示細胞は，ウイルスを貪食し，MHCクラスIIによりウイルス抗原を提示する．提示された抗原をヘルパーT細胞はTcellレセプター(TCR)で受け取り活性化される．そのときに，補助因子としてCD4が関与する．活性化されたT細胞(Th2細胞)は，B細胞にIL-4，IL-5，IL-6，IL-13を作用させ，抗体を産生する細胞に分化誘導する．

キラーT細胞

T細胞(Th1細胞)は，IL-2やIFNγを産生してマクロファージ，NK細胞，キラーT細胞(細胞傷害性T細胞，cytotoxic T cell)を活性して細胞性免疫を誘導する．一方，ウイルスに感染した細胞は，ウイルス抗原をMHCクラスIにて抗原を提示する．活性化されたキラーT細胞は，このMHCクラスIに提示されたウイルス抗原を認識して結合し，パーフォリンやグランザイムなどの細胞傷害物質を放出し，ウイルス感染細胞を破壊(アポトーシス)する．

表5.1 重要なウイルスのおもな感染経路と疾患

	ウイルス名	おもな感染経路	疾患名
DNAウイルス	ポックスウイルス	経気道，接触	痘瘡（天然痘）
	ヒトヘルペスウイルス1（単純ヘルペス1型）	接触	口唇ヘルペス，角膜ヘルペス
	ヒトヘルペスウイルス2（単純ヘルペス2型）	接触，性行為，母子感染	性器ヘルペス，新生児ヘルペス
	ヒトヘルペスウイルス3（水痘帯状疱疹ウイルス）	飛沫核（空気），接触	水痘（水ぼうそう）（初感染），帯状疱疹（回帰感染）
	ヒトヘルペスウイルス4（EBウイルス）	唾液，接触	伝染性単核球症，バーキットリンパ腫
	ヒトヘルペスウイルス5（サイトメガロウイルス）	唾液，接触	網膜炎，腸炎，脳炎，肺炎
	ヒトヘルペスウイルス6	飛沫（唾液），接触	突発性発疹
	ヒトヘルペスウイルス7	飛沫（唾液），接触	突発性発疹
	ヒトヘルペスウイルス8	不明（唾液？）	カポジ肉腫，悪性リンパ腫
	アデノウイルス	飛沫，接触	咽頭結膜炎（プール熱），流行性角結膜炎，気道炎，アデノウイルス性胃腸炎
	パピローマウイルス	性行為	子宮頸がん，尖圭コンジローマ
	B型肝炎ウイルス	血液，性行為，母子感染（経産道）	B型肝炎
RNAウイルス	ポリオウイルス	経口	急性灰白髄炎（小児麻痺，ポリオ）
	ノロウイルス	経口	胃腸炎（下痢，嘔吐）
	ロタウイルス	経口	胃腸炎（下痢，嘔吐）
	コロナウイルス（SARSウイルス）	飛沫	重症急性呼吸器症候群（severe acute respiratory syndrome；SARS）
	風疹ウイルス	経気道（咳，くしゃみ）	風疹
	麻疹ウイルス	空気（飛沫核），飛沫，接触	麻疹
	ムンプスウイルス	飛沫，接触	流行性耳下腺炎（おたふく風邪）
	日本脳炎ウイルス	カによる刺咬（吸血）	日本脳炎
	黄熱ウイルス	カによる刺咬（吸血）	黄熱病
	デング熱ウイルス	カによる刺咬（吸血）	デング熱
	ウエストナイルウイルス	カによる刺咬（吸血）	ウエストナイル熱
	狂犬病ウイルス	感染動物に咬まれる	狂犬病
	インフルエンザウイルス	飛沫	インフルエンザ
	ヒト免疫不全ウイルス（HIV）	性行為，血液	後天性免疫不全症候群（acquired immune deficiency syndrome；AIDS）
	ヒトTリンパ好性ウイルス（HTLV）	母子感染（母乳）	成人T細胞白血病（adult T cell leukemia；ALT）
	A型肝炎ウイルス	経口	A型肝炎（急性肝炎，劇症肝炎）
	C型肝炎ウイルス	血液，性行為	C型肝炎，肝硬変，肝がん
	D型肝炎ウイルス	血液	D型肝炎（急性肝炎，劇症肝炎）
	E型肝炎ウイルス	経口（野生動物肉の生食）	E型肝炎（急性肝炎，劇症肝炎）

ス感染症も数多い．ウイルス感染症に対しては，予防がきわめて重要である．予防にあたっては，ワクチン，γグロブリン投与や感染経路の遮断が有効である．なお，**すべてのウイルスに対してワクチンがあるわけではなく***，今後，新たなワクチンの開発が望まれているものもある．またワクチンには，

* HIVのように抗原が頻繁に変化するウイルスやC型肝炎ウイルスのように抗原性が低いウイルス，培養が困難なウイルスに対してはまだワクチンは開発されていない．

副反応
予防接種が原因の目的以外の生体反応のこと．なお，副作用は，薬剤が原因の目的以外の作用のことである．また，有害事象という用語もあるが，これは原因がなんであれ投薬や予防接種のあとに起こる，体にとって有害な事象やできごとのことである．

副反応（発熱，アレルギー症状など）が起こるなどの問題点がある．より副反応の少ないワクチンの開発が行われている．現在では，感染防御免疫に関与するウイルス成分を同定し，遺伝子工学・細胞工学により抗原を純粋に大量生産するなど，副反応の少ないワクチンを開発する研究が行われている．

ワクチン接種による予防効果は，接種後数週間経ってから発揮される．したがって，急に必要な場合，抗体価の高いヒトや動物の血清から精製した**γグロブリン製剤**が用いられる．これはウイルスに対する抗体を直接体内に移入する**受動免疫**であり，即効性はあるが持続性はない（一過性である）．動物由来の場合，アレルギーが起こることもある．近年では，遺伝子工学技術を用いてヒト化モノクローナル抗体が作製できるようになったため，新たな創薬分野として期待されている．

章末問題

1. ウイルスの基本構造の図を書き，カプソメア，カプシド，スパイク，エンベロープ，ビリオンについて説明せよ．
2. ＋鎖RNAウイルスおよび−鎖RNAウイルスのゲノムの複製過程について説明せよ．
3. ウイルスの検査法であるサンドイッチELISAと免疫クロマトグラフィー法に関して図を用いてその原理を説明せよ．
4. 感染経路〔経口感染，飛沫感染，飛沫核（空気）感染，接触感染，血液感染，性行為感染，母子感染，カの刺咬による感染〕ごとに，その感染経路をおもな感染経路とするウイルスをあげよ．

6 病原性ウイルス各論

❖ 本章の目標 ❖
- DNA ウイルス（ヒトヘルペスウイルス，アデノウイルス，パピローマウイルス，B型肝炎ウイルスなど）について概説できる．
- RNA ウイルスについて概説できる．

6.1　DNA ウイルス

6.1.1　ポックスウイルス科

【形態・性状】 ポックスウイルスは，300〜450 nm × 170 nm × 260 nm の大型のウイルスであり，ゲノムとして直鎖状**二本鎖 DNA**（dsDNA）を1分子もつ．形態はレンガ状ないし卵型である．**エンベロープをもつ**．ほかの DNA ウイルスとは異なり，**DNA の複製およびウイルス粒子の形成は細胞質で行われる**．

（a）痘瘡ウイルス（天然痘ウイルス）

【性状】 天然痘ウイルス（variola virus）は感染力が強く致死率が高い．低温，乾燥に強く，エーテル耐性であるが，アルコールや紫外線で容易に不活化される．**感染症法**では，**一類感染症**に指定されている．生物テロへの使用が危惧されている．なお，ほかの DNA ウイルスとは異なり，増殖は細胞質内で行われる．

【疾患・病原因子（感染経路を含む）】 痘瘡（天然痘）の原因ウイルスである．本ウイルスは飛沫感染により上気道より侵入し，潜伏期間中（約12日）に局所リンパ節で増殖し，急激に発熱（39〜40℃以上）し，皮膚や粘膜で発疹ができる．発疹は，回復しても色素沈着や瘢痕（水疱の痕）を残す．

【予防・治療】 治療は，対症療法が中心となる．予防法は，弱毒生ワクチンである痘苗を接種することである．なお，痘苗（天然痘ワクチン）を接種することを「種痘」という．天然痘は最も成功したワクチンであり，種痘によって

種痘

イギリスの開業医 E. Jenner が 1796 年に天然痘の予防法として，乳搾りの女性から牛痘の発疹内容液をとり，8歳の少年の腕に傷をつけてこれを接種し，6週後に天然痘の膿を接種しても発症しないことを発見し，種痘（vaccine）を発明した．この発明のもとになったのは，牛痘（cow pox）に感染した乳搾りの女性は天然痘に感染しないという事実である．その後，牛痘ワクチンはヒトからヒトへと植え継がれ，種痘が広がった．日本にも 1848 年に牛痘由来の痘苗がもたらされた．国内での発生は，1956 年以降見られていない．1980 年の WHO による天然痘根絶宣言により，同年には法律的にも種痘は廃止された．

SBO ヘルペスウイルス感染症（単純ヘルペス，水痘・帯状疱疹）について，治療薬の薬理（薬理作用，機序，おもな副作用），予防方法および病態（病態生理，症状など）・薬物治療（医薬品の選択など）を説明できる．

SBO 以下のウイルス感染症（プリオン病を含む）について，感染経路と予防方法および病態（病態生理，症状など）・薬物治療（医薬品の選択など）を説明できる．伝染性紅斑（リンゴ病），手足口病，伝染性単核球症，突発性発疹，咽頭結膜熱，ウイルス性下痢症，麻疹，風疹，流行性耳下腺炎，風邪症候群，Creutzfeldt-Jakob 病．

SBO サイトメガロウイルス感染症について，治療薬の薬理（薬理作用，機序，おもな副作用），および病態（病態生理，症状など）・薬物治療（医薬品の選択など）を説明できる．

伝染性軟属腫
一般的に「水いぼ」とよばれる疾患．

ピンセットによる搔爬
リドカインテープ剤（商品名：ペンレステープなど）などの貼付用局所麻酔剤を使用したあとにピンセットで摘み取る方法．

液体窒素凍結療法
液体窒素で凍らせて細胞を脱水させて壊死させる方法．

天然痘ウイルスは自然界から根絶（撲滅）された．現在，種痘を行っている国はない．

（b）伝染性軟属腫ウイルス（いぼウイルス）

【疾患（感染経路を含む）】 伝染性軟属腫ウイルス（molluscum contagiosum virus）は伝染性軟属腫の原因ウイルスである．本疾患は，2～5 mm 程度の肉感的な色調の平たい円形の丘疹ができる．とくに幼稚園児から小学校低学年によく見られる．おもに肌と肌の接触感染によって感染するため，プールなどで感染が広がりやすい．伝染力は強くない．

【予防・治療】 ウイルスが付着していると思われるタオルなどの共用をしないことにより予防する．自然に治癒することが多いが，いぼが多発した場合など，外科的治療（ピンセットによる搔爬や液体窒素凍結療法など）を行う．

6.1.2 ヘルペスウイルス科

【形態・性状】 ヘルペスウイルス科（Family Herpesviridae）は直径が 120～200 nm のほぼ球状のウイルスであり，正 20 面体のカプシドと**エンベロープ**をもつ．ゲノムは二本鎖直鎖状 DNA である．ヒトに感染し，疾病の原因となるヒトヘルペスウイルス（human herpes virus；HHV）は 1～8 型に分類され，それぞれ特徴的な疾患を引き起こす．また，HHV-1～HHV-5 には，次の別名が一般的に使用されている．① HHV-1：単純ヘルペスウイルス 1 型（herpes simplex virus-1；HSV-1），② HHV-2：単純ヘルペスウイルス 2 型（herpes simplex virus-2；HSV-2），③ HHV-3：水痘帯状疱疹ウイルス（varicella-zoster virus；VZV），④ HHV-4：EB ウイルス（Epstein-Barr virus；EBV），⑤ HHV-5：サイトメガロウイルス（cytomegalovirus；CMV）．

（a）単純ヘルペスウイルス 1 型，2 型

【性状】 単純ヘルペスウイルス 1 型，2 型（herpes simplex virus；HSV-1, -2）は，感染後，粘膜上皮細胞で増殖し，**三叉神経節**もしくは**仙骨神経節**（図 6.1）に

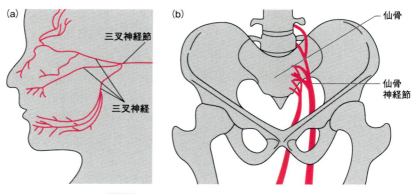

図 6.1　三叉神経節（a）と仙骨神経節（b）

6.1 DNA ウイルス

潜伏感染する．潜伏している HSV は，宿主の変化(紫外線照射，ストレス，カゼ，月経，免疫力の低下)により活性化され，増殖する．増殖したウイルスは，再び局所で病態を引き起こす(**回帰感染**)．

【**疾患(感染経路を含む)**】HSV-1，HSV-2 は，おもに接触(性行為も含む)により感染する．初感染は，ほとんどが不顕性感染であるが，アフタ性口内炎や単純疱疹が起こることもある．また，垂直感染(経胎盤感染や産道感染)も問題になっている．HSV-1 は，おもに首から上の感染症が多く，おもに三叉神経節に潜伏感染し，回帰感染として**口唇ヘルペス**や**角膜ヘルペス**を起こす．また，HSV-2 は，下半身の感染症が多く，おもに仙骨神経節に潜伏感染し，回帰感染として**性器ヘルペス**を起こす．なお，新生児への感染(**新生児ヘルペスウイルス感染症**)も HSV-2 が多い．

【**予防・治療**】HSV-1，HSV-2 の特徴として，ウイルス独自のチミジンキナーゼ遺伝子と DNA ポリメラーゼ遺伝子をもつことがあげられる．HSV の感染症治療には，これらの遺伝子産物(チミジンキナーゼと DNA ポリメラーゼ)をターゲットにした抗ヘルペス薬である**アシクロビル**(図 6.2)，**バラシクロビル**，**ファムシクロビル**，**ビダラビン**が用いられる(治療の詳細は第 10 章参照)．

ワクチンはまだ開発されていない．したがって，タオルなどの共有をしない，コンドームを使用するなどの接触感染に対する予防を行うのが有効である．

(b) 水痘帯状疱疹ウイルス

【**性状と疾患(感染経路を含む)**】ヒトヘルペスウイルス 3 型に分類されるウイルスで，水痘帯状疱疹ウイルス(varicella-zoster virus；VZV)とよばれている．初感染は**水痘**(**水疱瘡**)であり，おもに**脊髄後根知覚神経節**に潜伏感染し，

三叉神経節
三叉神経は，12 対ある脳神経の一つで第五脳神経ともいい，顔面・鼻・口・歯の知覚，咀嚼運動に関与する．耳のあたりで眼神経，上顎神経，下顎神経に分岐していることから三叉神経という．なお，神経節とは，末梢部において神経細胞が集合し，周囲から明確に判別される構造で，三叉神経節は三つの神経に枝分かれする部分をいう．

仙骨神経節
仙骨神経は，仙骨部からでる 5 対の脊髄神経(末梢神経)で性器や大腸・膀胱を支配する．脊髄神経における神経節は，ニューロンを交代するシナプス部位をさすことから，仙骨神経節は脊髄と仙骨神経のつなぎ目をいう．

不顕性感染
ウイルスが感染しても発病しない感染のこと．

潜伏感染
ウイルス感染後，ウイルスが排除されず無症状のまま体内に存続する状態の感染．

回帰感染
潜伏感染中に何らかの原因でウイルスが再活性化され再び発病すること．

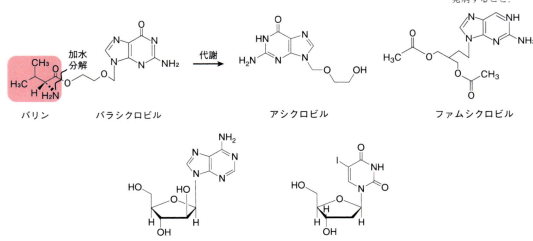

図 6.2 抗ヘルペス薬の構造式

水痘帯状疱疹ワクチン
1回目を1歳0か月〜1歳3か月の間，1回目終了から3か月以上あけて2回目を接種（皮下注射）する．

EBウイルス（EBV）
バーキットリンパ腫の生検材料からM. EpsteinとI. Barrらが発見した．発見者の名前にちなんでEBウイルス（EBV）と名付けられた．

伝染性単核症
別名はキス病（kissing disease）とよばれている．潜伏期間は比較的長く，感染から4〜6週間で発病する．おもな症状は，倦怠感（だるさ），38℃以上の発熱，のどの痛み，首のリンパ節のはれ，肝臓や脾臓の拡大，肝機能異常などである．約4〜6週間で症状は自然になくなるといわれている．再感染はしないが，ヘルペスと同じように免疫力が低下した場合に発病することがある．欧米では，思春期にウイルスをもつヒトとキスをすることにより初感染し，伝染性単核症を起こす．日本では3歳までに80％のヒトが感染しており，多くが抗体をもつ．

CMVの経胎盤感染
経胎盤感染は約0.4％程度であり，ほとんどが無症状であるが，発症すると巨細胞封入体症（CID）を起こす．典型例では致死率30％，非典型例でも90％以上に難聴，小頭症など神経学的後遺症を残す．

加齢，疲労，ストレス，免疫抑制（悪性腫瘍，放射線治療，臓器移植，AIDS）などによりウイルスが再活性化され，知覚神経支配領域の皮膚に達し，帯状の発疹・水疱を起こす．これが，VZVによる回帰感染で起こる**帯状疱疹**であり，おもに体幹に発生する．感染経路は，おもに**空気感染（飛沫核感染）**，飛沫感染，接触感染と多岐にわたり，院内感染で注意するべきウイルスの一つである．本ウイルスもHSV同様，ウイルス特有のチミジンキナーゼとDNAポリメラーゼをもつ．

【予防・治療】予防には，**弱毒生ワクチン**である**水痘帯状疱疹ワクチン**が有効である．2014年から定期接種の一つとなった．治療には，アシクロビル，バラシクロビル，ファムシクロビル，ビダラビンが用いられる．

（c）EBウイルス

【性状と疾患（感染経路を含む）】ヒトヘルペスウイルス4型に分類されるウイルスで，**EBウイルス**（Epstein-Barr virus；EBV）とよばれている．EBVの初感染は，おもに**唾液**によるものであり，ほとんどのヒトが乳幼児期に感染するが無症候である．しかし，思春期以降に初めて感染した感染者の半数は，**伝染性単核症**（発熱，咽頭炎，無痛性リンパ節肥大症）を発症する．またEBVは発がんウイルスであるため，**バーキットリンパ腫**，上咽頭がんの原因でもある．

【予防・治療】ほとんどのヒトが乳幼児期に感染し，抗体をもっている成人ではほとんど感染しない．現在，ワクチンはない．また，伝染性単核症，バーキットリンパ腫，上咽頭がんに対する特異的な治療法はない．

（d）サイトメガロウイルス

【性状と疾患（感染経路を含む）】**サイトメガロウイルス**（cytomegalovirus；CMV）はヒトヘルペスウイルス5型に分類されるウイルスで，サイトメガロウイルス感染症を起こす．約80％のヒトが乳幼児期に感染し，成人に達するころまでには95％のヒトが感染しているが，**ほとんどが不顕性感染で潜伏感染へと移行**する．感染経路は，水平感染では，血液，唾液，尿，便が感染源となり，性行為（精液や膣分泌物）によっても感染する．一方，垂直感染では，経胎盤感染，産道感染，母乳感染が知られている．風疹ウイルス同様，CMVは**経胎盤感染**により胎児奇形の原因となる（先天性サイトメガロウイル

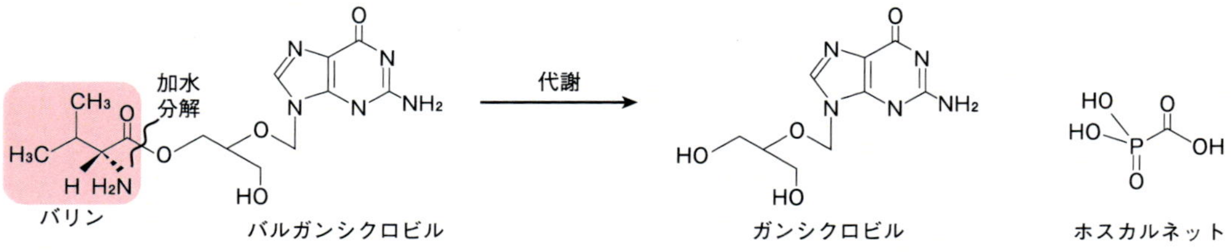

図6.3　抗サイトメガロウイルス薬

ス感染症).また,潜伏感染している CMV は,宿主の免疫抑制状態が低下する(悪性腫瘍,骨髄・臓器移植,HIV 感染)と再活性化される.とくに,骨髄移植時には CMV により**間質性肺炎**を発症することがある.また,**CMV 感染症は,AIDS 発症の指標**の一つでもある.

【予防・治療】現在ワクチンはない.治療には一般的に**ガンシクロビル,バルガンシクロビル,ホスカルネット**が使用される(治療の詳細は第 10 章参照).

（e）ヒトヘルペスウイルス 6 型,7 型

【性状と疾患(感染経路を含む)】ヒトヘルペスウイルス 6 型,7 型(human herpes virus; HHV-6, -7)は,乳幼児期に感染して**突発性発疹**を起こすウイルスである.初感染のあとは潜伏感染状態となり,断続的に唾液中から排泄される.感染経路は,おもに父親や母親の唾液中のウイルスから感染する水平感染と考えられている.また,保育園や幼稚園でも唾液のついた手や指が触れることにより感染が起こっていると考えられる.一度感染すれば一生免疫が得られるので,成人が感染することはほとんどない.

【予防・治療】ワクチンがないため予防できない.特異的な治療はなく,解熱剤や輸液による対症療法を行う.基本的に予後は良好である.

（f）ヒトヘルペスウイルス 8 型

【性状と疾患(感染経路を含む)】ヒトヘルペスウイルス 8 型(human herpes virus-8; HHV-8)は,別名カポジ肉腫関連ヘルペスウイルス(Kaposi's sarcoma-associated herpes virus; KSHV)とよばれる.極度に免疫力が低下したときに血管内皮細胞に日和見感染し,**カポジ肉腫**(血管内皮細胞の悪性腫瘍)を起こす.カポジ肉腫は,HIV 感染による AIDS 発症の指標疾患の一つである.また,臓器移植により免疫抑制剤が投与されている場合でもカポジ肉腫を発症することがある.

【予防・治療】皮膚にできた少数のカポジ肉腫の場合,放射線治療,ビンブラスチンの局所注射,外科的切除(凍結して切除)が行われる.全身の皮膚や内臓や咽頭部におけるカポジ肉腫の場合は,抗 HIV 療法(highly active antiretroviral therapy; HAART)や抗がん剤を用いた化学療法〔リポソーマルドキソルビシン(pegylated liposomal doxorubicin; PLD)の単独療法〕が行われる.

6.1.3 アデノウイルス科

【形態】アデノウイルスは,直径 70〜90 nm の**エンベロープのない正 20 面体**のヌクレオカプシドからなる球形のウイルスである.ゲノムは線状二本鎖 DNA である.また,血清型の違いにより 51 個の血清型(1〜51 型)に分類されており,疾患により原因となるウイルスの血清型が異なる.

【性状】エンベロープをもたないため,エーテルやクロロホルムに抵抗性をもつ.消毒薬への抵抗性も強く,次亜塩素酸ナトリウム(塩素消毒)が有効と

AIDS 発症の指標
AIDS は,HIV 感染により免疫力が低下して,日和見感染症を起こした状態をいう.厚生労働省が定めるエイズ発症の基準となる 23 の合併症は,次のとおりである.A. 真菌症(1. カンジダ症,2. クリプトコッカス症,3. コクシジオイデス症,4. ヒストプラズマ症,5. ニューモシスチス肺炎),B. 原虫症(6. トキソプラズマ脳症,7. クリプトスポリジウム症,8. イソスポラ症),C. 細菌感染症(9. 化膿性細菌感染症,10. サルモネラ菌血症,11. 活動性結核,12. 非結核性抗酸菌症),D. ウイルス感染症(13. サイトメガロウイルス感染症,14. 単純ヘルペスウイルス感染症,15. 進行性多巣性白質脳症),E. 腫瘍(16. カポジ肉腫,17. 原発性脳リンパ腫,18. 非ホジキンリンパ腫,19. 浸潤性子宮頸がん),F. その他(20. 反復性肺炎,21. リンパ性間質性肺炎/肺リンパ過形成,22. HIV 脳症,23. HIV 消耗性症候群).

突発性発疹
ほとんどが 2 歳未満で感染し,とくに生後 6 か月〜1 歳くらいまでに感染することが多い.

ビンブラスチン
抗がん剤の一つ.細胞分裂 M 期に現れる紡錘糸(微小管)を形成するチューブリンに結合して細胞分裂を阻害する(細胞周期を分裂中期で停止させる)と考えられている.

リポソーマルドキソルビシン
リポソームとよばれるリン脂質でできたカプセルのなかにドキソルビシンが閉じ込められたものである.

血清型
同種のウイルスや細菌でもその表面の糖鎖構造やタンパク質が少し異なり，感染した場合，異なる抗体が産生される．この表面構造の違いについて抗体(血清)を用いて分類したものを血清型という．大腸菌ではO抗原(LPS)やH抗原(鞭毛)，インフルエンザウイルスではHA抗原(ヘマグルチニン)やNA抗原(ノイラミニダーゼ)がよく知られている．

咽頭結膜炎(プール熱)
(おもな血清型：3, 4型)扁桃腺が腫れ，のどの痛みを伴う39℃以上の高熱が3〜7日間続く．また，結膜炎を伴うことがある．

流行性角結膜炎
(おもな血清型：19, 37型)伝染性が非常に強い．結膜が炎症を起こすため目が充血し，まぶたの裏が赤くはれ目やにがでる．高熱やのどの痛みはほとんどない．

結膜
ヒトの白目部分(強膜)とまぶたの内側にある膜．

気道炎(気管支炎や肺炎)
(おもな血清型：3, 4, 7, 21型)飛沫感染により感染する．とくに7型は重度の肺炎を起こす．また，合併症として髄膜炎，脳炎，心筋炎を起こすことがある．

アデノウイルス性胃腸炎
(おもな血清型：40, 41型)経口感染により発症する．下痢，嘔吐を主症状とし，微熱，腹痛なども伴う．乳幼児に多い．

子宮頸がんワクチン
サーバリックスとガーダシルは，遺伝子組換え技術によりHPVのカプシドを構成するL1タンパク質を培養細胞や酵母を用いて発現させ精製したものである．なお，サーバリックスは，HPV16型と18

されているが残留塩素濃度が低い場合は無効となる．なお70%エタノールでは不活化に10分以上必要である．その他，ホルムアルデヒド，グルタルアルデヒド，フェノールなども有効であるが，不活化には十分な時間を要する．

【疾患(感染経路を含む)】アデノウイルスは，感染者のくしゃみや鼻汁を感染源とし，それらが呼吸器から入る飛沫感染や接触感染により感染する．塩素消毒が不十分なプールでの感染やタオルの共有による感染がおもな感染経路である(夏に多発)．血清型によりアデノウイルス感染によって起こる疾患は異なるが，おもなものとして**咽頭結膜炎(プール熱)・流行性角結膜炎・気道炎(気管支炎や肺炎)・アデノウイルス性胃腸炎**の四つがあげられる．なお，これらの疾患は，アデノウイルスに亜種が多いこと，および，免疫がつきにくいことから何度も感染することがある．

【予防・治療】ワクチンがないため，感染経路を遮断することにより予防する．消毒薬に抵抗性が高いため，流水による十分な手洗いが重要である．また，タオルなどのリネン類は，85℃，1分間以上の熱水洗濯，あるいは水洗後，次亜塩素酸ナトリウム0.1%での消毒が有効である．また，患者が触った物(ドアノブなど)を介して感染するので，0.1%次亜塩素酸ナトリウムや消毒用エタノールでしっかりと拭き取ることも感染予防に重要である．なお，上記疾患に関して特異的な治療法はなく，解熱鎮痛薬やステロイドの入った目薬などを用いた対症療法により治療を行う．

6.1.4 パピローマウイルス科
(a) ヒトパピローマウイルス

ヒトパピローマウイルス(human papillomavirus；HPV)直径が約55 nmの正20面体のヌクレオカプシドからなる小型の球形ウイルスであり，**エンベロープはない**．ゲノムは，環状二本鎖DNAである．また，亜種が多く現在では100種類以上報告されている．宿主特異性が高く，ヒトの粘膜や表皮組織でのみ増殖する．ヒトのがん抑制遺伝子であるp53やRbと結合して分解するタンパク質(E6，E7)の遺伝子をもつため，発がん性がある．

接触感染により感染する．とくに性行為により感染し発病する**子宮頸がん**(おもにHPV16型，18型)と**尖圭コンジローマ**(おもにHPV6型，11型)は，性行為感染症として知られている．その他，一般的に手足や顔にできるイボである尋常性疣贅や足の裏にできるイボである足底疣贅もHPV感染による疾患である．

【予防・治療】**子宮頸がんワクチン**(ヒトパピローマウイルスワクチン)により予防が可能である(100%ではない)．2013年より定期予防接種に組み込まれたが，重篤な副反応が多発したため，2016年現在では「**接種の積極的な推奨**」が一時中止となっている．なお，接種対象者と時期は，小学6年生〜高

校 1 年生相当の女子で，中学 1 年生になったら初回接種を受け，1 〜 2 か月の間隔をあけて 2 回目，初回接種の 6 か月後に 3 回目を接種する．

尖圭コンジローマ（外性器または肛門周囲に限る）の治療には，**イミキモド**（右図）が用いられる．イミキモドは，インターフェロンなどのサイトカインを誘導するとともに，細胞性免疫応答の賦活化により，HPV などに対する抗ウイルス作用を発揮する．また，子宮頸がんに対しては，外科的切除が行われる．尋常性疣贅などのイボの標準的治療法は，**凍結療法**（健康保険適用）やイミキモド（健康保険適用外）が用いられる．なお，凍結療法とは，液体窒素で病変部を凍結させ，その後融解することを繰り返す方法である．凍結融解により病変部を物理的に壊死させ取り除くと同時に炎症を起こさせ炎症反応による抗ウイルス効果を期待するものである．

6.1.5 ポリオーマウイルス科

直径が約 45 nm の正 20 面体のヌクレオカプシドからなる小型の球形ウイルスであり，エンベロープはない．ゲノムは環状二本鎖 DNA である．おもなウイルスとして SV40（Simian virus 40），BK ウイルス（BKV），JC ウイルス（JCV）がある．

ヒトに感染するのは BK ウイルス，JC ウイルスであるが，ほとんどのヒトが，幼少期に経口もしくは経気道的に感染する．感染しても無症候であり，その後 B リンパ球を介して腎臓，脾臓，骨髄などに広がり，そこで潜伏感染をする．免疫不全状態（HIV 感染，悪性腫瘍，抗がん剤や免疫抑制剤投与など）になると，BKV は出血性の尿道炎や膀胱炎を，JCV は**進行性多巣性白質脳症**（PML）を起こす．なお，進行性多巣性白質脳症（PML）とは，JCV が脳内で増殖し，細胞融解を起こし，脱髄を引き起こす．特異的な症状はなく，大脳が冒されることによって起こる一般的な症状〔視覚障害，精緻運動障害，運動麻痺（字が書けない，紐を結べない，こまかな動作ができない），失語，失認，けいれん発作，見当識能力の低下〕を呈する疾患である．

【予防・治療】ワクチンはないが，成人の約 70 % はポリオーマウイルスに対する抗体をもっている．現在，有効な治療薬はない．治療は免疫抑制剤や抗がん剤など PML を誘発する薬剤を速やかに中止する．また，原疾患が HIV 感染（AIDS）による場合は HAART 療法を開始することが有効である．

6.1.6 パルボウイルス科

直径が約 20 nm の正 20 面体構造のヌクレオカプシドからなる小型の球形ウイルスであり，**エンベロープはない**．

ヒトパルボウイルス B19 は，経気道的な飛沫感染により感染し，**伝染性紅斑（リンゴ病）**を発症する．なお，伝染性紅斑（リンゴ病）は，潜伏期間 5 〜 6

型の L1 タンパク質を含む 2 価のワクチンであり，ガーダシルは，HPV6 型，11 型，16 型，18 型の L1 タンパク質を含む 4 価のワクチンである．

イミキモド（商品名：ベセルナクリーム 5 %）
尖圭コンジローマや日光角化症に適応をもつ日本初の薬剤．

イミキモド

子宮頸がんワクチンの副反応
軽度な副反応として，痒み・注射部位の痛み・腫れ・腹痛・筋肉痛・関節痛・頭痛など（10 % 以上），じんま疹・めまい・発熱・注射部位の痒みなど（1 〜 10 %），注射部位の知覚異常・しびれ感・全身の脱力（1 % 未満）がある．また，重篤な副反応としてアナフィラキシー，ギラン・バレー症候群（両手・足の力の入りにくさなどを症状とする末梢神経の病気），急性散在性脳脊髄炎（ADEM）（頭痛，嘔吐，意識の低下などを症状とする脳などの神経の病気），複合性局所疼痛症候群（CRPS）（外傷をきっかけとして慢性の痛みを生ずる原因不明の病気）などがある．

「接種の積極的な推奨」が一時中止
2013 年 6 月に接種後の有害事象として見られた慢性疼痛などの症状と接種との因果関係や，痛みが起こる頻度，海外での詳しいデータについて実態調査が必要と考えた結果，厚生労働省は約半年間をめどに「接種の積極的な勧奨」の一時中止という決定をした．

日で，7日目ごろから発熱，頭痛，悪寒，筋肉痛などの症状が見られる．その後，約1週間の無症状期を経て，まず両側の頬が発赤し，次いで1〜4日で体幹・四肢にも紅斑が出現する疾患である．

【予防・治療】 現在，ワクチンは開発されていない．特異的な治療法もなく，対症療法にて治療が行われる．

6.2　RNAウイルス

6.2.1　ピコルナウイルス科

【分類・性状】 ピコルナウイルス科（Family *Picornaviridae*）に属するウイルスは，エンベロープをもたない正20面体である．エンテロウイルス属とヘパトウイルス属に主要な病原性ウイルスが含まれている．その直径は25〜30 nmであり，最も小さい部類に入る（図6.4）．エンテロウイルス属やヘパトウイルス属は**酸や胆汁酸に抵抗性**であるが，エンテロウイルス属のライノウイルスは酸に対して不安定である．ゲノムは直鎖状一本鎖＋RNAである．

（a）エンテロウイルス属
（1）エンテロウイルスA〜D

計10種の**エンテロウイルスA〜J**（*Enterovirus A〜J*）のうち，主要なものは*Enterovirus A〜D*である（表6.1）．種名とおもな疾患は必ずしも一致しているわけではない．

❶ **急性灰白髄炎（ポリオ）**　エンテロウイルスCの一部（**ポリオウイルス**）によって引き起こされる二類感染症である．感染者の9割以上は不顕性感染であり，ごく少数で**無菌性髄膜炎**や**ポリオ**を発症する．経口的に侵入し，小腸や咽頭のリンパ組織などで増殖したのちウイルス血症を起こし，全身に広がる．ポリオでは脊髄の運動神経ニューロンの破壊により，**弛緩性麻痺**が起こる．また呼吸中枢に感染すると，**呼吸麻痺**が起こる．ポリオの致死率は小児で2〜5%，成人では15〜30%といわれる．

治療は対症療法のみである．予防には弱毒生ワクチンまたは不活化ワクチ

SBO RNAウイルス（ノロウイルス，ロタウイルス，ポリオウイルス，コクサッキーウイルス，エコーウイルス，ライノウイルス，A型肝炎ウイルス，C型肝炎ウイルス，インフルエンザウイルス，麻疹ウイルス，風疹ウイルス，日本脳炎ウイルス，狂犬病ウイルス，ムンプスウイルス，HIV，HTLVなど）について概説できる．

ピコルナウイルスの名前
ギリシャ語（一説にはイタリア語とも）で「小さい」を意味するピコ（pico）とRNA（rna）からきている．

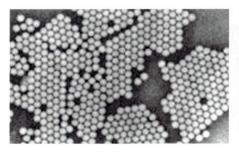

図6.4　ポリオウイルス
出典：国立感染症研究所 HP．

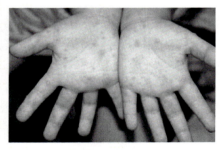

図6.5　手足口病

表6.1　エンテロウイルス属

現在の種名	古典的分類	血清型	おもな疾患
Enterovirus A	コクサッキーウイルス	A2, 3, 5, 8 A7 A10 A16	ヘルパンギーナ 無菌性髄膜炎 手足口病 ヘルパンギーナ 手足口病
	エンテロウイルス	71	手足口病，麻痺
Enterovirus B	コクサッキーウイルス	A9 B1〜6	無菌性髄膜炎 心筋炎，流行性筋痛症
	エコーウイルス	2, 4, 6, 9, 16 11 20, 26	斑丘疹状発疹 無菌性髄膜炎，斑丘疹状発疹 無菌性髄膜炎，斑丘疹状発疹， 上部気道炎(風邪) 上部気道炎(風邪)
Enterovirus C	ポリオウイルス	1〜3	急性灰白髄炎
	コクサッキーウイルス	A1 A21 A24	ヘルパンギーナ 風邪 急性出血性結膜炎
Enterovirus D	エンテロウイルス	70	急性出血性結膜炎，麻痺

ンが用いられる．ポリオの蔓延地域では流行を防ぐために前者が使用され，非蔓延地域では後者が用いられる．日本では，1961年以降生ワクチンが使用されていたが，毒力復帰株の出現による**ワクチン関連麻痺患者**の問題が発生していた．2012年11月からは**四種混合ワクチン**(DPT-IPV)が使用されている．

❷ **ヘルパンギーナ**　エンテロウイルスAまたはC(**コクサッキーウイルス**)が原因ウイルスである．特徴的な口腔内水疱咽頭炎や，潰瘍，咽頭炎を引き起こす熱性疾患であり，五類感染症(定点)である．

❸ **手足口病**　エンテロウイルスA(コクサッキーウイルスA16，**エンテロウイルス71**)によって引き起こされることが多い．口腔内や手，足にできる水疱・皮疹が主症状である(図6.5)．大流行も起こすが，予後は良好であり特別な治療が必要でない場合が多い．五類感染症(定点)である．

❹ **急性出血性結膜炎**　エンテロウイルスC(コクサッキーウイルスA24)，エンテロウイルスD(エンテロウイルス70)によるものが大多数である．エンテロウイルス70は腸管で増殖せず，結膜で増殖する．結膜下に激しい出血を伴う．

❺ **無菌性髄膜炎**　その多くはエンテロウイルス属によるもので，比較的予後良好である．

（b）**ライノウイルス属**

(1) **ライノウイルスA〜C**

ライノウイルスA〜C(*Rhinovirus A〜C*)は風邪の原因ウイルスである．

ワクチン関連麻痺患者
ワクチン株を投与された子供の腸管内で増殖する過程で，毒力を復帰した株が出現することがある．このウイルスは子供の排泄物を介して親や家族に感染が起こることがある．ポリオの流行地域では，公衆衛生上腸管内でのウイルス増殖を抑制する必要があるので，生ワクチンのほうが有効であるが，非流行地域ではそもそも下水道などの設備が整っており，流行は起こらない．感染した場合のポリオ発症を抑制するためであれば，不活化ワクチンのほうが安全性は高いといえる．

四種混合ワクチン
ジフテリア，百日咳，破傷風に対する三種混合ワクチンに，ポリオ不活化ワクチンを混合したもの．Diphtheria-Pertussis-Tetanus-Inactivated Poliovirus Vaccineを略して，DPT-IPVと呼ばれる．

> **COLUMN　ノロウイルス食中毒の報告件数と患者数**
>
> カンピロバクター・ジェジュニ/コリとノロウイルスの報告件数は年によって多少の変動はあるものの，ほぼ同数である．しかし患者数ではノロウイルスが圧倒的である．1件あたりの患者数を10年間で平均すると，カンピロバクター・ジェジュニ/コリでは5.8人であるのに対し，ノロウイルスでは41.2人である．この違いはノロウイルスの感染性の高さを意味していると思われる．

至適増殖温度が少し低く，腸管ではなく上気道で増殖して炎症を引き起こす．春（5～7月）と秋（9～11月）に多い．

6.2.2　カリシウイルス科

【分類・性状】カリシウイルス科（Family Caliciviridae）でヒトに病原性を示すものは，ノロウイルス属とサポウイルス属である．エンベロープをもたない正20面体の球形粒子であり，直径は35～40 nmである（図6.6）．酸（pH 3）や熱（60℃，5分）に安定である．ゲノムは直鎖状一本鎖+RNAである．

（a）ノロウイルス属とサポウイルス属

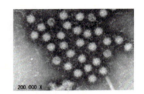

図6.6　ノロウイルス
提供：愛知県衛生研究所．

【疾患】ノロウイルス属（Genus *Norovirus*）と**サポウイルス属**（Genus *Sapovirus*）はヒトの胃腸炎の最も重要な原因ウイルスであり，「**冬の食中毒**」を引き起こすことが知られている．嘔吐，吐き気，下痢が主症状で，下痢は数日で回復する．ウイルスの伝染性は高く，患者の吐物や便から直接感染する．カキ，ハマグリ，アサリなどの二枚貝でウイルスが濃縮され，汚染された二枚貝が原因食材となりうる．ノロウイルス属ノーウォークウイルス（*Norwalk virus*）がおもな原因ウイルスであるが，ノロウイルスと総称されることが多い．サポウイルス属サッポロウイルス（*Sapporo virus*）も原因ウイルスであるが，件数は少ない．

【疫学】毎年300件程度の食中毒が報告され，カンピロバクター・ジェジュニ/コリと並んで最多である．患者数は年平均約14,000人である．11～4月にかけて発生件数は多い．

【予防・治療】治療は対症療法のみである．二枚貝の生食に注意することと，患者の吐物や便の消毒を厳重にする必要がある．消毒薬としては，塩化ベンザルコニウムは無効であり，アルコール消毒は効果が低い．**塩素系消毒**（次亜塩素酸ナトリウム）および85℃，1.5分以上の加熱が効果的である．

6.2.3　コロナウイルス科

【性状】コロナウイルス科（Family Coronaviridae）は宿主細胞膜に由来するエンベロープをもつ，多形性のウイルスである．エンベロープ表面に特徴的

なスパイク構造をもち，その形は太陽のコロナを想像させ，ウイルス名の由来となっている（図6.7）．ゲノムは一本鎖＋RNA である．

（a）ベータコロナウイルス属
（1）SARS コロナウイルス
SARS コロナウイルス（SARS coronavirus）は二類感染症の**重症急性呼吸器症候群**（Severe Acute Respiratory Syndrome）の原因ウイルスである．SARS は 21 世紀となって初めて世界的に流行した感染症である．

SARS の初期症状は高熱であり，頭痛，倦怠感，筋肉痛が一般症状としてあげられる．多くの SARS 患者で肺炎を併発する．感染経路としては，患者との密接な接触による飛沫感染が有力である．

（2）MERS コロナウイルス
MERS コロナウイルス（MERS coronavirus）は二類感染症の中東呼吸器症候群（Middle East Respiratory Syndrome）の原因ウイルスである．潜伏期間は平均 5〜6 日．主症状は発熱，咳，息切れなどであるが，重篤な合併症として肺炎や腎不全があげられる．致死率は 30〜40% とされる．ヒト-ヒト感染が認められるが，患者との密接な接触が主原因である．

6.2.4 トガウイルス科
【分類】トガウイルス科（Family *Togaviridae*）はアルファウイルス属とルビウイルス属からなる．アルファウイルス属には四類感染症の東部ウマ脳炎，西部ウマ脳炎，ベネズエラウマ脳炎の原因ウイルスが含まれる．カなどの節足動物媒介性である．ルビウイルス属は節足動物非媒介性で，風疹ウイルスのみである．
【性状】エンベロープをもつ正 20 面体の構造をもつ．エンベロープにはスパイク構造がある．ゲノムは一本鎖＋RNA である．

（a）ルビウイルス属
（1）風疹ウイルス
【症状】風疹は，俗に「三日ばしか」とよばれ，症状は麻疹に似ているが軽症である．五類感染症（全数）に指定されている．三大病状として発熱・発疹・リンパ節腫脹があげられる（図6.8）．一方，**先天性風疹症候群**（Congenital Rubella Syndrome；CRS）も五類感染症（全数）であり，先天性心奇形・難聴・白内障を主徴とする重篤な感染症である（図6.9）．
【感染経路】風疹患者の鼻咽頭分泌物を吸い込むことによる飛沫感染である．上気道から侵入し，リンパ節で増殖後，ウイルス血症となって全身に拡散される．不顕性感染も多い．妊婦が初感染した場合，胎盤を介して胎児に感染（**経胎盤感染**）することで CRS が発症する．母親が顕性感染した場合の CRS の発症頻度は妊娠週数に関係しており，妊娠 4 週では 50% 以上でそのリス

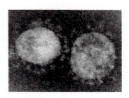
図 6.7 SARS コロナウイルス
出典：国立感染症研究所 HP．

新型コロナウイルス
新型コロナウイルスは 2019 年 11 月に中国武漢市で最初に発見され，2020 年にパンデミックを起こしたウイルスである．今もなおパンデミックは続いている．無症状あるいは軽症で終わることもあるが，基礎疾患を持つ者や高齢者は重症化リスクが高い．ワクチン接種により重症化予防が期待され，抗ウイルス薬の開発も進められている．SARS コロナウイルスに遺伝子的に近いことから SARS コロナウイルス 2（SARS-CoV-2）と呼ばれ，本ウイルスによる感染症は COVID-19 と称される．

COLUMN　風疹ワクチンの変遷

　風疹ワクチンは 1977 年以降，女子中学生を対象に定期接種が行われてきた．その後 1989 年に麻疹（measles）・流行性耳下腺炎（mumps）・風疹（rubella）混合生ワクチンが導入された．MMR ワクチン，または新三種混合ワクチンとよばれたものである．しかし，1993 年にワクチン接種後の無菌性髄膜炎が発生したため中止された．1995 年以降，男女小児（生後 12～90 か月）に風疹ワクチン単独の接種が行われ，経過措置として男女中学生に対しての接種が 2003 年まで実施された．2006 年からは現在の MR ワクチンの接種が開始されたが，法律の変更による未接種者のために，2008 年 4 月より 5 年間，中学 1 年生もしくは高校 3 年生に接種が行われた．
　現在，不顕性感染による先天性風疹症候群の発症を予防できない可能性も指摘されている．これを防ぐためには風疹の流行自体を予防する必要がある．男性でも接種が必要な理由の一つである．

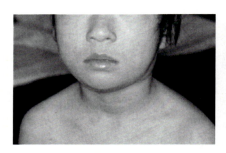

図6.8　風　疹
風疹による発疹-顔面および体幹全体に見られる．
出典：国立感染症研究所 HP．

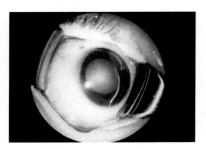

図6.9　CRS 白内障
出典：国立感染症研究所 HP．

クは妊娠 20 週を超えるまで続く．妊婦が不顕性感染でも CRS は発生しうる．
【予防・治療】CRS の有効な治療法はない．予防が重要であり，弱毒生ワクチンが有効である．2006 年からは麻疹と風疹の混合ワクチン（MR ワクチン）が導入され，生後 12～24 か月および小学校就学前 1 年間の 2 回接種である．成人女子の場合，ワクチン接種後 2～3 か月は避妊が必要である．また妊婦のワクチン接種は禁忌である．

6.2.5　フラビウイルス科

【分類・性状】フラビウイルス属とヘパシウイルス属がある．エンベロープをもち，直径は 40～60 nm であり，エンベロープをもつ RNA ウイルスとしては最小である．ゲノムは一本鎖＋RNA である．前者は**節足動物媒介性ウイルス**である．

（a）フラビウイルス属

病原体としては4種が重要であるが，最近ではジカウイルスも問題となってきている．

（1）デングウイルス

【症状】不顕性感染は75％程度である．初感染では軽症の**デング熱**(dengue fever；DF，四類感染症)から重症の**デング出血熱**(dengue hemorrhagic fever；DHF)や**デングショック症候群**(dengue shock syndrome；DSS)を引き起こす．血清型の異なるウイルスによる二次感染は，重症化のリスクが高い．DFは一過性熱性疾患であり，自然治癒する．DHFでは強い出血傾向と血管からの急速な血漿漏出を伴う．さらにDSSでは，血液量が減少することによるショック，そして血液濃縮を伴うことにより末梢において血液凝固が起こり，**播種性血管内凝固症候群**(disseminated intravascular coagulation；DIC)へと進行する．ショック状態に陥った場合，致死率は50％程度である．

【感染経路】ネッタイシマカおよびヒトスジシマカが媒介し，ヒトと**感染環**を形成する．

【疫学】年間約3900万人が感染していると見積もられ，36億人が感染のリスクに晒されているといわれている．ネッタイシマカが分布する熱帯の大都市では大流行が発生する．地球温暖化などによりベクターのカの分布域が拡大すれば，流行地域も拡大することが懸念される．

【治療・予防】抗ウイルス薬やワクチンはまだない．輸液によりDICを回避することはできる．カに刺されないことが最も効果的な予防法である．

（2）黄熱ウイルス

【症状】黄熱(四類感染症)の最も顕著な症状は，肝障害による**黄疸**である．これはウイルスの肝細胞に対する直接障害である．軽症の場合はインフルエンザに類似するが，重症の場合は黄疸に加え，頭痛・高熱・めまい・出血も伴う．致死率は20％を超える．

【感染経路・感染経過】感染環には**都市型サイクル**と**森林型サイクル**がある．都市型ではネッタイシマカとヒトの間でサイクルが維持される．ワクチン普及やネッタイシマカの撲滅計画により都市型は見られなくなった．森林型は現在でもサルとカの間で維持されている．カの吸血により侵入したウイルスは局所リンパ節で増殖後，ウイルス血症となり，全身に広がる．

【疫学】年間約20万人が罹患しているとされている．

【治療・予防】ワクチンが有効である．ワクチンは弱毒株(17D株)を凍結乾燥させたものである．流行地域に渡航する場合はワクチン接種が推奨されている．入国時に黄熱予防接種証明書の提出が要求される国もある．

（3）日本脳炎ウイルス

【症状】日本脳炎ウイルス(*Japanese encephalitis virus*，図6.10)の顕性感

ジカウイルス

ジカウイルス感染症(ジカ熱とも呼ばれる)を起こす．2015年，南アメリカ大陸での流行により広く知られるようになった．とくに妊婦が感染した場合の小頭症児の多発は大きな社会問題となっている．現時点では，媒介するカに刺されないようにすることが最も効果的な予防法である．

播種性血管内凝固症候群

本来ならば，血液凝固反応は出血箇所でのみ起きる．本疾患は，さまざまな基礎疾患に合併してこの血液凝固反応が全身の血管内で無秩序に起こる．その結果，血栓が生じる．一方で，無秩序な血液凝固反応により，血小板や血液凝固因子が大量に消費され，頭蓋内出血や消化管出血などの出血症状が併発する．早期治療が必要であり，治療が遅れれば死に至ることもある重篤な疾患である．

感染環，終末宿主

感染サイクルともいわれる．ウイルスは自分自身では増殖できないため，自らを増殖できる宿主が必要である．人獣共通感染症や，節足動物などを媒介する場合には，ヒトと動物あるいは節足動物で感染環が成立する．感染はするが，その宿主から別の宿主へと伝播しない場合，その宿主を終末宿主とよび，感染環からは外れている．

COLUMN　黄熱ウイルスと野口英世

野口英世は黄熱の病原体の研究を進める間に自らが黄熱に罹患し，1927年にガーナで死去した．1918年に野口は黄熱の病原体はレプトスピラであると同定していた．そして実際に野口ワクチンを開発し，当時派遣されていたエクアドルでの黄熱は収束したとされている．しかしこのワクチンは数年後に起きたアフリカでの黄熱には効果が見られなかった．その後の研究で野口の説は否定され，野口が見つけたものはワイル病の病原体であるとされた．このように野口の研究成果の中には，その後の研究者が否定したものが少なからず存在する．しかしこれは昨今問題となっている研究における捏造や不正ではない．あくまでも野口の立てた説がほかの研究者により否定されただけであり，科学の進歩として正しいものである．

染率は0.1～1％である．潜伏期間は5～15日である．日本脳炎(四類感染症)の主症状は高熱と脳炎である．急激な発熱や頭痛ののち，髄膜刺激症状や脳炎症状(意識障害，痙攣，四肢麻痺など)が現れる．致死率は30％程度であり，生存者の30～50％で精神障害や運動麻痺などの重篤な後遺症が残る．
【感染経路】 自然宿主はブタと鳥である．これらの自然宿主とコガタアカイエカとの間で感染環が維持される．感染したカがヒトに対して吸血することで感染する．ヒトおよびウマは終末宿主である．
【疫学】 アジアでは最も一般的なウイルス性脳炎である．日本ではワクチンの普及や水田の減少，養豚場の住宅地からの隔離などにより流行はほとんどない．養豚が盛んで湿潤気候であるアジア地域は，カの増殖に適しているため，注意が必要である．
【治療・予防】 抗ウイルス薬はなく対症療法しかない．乾燥細胞培養ワクチンが定期接種として用いられている．

（4）ウエストナイルウイルス
【症状】 ウエストナイルウイルス(*West Nile virus*，図6.11)の不顕性感染は80％程度とされる．**ウエストナイル熱**(四類感染症)の症状は，インフルエンザ様の倦怠感といったごく軽症のものから，重篤な髄膜炎や脳炎までさまざ

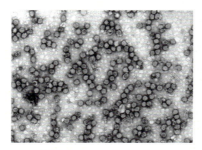

図6.10 日本脳炎ウイルス
出典：長崎大学熱帯医学研究所．

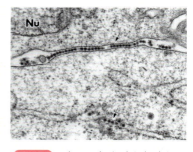

図6.11 ウエストナイルウイルス
出典：国立感染症研究所HP．

> **COLUMN　日本脳炎のワクチン**
>
> 従来はマウス脳由来の不活化ワクチンが使用されていた．このワクチンは3～5週齢のマウスの脳内にウイルスを接種し，脳炎症状を示したマウスの脳乳剤から精製したウイルスを用いたものであった．ワクチン接種者のなかに急性散在性脳脊髄炎に罹患したという報告があり，ワクチンとの因果関係が否定できなかった．そこで2005年に積極的推奨が差し控えられた（積極的推奨が控えられただけで，希望者に接種することは可能）．その後2009年からVero細胞（アフリカミドリザル腎臓由来株化細胞）で培養したウイルスをホルマリン処理した不活化ワクチンが使用されるようになった．ワクチン開発も時代とともに進化し，より適切なものへと改善されている例である．

まである．通常は急激な熱性疾患であり，1週間ほどで回復する．脳炎を起こした場合の致死率は3～19%である．

【感染経路】 自然界ではトリとカで感染環が成立している．ヒトおよびウマは終末宿主である．多くの種類のカに感受性があり，日本に上陸する可能性も考えられる．

【治療・予防】 対症療法のみであり，ワクチンもまだ開発されていない．

6.2.6　オルトミクソウイルス科

　オルトミクソウイルス科 (Family *Orthomyxoviridae*) は6属が分類されるが，このうち臨床的に問題となるのは，A型インフルエンザウイルス属 (Genus *Influenzavirus* A)，B型インフルエンザウイルス属 (Genus *Influenzavirus* B) C型インフルエンザウイルス属 (Genus *Influenzavirus* C) である．

（1）インフルエンザウイルス

【性状】 インフルエンザウイルス (influenza virus) のウイルスゲノムは一本鎖－RNAで**分節**している（図6.12）．分節数はA型，B型で8，C型では7である．各分節には1または2個の遺伝子が存在する．らせん対称のヌクレオカプシドをもち，ウイルス粒子内にRNA依存性RNAポリメラーゼをもつ．

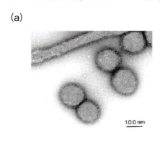
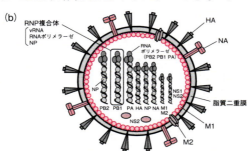

図6.12　インフルエンザウイルスの電子顕微鏡像（a）と模式図（b）
出典：（a）国立感染症研究所 HP．

エンベロープ上に糖タンパク質が**スパイク**を形成している．A型では糖タンパク質（HA，NA）の抗原性により，さらに亜型に分類される．**HA**（**ヘマグルチニン**）は1〜17，**NA**（**ノイラミニダーゼ**）は1〜10の抗原亜型が確認されている．ヒトに感染するものはいくつかの亜型に限られるが，自然宿主である水禽はすべての亜型によって感染を受ける．

【**増殖過程**】A型ウイルスは，宿主細胞のウイルスレセプター（**シアル酸**）と結合する．エンドサイトーシスによって取り込まれたのち，エンドソーム内の酸性pHによってM2水素イオンチャネルが活性化される（図6.13）．同時にHAの立体構造が変化し，エンベロープとエンドソーム膜が融合する．このときHAはあらかじめHA1とHA2に酵素によって切断（開裂）されていなければならない．膜融合によりRNP複合体が細胞質へと放出される（脱殻）．RNPは核内に移動し転写や複製がはじまる．翻訳されたポリメラーゼなどは核内に移行し，RNPを形成したのち，核外へ輸送され細胞表面に送られる．一方HA，NAなどの膜タンパク質はゴルジ装置を経由して細胞表面に輸送され，RNPと会合する．次いで新たなウイルス粒子が出芽し，NAが細胞表面のシアル酸を除去することにより細胞とウイルス粒子が遊離する．

【**歴史・疫学**】1933年にA型，1940年にB型，1950年にC型が分離された．15世紀以降少なくとも13回の大流行（パンデミック）がA型によって起こったとされている（表6.2）．最も有名なものは1918年の**スペイン風邪**である．当時日本では2500万人が罹患し，そのうち40万人が死亡した．

　現在，世界で流行しているインフルエンザはA（H3），A（H1N1pdm09），A（H1）およびB型である．日本では，A（H3），A（H1N1pdm09）およびB型であり，**2009H1N1**以降，従来のA（H1）はほとんど検出されていない．

パンデミック 2009H1N1
2009年に起きたA（H1N1）pdm09による世界的な大流行であり，同年4月北アメリカで発生したのが最初とされている．日本では同年5月に初めての感染者が報告された．その後，感染者は増加し，翌年3月に第一波の終息が宣言されるまで，患者数は累計500万人以上にのぼるといわれている．

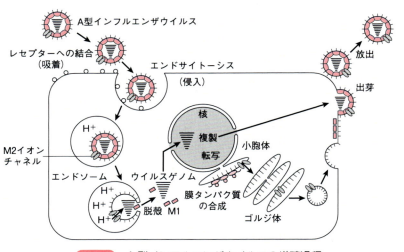

図6.13　A型インフルエンザウイルスの増殖過程

表6.2 おもなインフルエンザ大流行

流行年	亜型	大流行のよび名(和名)
1889～1890	H3N8？	Asiatic または Russian Flu
1918	H1N1	Spanish Flu（スペイン風邪）
1957～1968	H2N2	Asian Flu（アジア風邪）
1968～1969	H3N2	Hong Kong Flu（香港風邪）
1977～1978	H1N1	Russian Flu（ロシア風邪）
2009～2010	H1N1	2009 flu pandemic

また1997年には香港で**高病原性鳥インフルエンザA**(H5N1)によるアウトブレイクが報告された．

【疾患】A型に比べるとB型は軽症であるが，症状から両者を区別することは難しい．飛沫感染による**急性上気道感染**である．1～2日間の潜伏期間ののち，頭痛・悪寒などの症状の後高熱を発する．気管・気管支炎，咳，鼻汁に加え腰痛や筋肉痛，関節痛も伴う．3～4日で回復にむかうが，感染が下気道にまで広がると重篤化する．高齢者などのハイリスク群や乳幼児では合併症の危険性が高く，**肺炎**や**インフルエンザ脳症**が起こりうる．さらに細菌との混合感染や二次感染により死亡率が増加する．C型では発熱や鼻汁は見られるが，臨床経過は短い．

世界的な大流行を引き起こすのはA型である．毎冬，温帯地域で起こる小規模な流行はA型もしくはB型によるものである．C型による感染は季節を問わずみられる．A型は人獣共通感染症であるが，B型とC型はおもにヒトを自然宿主とする．

インフルエンザは五類感染症(定点)であるが，H5N1による鳥インフルエンザは二類感染症である．また新型インフルエンザや再興型インフルエンザ

COLUMN スペイン風邪

感染者は5億人ともいわれており，当時の世界人口の約半数という，甚大なパンデミックである．死者は5000万人にも達し，死亡時期は1918年9月中旬～12月中旬までの16週間に集中している．1918年は第一次世界大戦が終結した年でもあるが，人類最初の世界大戦での死者は900～1500万人ということから考えると，いかにスペイン風邪が猛威を奮ったかがよく理解できる．発生源として現在有力なのがアメリカのカンザス州ハスケル郡であるが，確定はできていない．発生源の特定はきわめて難しく，いろいろな論争があるが少なくともスペインではないことは確かである．これは，当時，戦時下であったため，情報統制されていない中立国であったスペインから情報が発生したことによると思われる．一説にはスペイン風邪により戦争の終結が早まったともいわれている．

> **COLUMN　シアル酸と宿主**
>
> シアル酸は，動物の細胞表面における糖タンパク質や糖脂質の末端に存在する糖の一つである．シアル酸は隣接する糖（ガラクトース）との結合様式により α2-3 型と α2-6 型に区別される．トリの腸管上皮細胞には α2-3 型が存在し，ヒトの気道粘膜には α2-6 型が存在する．トリインフルエンザウイルスは前者に結合し，ヒトインフルエンザウイルスは後者に結合する．これが，トリインフルエンザウイルスが簡単にはヒトに感染しない理由である．一方，ブタの気道上皮細胞には両方のシアル酸が存在するため，両者のウイルスが同時に感染しうる．混合感染することで遺伝子再集合によりまったく新しいタイプのヒトインフルエンザウイルスが出現する可能性がある．

の場合には，必要に応じて一類感染症に準じた対応をとることができる（**新型インフルエンザ等感染症**）．

【治療・予防】 抗インフルエンザウイルス薬が投与される．またコンポーネントワクチンも接種することができる（第 10 章参照）．

6.2.7　パラミクソウイルス科

ウイルスゲノムは一本鎖-RNA で，オルトミクソウイルス科と異なり分節していない．エンベロープをもち，膜融合活性を持つ F タンパク質を有する．増殖の過程で F タンパク質と細胞膜が融合することにより，ヌクレオカプシドが細胞内に送り込まれる．

（a）モルビリウイルス属
（1）麻疹ウイルス
【感染経路】 麻疹ウイルス（*Measles virus*）飛沫・飛沫核・接触感染により伝

> **COLUMN　高病原性と低病原性**
>
> A 型インフルエンザウイルスの増殖過程において HA の開裂が必須である．この開裂は宿主細胞内のトリプシン様酵素が担う．通常のヒトインフルエンザウイルスに対するこの酵素は気道に局在する細胞しか持っていない．その結果，増殖は気道に限局される．一方いわゆる強毒株においては，HA の開裂部分のアミノ酸配列が異なっており，この部分を開裂できる酵素は普遍的に存在する furin である．そのため，どの細胞に感染しても感染粒子が生まれることとなり全身性の感染となる（下図）．
>
>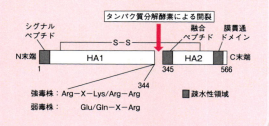

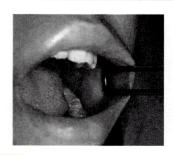
図6.14 麻疹による口腔内コプリック斑
出典：国立感染症研究所 HP.

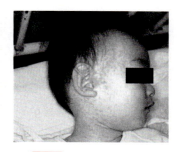
図6.15 麻疹による発疹
出典：国立感染症研究所 HP.

播する．経気道感染である．伝染力はきわめて強く，ほぼすべてが顕性感染である．

【症状】麻疹は五類感染症（全数）である．10〜14日間の潜伏期間後，発熱，気道や粘膜の**カタル症状**が起こる（カタル期）．口腔粘膜に特徴的な**コプリック（Koplik）斑**（図6.14）ができる．局所リンパ節で増殖したウイルスによりウイルス血症となり，全身感染へ移行する．熱はいったん下降するが再び上昇し，頸部や顔面に特徴的な発疹（図6.15）が現れ，この発疹は下降性に全身で出現する（発疹期）．予後はよいが，一過性の免疫抑制状態となるため，高確率で合併症（細菌性肺炎，中耳炎，咽頭炎）が起こる．0.1％の頻度で見られる麻疹脳炎は重篤で致死率も高い（約15％）．麻疹罹患後数年が経過してから遅発性ウイルス感染症である**亜急性硬化性全脳炎**（subacute sclerosing panencephalitis; SSPE）を発症する場合もある．進行性に脳の機能が侵され，数年以内に死亡する．

【疫学】日本では春から夏にかけて流行する．1980年には世界で毎年260万

> **遅発性ウイルス感染症**
> 一般的に長い潜伏期間を経たのちに徐々に発症し，進行性に症状が悪化する致死的なウイルス感染症を指す．しかし定義があいまいな部分もある．亜急性硬化性全脳炎以外には，JCウイルスによる進行性多巣性白質脳症（progressive multifocal leukoencephalopathy; PML）が含まれる．

COLUMN　　抗原変異

A型インフルエンザウイルスは，表面抗原のHAやNAの抗原性が変化することで毎年のように流行が起こる．この変異には不連続変異（antigenic shift）と連続変異（antigenic drift）がある．不連続変異の場合には，ゲノムが分節していることが重要となる．一つの細胞に複数のウイルスが混合感染した場合，その細胞内でさまざまな組合せで再集合（遺伝子再集合，genetic reassortment）が起こり，それまでに存在しなかった組合せのウイルス粒子が誕生する．この新しいウイルスに対して多くの人が抗体をもっていない場合，パンデミックとなる．過去のパンデミックは不連続変異によるものである．一方連続変異は，HAやNAのアミノ酸変異が起こることによって抗原性が変化するものである．こちらでも流行は起こるが，不連続変異に比べれば大きな流行とはならない可能性が高い．

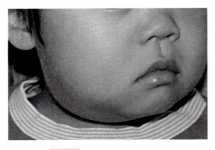
図6.16 流行性耳下腺炎

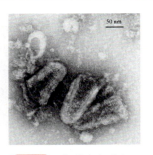
図6.17 狂犬病ウイルス
出典：大分大学医学部微生物学講座 HP.

人の死者があったが，ワクチンが普及されるにつれて減少してきた．

【治療・予防】特異的な治療法はない．**麻疹・風疹(MR)混合ワクチン**として，1歳および小学校入学前1年の2回の定期接種が行われている．

（b）ルブラウイルス属

（1）ムンプスウイルス

【感染経路】ムンプスウイルス(*Mumps virus*)は唾液を介した飛沫および接触感染である．気道粘膜で増殖したウイルスはウイルス血症を通じて全身の臓器に広がる．不顕性感染は30％程度である．

【症状】流行性耳下腺炎〔五類感染症（定点）〕は，2〜3週間の潜伏期間ののち発熱と**耳下腺腫脹**（片側もしくは両側）により発症する（図6.16）．合併症として無菌性髄膜炎を発症することもある．思春期以降の男性が発症すると睾丸炎を伴う場合もあるが，不妊に至る例はまれである．予後は良好であるが，後遺症として難聴をきたす場合がある．

【治療・予防】発症した場合は対症療法のみである．弱毒生ワクチンで予防可能であり，任意接種で受けることができる．

（c）ニューモウイルス属

（1）ヒトRSウイルス

ヒトRSウイルス(*Human respiratory syncytial virus*)は乳幼児の冬風邪の原因として小児科領域では重要である．飛沫および接触感染で伝播する．軽度の風邪様症状から肺炎まで臨床症状はさまざまである．1歳までに半数以上が，3歳までにほとんどの小児が感染する．重症例も多いため，ワクチンの開発が期待されている．慢性の肺疾患をもつハイリスクな小児に対しては予防的に抗RSヒト化モノクローナル抗体である**パリビズマブ**が投与される．

6.2.8　ラブドウイルス科

ウイルスゲノムは一本鎖–RNAで，エンベロープをもち，ビリオンは特徴的な砲弾型である．

> **COLUMN　狂犬病の恐ろしさ**
>
> 　症状の特異性から狂犬病がいかに恐ろしいかは十分理解できる．しかし発症後では治療困難であることに加えて，狂犬病の診断を経験したことがある医師が日本ではきわめて少ないことも重要である．本人の申告などがなければ，初期診断で狂犬病を考慮することは難しい．疑わなければワクチン投与などの処置も行わないため，そのまま発症に至る．また日本が数少ない狂犬病清浄国であることもあり，一般市民の狂犬病に対する意識が高いとはいえないことも注意を要する点である．狂犬病予防法では，イヌの所有者に対してイヌの予防接種を義務づけている．日本が狂犬病清浄国であり続けるために，イヌを飼っている人たちにはぜひ予防接種をお願いしたい．

(a) リッサウイルス属

　感染源は動物である．感染症法では狂犬病ウイルスによる**狂犬病**と，その他のリッサウイルス属のウイルスによる疾患を**リッサウイルス感染症**として，いずれも四類感染症に指定している．

(1) 狂犬病ウイルス

【症状】 狂犬病ウイルス($Rabies\ virus$，図6.17)の潜伏期間は，咬傷部の頭部からの距離，傷の深さ(重症度)，侵入したウイルス量によって変化するが，平均すると1〜3か月である．**狂躁型狂犬病**では，恐水症や恐風症とよばれる咽頭筋の痙攣や嚥下困難が起こる．また一部では筋肉の麻痺が進行する**麻痺型狂犬病**も見られる．いずれの場合でも発症すれば致死率はほぼ100％である．

【疫学】 狂犬病は一部の国を除き全世界に分布している．おもにアジアに集中している．ワクチンで100％予防できる疾患であり，海外ではワクチンの接種率向上に伴って，死者は減少している．

【感染経路】 咬傷感染である．感染した動物(イヌなど)に咬まれ，傷からウイルスが侵入する．侵入したウイルスは感染局所で増殖したのち，末梢神経から上行性に脊髄や脳に達する．

【予防・治療】 臨床上狂犬病であるとわかった時点ではすでに治療は難しい．ただし潜伏期間が長いため，**曝露後ワクチン**が有効な疾患である．日本では乾燥組織培養不活化ワクチンが接種できる．

6.2.9 フィロウイルス科

(a) マールブルグウイルス属

(1) マールブルグウイルス

　マールブルグウイルス($Marburg\ virus$)は一類感染症の**マールブルグ病**を引き起こす．頭痛や全身倦怠感にはじまり，重篤な出血症状が起こる．患者血液や体液との接触により伝播する．治療は対症療法のみである．

（b）エボラウイルス属
（1）エボラウイルス

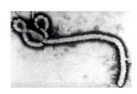

図6.18　エボラウイルス

【症状】エボラウイルス（*Ebola virus*, 図6.18）は一類感染症の**エボラ出血熱**を起こす．潜伏期間は2〜21日．突然の発熱，筋肉痛，頭痛にはじまり，嘔吐，下痢，発疹が起こり，多臓器不全を起こす．

【疫学】最初に報告されたのは1976年であり，スーダン，ザイール（現在のコンゴ民主共和国）で感染者がでた．その致死率の高さは全世界に恐怖をもたらした．それ以降，ガボンやウガンダでもたびたび流行が起こっている．

【感染経路】感染動物の血液，分泌物，臓器などへの接触によって起こる．またヒト-ヒト感染も，感染患者の血液などを通じて起こる．

6.2.10　アレナウイルス科
（a）アレナウイルス属
（1）ラッサウイルス

ラッサウイルス（*Lassa virus*）は**ラッサ熱**（一類感染症）の原因ウイルスである．ウイルスゲノムはアンビセンスRNAで2分節である．エンベロープをもつ．感染ネズミの尿や血液との接触などにより伝播する．血液などを介したヒト-ヒト感染も起こりうる．西アフリカ一帯で毎年発生し，年間数十万人が罹患する．発熱，頭痛，倦怠感に引き続き，重症化すると眼球・消化管出血，肺炎，心臓炎などを引き起こす．致死率は発症者では20％程度である．リバビリンが有効とされている．

> **アンビセンスRNA**
> アレナウイルス科やブニヤウイルス科のウイルスのなかには，ゲノムがアンビセンスRNAであるものが存在する．多くのRNAウイルスのゲノムはプラス鎖またはマイナス鎖であるが，アンビセンスRNAの場合には，プラスの領域はそのまま翻訳され，マイナスの領域は一度RNA依存性RNAポリメラーゼでプラス側に変換されたのち，翻訳される．

6.2.11　ブニヤウイルス科

ウイルスゲノムは一本鎖-RNAであり，エンベロープをもつ．ハンタウイルス属以外は昆虫媒介性である．

（a）ハンタウイルス属

腎症候性出血熱（hemorrhagic fever with renal syndrome；HFRS）を引き起こすハンターンウイルス（*Hantaan virus*）と，**ハンタウイルス肺症候群**（hantavirus pulmonary syndrome；HPS）を引き起こすシンノンブレウイルス（*Sin nombre virus*）が代表種である．いずれも四類感染症である．HFRSは発熱，タンパク尿，血尿，出血傾向を主徴とし，重症例では腎不全に至り，致死率は15％にのぼる．HPSでは発熱，筋肉痛などに引き続き肺水腫による呼吸不全が起こる．致死率は40％程度とされている．本属のウイルスはげっ歯類から感染し，ヒトは終末宿主である．

（b）ナイロウイルス属
（1）クリミア・コンゴ出血熱ウイルス

クリミア・コンゴ出血熱ウイルス（*Crimean-Congo hemorrhagic virus*）

は一類感染症である**クリミア・コンゴ出血熱**の原因ウイルスである．ウシ，ヒツジ，ヤギなどの多くの野生動物が自然宿主であり，マダニによって媒介される．発熱・頭痛・筋肉痛などのインフルエンザ様症状から，重症化すると皮膚や多種の臓器（肝，腎，消化管）から出血する．致死率は 15〜40% と高い．対症療法のほかリバビリンが有効とされている．

（c）フレボウイルス属

（1）SFTS ウイルス

四類感染症である**重症熱性血小板減少症候群**(severe fever with thrombocytopenia syndrome；SFTS)は，発熱，頭痛，筋肉痛，嘔吐や下痢などの消化器症状，血小板減少，白血球減少といった症状を示し，致死率は数〜30% に至る．SFTS は 2009 年に中国・華中地方での報告が最初の新興感染症である．日本では近畿地方以西で報告されており，SFTS の発生地域と日本紅斑熱の発生地域は重複している．マダニを介して感染する（図 6.19）．ヒト-ヒト感染は，患者の血液の接触によって起こるが，粘膜や傷から侵入する．

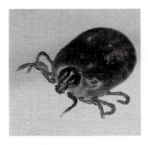

図 6.19　フタトゲチマダニ
出典：国立感染症研究所 HP．

6.2.12　レオウイルス科

（a）ロタウイルス属

（1）ロタウイルス

【性状】ロタウイルス(*Rotavirus*)は二本鎖 RNA をウイルスゲノムをもち，エンベロープをもたない．ゲノムは 11 本に分節している．正 20 面体のビリオン内に RNA 依存性 RNA ポリメラーゼをもつ．車輪（ラテン語で rota は車軸）状の形が特徴である（図 6.20）．NSP4 にエンテロトキシンとしての活性が，ウイルスでは初めて報告された．

【症状】**冬季乳幼児嘔吐下痢症**（小児仮性コレラ，白痢）を引き起こす．特徴的なコレラ様白色水様便を呈する．

【疫学】5 歳以下の急性胃腸炎の主要な原因となっている．日本では 1〜5 月，特に春先に多い．

【感染経路】糞口および飛沫感染である．

【予防・治療】脱水に対しての対策が重要である．また下痢便には多量のウイルスが存在しているため，二次感染を防ぐために手洗いや消毒も重要となる．日本では単価弱毒生ワクチンと 5 価弱毒生ワクチンがあり，いずれも任意接種の経口ワクチンである．

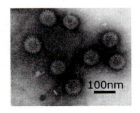

図 6.20　ロタウイルス
提供：岡山県環境保健センター．

6.2.13　レトロウイルス科

【性状】ウイルスゲノムとして一本鎖 +RNA を 2 分子もち，ビリオン内に逆転写酵素(reverse transcriptase)，インテグラーゼ(integrase)，プロテアーゼ(protease)をもつ（図 6.21）．また，エンベロープをもつ．

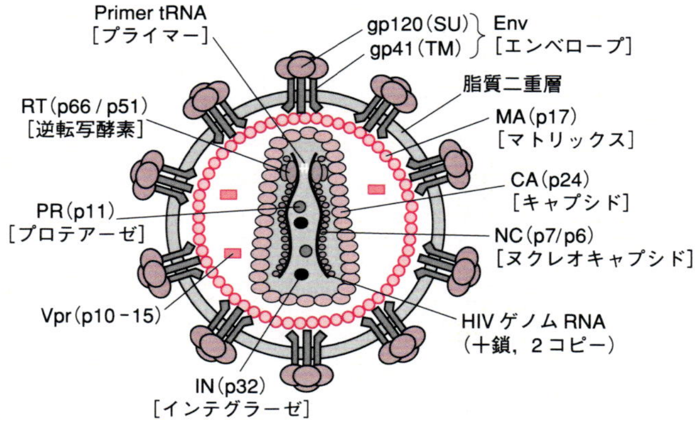

図6.21 HIVの構造

（a）デルタレトロウイルス属
（1）ヒトT細胞白血病ウイルス
【症状】ヒトT細胞白血病ウイルス(*Human T-leukemia virus*)は**成人T細胞白血病**(adult T-cell leukemia；ATL)を引き起こす．潜伏期間はきわめて長く(20～40年)，発症率はキャリアの1～6％である．発病した場合は患者の大部分は1年以内に死亡する．脊髄障害であるHTLV-1 associated myelopathy(HAM)や，関節リウマチと同じ症状を示すHTLV-1 associated arthropathy(HAAP)の原因ウイルスでもある．
【疫学】世界で約2000万人のキャリアがいるとされており，そのおもな地域は，南日本，アフリカ，カリブ海沿岸，南米である．九州地方での有病率は世界的にも高い．キャリアは国内に110万人存在するといわれており，減少には転じていない．
【感染経路】母乳を介した母子感染，精液を介した性行為感染がおもである．CD4陽性T細胞に感染し，がん化して白血病細胞となる．
【予防・治療】ヒト化モノクローナル抗体である**モガムリズマブ**が投与される．有効なワクチンはまだないが，母乳を人工栄養に切り替えることでキャリアの母親からの母子感染は抑制できる．

（b）レンチウイルス属
（1）ヒト免疫不全ウイルス
【疫学】1981年アメリカにおいて，ニューモシスチス肺炎やカポジ肉腫などの患者の多くでCD4陽性T細胞の数が顕著に減少していたことが報告された．後天性免疫不全症候群(acquired immunodeficiency syndrome；AIDS)と名付けられたこの疾患は，男性同性愛者に限られると思われていたが，その後薬物中毒者にも見られることがわかった．1983年に患者のリンパ球から**ヒト免疫不全ウイルス**(human immunodeficiency virus)が同定された．HIV-1と

> **COLUMN　日本人と成人T細胞白血病**
>
> 　成人T細胞白血病の研究において，日本人は大きな役割を担った．1977年に京都大学の高月らは，九州・沖縄地方の出身者に多く見られるT細胞性の白血病（通常の白血病はBリンパ球由来）を見出し，成人T細胞白血病と命名した．その後1981年に，京都大学の日沼，岡山大学の三好，癌研究会の吉田は，患者由来の細胞株に逆転写酵素をもつレトロウイルスが存在することをつきとめた．ヒトのがんがウイルスによって引き起こされることを示した初めての研究成果である．その1年前の1980年，アメリカではGallo が菌状息肉腫からレトロウイルスを見いだしていた．吉田らの遺伝子構造の解析により，このウイルスは日沼が見いだしたウイルスと同一のものであった．そしてこのウイルスはHTLVと名付けられた．同じくレトロウイルスであるヒト免疫不全ウイルスの発見は1983年のことである．HTLVの研究成果が役に立ったことは想像にかたくない．

HIV-2の二つの型が存在し，前者が全世界に見られ，後者は西アフリカに限定される．AIDSにより1年間で約150万人が死亡するとされている．

【症状】**CD4陽性T細胞**に感染することで，宿主の免疫システムを破壊し，五類感染症（全数）であるAIDSを引き起こす．HIVはCD4陽性細胞に感染し細胞を破壊するため，血中のCD4陽性T細胞が減少する（図6.22）．この期間をウィンドウ期といい，風邪様の症状を呈する．その後細胞傷害性T細胞が誘導されるため，ウイルス量は低下し，いったんはCD4陽性T細胞の量も回復する（無症候期）．しかしこの状態でもウイルスが体内から完全に消えておらず，持続感染の状態である．数〜10年程度の無症候期ののち，CD4陽性T細胞の減少に伴って免疫力が低下し，リンパ節腫脹，体重減少，発熱，慢性下痢が続くARC期（AIDS関連症候群，AIDS-related complex）に入る．さらにCD4陽性T細胞が200個/μLまで減少すると，本来の免疫状態では

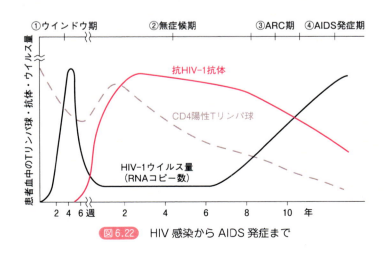

図6.22　HIV感染からAIDS発症まで

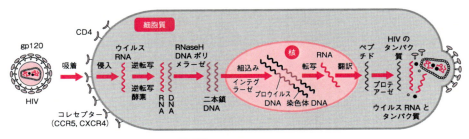

図6.23 HIVの増殖過程

CD4を主レセプター，CCR5やCXCR4などのケモカインレセプターをコレセプターとし，CD4陽性のヘルパーT細胞に結合し，エンベロープと細胞質膜の直接の融合によって侵入する．もち込まれた逆転写酵素により，細胞質でウイルスゲノムは逆転写され，生じた二本鎖DNAは核内に輸送される．インテグラーゼにより宿主細胞のゲノムDNAに組み込まれ，プロウイルスとなる．プロウイルスから，宿主細胞のRNAポリメラーゼによりウイルスRNAに転写される．完全長mRNAには，*gag*（ウイルス粒子構成タンパク質の遺伝子），*pol*（プロテアーゼ，逆転写酵素およびインテグラーゼの遺伝子）が存在し，宿主細胞のリボソームで翻訳される．またこのmRNAはウイルスゲノムとしても利用される．完全長mRNAに対してスプライシングにより*gag, pol*が除かれたmRNAからは，Env（エンベロープタンパク質）が翻訳される．Envは翻訳されたのち，ゴルジ装置に運ばれ，プロセッシングを受ける．*gag-pol*はGagおよびGag-Pol前駆体として翻訳され，細胞質膜に運ばれる．粒子形成が行われ，出芽（budding）するが，この段階でGag-Pol前駆体からプロテアーゼが切断され活性型となり，逆転写酵素やインテグラーゼも切り離される．さらにいくつかのタンパク質が機能型となり，成熟型のウイルス粒子となる．

感染・発症しなかった感染症が起こる．AIDSを発症すると，さまざまな**日和見感染**〔ニューモシスチス（カリニ）肺炎，カンジダ症，帯状疱疹など〕や，カポジ肉腫を併発し，死に至る．未治療の場合は予後2〜3年といわれる．

【感染経路】感染の大多数は**性行為感染**であるが，母子感染も重要である．輸血や血液製剤による感染は抗体やウイルスのスクリーニングによりほとんどなくなったが，過去には**薬害エイズ事件**が起こっている．医療現場では，HIV患者の血液の針刺し事故による感染も起こりうる．増殖過程を図6.23に示す．

【予防・治療】教育やコンドームの使用によって針刺し事故や性行為感染を減らすことができる．また母子感染は母親の治療によってかなり減少させることができる．治療については第10章で述べる．

薬害エイズ事件
1980年代に非加熱製剤（ウイルスを加熱により不活性化しなかった血液凝固因子製剤）を治療に用いたため，原料の血液に含まれていたHIVにより，多くの感染者やエイズ患者が発生した事件である．

6.3 肝炎ウイルス

　　肝炎ウイルスとは，肝炎を引き起こすウイルスのなかで肝細胞を主たる標的とするウイルスの総称であり，全身症状の一部として肝炎を示すウイルス（EBウイルス，サイトメガロウイルス，単純ヘルペスウイルス，黄熱ウイルスなど）は除外する．現在A型〜E型までの5種が知られている（表6.3）．

（a）A型肝炎ウイルス

【性状】A型肝炎ウイルス（*Hepatitis A virus*；HAV）はピコルナウイルス科ヘパトウイルス属（Genus *Hepatovirus*）に属する．エンベロープをもたない正

表6.3　肝炎ウイルス

	A型肝炎ウイルス	B型肝炎ウイルス	C型肝炎ウイルス	D型肝炎ウイルス	E型肝炎ウイルス
分類	ピコルナウイルス科	ヘパドナウイルス科	フラビウイルス科	科は未分類	ヘペウイルス科
ウイルス粒子の直径	27 nm	42 nm	55〜65 nm	36 nm	27〜32 nm
エンベロープ	−	＋	＋	＋	−
ウイルス核酸	RNA	DNA	RNA	RNA	RNA
伝播様式	経口（糞便）	血液	血液	血液	経口（糞便）
持続感染	−	＋	＋	＋	−
肝がんとの関連性	−	＋	＋	？	−

20面体のウイルス粒子である．酸や胆汁酸に抵抗性で，ゲノムは一本鎖＋RNAである．

【疾患】A型肝炎は，四類感染症である．潜伏期間約4週間の後，発熱，全身倦怠感，嘔吐などが起こり，その後**黄疸**が発現する．慢性化はせず，通常は1〜2か月で治癒する．小児では不顕性感染が多いが，高齢者では重症化率が高い．肝障害はウイルスの直接作用ではなく，感染細胞を排除しようとする免疫機構によるものとされている．感染者から排泄された糞便が感染源となり，汚染された食品（おもにカキやシジミなどの貝類）や水を介して経口感染（糞口感染）する．ヒトが唯一の自然宿主であり，感染後は終生免疫を得る．

【予防・治療】予防が最も効果的である．ホルマリン処理した不活化ワクチンが利用できる．特にA型肝炎の流行地への渡航のときは接種が推奨される．また生の食物，生水の摂取を避けることも重要である．

（b）B型肝炎ウイルス

【分類・形態】B型肝炎ウイルス（Hepatitis B virus；HBV）はヘパドナウイルス科（Hepadnaviridae）に属する．直径が約40 nmの小型球形ウイルスでヌ

COLUMN　A型肝炎の疫学

糞口感染するA型肝炎の拡散には，上下水道の整備状態と深く関係がある．劣悪な地域では，高い確率で小児期に感染するが，この時期では不顕性感染もしくは発症しても軽症であり，肝炎発症率は低い．都市部を中心に上下水道が整備されるにつれて，感染率は低下する．しかし免疫をもたない感受性者が増えることにより，ときとして大流行が発生する．1988年1月に発生した中国・上海の例では2か月間で約30万人に感染が広がった（原因はトリガイ類）．さらに整備が進むと，流行の発生そのものがなくなる．日本では1989〜1990年に起こった熊本県での流行（患者総数約200名）が最も近い報告である．

このような変遷に伴い，A型肝炎の抗体保有率が低下してきている．海外渡航時にはこれらの状況も踏まえて準備をしておくことが望まれる．

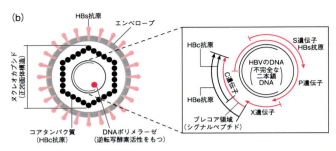

図 6.24 HBV の構造とゲノム
（a）電子顕微鏡像，（b）HBV の模式図．

クレオカプシド（コア粒子）の外側にエンベロープを持つ（図 6.24）．ゲノムは不完全な環状二本鎖 DNA であり，一部が重なりながら四つの遺伝子（S, P, C, X）がコードされている．

【性状】感染可能な B 型肝炎ウイルス粒子は，Dane 粒子とよばれる．エンベロープには **HBs 抗原**（hepatitis B surface antigen）が存在する．ヌクレオカプシド（コア粒子）は HBV DNA とそれを包む **HBc 抗原**（hepatitis B core antigen）から成り立つ．また逆転写酵素活性をもつ DNA ポリメラーゼがビリオン内に存在する．患者血清中には感染性をもつ Dane 粒子以外に小型球状粒子や管状粒子が多数見られ，コア粒子内の可溶性タンパク質である **HBe 抗原**（hepatitis Be antigen）も検出される．

【増殖過程】HBV のウイルスレセプターを介して肝細胞に吸着後，エンドサイトーシスによって侵入する．エンベロープが外れコア粒子となり，ウイルスゲノムは核内で DNA ポリメラーゼにより完全な二本鎖 DNA となる．その後，宿主の RNA ポリメラーゼによりウイルスゲノム全体の mRNA が合成され，これを鋳型に HBV の DNA ポリメラーゼが－鎖 DNA を逆転写し，＋鎖 DNA を合成して二本鎖 DNA となる（図 6.25）．

【病原性】HBV 自体は肝細胞を障害しない．HBV による肝炎〔五類感染症（全数）〕は，宿主の免疫反応により肝細胞が破壊されて起こるものである．

【疾患（感染経路を含む）】HBV のおもな感染経路は，**血液感染**，**母子感染**，**性行為感染**である．3 歳以上の水平感染では，HBV 感染後約 1～6 か月の潜伏期間を経て，**急性 B 型肝炎**を発症する．発熱，食欲不振，全身倦怠などの初期症状が見られ，約 30％は黄疸が見られる．数週間で回復過程に入る．母子感染および 3 歳未満での水平感染では感染者の免疫能が未熟なため HBV に対して免疫寛容状態となる．その場合持続感染状態となり，約 10～20 年間，**無症候性キャリア**となる．その後，免疫寛容状態が解消されると肝細胞障害が起こり，**慢性 B 型肝炎**（5～10％程度）となる．さらに，慢性 B 型肝炎患者のごく一部の患者が**肝硬変**，**肝細胞がん**へと進行する．

【予防・治療】B 型肝炎の予防には HBV ワクチンが有効である．また劇症肝

HBV のウイルスレセプター
最近の報告では，sodium taurocholate cotransporting polypeptide（NTCP）が HBV のレセプターであるとされている．

HBV 感染による肝細胞の破壊
HBV は感染細胞表面にウイルス特異的ペプチドとして MHC クラス I により提示され，キラー T 細胞（細胞障害性 T 細胞）がそれを認識し，感染した肝細胞ごと破壊することにより肝炎が起こる．また，HBV に対する抗体が感染細胞に結合し，抗体依存性細胞傷害作用（antibody-dependent-cellular-cytotoxicity；ADCC）により感染細胞を破壊することによっても肝炎が起こる．

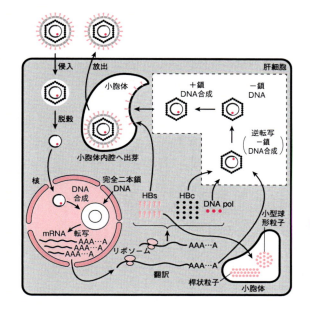

図 6.25 HBV の増殖過程

HBV の DNA ポリメラーゼは，逆転写酵素活性をもっている．ラミブジンやエンテカビルは，この過程を阻害し，HBV の増殖を抑制する．HBV の増殖が激しいときは，HBs が自己集合して感染性のない小型球形粒子や桿状粒子を形成し細胞外に放出される．

炎や慢性肝炎の場合には抗ウイルス薬が投与される（詳細は第 10 章参照）．

(c) C 型肝炎ウイルス

【分類・性状】C 型肝炎ウイルス (*Hepatitis C virus*) はフラビウイルス科ヘパシウイルス属 (Genus *Hepacivirus*) に属す．ビリオンはエンベロープをもつ．ゲノムは一本鎖 + RNA である．

【増殖過程】エンドサイトーシスにより取り込まれたウイルス粒子は，エンドソーム内の酸性 pH によりエンベロープとエンドソーム膜が融合し，ヌクレオカプシドが細胞質へ放出される．脱殻後，HCV の複製が起こる．翻訳された前駆体タンパク質から宿主のプロテアーゼにより，ウイルス粒子を形成する構造タンパク質 (Core, E1, E2) が産生される（表 6.4）．非構造タンパク質についてはまず NS2 により NS2-3 が切断される（図 6.26）．NS3 は NS4A の助けを借りてそれぞれのタンパク質に切断する．NS5B は RNA 依存性 RNA ポリメラーゼであり，ウイルス RNA を複製する．

【症状】C 型肝炎は五類感染症（全数）である．潜伏期間は 6〜8 週間である．全身倦怠感に引き続き，食欲不振，悪心，嘔吐や黄疸が認められる例もあるが，一般的に劇症化することは少なく，症状も軽い．しかし B 型肝炎とは異なり，免疫能が正常な成人が感染した場合でも慢性化することが多い（55〜85％）．慢性 C 型肝炎は，10〜20 年後に**肝硬変**に移行し，高確率で**肝細胞がん**が発生する．肝細胞がんの 70〜80％では HCV 陽性である．

【感染経路】血液感染によって起こる．

【疫学】感染者は世界人口の約 3％とされている．急性肝炎の 15〜20％が C 型肝炎である．慢性 C 型肝炎患者は世界で 1.3〜1.5 億人存在する．毎年 50

表6.4 C型肝炎ウイルスのタンパク質

	タンパク質	機能
構造タンパク質	Core E1 E2	カプシドタンパク質 エンベロープ糖タンパク質 エンベロープタンパク質
不明	p7	イオンチャネル
非構造タンパク質	NS2 NS3 NS4A NS4B NS5A NS5B	メタロプロテアーゼ，NS2-3を切断 N末端側（セリンプロテアーゼとしてプロセシングを行う） C末端側（ヘリカーゼとして複製に重要） NS3のcofactor，NS3を安定化し，活性促進させる ほかの非構造タンパク質をリクルートする 複製に関与 RNA依存性RNAポリメラーゼとして複製を行う

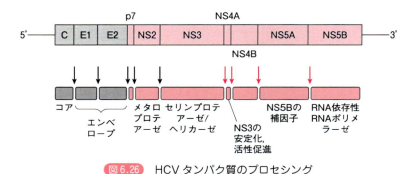

図6.26 HCVタンパク質のプロセシング

万人が死亡する．日本でのHCV感染者は約150〜200万人とされている．

【予防・治療】予防は，感染血液に接触しないことである．ワクチンはまだない．治療薬については第10章で述べる．

(d) D型肝炎ウイルス

【分類・性状】D型肝炎ウイルス（*Hepatitis D virus*）はデルタウイルス属（Genus *Deltavirus*）であるが，科は決定されていない．直径36 nmの球形ウイルスで，一本鎖－環状RNAをゲノムとする．エンベロープにはB型肝炎ウイルスのHBsが存在している．

【症状】HBVとHDVの同時感染の場合は，B型肝炎に続いてD型肝炎が起こる．慢性ウイルス性肝炎のなかで最も重篤であり，HBVの単感染よりも悪性度は高い．

【感染経路】血液を介在したものがほとんどである．HDVの増殖には**ヘルパーウイルス**としてHBVが不可欠であり，同時感染もしくはHBVの慢性感染者へのHDVの重感染が起こる．

【予防・治療】HBVに対するワクチンがきわめて効果的であるが，万能ではない．

（e）E型肝炎ウイルス

【性状】 E型肝炎ウイルス（*Hepatitis E virus*）はヘペウイルス科（Family *Hepeviridae*），ヘペウイルス属（Genus *Hepevirus*）に属する．直径27～34 nmの正20面体のウイルスで，エンベロープをもたない．ウイルスゲノムは一本鎖＋RNAである．

【症状】 E型肝炎は四類感染症である．潜伏期間は2～8週間で，初期症状としてインフルエンザ様の筋肉痛，関節痛，腹痛，嘔吐などが現れる．一部の患者では黄疸などの急性肝炎の症状を呈する．劇症肝炎はまれだが，妊婦の場合にはその割合が高くなる．慢性化することはほとんどない．人獣共通感染である．

【疫学】 発展途上国における致死率は，一般的に数％以下であるが，2歳以下の小児では高く，妊娠三半期（28週以降）では10～20％にまで上昇する．年間2000万人が感染し，7万人が死亡する．日本にはおもとして輸入感染症としてもち込まれる．

【感染経路】 糞口感染は，汚染された飲料水が原因である場合が多い．また野生動物の生肉の摂取による感染も報告されている．

【予防・治療】 特別な治療は必要としない．予防には衛生状態の向上が不可欠である．

> **E型肝炎ウイルスの名称**
> 2014年のICTV（International Committee on Taxonomy of Viruses）の分類では，E型肝炎ウイルスは，ヘペウイルス属ではなくオルトヘペウイルス属（Genus *Orthohepevirus*），*Hepatitis E virus* ではなく，*Orthohepevirus A* とされている．しかし，感染症の分野においては広く認知されているとはいえないため，本書ではヘペウイルス属の *Hepatitis E virus* とする．

6.4 プリオン

プリオンタンパク質（prion）により引き起こされる疾患を「プリオン病」と総称する．プリオンタンパク質は病原体固有のタンパク質ではなく，宿主に由来するタンパク質である．その折りたたみ構造が変化し，異常な形をとったタンパク質（PrP^{Sc}）が病原性や感染性を示す．感染性要因や遺伝子異常の有無によって，外部からのPrP^{Sc}の侵入による**感染性プリオン病**，プリオン遺伝子の先天性異常によりPrP^{Sc}に変化しやすくなっている**家族性プリオン病**，それ以外は**孤発性プリオン病**に分けられる．

【性状】 正常型プリオンタンパク質（PrP^{c}）は膜表在性タンパク質で，遺伝子はヒト第20番染色体に存在する．生理的な役割はまだ明らかになっていない．正常型の構造が変化し，感染型に変化したものが，**異常型プリオン**（PrP^{Sc}）である．家族性プリオン病の場合を除き，正常型と異常型の間にアミノ酸配列に違いはなく，タンパク質の折りたたまれ方が異なっている．PrP^{Sc}は核酸を含まないため紫外線やガンマ線照射では不活性化されない．通常の高圧蒸気滅菌でも失活せず，通常の消毒薬も無効である．

【増殖過程】 増殖過程のモデルとして，PrP^{Sc}はPrP^{c}と相互作用することにより，PrP^{Sc}へと構造変化させPrP^{Sc}繊維が成長することが提唱されている

> **プリオン**
> タンパク質性感染粒子（proteinaceous infectious particle）という言葉からの造語である．

> **Stanley Benjamin Prusiner**
> アメリカの神経学者，生化学者．タンパク質が感染性の病原体としてふるまうことを示し，1997年にノーベル医学・生理学賞を受賞した．

> **スクレイピー**
> ヒツジで知られているプリオン病．すでに18世紀には確認されていた疾病である．

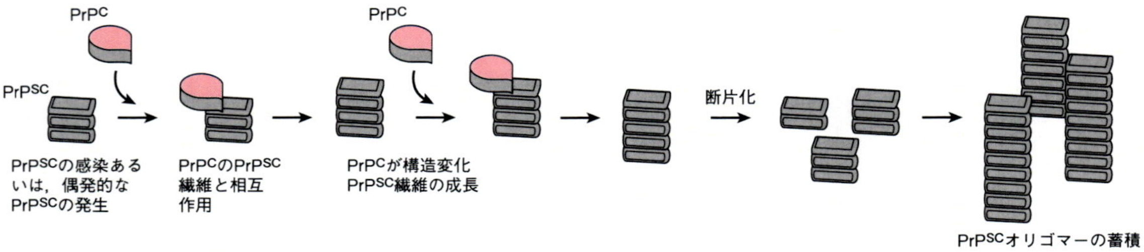

図6.27 異常型プリオンタンパク質の生成と繊維化のモデル

（図6.27）．感染型プリオン病の場合，プリオンはリンパ器官で増幅され，中枢神経組織に移動する．プリオンが脳に侵入すると病状は急速に進行する．
【症状】プリオン病は脳の機能を損い，知的機能の低下（認知症）や運動失調を示す．発症はおもに成人期で，時間とともに悪化し，数か月〜数年以内に死に至る．プリオン病では神経細胞が失脱するため，脳中枢組織が空胞化，海綿状化する．中枢神経組織に異常型プリオンが蓄積し，アミロイド斑やクールー斑が認められることが多い．

「**狂牛病**」というウシの病気は，異常型プリオンが原因と考えられている．1980年代〜1990年代にかけ，欧州を中心に狂牛病に罹患したウシと濃厚な接触があった畜産業者や罹患したウシの肉を食べたと推定されるヒトが，**クロイツフェルト-ヤコブ病**に罹患したことが判明している（**変異型クロイツフェルト-ヤコブ病**）．一方，頭蓋内手術後の硬膜や角膜の移植などにより感染するものは**医原性クロイツフェルト-ヤコブ病**とよばれる．家族性プリオン病としては，**家族性クロイツフェルト-ヤコブ病，ゲルストマン・ストロイスラー・シャインカー症候群，致死性家族性不眠症**があげられる．

章末問題

1. WHOより根絶宣言がだされたウイルスを述べよ．
2. ヘルペスウイルスⅠ型，Ⅱ型，Ⅲ型の潜伏感染場所と回帰感染による疾患名と述べよ．
3. 空気感染するDNAウイルスを述べよ．
4. AIDS発症の指標となっているDNAウイルスを述べよ．
5. 逆転写酵素活性をもつDNAポリメラーゼをもつDNAウイルスを述べよ．
6. B型肝炎の指標として使用されるHBs抗原，HBe抗原，抗HBs抗体，抗HBe抗体がそれぞれ高値の場合何を意味しているか述べよ．
7. 昆虫が媒介するウイルスを列挙し，その感染環について述べよ．
8. 肝炎ウイルスについて，経口感染するものと血液感染するものに分類し，それぞれの特徴を述べよ．
9. インフルエンザウイルス，ヒト免疫不全ウイルスの増殖過程について述べよ．
10. 主徴として下痢を起こすウイルスを列挙し，それらの特徴について述べよ．
11. ウイルス性出血熱を起こすウイルスを列挙せよ．
12. ワクチンが感染（発症）予防に利用できるウイルスを列挙し，それらの特徴を述べよ．

7 真菌学総論

❖ **本章の目標** ❖
- 真菌の一般的特徴および性状について学ぶ．
- 代表的な病原真菌（アスペルギルス，カンジダ，クリプトコックス，ムーコル，白癬菌など）の特徴とそれらが引き起こす疾患について学ぶ．

7.1 真菌の特徴

7.1.1 真菌とは

真菌〔fungus（*pl.* fungi）〕とは，糸状菌，酵母およびキノコの総称である．土壌や水中，空中などに広く分布し，その大部分が腐生菌（saprophyte）として生息している．一般に，真菌は多様な有機物に対して優れた分解能力をもつ．たとえば，**リグニン**（lignin）のような難分解性の化合物をも分解してしまう菌が多数存在することから，生態系における重要な分解者としての役割を担っている．また，真菌は古くから人類の生活とも密接な関係があり，パンやチーズ，味噌，醬油，酒などさまざまな発酵食品の製造になくてはならない存在である．その一方で，高齢化や免疫抑制を伴う医療の高度化により，真菌を原因とする感染症が増加しており，深刻な問題となりつつある．

SBO 真菌の性状を概説できる．

リグニン
セルロースに次いで植物中に豊富に含まれる芳香族ポリマーで，植物体の強度と非侵食性，耐候性の維持に寄与している．フェニルプロパノイドが重合して，三次元的網目構造を形成した巨大分子である．

7.1.2 真菌のおもな特徴

真菌のおもな特徴としては，① **真核生物**（eukaryote）であること，② **従属栄養性**（heterotrophic）であること，③ 栄養型の細胞の大部分は多細胞からなる分岐性の**菌糸**（hypha）を形成するが，一部の真菌は単細胞性であること，④ **無性生殖**（asexual reproduction）に加え**有性生殖**（sexual reproduction）を営む，などがあげられる．

真菌は，核や小胞体，ミトコンドリアなど，膜で囲まれた細胞小器官

表7.1　真菌と細菌の違い

	真　菌	細　菌
細　胞	真核細胞	原核細胞
DNAの様態	線状二本鎖DNA	環状二本鎖DNA*
DNAの所在	核	核様体（膜構造なし）
遺伝子の特徴	エキソン，イントロンあり	エキソン，イントロンなし
細胞小器官	ミトコンドリア，小胞体，液胞などあり	なし
リボソーム	80S（60S + 40S）	70S（50S + 30S）
細胞膜ステロール	エルゴステロール	ステロールなし
主要細胞壁成分	β-D-グルカン，キチン，マンナン	ペプチドグリカン

＊放射菌（*Streptomyces* 属）やライム病ボレリア（*Borrelia burgdorferi*）などは線状DNA.

(organelle)をもつほか，ゲノムDNAやリボソームの構造，細胞壁組成においても細菌とは明確に異なる（表7.1）．また，真菌はすべて外部の有機物を栄養として利用する従属栄養生物であるが，細菌には独立栄養性を示すものも少なからず存在する．

　真菌の細胞は**栄養型**(vegetative form)と**休止型**(dormant form)に分けられる．栄養型は外部から栄養を吸収し，増殖過程にある細胞で，休止型は代謝活性をほとんどもたず休眠状態の細胞をいう．栄養型細胞の発育形態は二つに大別され，多細胞からなる菌糸を形成するものと，単細胞の状態で増殖するものとがある．菌糸を形成するものを**糸状菌**(filamentous fungus)といい，いわゆる**カビ**(mold)は糸状菌のことである．一方，単細胞性の真菌を**酵母**(yeast)という．酵母は出芽(budding)もしくは二分裂(binary fission)により新たな細胞を生じる．さらに，生育環境により菌糸形と酵母形の両形をとることのできるものが存在し，これを**二形性真菌**(dimorphic fungus)という．

　真菌の生活環には**有性生活環**(teleomorphic life cycle)と**無性生活環**(anamorphic life cycle)がある．前者では交配(mating)とそれに続く減数分裂(meiosis)を経て有性胞子(sexual spore)がつくられ(有性生殖)，後者では交配は行われず，親細胞の有糸分裂(mitosis)あるいは菌糸の分化などによって無性胞子(asexual spore)がつくられる(無性生殖)．これらの胞子はやがて発芽し，栄養細胞となる．すべての真菌は，基本的には無性生殖により繁殖し，有性生殖能をもつ多くの真菌では，特定の条件が整えば有性生殖に移行する．また，それぞれの生活環においては真菌独自の形態が観察されており，有性生殖によってつくられる形態を**テレオモルフ**(teleomorph)，無性生殖によるものを**アナモルフ**(anamorph)という．

7.1.3 真菌の形態

(a) 酵母と二形性真菌

酵母の多くは直径3〜4μmほどの大きさで球形，楕円形，卵形，レモン形，とっくり形などさまざまな形態が知られている．一方，二形性真菌は栄養や温度，発育環境などにより，酵母形あるいは菌糸形の形態をとる．

(b) 糸状菌

胞子が発芽すると一部が伸長して**発芽管**(germ tube，図7.1)を形成し，それが次第に伸びていって菌糸となる．菌糸はさらに枝分かれしながら先端を伸ばし，やがて成熟菌糸となる．菌糸は多くの細胞が連なってできた構造体であるが，細胞間の仕切りに相当する**隔壁**(septum)をもつものともたないものがある(図7.2)．前者を**有隔菌糸**(septate hypha)，後者を**無隔菌糸**(aseptate hypha)という．有隔菌糸といっても細胞間が完全に閉鎖されているわけではなく，隔壁の中心に小孔(pore)があるため，細胞間で細胞質の流通がある．

菌糸は発育過程で二つのタイプに分化する．一つは培地などの栄養基質に根を張るように発育し，栄養素を取り込む**栄養菌糸**(vegetative hypha)，もう一つは菌糸が空中にむかって伸び，その先端部分が分化して生殖器官を形成する**生殖菌糸**(reproductive hypha)である(図7.3)．糸状菌のコロニーが毛羽立ったような立体感があるのは，生殖菌糸〔**気菌糸**(aerial hypha)〕が発達しているためである．

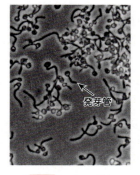

図7.1 *Candida albicans*の発芽管
提供：奈良女子大学　岩口伸一 氏．

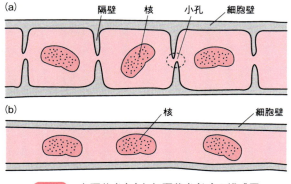

図7.2 有隔菌糸(a)と無隔菌糸(b)の模式図

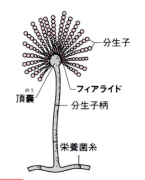

図7.3 *Aspergillus*の生殖菌糸
分生子をつくる場合，生殖菌糸を分生子柄とよぶ．分生子は頂嚢の表面に配列しているフィアライドより形成される．

7.2　真菌の構造

真菌は真核細胞でできており，基本的には動植物の細胞と同じである．図7.4は*Candida albicans*の酵母形細胞の微細構造を示す．数μm程度の細胞

SBO 真菌の性状を概説できる．

内部には，核を中心にミトコンドリアや小胞体が多数存在し，動物細胞のリソソーム(lysosome)に相当する液胞(vacuole)も見られる．一方，細胞表層を構成する細胞膜と細胞壁にはそれぞれ真菌特有の成分が含まれており，細胞膜にはステロール成分として**エルゴステロール**(ergosterol)，細胞壁には主要構成成分として **1,3-β-D-グルカン**(β-D-glucan)や**キチン**(chitin)，**マンナン**(mannan)などが含まれている．また，*Cryptococcus neoformans* や *C. gattii* など一部の酵母では細胞壁の外側に**莢膜**(capsule)が観察される(図7.5)．

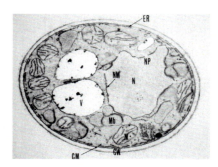

図7.4 *Candida albicans* の細胞構造(透過型電子顕微鏡像)
CM：細胞膜，CW：細胞壁，ER：小胞体，M：ミトコンドリア，Mb：マイクロボディ，N：核，NM：核膜，NP：核膜孔，V：液胞．
提供：認定NPO法人綜合画像研究支援 理事長，日本女子大学名誉教授 大隅正子 氏．

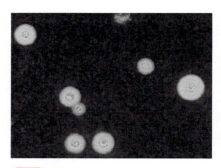

図7.5 *Cryptococcus neoformans* の莢膜(墨汁染色)
C. neoformans の菌体を墨汁で懸濁し，顕微鏡で観察したものである．莢膜はヘテロ多糖でできたゲル状の構造物で，墨汁では染色されないため，菌体の周辺には透明環が観察される．

7.3 真菌の増殖

SBO 真菌の性状を概説できる．

　酵母と糸状菌では増殖の様式が異なる．酵母のほとんどは出芽により増殖するが，一部の酵母では細菌と同様に二分裂により増殖する．一方，糸状菌は発芽した一つの胞子から先端を伸ばし，途中，先端の手前で分岐しながら菌糸を拡大する．また，二形性真菌では環境条件の変化により酵母形から菌糸形へ，あるいは菌糸形から酵母形へと変化する．

　真菌の大部分は中温菌であり，25〜35℃を最適生育温度とする．したがって，多くの真菌にとってわれわれの体温である37℃はやや高めであり，必ずしも好適な環境ではない．このことは10万種を超えるとされる真菌のうち，ヒトへの病原性を示すものがわずか400種程度であることの一因ともなっている．

7.4 真菌の分類

従来，真菌の分類は有性胞子の形成様式に基づき，表7.2に示すように四つの門（Phylum）に分類されていた．ところが最近になって接合菌門（Zygomycota）が単系統でないことが判明したため，これを契機にツボカビ門（Chytridiomycota）とともに再分類がなされた．その結果，接合菌門が廃止され，表7.3に示すように7門とそれに属さない4亜門へと変更された．これ

SBO 真菌の性状を概説できる．

表7.2 真菌の従来の分類

分類	有性胞子	代表的な病原真菌（属）
子嚢菌門	子嚢胞子	アスペルギルス属（Aspergillus） カンジダ属（Candida） ニューモシスチス属（Pneumocystis） トリコフィトン属（Trichophyton） スポロトリクス属（Sporothrix）
担子菌門	担子胞子	クリプトコックス属（Cryptococcus） マラセチア属（Malassezia） トリコスポロン属（Trichosporon）
接合菌門	接合胞子	ムーコル属（Mucor） リゾプス属（Rhizopus）
ツボカビ門	―	―

表7.3 真菌の新しい分類

門	亜門	代表的な病原真菌（属）
子嚢菌門	―	アスペルギルス属（Aspergillus） カンジダ属（Candida） ニューモシスチス属（Pneumocystis） トリコフィトン属（Trichophyton） スポロトリクス属（Sporothrix）
担子菌門	―	クリプトコックス属（Cryptococcus） マラセチア属（Malassezia） トリコスポロン属（Trichosporon）
グロムス菌門	―	病原真菌として該当なし
ツボカビ門	―	病原真菌として該当なし
ネオカリマスティクス門	―	病原真菌として該当なし
コウマクノウキン門	―	病原真菌として該当なし
微胞子虫門	―	病原真菌として該当なし
―	ケカビ亜門	ムーコル属（Mucor） リゾプス属（Rhizopus）
―	ハエカビ亜門	バシジオボラス属（Basidiobolus）
―	トリモチカビ亜門	病原真菌として該当なし
―	キックセラ亜門	病原真菌として該当なし

にともない，接合菌門のムーコル属やリゾプス属などは新たにケカビ亜門（Mucoromycotina）として分類されている．しかしながら，医療分野では混乱を避けるためにこれらの真菌による感染症を従来通り接合菌症として扱うことが多い．

7.5　おもな真菌症

SBO 真菌の性状を概説できる．

感染部位により**深在性真菌症**(deep mycosis)，**表在性真菌症**(superficial mycosis)，**深部皮膚真菌症**(subcutaneous mycosis)の三つに分類される．このうち，感染病巣が皮膚表面や角質層にとどまるものを表在性真菌症，病変が真皮や皮下組織にまで及ぶものを深部皮膚真菌症，さらに病巣がリンパ節や内臓諸臓器におよび，ときとして敗血症を起こすものを深在性真菌症という．腐生菌である真菌は自然界のあらゆるところに生息しており，胞子や菌糸片の吸入，あるいは損傷した皮膚や粘膜からの侵入などにより外因性の真菌症を引き起こす．一方，*Candida* 属のようにヒトに常在している真菌が免疫機能の低下とともに内因性の真菌症を引き起こすケースもある．表7.4におもな真菌症とその起因菌をまとめた．

深在性真菌症は，一般に症状は重篤で，ひとたび発症すると致命的な転帰をたどることも少なくない．しかしながら，日本における深在性真菌症はおもに日和見感染(opportunistic infection)によるものであることから，健常者が発症するリスクはきわめて低い．日本における主要な深在性真菌症である**カンジダ症**(candidiasis)，**アスペルギルス症**(aspergillosis)，**クリプトコックス症**(cryptococcosis)そして**ムーコル症**(mucormycosis)は日和見感染型であり，それ以外に**トリコスポロン症**(trichosporonosis)やエイズ指標疾患のなかで最も発症頻度の高い**ニューモシスチス肺炎**(*Pneumocystis* pneumonia)などもこれに当てはまる．これに対し，海外の特定の地域に生息する真菌のなかには病原性が強く，健常者であっても真菌症を引き起こすものが知られている．そのような真菌症の多くは，その流行地で感染を受け帰国後発症が確認される場合であり，このような感染症を**輸入真菌症**(imported mycosis)とよぶ．**ヒストプラズマ症**(histoplasmosis)と**コクシジオイデス症**(coccidioidomycosis)の2疾患が輸入真菌症例のほとんどを占める．コクシジオイデス症は感染症法において四類感染症に指定されている．

表在性真菌症のうち最も発症率が高いものが**皮膚糸状菌症**〔dermatophytosis，または**白癬**(tinea)〕である．皮膚糸状菌症のおもな起因菌であるトリコフィトン属は**ケラチン**(keratin)に親和性を示し，皮膚の角質や爪，髪などに含まれるケラチンを栄養素として利用し角質組織を侵食する．白癬には感染部位によって足白癬，手白癬，頭部白癬，爪白癬などさまざまな病型が

クリプトコックス症
健常者でも発症することがある（詳細はコラムを参照）．

7.5 おもな真菌症

表7.4 おもな真菌症とその起因菌

	真菌症	起因菌	起因菌の基本形態
深在性真菌症	カンジダ症	*Candida albicans* *C. tropicalis* *C. krusei* *C. parapsilosis* *C. glabrata* など	二形性 二形性 二形性 二形性 酵母形
	アスペルギルス症	*Aspergillus fumigatus* *A. niger* *A. flavus* *A. ferrous*	菌糸形
	クリプトコックス症	*Cryptococcus neoformans* *C. gattii*	酵母形, 莢膜形成
	ムーコル症(接合菌症)	*Mucor* spp. *Rhizopus* spp.	菌糸形
	ニューモシスチス肺炎	*Pneumocystis jirovecii*	酵母形
	トリコスポロン症	*Trichosporon asahii*	酵母形
	輸入真菌症	*Coccidioides immitis* *Histoplasma capsulatum*	二形性
表在性真菌症	皮膚糸状菌症(白癬)	*Trichophyton rubrum* *T. mentagrophytes* *T. tonsurans*	菌糸形
	表在性カンジダ症	*Candida albicans*	二形性
	皮膚マラセチア症	*Malassezia globosa* *M. restricta*	二形性
深部皮膚真菌症	スポロトリコーシス	*Sporothrix schenckii*	二形性
	黒色真菌症	*Fonsecaea pedrosoi* *Exophiala jeanselmei*	二形性

ある.足白癬の占める割合が最も高く,爪白癬がこれに続く.その他の表在性真菌症としては,**表在性カンジダ症**(superficial candidiasis)や**皮膚マラセチア症**(dermal malasseziosis)などがある.カンジダ属菌は皮膚や爪およびその周辺,口腔,膣などに常在しており,ときに皮膚カンジダ症,爪カンジダ症,口腔カンジダ症,膣カンジダ症などを発症する.口腔カンジダ症は**鵞口瘡**(がこうそう)(oral thrush)とよばれ,AIDS 患者のようにとくに免疫が低下している易感染患者(compromised patient)に発症しやすい.マラセチア属の真菌は皮膚に常在し,発育のために脂質を必要とすることから,毛包など皮脂に富んだ部位に多く分布している.本菌が原因となっている疾患に**癜風**(でんぷう)(tinea versicolor)やマラセチア毛包炎があり,さらに**脂漏性皮膚炎**やアトピー性皮膚炎への関与も示唆されている.

深部皮膚感染症は,土壌や植物などに生息している特定の真菌が,外傷な

鵞口瘡
口腔粘膜にミルクカスのような塊(白苔という)が付着するのが特徴で,乳児に多く見られる.ぬぐっても簡単には取れない.成人では AIDS 発症患者のほか,ステロイド薬や免疫抑制薬の内服,抗がん剤や抗菌薬の長期使用などによっても起こる.

癜風
胸や背中,上腕,頸,腋の下などの表皮に,こまかい鱗屑を伴った淡褐色斑あるいは脱色素斑ができる慢性の皮膚感染症.自覚症状はほとんどない.

脂漏性皮膚炎
フケ様の付着物を伴うかさかさした湿疹が,頭部や鼻周辺,眉間,胸や背中の正中部など皮脂分泌の多いところにできる.湿性あるいは油性のフケ症は,脂漏性皮膚炎の軽症型または先行型と考えられている.

どを契機に皮内に侵入し感染することにより発症する．菌が侵入した真皮やその周辺の皮下組織に慢性の肉芽腫性病変を生じることが特徴である．代表的な起因菌は，*Sporothrix schenckii* や黒色真菌などである．

7.6 おもな病原真菌

7.6.1 深在性真菌症関連真菌

(a) カンジダ属

SBO 真菌（アスペルギルス，クリプトコックス，カンジダ，ムーコル，白癬菌など）について概説できる．

カンジダ属は，*Candida albicans* を中心にヒトの皮膚表面や口腔，腸管，膣などの粘膜表面に常在している．そのため，本菌によって起こるカンジダ症のほとんどは，内因性であることが特徴である．カンジダ症には深在性と表在性の二つの病型があり，前者はおもに易感染者への日和見感染として発症する．後者は健常者にも発症することがあるが，その場合の病態は一般に軽く治療も比較的容易である．二形性真菌である *C. albicans* は，通常，酵母形で存在するが，臨床検体においては酵母形と菌糸形（仮性菌糸あるいは真正菌糸）の両形が観察される．

(b) アスペルギルス属

分生子
無性胞子には，菌糸の先端にできた生殖器官の内部に形成されるタイプ（内生胞子）と，菌糸の先端や側壁に形成されるかまたは菌糸が分化して胞子となるタイプ（外生胞子）がある．後者のタイプを広く分生子という．一方，内生胞子の代表例としては，*Mucor* 属や *Rhizopus* 属，*Absidia* 属などが形成する胞子嚢胞子がある．

アスペルギルス属は環境中に広く分布している糸状菌である．そのため，本菌の**分生子**や菌糸片を吸入することによって体内に侵入し，呼吸器系のアレルギー疾患を誘発するほか，とくに易感染者に対してはアスペルギルス症を発症する．アスペルギルス症の起因菌としては *Aspergillus fumigatus* が最も重要である．本菌は菌糸を拡大しコロニーを形成する過程で生殖菌糸（分生子柄）を空中に伸ばし，その先端部分である頂嚢の表面にはフィアライド（phialide）とよばれる分生子形成細胞が並び，やがてその上部に分生子が連鎖状に形成される（図7.3）．この形態とコロニーの色調は菌種によって特徴的であるため，菌種を同定するうえで重要な指標となっている．また，アスペルギルス属には**カビ毒**（**マイコトキシン**，mycotoxin）を産生し，中毒を引き起こすものが存在する．たとえば，**アフラトキシン**（aflatoxin）は *A. flavus* が豆類や穀類に寄生し，その増殖過程で産生される発がん物質で肝がんを誘発する．

カビ毒
マイコトキシンとは，カビが穀類や豆類に寄生し，その生育過程で生成する有毒性の二次代謝産物のことである．マイコトキシンで汚染された食品を摂取することにより，急性あるいは慢性の中毒を発症することがある．

(c) クリプトコックス属

クリプトコックス症のおもな起因菌は *Cryptococcus neoformans* と *C. gattii* である．前者は土壌や鳥類，とくにハトの糞に存在し，後者はユーカリの木およびその周辺の土壌から分離される．いずれも厚い莢膜を形成する酵母であるため，菌体を墨汁に懸濁し，顕微鏡下で観察すると容易に莢膜を確認することができる（図7.5）．莢膜は白血球による食菌作用を阻止し，宿主防御からの回避に寄与しており，本菌における重要な病原因子となっている．

(d) ムーコル症（接合菌症）起因菌

ムーコル症は，ケカビ亜門に属する *Mucor*, *Rhizopus*, *Absidia* および *Cunninghamella* の各属がおもな起因菌であり，とくに *R. oryzae* が重要な菌種である．これらの菌は有性胞子として接合胞子（zygospore），無性胞子として胞子嚢胞子（sporangiospore）を形成する糸状菌である．菌糸は比較的幅広くほとんどが無隔壁であり，綿菓子状のコロニーを形成することが特徴で，これによりほかの真菌群とは容易に判別することができる．ムーコル症はおもに胞子嚢胞子の吸入による日和見感染症である．

(e) ニューモシスチス属

Pneumocystis jirovecii はニューモシスチス肺炎の起因菌である．かつては，形態や生活環の類似性から原虫と見なされていたが，18S rRNA 遺伝子の配列に基づく分子系統学的解析により，子嚢菌門（Ascomycota）として再分類された．本菌の生活環においては，感染巣で増殖可能な栄養型と休眠期にある嚢子の段階があり，これらの存在を顕微鏡で確認することが診断の決め手となる．顕微鏡による確認が困難な場合は PCR 法が利用される．

(f) トリコスポロン属

トリコスポロン属は環境中に広く分布している酵母である．ヒトにも親和性が高く，皮膚や毛髪，消化管などから分離される．トリコスポロン症のおもな起因菌は *Trichosporon asahii* であり，とくに易感染者に対しては，予後が不良の全身性疾患を引き起こす．以前は，**白色砂毛症**とよばれる表在性トリコスポロン症が主流であったが，近年は，好中球減少患者を中心にしばしば致死的な転帰をもたらす深在性トリコスポロン症の報告が相次ぎ，**新興感染症**（emerging infectious disease）として注目されている．また，本菌はアレルギー疾患である**夏型過敏性肺炎**の原因抗原としても知られている．

7.6.2 深部皮膚真菌症関連真菌

(a) スポロトリクス属

Sporothrix schenckii は土壌や植物表面に腐生的に生息している二形性真菌である．本菌の感染によって起こる深部皮膚真菌症を**スポロトリコーシス**（sporotrichosis）という．創傷部より侵入し感染することから病変は露出部に多い．感染は土との接触機会の多い農業従事者や園芸家，子供に多く見られる．温度依存的に形態を変え，25〜30℃では菌糸形，35〜37℃では酵母形で生育する．通常，生体組織中では酵母形をとる．

(b) 黒色真菌類

細胞壁にメラニン色素を含むため暗色のコロニーを形成するものを**黒色真菌**（dematiaceous fungus）と総称する．ほとんどの黒色真菌は環境中に広く分布し，ヒトへは軽微な外傷を介して皮膚および皮膚深部に感染する．黒色

白色砂毛症
白色からうす茶色の軟らかい結節が毛髪表面あるいは毛髪内にできる表在性真菌症．

夏型過敏性肺炎
アレルギーによる過敏性肺炎の一つで，おもな原因抗原は *T. asahii* である．7 月がピークで西日本が好発地域である．咳，発熱，呼吸困難などの症状を呈する．

> **COLUMN　健常者にも発症する深在性真菌症**
>
> 深在性真菌症というと，免疫抑制患者に発症する日和見感染症が中心である．したがって，免疫機能が正常な健常者の場合は，通常，発症には至らない．ところが，クリプトコックス属菌や海外の特定の地域に生息する真菌のなかには，健常者にも深在性真菌症を引き起こすものが存在する．クリプトコックス属では Cryptococcus neoformans と Cryptococcus gattii が，海外の真菌ではとくに Coccidioides immitis や Coccidioides posadasii，Histoplasma capsulatum，Histoplasma duboisii などがそれに該当する．それぞれ，クリプトコックス症，コクシジオイデス症およびヒストプラズマ症の原因真菌である．クリプトコックス症は，肺に感染巣を形成するほか脳髄膜炎などの中枢神経感染症を引き起こす．とくに C. gattii は，C. neoformans に比べて健常者に中枢神経病変を招くケースが多い．この菌はもともとオーストラリアを中心とする熱帯，亜熱帯地域に生息し，感染は比較的限られた地域で発生していた．ところが，近年，カナダのブリティッシュコロンビア州バンクーバー島で発生した集団感染の病原体が C. gattii であることが判明し，その後，北米太平洋岸へと拡大を経て，2010 年にはついに日本でも感染症例が報告された．この症例ではカナダやアメリカなどの流行地域への渡航歴がないにもかかわらず，患者から北米型 C. gattii が検出されたことから，本菌の生息地域の拡大が懸念される．北米型は従来型に比べて健常者でも高病原性を示すのが特徴である．コクシジオイデス症やヒストプラズマ症などの輸入真菌症とともに北米型ガッティによるクリプトコックス症にも注意が必要である．

真菌が原因となる黒色真菌症は，その病変組織内での形態により，黒色分芽菌症〔**クロモミコーシス**(chromomycosis)またはクロモブラストミコーシス〕と黒色菌糸症〔**フェオヒフォミコーシス**(phaeohyphomycosis)〕の二つの病型に分けられる．黒色分芽菌症のおもな原因菌は Fonsecaea pedrosoi である．一方，黒色菌糸症の原因菌としては Exophiala jeanselmei や Wangiella dermatitidis（E. dermatitidis と同義）が重要である．

7.6.3　表在性真菌症関連真菌
（a）白癬菌属

白癬とは皮膚糸状菌症の同義語である．日本における白癬のほとんどは白癬菌属(Trichophyton)によるもので，原因菌種としては T. rubrum と T. mentagrophytes でほぼすべてを占める．また，格闘技を中心とした海外とのスポーツ交流の活発化に伴い，T. tonsurans による頭部および体部白癬が増加傾向にある．これらの菌に共通する性質は**ケラチナーゼ**産生能をもつことであり，表皮や爪，毛などに含まれるケラチンを消化し，栄養を獲得している．これらの菌種は多細胞性の**大分生子**(fuseau)と単細胞性の**小分生子**(spermatium)の両方を産生することが大きな特徴である(図 7.6)．

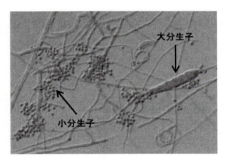

図7.6　*Trichophyton mentagrophytes* の大分生子と小分生子
提供：金沢医科大学皮膚科 安澤数史 氏．

Trichophyton 以外の起因菌としては *Microsporum canis* があり，おもにネコやイヌから感染する．ペットとの接触が多く，体部白癬や頭部白癬を発症した場合は，本菌による感染の可能性がある．

（b）マラセチア属

マラセチア属（*Malassezia*）は皮膚の常在菌で，増殖に脂質を必要とすることから，頭部や顔面，頸部，前胸部，背部など，とくに脂腺が発達したところでは高率で検出される．癜風やマラセチア毛包炎は *M. globosa* がおもな原因菌種である．また，脂漏性皮膚炎やアトピー性皮膚炎の増悪因子として *M. restricta* および *M. globosa* が関与していると考えられている．

章末問題

1. 真菌と細菌の違いを説明せよ．
2. 深在性真菌症について，代表的な真菌感染症の名称と原因菌，原因菌の基本形態をまとめよ．
3. 深部皮膚真菌症について，代表的な真菌感染症の名称と原因菌，原因菌の基本形態をまとめよ．
4. 表在性真菌症について，代表的な真菌感染症の名称と原因菌，原因菌の基本形態をまとめよ．
5. 真菌が引き起こすアレルギー疾患の名称を三つ，原因となる真菌とともに答えよ．

8 寄生虫学総論

❖ **本章の目標** ❖
- 寄生虫の概念を学ぶ．
- 原虫の種類と性状を学ぶ．
- 代表的な原虫の生活環を学ぶ．
- 蠕虫の種類と性状を学ぶ．

SBO 原虫および蠕虫の性状を概説できる．

寄生虫（parasite）はヒトに寄生し，感染症を起こす微生物である．寄生虫による感染症の多くは熱帯や亜熱帯地域の発展途上国で起こっている．日本では衛生環境の整備により，一部を除いては根絶されたが，グローバル化に伴い輸入感染症としてもち込まれている．寄生虫は単細胞生物の原虫（protozoa）と多細胞生物の蠕虫（helminth）に分けられる（図8.1）．本章では原虫・蠕虫の種類と性状について説明する．おもな寄生虫感染症の詳細については10.5節を参照されたい．

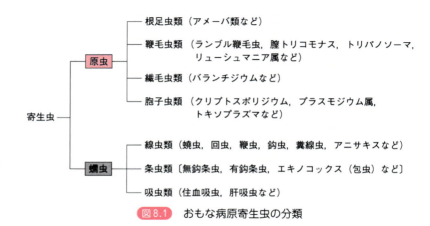

図8.1 おもな病原寄生虫の分類

8.1 原虫

　原虫とは単細胞の真核生物であり，核をはじめとしたいくつかの細胞小器官をもつが，細胞壁はない．多くの原虫は，運動性をもち分裂増殖する**栄養型**(trophozoite)の状態と，休眠状態で抵抗力が強い**嚢子**(シスト，cyst)の状態をとり，外部環境に応じて機能や形態を変化させる．原虫の増殖は有性生殖と無性生殖により行われる．原虫には多くの種類があるが，ヒトに病原性を示す原虫は限られており，おもに以下の4種類に分類される（図8.2）．

> **SBO** 原虫（マラリア原虫，トキソプラズマ，腟トリコモナス，クリプトスポリジウム，赤痢アメーバなど），蠕虫（回虫，鞭虫，アニサキス，エキノコックスなど）について概説できる．

8.1.1　根足虫類

　根足虫類(Rhizopoda)は偽足とよばれる細胞質から突出した外質を利用して移動する．また，この偽足は栄養素の獲得にも利用される．増殖は二分裂による．キチン質の殻を産生することができるので，シストでの長期にわたる生存が可能となっている．

（a）赤痢アメーバ

　赤痢アメーバ(*Entamoeba histolytica*)の栄養型は長径 15～45 μm の大きさで形が変化する．経口摂取された**シスト**が小腸で脱嚢し，大腸で**栄養型**になり**アメーバ赤痢**を起こす．おもに衛生状態がわるく，食物や水が糞便で汚染されている地域で起こりやすい．先進国では肛門を介した性感染症が男性同性愛者の間で急増し，問題になっている．

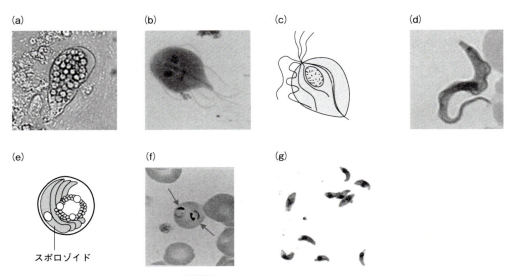

図8.2　さまざまな原虫の形態

根足虫類：(a)赤痢アメーバ(栄養型)の顕微鏡像，鞭毛虫類：(b)ランブル鞭毛虫の栄養型虫体のギムザ染色像，(c)腟トリコモナス，(d)トリパノソーマ．胞子虫類：(e)クリプトスポリジウムのオーシスト，(f)ヒトの赤血球内に寄生するマラリア原虫(矢印)，(g)トキソプラズマ．
出典：(a)，(b)，(f)国立感染研究所HP．

（b）ネグレリア

ネグレリア(*Naegleria fowleri*)は原発性アメーバ性髄膜脳炎を起こす．淡水中に生息している栄養型がヒトの鼻腔から侵入し，嗅神経をたどり脳に侵入し増殖する．それに伴い脳組織を壊死させる．頭痛，発熱からはじまり，意識障害も起こす．発症後，数日で患者は死亡し，その致死率は95％以上に達する．

（c）アカントアメーバ

アカントアメーバ(*Acanthamoeba castellanii*)はコンタクトレンズなど（保存液など）を介して，角膜の傷から感染する場合が多い．アメーバ性肉芽腫性脳炎という致死的な病気も起こす．

8.1.2　鞭毛虫類

鞭毛虫類は鞭毛を回転させ，その推進力を利用して移動する．二分裂性である．栄養型は15～30 μmの大きさをもつ．

（a）ランブル鞭毛虫

ランブル鞭毛虫(*Giardia lamblia*)は経口摂取されたシストが十二指腸内に定着して栄養型となり，**ジアルジア症**(giardiasis)を起こす．浄水施設で使用されている塩素濃度ではシストは耐性を示す．

（b）膣トリコモナス

膣トリコモナス(*Trichomoniasis vaginalis*)は五本の鞭毛と軸索をもち，これらは宿主への接着に使用されると考えられている．シストは形成しない．性感染症を起こす．

（c）トリパノソーマ属

紡錘形をしており，回転するようにして移動する．組織や血液に寄生する．アフリカでは吸血性のツェツェバエが**アフリカ睡眠病**(African sleeping sickness)の病原体であるガンビアトリパノソーマ(*Trypanosoma brucei gambiense*)，ローデシアトリパノソーマ(*T. brucei rhodesiense*)を媒介する．また，中南米では，カメムシの一種であるサシガメが**シャーガス病**(Chagas disease)の病原体であるクルーズトリパノソーマ(*Trypanosoma cruzi*)を媒介する．

（d）リーシュマニア属

サシチョウバエがリーシュマニア原虫に感染しているヒトや動物を刺すことによって伝播し，感染者に**リーシュマニア症**(leishmaniasis)を起こす．哺乳動物細胞内では無鞭毛型であるアマスティゴートとして，昆虫内では有鞭毛型であるプロマスティゴートとして存在する．

8.1.3 繊毛虫類

繊毛虫類は体表全体を覆う繊毛により移動する．栄養型は長径50〜100 μmの楕円形で，二分裂で増殖する．ヒトに病原性をもつのはバランチジウムのみである．

(a) 大腸バランチジウム

自然界での**大腸バランチジウム**(*Balantidiasis coli*)の保有動物はブタであり，生活環にはシストと栄養型の時期がある．バランチジウム症(balantidiosis)を起こす．

8.1.4 胞子虫類

雌雄の生殖体が融合しスポロゾイト(種虫)を形成する有性生殖と，無性生殖を行う．運動器官をもたない．

(a) クリプトスポリジウム属

クリプトスポリジウム属(*Cryptosporidium* species)は小腸の絨毛上皮細胞に寄生する原虫である．有性生殖で形成された成熟オーシスト(oocyst)が感染した哺乳動物の糞便に排出され，これに汚染された飲料水を介して経口感染して，人獣共通感染症の**クリプトスポリジウム症**(cryptosporidiosis)を起こす．

(b) プラスモジウム属

プラスモジウム属(*Plasmodium* species)のうち，ヒトに感染して病原性をもつのはマラリア原虫であり，**熱帯熱マラリア原虫**(*Plasmodium falciparum*)，**三日熱マラリア原虫**(*P. vivax*)，**四日熱マラリア原虫**(*P. malariae*)，**卵形マラリア原虫**(*P. ovale*)の4種類がある．近年，東南アジアの森林のサルが保有するサルマラリア原虫(*P. knowlesi*)がヒトに感染することがわかった．熱帯熱マラリア原虫はアフリカ地域で多く，三日熱マラリアはアジアや中南米地域で多く見られる．**メスのハマダラカ**によって媒介され，**マラリア**(malaria)を起こす．カの吸血に伴い唾液とともにヒトの体内に入ったスポロゾイト(種虫)は，肝細胞中でメロゾイト(分裂小体)となり増殖する．その後，肝細胞の破壊を伴って血中に放出され，赤血球中に入る．赤血球中ではリング期(輪状態)，トロホゾイト期(成熟栄養体)，シゾント期(分泌体)を経てメロゾイトを形成する．このメロゾイトが赤血球を破壊することにより，毒素様物質が放出される．メロゾイトはほかの赤血球に寄生し，増殖・破壊・寄生を三日熱マラリアでは48時間ごとに繰り返す．また，赤血球内の虫体の一部は生殖母体となる．この生殖母体がハマダラカに吸血されるとハマダラカの体内で受精体からオーキネート，オーシストを経て感染型原虫のスポロゾイトになり，唾液腺に集まり，次の感染を起こす(図8.3)．

鎌型赤血球症

遺伝病の一つである鎌型赤血球症患者のもつ赤血球は1アミノ酸残基が変異しており，鎌型赤血球となっている．マラリア原虫は赤血球に感染して増殖するが，鎌型赤血球は寿命が短く，マラリアはそのなかで十分に成熟できない．鎌型赤血球症のうち，遺伝子型がホモ型の場合は重度の貧血を起こし，成人まで生存することはまれである．しかしヘテロ型の場合は，正常な赤血球の割合が約60％，鎌型赤血球が約40％であり，日常生活レベルであれば問題はない．そのため，マラリア流行地域ではヘテロ型の割合がほかの地域に比べ高い．

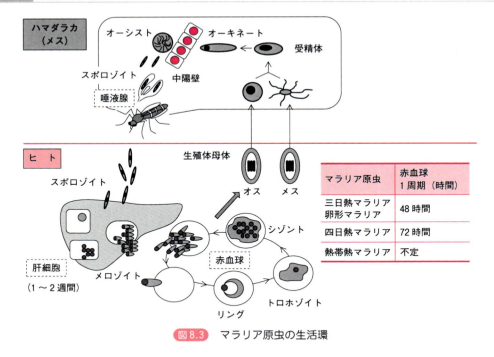

図 8.3　マラリア原虫の生活環

（c）トキソプラズマ-ゴンディイ

トキソプラズマ-ゴンディイ（*Toxoplasma gondii*）は，終宿主であるネコの腸粘膜上皮細胞内で無性生殖と有性生殖で増殖し，糞便中にオーシストを排出する．このオーシストや食品中のシストをヒトが経口的に摂取し，**トキソプラズマ症**を起こす．通常は不顕性感染である．感染した妊婦から胎児へと経胎盤感染すると，胎児に**先天性トキソプラズマ症**を起こす．

（d）バベシア

バベシア（*Babesia microti*）はマダニによって媒介され，小動物などが自然界でのリザーバとなっている．

8.2　蠕虫

SBO 原虫および蠕虫の性状を概説できる．

蠕虫とは細長い動物であり，排泄器官，神経系，生殖系をもつ多細胞生物である．その表面は固いクチクラ（外皮）層に覆われており，これにより蠕虫表面はさまざまな形態をとる．なかには吸盤や鉤状構造を備え，ヒト体内や体外に付着する．また，このクチクラ層に宿主抗原を取り込むことで免疫反応から逃れている．寄生した蠕虫は宿主の腸内容物や体液，溶解組織などから栄養を得る．

蠕虫は特定の動物に寄生する．そこで発育をし，成虫となり，産卵できる場合，寄生される動物を**固有宿主**といい，寄生できない，もしくは寄生でき

ても成虫まで生育できない動物を**非固有宿主**という．また，幼虫が寄生する宿主を中間宿主，成虫が寄生する宿主を終宿主という．ほとんどの蠕虫は，終宿主内で有性生殖を行い，産卵したあと虫卵や幼虫が宿主から外にでて中間宿主に移り，感染性(幼虫包蔵卵，感染幼虫)をもつようになり，最終的には新たな終宿主に寄生して成虫になるという生活環をとる．生活環はそれぞれの蠕虫で異なる．

8.2.1 線虫類

線虫(Nematode)は，円筒形で両端が細くなる糸状の形態で，口(前方)から肛門(後方)まで消化管が通っている(図8.4)．液体で満たされた偽性体腔をもつ．体表はクチクラで覆われ，体色は白色から淡紅色であり，ミミズのように動く．血液，組織などに感染するものと胃腸などの消化管に寄生するものが知られている．線虫の多くは雌雄異体であり，メスのほうが大きい．また，オスには交尾のための交接刺とよばれる器官をもつ．増殖には卵を利用した有性生殖を行う．通常，複数の宿主をもつ(複数の種に寄生できる)．

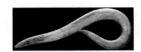

図8.4 線虫の形態
H.-N. Rebecca et al., *PLoS Biol*, **5**, e237(2007).

(a) 蟯虫

蟯虫(*Enterobius vermicularis*)は世界各地，とくに温帯気候で多く見られ，ヒト腸管にのみ感染を引き起こす．メスは1 cm程度，オスは0.5 cm程度の糸くず状に見える．メスは夜中に肛門周囲に卵を産む．虫卵は幼虫包蔵卵となり，経口感染する(10.5.3項参照)．

(b) 回虫

回虫(*Ascaris lumbricoides*)の体長は約20〜40 cmであり，ヒトを固有宿主とし，小腸に寄生する．感染者は世界で10億人を超える．日本では，有機栽培野菜や輸入野菜から感染する場合がある．卵は糞便とともに排泄され，その卵の数は1日に20〜30万個といわれる．排泄された卵は，土壌中で成熟し，幼虫包蔵卵になる(10.5.3項参照)．

(c) 鞭虫

鞭虫(*Trichuris trichiura*)はヒトを固有宿主とする．成虫の前半部は細く鞭状であり，これを盲腸粘膜に挿入して寄生する．摂取した幼虫包蔵卵は小腸下部で孵化し，盲腸で成虫となる．少数寄生では無症状であるが，多数寄生では大腸に浮腫や炎症を生じて腹痛や下痢などの鞭虫症を起こすことがある．便からの検出で診断を行う．治療にはメベンダゾール，アルベンダゾールやイベルメクチンを用いる．

(d) ズビニ鉤虫，アメリカ鉤虫

ズビニ鉤虫(*Ancylostoma duodenale*)やアメリカ鉤虫(*Necater americanus*)は釣り針のように湾曲した形態をしている．ヒトを固有宿主とする．頭部にある口と歯を使用して小腸粘膜から吸血する．ズビニ鉤虫はおもに経口

幼虫包蔵卵
虫卵のなかで幼虫が成長し，感染性をもつようになるもの．たとえば，回虫や蟯虫など．

感染し，小腸で成虫となる．アメリカ鉤虫は経皮感染し，血流に乗って肺を経由し，気管から小腸に移動する（第10章，表10.32参照）．

（e）糞線虫

糞線虫（*Strongyloides stercoralis*）は，熱帯や亜熱帯地方に分布している．土壌中で感染型であるF型幼虫となり，皮膚から侵入し，肺を経由して小腸に定着し，メスの成虫となる．メスの成虫が産生した虫卵からR型幼虫が孵化してくる．R型幼虫は糞便とともに排泄されるが，一部は排泄前にF型幼虫となり**自家感染**を起こす．下痢や腹部膨満感を起こし，易感染者では神経系や多臓器へ感染する致命的な播種性糞線虫症を引き起こす．便からの検出で診断を行う．治療にはイベルメクチン，もしくはアルベンダゾールを用いる．

（f）旋毛虫

旋毛虫（*Trichinella spiralis*）は，クマやブタなどの十二指腸や空腸に存在する．メスの子宮内で孵化する卵胎生である．筋肉に侵入した幼虫はそこで被嚢を形成し，ヒトを含むほかの動物が摂取すると感染する．ヒトに感染すると幼虫は小腸粘膜で成虫となり，腸粘膜に穴をあける．そのために腹痛や下痢，筋肉痛，発熱，心不全，脳炎などを引き起こす．少数感染では不顕性であるが，多数感染では致命的となる．幼虫を組織生検で見いだすことで診断を行う．重症時にはステロイドを使用し，治療にメベンダゾールやアルベンダゾールを用いる．

（g）アニサキス

アニサキス（*Anisakis* spp.）の幼虫は長さが2～3 cmの糸状の形態をとる．クジラやイルカが終宿主である．排泄された虫卵は海水中で孵化し，幼虫となり，中間宿主のオキアミに感染する．そのオキアミを食べた小型魚類，さらにそれを食べた大型魚類（アジ，サバなど）やイカの筋肉内に寄生する．最終的にクジラやイルカがそれらを食べた場合に成虫になる．成虫は目視で確認できる（図8.5）（10.5.3項参照）．

自家感染
体内で産生された虫卵が排泄される前に孵化し，増殖・成長する．大量に増殖後，さまざまな臓器に移行して感染性が増大する．

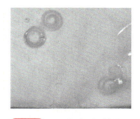

図8.5 スケトウダラの肝臓に寄生するアニサキスの幼虫（リング状のもの）
出典：国立感染症研究所 HP．

（h）有棘顎口虫，剛棘顎口虫，ドロレス顎口虫，日本顎口虫

顎口虫類は淡水中で孵化し，ケンミジンコに感染する．その後，カエルやドジョウ，ヘビやライギョ中で感染幼虫となり被嚢する．有棘顎口虫（*Gnathostoma spinigerm*）はイヌやネコの胃壁，剛棘顎口虫（*G. hispidum*）やドロレス顎口虫（*G. doloresi*）はブタやイノシシの胃壁，日本顎口虫（*G. nipponicum*）はイタチの食道壁で成虫となる．ヒトはドジョウやライギョを生食することで感染する．ヒトは終宿主でないため，幼虫が胃壁を貫き，皮下や体内を移動することで皮膚爬行症を引き起こす．治療には外科的除去やアルベンダゾールやイベルメクチンを用いる．

（i）イヌ回虫

イヌ回虫（*Toxocara canis*）はイヌ糞便中の卵や感染幼虫を含むウシやニワトリの肝臓を生食することで感染する．孵化した幼虫は肝臓，肺，脳，目などに移動し，肝腫，肺症状，神経症状などの内臓幼虫移行症を引き起こす．感染例の多くは幼児に見られる．内臓幼虫移行症の診断は組織中の幼虫の検出による．治療にはアルベンダゾールやメベンダゾールを用いる．重症時にはステロイドを併用する．

（j）バンクロフト糸状虫，マレー糸状虫

バンクロフト糸状虫（*Wuchereria bancrofti*）やマレー糸状虫（*Brugia malayi*）は熱帯や亜熱帯で広く見られ，熱帯寄生虫症では重要な**リンパ系フィラリア症**を引き起こす．リンパ管に寄生し，幼虫（ミクロフィラリア）を卵胎生で産生する．血中のミクロフィラリアをハマダラカやイエカが吸血するとそれらは感染型幼虫となり，次の吸血で他のヒトへ感染が広がる．成虫はリンパ管を閉塞するため，上肢，下肢，陰嚢の浮腫から**象皮症**を引き起こす．ミクロフィラリアを検出することで診断し，治療にはジエチルカルバマジンとアルベンダゾールを用いる．共生関係にある細菌を殺すためにドキシサイクリンも用いる．

（k）回旋糸状虫

回旋糸状虫（*Onchocerca volvulus*）はアフリカと中南米に分布し，**オンコ**

幼虫移行症
幼虫が固有宿主以外に感染した場合，宿主内の臓器や組織を幼虫が移動することによって起こる症状のこと．

象皮症
リンパ系フィラリア症により慢性のリンパ浮腫が起こると，引き続いて皮膚の組織が肥厚・硬化する．リンパ系が障害されるため，皮膚細菌症も伴う．患部がゾウの皮膚のように見えることから象皮症とよばれる．

COLUMN　オンコセルカ症とイベルメクチン

オンコセルカ症（河川盲目症）の多くはアフリカで発生している．河川近くで繁殖するブユに繰り返し刺されることで回旋糸状虫に感染して起こる．感染後，皮下組織に移行したミクロフィラリアは皮膚の炎症症状などを起こす．とくに眼球のなかに移動した場合には失明といった重篤な症状を呈することがある．オンコセルカ症はその発生地が河川付近であり，農業や商業など，人にとって重要な生活圏と重なっており，発生地の経済的発展において問題となってきた．

大村 智は1970年頃に静岡県のゴルフ場近くの土壌中から新種の放線菌 *Streptomyces avermectinius* を見いだし，その産生物質であるエバーメクチンに抗寄生虫作用があることを発見した．その後，アメリカの製薬企業メルク社と共同で改良，開発したイベルメクチンは，オンコセルカ症やリンパ系フィラリア症に著効を示した．1974年から大規模なオンコセルカ症対策が世界的に実施され，イベルメクチンは延べ数億人の人びとに配布された．また，1989年には両感染症の撲滅のため，大村とメルク社によるイベルメクチンの無償提供も始まった．このような対策が功を奏し，ついに2013年4月にはコロンビアではオンコセルカ症の排除が世界ではじめて証明された．これらの功績を讃え，2015年に大村は「寄生虫感染症に対する画期的な新規治療法の開発」によりノーベル生理学・医学賞を受賞した．なお，イベルメクチンは日本では高齢者施設などで集団感染が問題となる疥癬の治療薬としても重要である．

セルカ症を引き起こす．ブユ科昆虫の刺咬により体内に侵入し，皮膚に定着した場合には皮下結節を呈し，目に定着すると失明の原因となる．皮膚生検による検出で診断を行い，治療として外科的切除やイベルメクチンを用いる．ジエチルカルバマジンは禁忌である．

8.2.2 条虫

条虫(Cestode)はリボン状で扁平な形をしており，鉤や吸盤，吸溝などの構造を頭部にもつことがある．この吸盤により宿主腸粘膜へ接着を行う．また，雌雄両方の生殖器を含む片節という構造を複数個，頭部にもつ．消化管はもたず，可溶性の栄養分のみをクチクラ層を通して吸収する．一部の条虫の宿主は単一である．サナダムシの名称でも知られている(図8.6)．

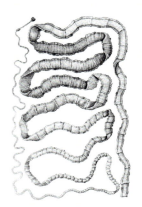

図8.6　条虫(サナダムシ)の形態

(a) 無鉤条虫

無鉤条虫(*Taenia saginata*)は，ヒトの小腸で長期にわたり生存できる．頭部のすぐうしろに新しい片節が形成され，尾端の卵を含む片節は無鉤条虫から切り離され，糞便中に排泄される．卵はウシの体内で幼虫となり，腸壁に侵入後，嚢子を形成する．加熱が不十分な嚢子を含む肉をヒトが摂取することで小腸に定着する(第10章，表10.32参照)．

(b) 有鉤条虫

有鉤条虫(*Taenia solium*)の中間宿主はブタであり，無鉤条虫と同様の発育を示す．ヒトのみを固有宿主とし，成虫は腸管に寄生する．嚢子を含む肉や虫卵を摂取することで感染し，自家感染も起こす．幼虫は脳や目で嚢胞を形成し，痙攣，頭痛，嘔吐などの有鉤嚢虫症を引き起こす(第10章，表10.32参照)．

(c) 単包条虫

単包条虫(*Echinococcus granulosus*)は，イヌ，キツネの糞便中に含まれる卵を経口的に摂取することで感染する．蠕虫で唯一の届出感染症であるエキノコックス症(四類感染症)を起こす(10.5.3節参照)．

(d) 日本海裂頭条虫

日本海裂頭条虫(*Diphyllobothrium nihonkaiense*)は東北や北海道に，**広節裂頭条虫**(*D. latum*)はカナダや北欧に分布している．成虫は体長が10 mに達する．卵は水中で孵化し幼虫となる．日本海裂頭条虫の幼虫はケンミジンコを経て魚に感染し，その魚をヒトが摂取すると，幼虫は小腸上部の繊毛に頭部を固定し成虫になる(第10章，表10.32参照)．

(e) マンソン裂頭条虫

マンソン裂頭条虫(*Spirometra erinaceieuropaei*)は第一中間宿主であるケンミジンコや第二中間宿主であるスッポン，カエル，ヘビから感染する．また，それらを捕食しているイノシシを生食すると感染する．ヒトの体内で

は，通常は成虫にならない．幼虫が皮下を移動するときに移動性腫瘤を形成し，これをマンソン孤虫症という．

8.2.3 吸虫

吸虫(Trematode)は，多くは扁平な形をしており，分岐した消化管をもつ．栄養の吸収や排泄用の吸盤(口吸盤)と吸着用の吸盤(腹吸盤)をもつ(図8.7)．多くの吸虫は雌雄同体であるが，通常は交尾を行い，産卵する．ヒトの組織，血管内で長期にわたり生存し，臓器などに傷害を与える．淡水性の軟体動物など2種類の中間宿主を必要とすることが多い．

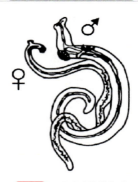

図8.7 吸虫(雌雄抱合した住血吸虫の形態)

(a) ウェステルマン肺吸虫，宮崎肺吸虫

淡水のカニなどに感染している幼虫を摂取することで感染する．ウェステルマン肺吸虫(*Paragonimus westermani*)は東南アジアに広く分布しているが，宮崎肺吸虫(*Paragonimus miyazakii*)は北海道を除く日本でのみ感染が報告されている．幼虫は小腸で脱嚢し，腸壁を貫いて腹壁筋肉内で発育する．その後，肺に移動して成虫になり，肺に被嚢を形成する．成虫の寄生部位に応じて胸痛，腹痛，皮膚腫瘤，さらにてんかんや麻痺の重篤症状を起こす．宮崎肺吸虫ではヒトが固有宿主でないために，成虫が胸腔内と肺を行き来する幼虫移行症を引き起こし，胸痛や呼吸困難を引き起こす(第10章，表10.32参照)．

(b) 肝吸虫

肝吸虫(*Clonorchis sinensis*)はアジアに広く分布している．フナなどの淡水魚中で被嚢状態のメタセルカリアがヒトの胆管，胆嚢内で成長する．成虫の寿命は長く，10〜20年になる．肝吸虫の栄養源はヒトの粘膜分泌物である(10.5.3項参照)．

(c) 肝蛭，巨大肝蛭

肝蛭(*Fasciola hepatica*)や巨大肝蛭(*F. gigantica*)の幼虫が寄生しているウシの肝臓の生食，およびセリやミョウガなどの水辺の植物表面の被嚢したメタセルカリアを経口的に摂取することで感染する．幼虫は小腸で脱嚢し，腸壁を貫き肝臓を経て胆管に定着し，成虫となる．卵は糞便とともに排泄され，水中で孵化する．幼虫はヒメモノアラガイ中で次の段階であるセルカリアとなり，水中で植物に付着する(10.5.3項参照)．

(d) マンソン住血吸虫，日本住血吸虫

マンソン住血吸虫(*Schistosoma mansoni*)や日本住血吸虫(*S. japonicum*)は円筒状の形をしており，雌雄異体である．雌雄が抱き合った状態で宿主の門脈で成長し，上行結腸に移動後，そこで産卵し続ける．排泄された卵は淡水中で孵化し，ミヤイリガイなど貝類へ感染後，ヒトの皮膚に侵入できるセルカリアになる．これらはヒトの皮膚から小血管に侵入し，門脈に移動する．

セルカリア，メタセルカリア

吸虫類は一般的に虫卵→セルカリア(第一中間宿主内)→メタセルカリア(第二中間宿主内)→成虫(終宿主)→産卵の生活環をもつ．セルカリアは経皮感染，メタセルカリアは経口感染する．

住血吸虫の違いは，おもに中間宿主である．住血吸虫症は世界中で見られ，感染者は2～3億人に達し，死者は年間100万人程度である(10.5.3項参照)．

(e) ビルハルツ住血吸虫

ビルハルツ住血吸虫(*S. haematobium*)はアフリカ全土で見られる．幼虫は皮膚から侵入し，膀胱の静脈に定着し，血尿，排尿痛，線維化や肉芽腫を引き起こす．尿中や膀胱壁内の卵により診断し，治療にはプラジカンテルを用いる．

(f) 横川吸虫

横川吸虫(*Metagonimus yokogawai*)はアジアに広く分布している．アユのうろこや皮下，筋肉内に寄生していることが多く，これらを経口的に摂取することで感染する．成虫はヒトの小腸に寄生し，腹痛を引き起こす．終宿主はヒト，イヌ，ネコ，ネズミである．

章末問題

1．次の空欄に適切な言葉を入れよ．
　寄生虫は(1．　　)生物であり，(2．　　)の原虫と(3．　　)の蠕虫に分類される．原虫には，外部環境に応じて分裂増殖する(4．　　)型と休眠状態の(5．　　)に形態や機能を変化させるものがある．蠕虫はおもに(6．　　)，(7．　　)，(8．　　)の三つに分類することができる．

2．原虫に関する記述のうち，正しいものはどれか．二つ選べ．
a．塩素に抵抗性をもち，水系感染を起こすのはクリプトスポリジウムである．
b．赤痢アメーバは日本国内ではほとんど感染者はいない．
c．原虫感染症に用いられるメトロニダゾールの作用機序は葉酸代謝阻害である．
d．マラリアそのスポロゾイドをカが媒介してヒトに感染する．
e．トリコモナスは妊娠中に初感染すると経胎盤感染で胎児に感染し先天性疾患を起こす．

3．蠕虫に関する記述のうち正しいものはどれか．二つ選べ．
a．アニサキス症は加熱不十分な食肉を摂取することで起こる．
b．蠕虫の幼虫が寄生場所を求めて体内を移動することで障害を起こす疾患は幼虫移行症という．
c．エキノコックスはイヌやキツネの糞便中に含まれる多包条虫の虫卵を摂取することで感染する．
d．条虫類に属する蟯虫はヒトの腸管に寄生するが，メスは夜中に肛門周囲にでてきて卵を産む．
e．リンパ系フィラリア症では，リンパ管閉塞による浮腫から起こる象皮症が特徴的だが，現在ではほとんど見られなくなっている．

感染症の予防と治療薬

❖ **本章の目標** ❖
- 予防接種のシステムおよび種類と特徴について学ぶ．
- 院内感染を予防するための対策と薬剤師の役割について学ぶ．
- 滅菌と消毒のそれぞれの特徴と実施方法について学ぶ．
- 抗菌薬の基本的知識について学ぶ．

9.1 感染症の予防

2009 年 4 月メキシコのベラクルス州で発生した新型インフルエンザ〔インフルエンザウイルス A（H1N1）pmd09 による〕は，9 週間で世界中に拡がった．予防を怠ると，感染症は瞬時に世界中に広がり，パニックを起こす．最も大切なことは感染症を起こさないこと，また起こしても拡大させないことである．本章では薬剤師が知っておくべき感染症の予防と対策および感染症の治療薬について学ぶ．

SBO ワクチンの原理と種類（生ワクチン，不活化ワクチン，トキソイド，混合ワクチンなど）について説明できる．

9.1.1 予防接種と生物的製剤

（a）予防接種とは

予防接種とは特定の感染症を予防する目的で，**ワクチン**（vaccine）を接種することであり，宿主の免疫機能を利用して，能動免疫を引き起こさせる．個人の感染防御だけでなく，集団感染の防御ができる点においても，感染予防における予防接種の貢献度は高い．

ワクチン
予防接種において能動免疫を付与するために投与する抗原となる病原体やその成分をワクチンという．

（b）ワクチンの種類

ワクチンには**生ワクチン**（または**弱毒生ワクチン**），**不活化ワクチン**，**トキソイド**がある．またそのほかのワクチンとして**混合ワクチン**や**多価ワクチン**がある．これらの種類と特徴を表 9.1 に示す．

表9.1　おもなワクチンの種類と特徴

種類	特徴	製剤名	対象
弱毒生ワクチン	病原体の弱毒変異株を用いる．ワクチン効果は最も高いが，副作用も高い．液性免疫・細胞性免疫の両方を誘導する．	乾燥弱毒生麻疹ワクチン	ウイルス
		乾燥弱毒生風疹ワクチン	ウイルス
		乾燥BCGワクチン	細菌
		乾燥弱毒生水痘ワクチン	ウイルス
		経口弱毒生ロタウイルスワクチン	ウイルス
		乾燥弱毒生おたふく風邪ワクチン	ウイルス
		経口生ポリオワクチン	ウイルス
		黄熱ワクチン	ウイルス
不活化ワクチン	病原体を紫外線，加熱，ホルマリン処理等で不活化，有効成分を抽出，生成したもの．液性免疫のみ誘導する．	不活化ポリオワクチン	ウイルス
		乾燥培養細胞日本脳炎ワクチン	ウイルス
		乾燥組織培養不活化狂犬病ワクチン	ウイルス
		組織培養不活化A型肝炎ワクチン	ウイルス
	免疫成立に必要な感染防御抗原だけを精製したもの（成分ワクチン）．遺伝子組換え技術でつくられるものもある（遺伝子組換えワクチン）．	沈降精製百日咳ワクチン	細菌
		ヘモフィルスb型(Hib)ワクチン	細菌
		組換え沈降2価（または4価）ヒトパピローマウイルスワクチン	ウイルス
		沈降13価（または7価）肺炎球菌結合型ワクチン	細菌
		23価多糖体肺炎球菌ワクチン	細菌
		インフルエンザHAワクチン	ウイルス
		組換え沈降B型肝炎ワクチン	ウイルス
		4価髄膜炎菌ワクチン	細菌
トキソイド	細菌毒素の毒性をなくし，免疫原性を残すよう処理したもの．	成人用沈降ジフテリアトキソイド	細菌
		沈降破傷風トキソイド	細菌
混合ワクチン	2種類以上の病原体に対するワクチンを混合し接種するワクチン．	沈降精製百日咳ジフテリア破傷風不活化ポリオ混合ワクチン(DPT-IPV)	
		乾燥弱毒生麻疹風疹混合ワクチン(MR)	
多価ワクチン	異なる血清型をもつ一つの病原体に対して，2種類以上の血清型を混ぜ合わせたワクチン．	インフルエンザHAワクチン	
		肺炎球菌ワクチン	

（c）予防接種の種類と実施

日本の予防接種は，予防接種法（1948年制定）と結核予防法（1951年制定）によりなされてきた．制定当時は義務接種であったが，法改正を経て，現在は「予防接種を受けるよう努めなければならない」とする接種努力義務となっている．予防接種は予防接種法に基づき実施される**定期予防接種・臨時接種**，および予防接種法には基づかない**任意接種**に分けられる．このうち，定期予防接種は市町村長が行い，努力義務が課されるA類疾病と，課されないB類疾病に分類される．予防接種の種類と対象疾患を表9.2に，定期A類疾病予防接種の実施要領の概要については表9.3にまとめた．なお**副反応**が起こった場合，定期接種の場合は予防接種後健康被害救済制度により，また任意接種の場合は医薬品医療機器総合機構法により救済される．

SBO 予防接種の意義と方法について説明できる．

定期予防接種
推奨接種ともよばれる．年齢枠を定めて接種するよう推奨されている．

任意接種
予防接種法には基づかないワクチンによる予防接種または定期予防接種でも対象年齢外の予防接種をいう．

9.1 感染症の予防

表9.2 予防接種の分類[1]

予防接種の種類			実施機関・救済方法	対象疾病
予防接種法	①定期予防接種	A類疾病	市町村長が予防接種法に基づき期間を設定，対象者の年齢を限定して接種を行う．健康被害が生じた場合，予防接種法により救済．	おもに集団予防，重篤な疾患の予防に重点を置き，本人に努力義務，接種勧奨がある疾病(13疾病[2])のほか，政令で認められた疾病(痘瘡)．
		B類疾病		おもに個人予防に重点を置き，努力義務，接種勧奨はない．インフルエンザ[3]，肺炎球菌(23価)[3]．
	②臨時接種		疾病のまん延予防上，緊急の必要があると認める場合に実施される予防接種．	
任意接種			医療行為として医療機関が行う．健康被害が生じた場合は医薬品医療機器総合機構法により救済．	肺炎球菌(23価)[4]，インフルエンザ[4]，おたふく風邪，A型肝炎，B型肝炎，ロタウイルス

1) 2015年12月現在. 2) 表9.3定期A類予防接種，対象疾病参照. 3) 65歳以上の者または60歳以上65歳未満の慢性高度心臓・腎臓・呼吸器・免疫機能等不全者. 4) 3)以外の者.

副反応

治療薬で起こる有害な反応は副作用といわれるが，ワクチン接種後に起こる人体に有害な反応は副反応という．発赤，腫れ，しこりができる程度からまれにギランバレー症候群や髄膜炎など重症化する場合もある．

mRNAワクチン

mRNAワクチン　抗原となるタンパク質をコードするmRNAを脂質ナノ粒子などのキャリアーに封入したワクチン．新型コロナウイルス感染症の予防に用いられる．

表9.3 定期A類疾病予防接種の実施要領の概要

対象疾病	ワクチン	対象年齢	標準的な接種期間	回数
ジフテリア 百日咳 破傷風 急性灰白髄炎(ポリオ)	沈降精製百日咳ジフテリア破傷風不活化ポリオ混合ワクチン(DPT-IPV)	1期初回：生後3〜90か月	生後3〜12か月	3回
		1期追加：生後3〜90か月(1期初回接種3回終了後，6か月以上の間隔を置く)	1期初回接種終了後，生後18〜30か月	1回
	ジフテリア・破傷風混合ワクチン(DT)	2期：11〜13歳	11〜12歳	1回
結核	乾燥BCGワクチン	生後1歳に達するまで	生後5〜8か月	1回
麻疹 風疹	乾燥弱毒生麻疹風疹混合ワクチン(MR)	1期：生後12〜24か月	生後12〜15か月	1回
		2期：5歳以上7歳未満で，小学校就学前1年間		1回
日本脳炎	乾燥培養細胞日本脳炎ワクチン	1期初回：生後6〜90か月	3〜5歳	3回
		2期：9〜13歳	9〜10歳	1回
インフルエンザ桿菌感染症	乾燥ヘモフィルスb型(Hib)ワクチン	初回：生後2〜60か月	生後2〜7か月	3回
		追加：初回接種から7〜13か月後に1回皮下接種		1回
肺炎球菌感染症	沈降13価肺炎球菌結合型ワクチン	初回：生後2〜60か月	生後2〜7か月	3回
		追加：初回接種から7〜13か月後に1回皮下接種		1回
ヒトパピローマウイルス感染症[1]	組換え沈降2価(または4価)ヒトパピローマウイルスワクチン	小学校6年から高校1年生相当の女子		3回
水痘	乾燥弱毒生水痘ワクチン	生後12〜36か月	生後12〜15か月，1回目接種後6〜12か月	2回
B型肝炎	組換え沈降B型肝炎ワクチン	生後1歳に達するまで	生後2〜8か月	3回

1) 2015年12月現在，副反応の報告があり，積極的な接種勧奨を差し控えている．

（d）生物学的製剤

生物学的製剤は生体由来物質（遺伝子，タンパク質，細胞や組織）や生物の機能を利用してつくられた製剤のことである．感染症にかかわる生物学的製剤としては，ワクチン（抗原製剤）や抗毒素，血液製剤がある．ワクチン製剤は表9.1に示す．抗毒素製剤は，毒素またはトキソイドを感作したウマ血清から調製されたウマ免疫グロブリン製剤であり，たとえば，ジフテリアウマ抗毒素，破傷風ウマ抗毒素，ボツリヌスウマ抗毒素がある．血液製剤では，血清から免疫グロブリン分画を精製したヒト免疫グロブリン製剤がウイルス性疾患（麻疹，A型肝炎，ポリオ）の予防・症状軽減に用いられる．破傷風ヒト免疫グロブリンは破傷風，抗HBsヒト免疫グロブリンはB型肝炎の発症予防に用いられる．厚生労働省が告示する生物学的製剤基準にはモノクローナル抗体医薬品の記載はないが，感染症の領域では，抗RSウイルス薬として抗RSウイルスヒト化モノクローナル抗体の**パリビズマブ**（palivizumab）が用いられる．

9.1.2　感染対策

感染対策は薬剤師の重要な職務の一つである．本項ではとくに院内における感染対策について説明する．

（a）感染の発生要因

感染症の成立には病原微生物，感染経路，感染宿主の3要素が重要である．院内にはこの3要素に加えて，① 抗菌薬が汎用されるため**薬剤（多剤）耐性菌**が存在する，② 高度医療化に伴って，**易感染者**（compromised host）が存在する，③ 人工臓器やカテーテルの体内への装着，挿入などが感染を誘発しやすい，などの要因があり，**院内感染**が起こる危険性は非常に高い．院内で起こる感染症は**日和見感染症**（opportunistic infection）が多く，難治化する．

（b）院内感染の感染経路

おもな感染経路は，**空気感染**，**飛沫感染**，**接触感染**である．院内感染でもっとも問題となる感染経路は接触感染であり，医療従事者自身が感染経路になったり，不特定多数が触るドアノブや蛇口など身近なものが感染経路になったりすることが多い．易感染者が感染すると容易に起こる．

（c）院内感染の防止対策

（1）組織化された院内感染対策

院内感染を防止するためには，すべての医療従事者が院内感染について正しい知識と感染防止対策を共有することが重要である．医療機関では組織的に取り組むため，病院長を中心とした院内感染対策委員会（infection control committee；**ICC**）を設置している．実際の活動はICCの下に実動組織として置かれる院内感染対策チーム（infection control team；**ICT**）により行われる．

SBO 細菌感染症に関係する代表的な生物学的製剤（ワクチンなど）をあげその作用機序を説明できる．

SBO 日和見感染と院内感染について説明できる．

易感染者
抵抗力の低下した宿主．

院内感染
入院患者が基礎疾患とは別に感染症に罹患するもの．入院患者のみならず，病院内で感染して退院後発症するもの，医療従事者が罹患するものを含む．アメリカ疾病対策センター（Center for Disease Control and Preventions；CDC）では「入院後48時間を超えて発症した感染」と定義している．

日和見感染症
健常者では感染を起こさない非病原性または弱毒菌に感染し，発症すること．

ICC
院内感染対策が適切に行われるよう監督したり，環境整備等予算対策を行ったりする組織．

ICT は医師，薬剤師，看護師，臨床検査技師，事務職員などから構成されている．感染対策の知識，経験を有し，指導を行うことができる医療従事者に対し，**インフェクションコントロールドクター**(infection control doctor；ICD)，**感染管理看護師**(infection control nurse；ICN)，**感染制御専門薬剤師**などが認定されており，それぞれの専門性をいかしたチーム医療が行われている．

（2）院内感染予防対策の基本

院内感染予防対策を正しく行うためには，① 感染リスクを知る，② 標準予防策に従って対策を行う，③ 感染経路別予防対策をとる，という三つの基礎的事項を理解しておかなければならない．

① 感染リスクを知ることで無用な消毒薬の使用を抑え，消毒剤耐性菌の出現を防ぐことができる．臨床現場では医療器具を使用時の感染リスクを基準に三つのカテゴリーに分類した**スポルディング**(Spaulding)**の分類**が用いられる(表9.4)．

② 院内感染対策の一つとして，アメリカ疾病対策センター(Center for Disease Control and Preventions；**CDC**)のガイドラインで提唱された**標準予防策**(standard precautions)がある．標準予防策の対象に触れたあとは手洗いを励行し，あらかじめ触れる恐れのあるときは手袋，マスク，ガウンなどを着用する．各病室ならびに清潔区域には流水手洗い設備を設け，速乾性擦式消毒用アルコール製剤を配置する．標準予防策は医療従事者の感染を防ぐばかりでなく，疾患にかかわりなくすべての患者に同等なケアが提供できるという利点をもつ．

③ 感染症予防対策は疾患別ではなく，空気感染，飛沫感染，接触感染の感染経路別に実施するのが効果的である(表9.5)．

（3）手洗いの種類

感染症予防の基本となるのが**手洗い**である．状況に応じて，日常的手洗い，衛生的手洗い，手術時手洗いの三種類の手洗いを使い分ける．とくに標準予防策における手洗いは衛生的手洗いである．CDC は，肉眼的に汚れていなけ

標準予防策
すべての血液および体液，分泌物，排泄物，膿などの湿性生体物質(汗は除外される)およびそれらに汚染された機材は，すべて感染性があるものとして対応すべきという概念．

手洗い
日常的手洗いは，液体石けんと流水により汚れを洗い落とすことで，出勤時，食事，トイレ後，手が汚れているときなどの手洗いである．衛生的手洗いは，通過菌や汚染菌の除去を目的とした消毒剤と流水による手洗いのことである．手術時手洗いは，手術の前後に要求される消毒剤と流水やアルコールを組み合わせた厳重な手洗いである．

表9.4 感染リスクと消毒レベル(スポルディングの分類)

リスク	対象	例	消毒のレベル
クリティカル	通常無菌の組織や血管系に挿入されるもの	手術器具，インプラント器材，注射針，包帯，ガーゼ	滅菌
セミクリティカル	粘膜または創傷のある皮膚に接するもの	内視鏡，呼吸器体温計	高水準消毒 中水準消毒
ノンクリティカル	傷のない正常な皮膚に接するもの	聴診器，血圧計カフ 洗面台，リネン，トイレ	低水準消毒 洗浄および乾燥
	皮膚に直接触れないもの	床や天井	通常の掃除

表9.5 感染経路と予防対策

感染経路	感染様式	疾患または病原体	対策
空気感染	微生物を含む微小飛沫核（直径5μm以下）が，長時間空中を浮遊し，空気の流れにより拡散，伝播される．	結核，麻疹，水痘	標準予防策〔個室隔離，病室の陰圧化やHEPAフィルタを介し院外排気，マスク（N95）使用〕
飛沫感染	微生物を含む飛沫核（直径5μm以上）が範囲1m以下に飛散し，気道粘膜などに感染する．	レジオネラ，マイコプラズマ，インフルエンザ，風疹，流行性耳下腺炎，SARS	標準予防策（手洗いと手袋，マスク，ゴーグル使用）
接触感染	患者との直接，または患者の使用した物品や環境表面との間接接触感染．	MRSA，VRE，緑膿菌，腸管出血性大腸菌，疥癬	標準予防策（手洗いと手袋，プラスチックエプロン使用）

れば擦式消毒用アルコール製剤（速乾性擦り込み式手指消毒剤）を用い，手が汚れている場合はあらかじめ石けんと流水にて手洗いすることを勧告している．なお，ノロウイルスはアルコール消毒では除去できない．一処置一手洗が基本である．

9.1.3 滅菌と消毒

感染症は，病原体が宿主の体内に侵入して，組織に定着・増殖して発症する．また感染症は患者から患者へと伝播し，流行を起こす．感染症の予防には滅菌（sterilization）や消毒（disinfection）により，病原体の体内への侵入を防ぎ，伝播経路を断つという方法がある．

滅菌とは，対象物からあらゆる生物を殺滅または除去する方法であり，滅菌後の対象物は無菌状態となる．しかし，実際には無菌（生物がいない状態）にすることはむずかしく，滅菌法はできる限り無菌の状態に近づける方法をいう．第十六改正日本薬局方によると，滅菌には最終滅菌法とろ過法がある．最終滅菌法では，滅菌の基準として**無菌性保障水準**（sterility assurance level；SAL）を設定し，SALを満たすよう，バイオバーデン（bioburden）と**D値**（decimal reduction time）を考慮して滅菌条件を決める．この条件にあう滅菌法は，高圧蒸気滅菌法，乾熱法，放射線法，高周波法，ガス法である．一方，ろ過法は，滅菌用フィルターを用いて微生物を除去する方法である．表9.5に示すように，クリティカルリスク（高リスク）のもののほか，検査や微生物の実験に用いられる器具や試薬は滅菌されなければならない．**消毒**は生存する微生物の数を減らすために用いられる処置法で，必ずしも微生物をすべて殺滅したり除去したりするものではない．病原性微生物の感染性をなくし，感染を防ぐことを意図する．

滅菌や消毒を行うときに有機物があると，十分な効果が得られない．前

SBO 滅菌，消毒および殺菌，静菌の概念を説明できる．

最終滅菌法
最終滅菌法とは，被滅菌体が最終容器に充填されるか，包装された状態で滅菌され，滅菌後の微生物の死滅を定量的に測定または推測できる滅菌法のこと．滅菌効果確認のために生物学的インジケーター（微生物の芽胞を用いた標本体）や化学的インジケーター（化学反応で変色するテープなど）を用いる．

無菌性保障水準
滅菌後の製品に1個の微生物が生存する確率をいう．国際標準化機構（ISO）で採用されているSALは10^{-6}であり，これは，滅菌処理したサンプル100万個のうち，微生物に汚染されているものが一つ以下であるレベルを指す．

もって洗浄を行うことで，対象物の汚れや微生物も除去することができ，滅菌や消毒の精度が上がる．

殺菌とは微生物を死滅させることである．また**静菌**とは死滅させるのではなく，増殖を阻止することである．消毒薬は殺菌的に作用するが，濃度や温度によって十分な殺菌効果が得られず，静菌的に作用することもある．

（a）滅 菌 法
（1）加熱滅菌
生物のなかで最も抵抗力の強いものとして，細菌**芽胞**(spore)がある．滅菌法ではこの芽胞を含めすべての細菌を殺滅する必要がある．芽胞を死滅させるには100℃以上の温度が必要となるため，加熱滅菌の場合は以下の方法がとられる．

❶ **火炎滅菌** ガスバーナーの火炎中で短時間熱する．細菌を扱う白金耳（エーゼ），試験管口などの滅菌に用いる．

❷ **乾熱滅菌** 乾熱滅菌器を使用する．160℃で60分，180℃で20～30分間，乾熱を利用して滅菌する．エンドトキシンの不活化には250℃で30分以上の加熱が必要である．ガラス器具，陶器類，金属の滅菌に用いる．

❸ **高圧蒸気滅菌** 高圧蒸気滅菌器を用いる．2気圧，121℃，20分間滅菌する．加圧下，高温で湿熱の状態になるので，菌体はもちろん，芽胞や胞子も完全に殺滅される．最も確実な滅菌法の一つで，操作が簡単なことから汎用される．真空脱気プリバキューム式高圧蒸気滅菌器では134℃まで上昇し，滅菌時間は8～10分と短縮される．熱によって変質，変形するプラスチックや薬品などには適用できない．培地，試薬などの滅菌に用いる．

（2）照 射 滅 菌
❶ **放射線法** γ線(^{60}Co，^{137}Cs)やX線を照射する．低温下で滅菌でき，透過性があり，包装品にも適応できるため利用度は高い．材質によって，変質や劣化が起こる．また特別な照射設備が必要になる．

❷ **高周波法** 2450±50メガヘルツ(MHz)の高周波を照射したときに生じる熱（マイクロ波加熱）を利用する滅菌法である．密封容器などに充填された液状製品または水分含量の多い製品に適用される．熱や内圧に耐えられる容器を用いる．

（3）ガ ス 滅 菌
❶ **酸化エチレンガス滅菌法** 反応性の高いアルキル化作用により，微生物がもつタンパク質や核酸を変性させて殺菌する．毒性と揮発性があり，人体への影響を防ぐため，滅菌後のガスの残留を最小限にする．加熱しないためプラスチック製品に用いることができるが，ガスを吸収するものには使用できない．透過性があり，包装された対象物にも適応できる．

❷ **過酸化水素低温プラズマ滅菌法** 過酸化水素のもつ酸化力と過酸化水

バイオバーデン
被滅菌物に存在する微生物の数と種類．

D 値
菌数を1/10にするために必要な時間．

SBO おもな滅菌法および消毒法について説明できる．

芽 胞
生育困難な環境にいるある種の菌が，熱，乾燥，消毒薬に抵抗をもつよう形成した耐久性の細胞構造のこと．通常の菌を栄養型とよぶのに対し，芽胞は分裂増殖しないため，休眠型とよばれる．芽胞を形成するおもな病原菌は，*Bacillus*属の炭疽菌，セレウス菌，*Clostridium*属の破傷風菌，ボツリヌス菌，ウェルシュ菌，ディフィシル菌である．

酸化エチレンガス滅菌法
エチレンオキサイド(ethylene oxide; EO)ガス滅菌法ともよばれる．爆発性があるため，二酸化炭素などで10～30%に希釈して用いる．

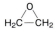

素をプラズマ状態にすることで発生する各種フリーラジカルの効果で微生物を殺滅する．加熱法に比べて低温で処理でき，過酸化水素は水と酸素に分解されるため，人体や環境への毒性は低い．

（4）ろ過滅菌

熱により有効成分が変性しやすいものの滅菌に用いられる．細菌を通さない目の細かいろ過器（通常は孔径 $0.22\,\mu m$ 以下，場合により $0.45\,\mu m$ 程度のメンブレンフィルタ）を通して除菌する．血清，培地類の滅菌に用いる．空気中の微生物をろ過するものとしては **N95 マスク**や **HEPA フィルタ**（high efficiency particulate air filter）がある．

（b）消 毒 法

消毒法は物理的消毒法と化学的消毒法に分けられる．

（1）物理的消毒法

❶ **煮沸消毒**　沸騰水中で 15 分程度煮沸する．芽胞は死滅しないが，栄養型の菌はすべて死滅する．

❷ **蒸気消毒**　100 ℃の蒸気を通じた蒸し釜のなかで 15～30 分加熱する．芽胞は死滅しない．**パスツリゼーション**は牛乳などに用いられる消毒法（低温殺菌法）で，62～65 ℃，30 分加熱することにより，牛乳の栄養分を変質させず消毒する．

❸ **紫外線消毒**　254 nm 付近の紫外線は核酸に吸収され，ピリミジンダイマー形成を形成し，菌の DNA に損傷を起こして殺菌する．透過性がないため，表面のみが殺菌される．手術室や安全キャビネット内の滅菌に用いられる．芽胞には無効な場合もある．

（2）化学的消毒法

化学的消毒法では消毒薬を用いる．消毒薬は化学反応を利用するため，適切な濃度，作用温度（20 ℃以上），作用時間，pH が要求される．対象物が有機物に汚染されていると減弱する．その使用目的や対象物によって，適当な消毒薬を選ぶことが重要である．消毒薬は殺菌力を基準に高レベル，中レベル，低レベルに分類される．レベル別の消毒薬と抗菌スペクトルと使用用途を表 9.6 に示した．

（ⅰ）高レベル消毒薬

❶ **アルデヒド類**　アルデヒド類は病原微生物のタンパク質の NH_2 基や SH 基をアルキル化し，変性させて不活化する．**グルタラール**（グルタルアルデヒド，glutaraldehyde，$OHC-CH_2-CH_2-CH_2-CHO$）は強い消毒効果と広い抗菌スペクトルをもち，多数でなければ芽胞も含みすべての微生物を殺滅できる．毒性が強いので器具の消毒に用いられる．揮発性が高いため，目や呼吸器などの粘膜を刺激し，皮膚に付着すると皮膚炎を起こす．取り扱うときには蓋つき容器を用い，換気をして，手袋やマスクなどを着用する．酸化

N95 マスク

粒径が 0.3 µm の微粒子を 95％以上捕捉できる医療用マスク．空気感染の原因微生物も除去できる．N95 はアメリカの労働安全衛生研究所で定められた防塵マスクの規格．

HEPA フィルタ

ある大きさの微粒子を一定の効率で除去することを目的に設定された微粒子捕捉フィルタのこと．有形 0.3 µm 以上の微粒子を少なくとも 99.97％の効率で捕捉する空気用フィルタをいう．

表9.6 レベル別消毒薬と抗菌スペクトルおよび使用用途

区分	消毒薬	対象微生物[1]								対象物[2]					
		芽胞	結核菌	ウイルス			糸状菌	緑膿菌	MRSA	一般細菌	皮膚	粘膜	排泄物	金属	非金属	環境
				一般	エンベロープ											
					無	有										
高水準	グルタラール	●	●	●	●	●	●	●	●	●	×	×	×	○	○	×
中水準	次亜塩素酸ナトリウム	○	○	●	●	●	●	●	●	●	△	△	○	×	○	○
	ポビドンヨード	▲	●	●	●	●	●	●	●	●	○	○	○	×	○	×
	消毒用エタノール, イソプロパノール	▲	●	●	●	●	●	●	●	●	○	×	○	○	△	○
	フェノール, クレゾール石鹸液	×	●	×	▲	●	●	●	●	●	○	×	○	×	×	△
低水準	第四級アンモニウム塩(ベンザルコニウム塩化物, ベンゼトニウム塩化物)	×	×	×	×	▲	▲	▲	▲	●	○	○	○	○	○	○
	クロルヘキシジングルコン酸塩	×	×	×	×	▲	▲	▲	▲	●	○	×	○	○	○	△
	両性界面活性剤(アルキルジアミノエチルグリシン塩酸塩)	×	◎	×	×	▲	▲	▲	▲	●	○	△	○	○	○	○

1) 対象微生物 ●:有効, ◎:0.2~0.5%の濃度で有効, ○:1000 ppm 以上の高濃度で有効, ▲:十分な効果が得られないことがある, ×:無効.
2) 対象物 ○:使用可能, △:注意して使用, ×:使用不可.

により殺菌力を失うため，高レベルの消毒効果を得るためには緩衝化剤をいれ，アルカリ性(pH 7.5~8.6)とした2~3.5%水溶液を使用する．

フタラール(オルトフタルアルデヒド, phtharal)はグルタルアルデヒドと同等の抗菌スペクトルや消毒効果をもつうえに，揮発性が低く，刺激性も弱いという利点をもつが，芽胞に対する効果は弱い．0.55 v/v%の原液を用いる．

ホルマリン(ホルムアルデヒド, formaldehyde, HCHO)は原液(35~38%)を1~5%水溶液に希釈して使用する．毒性が強く，人体には使えない．

❷ **過酸化物** 過酢酸(peracetic acid, CH_3COOOH)は，強い酸化作用によりタンパク質を変性させる．芽胞も含めすべての微生物に有効である．過酢酸は人体に対する毒性が低く，水，酢酸，酸素に分解されるため環境汚染の心配もない．原液(6%)を0.3%に調製して用いる．

(ⅱ) **中レベル消毒薬**

❶ **アルコール類** 消毒用エタノール(ethanol, CH_3CH_2OH, 局方では76.9~81.4 v/v%)は，毒性が低い，抗菌スペクトルが広い，残留しないなど，使いやすく汎用されている．病原微生物のタンパク質を凝固させるので，十分に洗浄したあとに使用する．ほかの消毒薬と混合して手指消毒に用いる．芽胞やエンベロープをもたないウイルスには無効である．注射部位の皮膚消毒，体温計や聴診器など医療機器の消毒に用いられ，タンパク質の変性，脂質の溶解，酵素活性阻害作用により効果を示す．**イソプロパノール**(isopropanol,

フタラール

アルコール類
アルコール類は損傷皮膚および粘膜には禁忌である．

50～70 v/v%）の有効性はエタノールと同程度だが，皮膚刺激性があるため使いにくい．また，引火性にも注意する必要がある．

❷ **ハロゲン化合物**　消毒の作用機序は酸化作用によるタンパク質の変性である．酸性側で殺菌力が強くアルカリ側では効果が弱まる．

塩素化合物である**次亜塩素酸ナトリウム**（sodium hypochlorite，NaOCl）はゆっくりと分解して酸素を放出し，酸化作用による殺菌作用をもつ．皮膚刺激性が強くヒトに適応されることはほとんどない．リネン類，医療用品，血液や体液で汚染された床，便器の消毒では 0.02～1％濃度範囲で用いられる．消毒薬が効きにくい B 型肝炎ウイルス（HBV）やノロウイルスにも有効である．漂白作用があり，金属製品を腐敗させ，また酸性の薬品と混ぜて使うと塩素ガスを発生するなど，使用には注意を要す．

塩素ガス（Cl_2）は水道水や下水の消毒に用いられる．水に溶けると次亜塩素酸となり活性酸素を発生して殺菌作用を示す．

ヨウ素化合物である**ポビドンヨード**（povidone-iodine）は *Bacillus* 属の芽胞を除くほとんどの微生物に効果がある．刺激性が少ないため皮膚や粘膜に用いることができる．原液（10％）を手術部位や皮膚と粘膜の創傷部位に適応する．含嗽用原液（7％）を 15～30 倍に希釈し，うがい薬として用いる．腐食作用があるため器具類には用いない．また有機物存在下で効果が減弱する．**ヨードチンキ**（iodine tincture）は皮膚，創傷，歯肉や口腔粘膜の消毒に用いる．

❸ **フェノール類**　フェノール類の消毒薬には**フェノール**（phenol）と**クレゾール**（cresole）がある．殺菌作用はタンパク質変性による．有機物存在下でも効力を発揮し，汚物の消毒などにも用いられるが，特異なにおいや刺激性，さらに排水規制（フェノール類として 5 ppm 以下）定められているため，日常的には使用しない．クレゾールはクレゾール石けんとして用いる．1～2％水溶液を手指，3～5％水溶液を器具，5～10％液を排泄物の消毒に適用する．芽胞に対する殺菌力は弱い．

(ⅲ) **低レベル消毒薬**

❶ **陽イオン（カチオン）界面活性剤**　第四級アンモニウム塩は解離するとアンモニウム塩が陽性に荷電し，殺菌力を示す．ふつうの石けんが陰イオン（アニオン）であることから逆性石けんともよばれる．**ベンザルコニウム塩化物**（benzalkonium chloride），**ベンゼトニウム塩化物**（benzethonium chloride）が代表的である（図 9.1）．逆性石けんがもつ陽イオン原子が細胞に吸着し，菌体細胞膜のタンパク質や脂質に結合して，細胞膜での呼吸系の阻害や膜機能障害を起こす．ふつうの石けんとの併用や有機物存在下で効果が減弱する．皮膚，粘膜創傷面の消毒，環境の浄化に用いられる．通常の石けんを洗い流したうえで使用する．

❷ **両性界面活性剤**　陰イオンと陽イオンの両作用，すなわち洗浄力と殺

ヨードチンキ
ヨウ素（60 g）とヨウ化カリウム（40 g）を 70％エタノールで溶かし，1000 ml にしたもの．5～10 倍希釈して用いる．希ヨードチンキはヨウ素を半分の濃度にしたもの．刺激性がある．

フェノール係数
フェノールは安定で純粋なものが得られるため，フェノールを基準として，消毒薬の効力を比較するフェノール係数が用いられる．

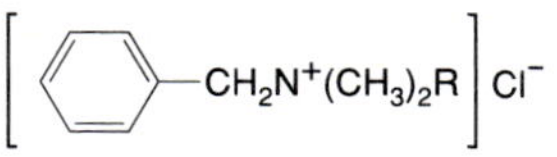

9.1 感染症の予防

ベンザルコニウム塩化物（局）
R＝C$_8$H$_{17}$またはC$_{18}$H$_{37}$

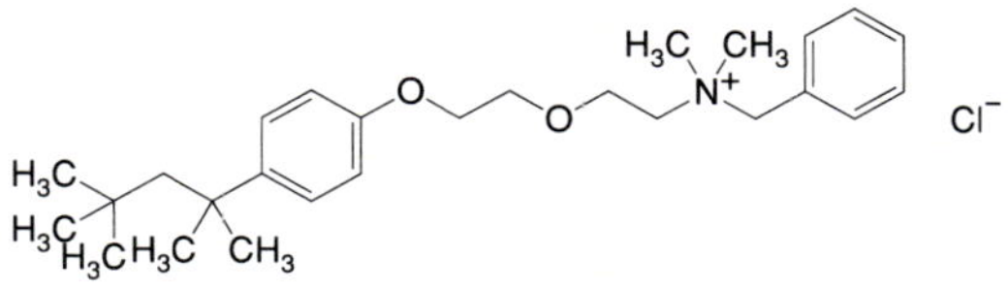

ベンゼトニウム塩化物（局）

アルキルジアミノエチルグリシン塩酸塩
R－(NHCH$_2$CH$_2$)$_2$-NH-CH$_2$-COOH・HCl
R＝C$_8$H$_{17}$-C$_{16}$H$_{33}$

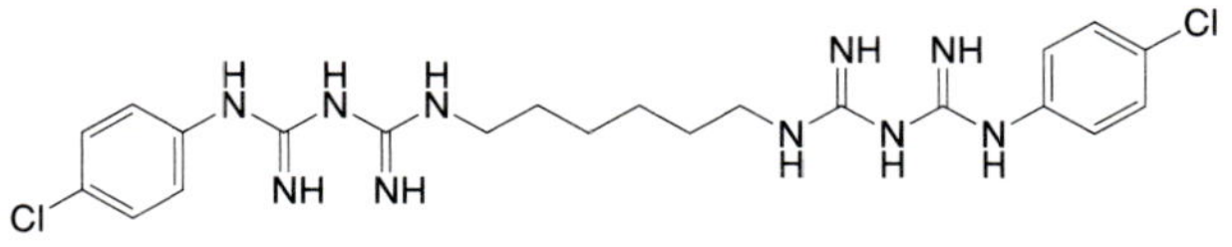

クロルヘキシジン（局）

図9.1　低レベル消毒薬の構造式

菌力をもつ．**アルキルジアミノエチルグリシン塩酸塩**（alkyldiaminoethylgycine chloride）などがある（図9.1）．0.05～0.2％水溶液は皮膚や器具の消毒に用いられる．脱脂作用が強いので結核を含む一般細菌の消毒に適する．

❸ **ビグアナイド系**　**クロルヘキシジン**（chlorhexidine）はタンパク質の変性や細胞膜の傷害により殺菌作用をもつ．緑膿菌，結核菌やウイルスなどには効果が弱い．人体に対する毒性は低く，器具を腐食することも少ない．0.1～0.5％水溶液は手指や皮膚の消毒に，0.1～0.5％エタノール溶液（70％エタノールに溶解）は手指，手術部位や器具の消毒に用いられる．創傷部位や病室，家具，器具の消毒は0.05％水溶液が用いられる．粘膜面に適応することによ

COLUMN　I. Semmelweis と F. Nightingale
（ゼンメルワイス）　（ナイチンゲール）

微生物が感染症の原因とされたのは，1859年，L. Pasteur（パスツール）により自然発生説が打破されたあとのことである．微生物という概念はないものの，それ以前にも感染予防策に努めた医師や看護師がいる．1847年，ウイーンの産婦人科医Semmelweisは，医師が担当する病棟は，助産婦が担当する病棟より産褥熱による死亡率が2倍も高いことに気づいた．彼は，医師が死体解剖後も手を洗わず分娩にかかわっていたことから，死体微粒子が手を介し，産褥熱を起こすと考えた．そこで，医師に解剖や処置後の手洗いを義務づけ，器具の消毒も励行したところ，産褥熱による死亡率は7～16％から1％以下にまで低下した．しかし，彼の功績は当時の医学会に受けいれられず，失意のうちに死亡した．1867年にフェノールによる消毒法を確立したJ. Lister（リスター）は，のちにSemmelweisの業績を知り，消毒の真の創始者はSemmelweisであると主張したといわれる．

看護師のNightingaleは1851年クリミア戦争に派遣されたときに，負傷兵の死は野戦病院における院内感染によるものであると考え，衛生環境の改善を行うことで，負傷兵の死亡率が低下することを示した．このとき，死亡率と死亡原因の推移を視覚に訴える効果をもつ「鶏のとさか」とよばれる円グラフを考案した．Nightingaleは近代統計学の祖としての側面をもつ．クリミアでの経験から，保健統計の必要性を説き，感染制御のための病院施設や公衆衛生の整備にも尽力した．

りショックを起こした事例があり，結膜嚢以外の粘膜への使用はできない．手術部位の皮膚消毒専用として，**オラネキシジン**（olanexidine）グルコン酸塩が承認されている．

❹ **そのほかの消毒薬** 酸化剤として**過酸化水素**（H_2O_2），**過マンガン酸カリウム**（$KMnO_4$）がある．発生期の酸素の強力な酸化作用を利用する．過酸化水素の 2.5〜3.5％水溶液を化膿創傷面の消毒に用いる．酸・アルカリ類として，**ホウ酸**（H_3BO_3）の 1〜5％水溶液は口や目の消毒に用いられる．

9.2　抗菌薬総論

9.2.1　抗菌薬の歴史的背景

感染症が微生物によって引き起こされることが明らかとなった 20 世紀初頭，ドイツの P. Ehrlich は，アニリン色素で染色すると血液中のほかの細胞よりもマラリア原虫のほうがよく染まることに着目し，人体に入った病原微生物のみ殺してしまう化学物質があれば，感染症は治療できると予測を立てた．彼はこのような化学物質を魔法の弾丸とよび，これを探し求めた．1904 年に志賀潔とともにトリパノソーマ症に有効なトリパンレッド（tripan red）を，1910 年には秦佐八郎とともに梅毒に有効なサルバルサン（salvarsan）を見いだし，梅毒の治療薬として臨床応用した（図 9.2）．Ehrlich は化学物質のもつ**選択毒性**を利用し，感染症の治療を行うことを**化学療法**（chemotherapy），このような作用をもつ化学物質を**化学療法薬**と定義した．

1935 年に G. Domagk は赤色染料プロントジル（prontosil）を発見し，レンサ球菌感染症の治療に用いた．のちに有効な部分はスルファミン（sulfamine）骨格であることがわかり，この骨格をもつ化合物はサルファ薬と命名された．サルファ薬はペニシリンが臨床応用されるまで，広く感染症治療薬として用いられた．

一方，イギリスの A. Fleming は，シャーレに混入したアオカビの周囲では黄色ブドウ球菌が生育できないことを発見した．1929 年にこのアオカビ（*Penicillium notatum*）が産生する抗菌作用をもつ物質をペニシリンと命名したが，Fleming はペニシリンを精製できず，研究を断念した．1940 年，H. W. Florey と E. B. Chain らがペニシリンの精製に成功し，第二次世界大戦中には負傷した兵士に用いられ，劇的な治療効果をあげた．その後，ペニシリンは広く臨床応用されるようになった．ペニシリンこそ，Ehrlich が探し求めた魔法の弾丸であった．

1943 年，S. A. Waksman は放線菌から，ストレプトマイシンを発見した．ストレプトマイシンは当時，世界中で問題となっていた結核菌に有効であり，治療薬として用いられるようになってからは，結核の罹患率と死亡率は大幅

選択毒性
宿主細胞を障害することなく，侵入してきた微生物に対し障害を与えること．

化学療法薬
がん治療に用いられる．抗腫瘍薬も正常細胞には作用せず，がん細胞に選択的に作用することから，化学療法薬とよばれる．

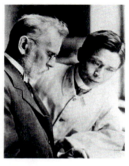

図 9.2　サルバルサンを創製した P. Ehrlich と秦佐八郎

に減少した．微生物により産生される物質で，ほかの微生物の発育を阻止する物質を彼は**抗生物質**（antibiotics）と名付けた．これ以後，真菌，放線菌を対象とする新しい抗生物質探しがはじまり，多くの抗生物質が発見され，臨床応用された．

現代医学は，ペニシリンにはじまる抗生物質の登場により急速に発展したといわれている．化学療法薬の発見の功績により，Ehrlich をはじめ Domagk, Fleming, Florey, Chain および Waksman は，ノーベル賞（生理学・医学）を受賞した．

その後，新規抗生物質発見の全盛期をむかえると同時に，半合成または合成化学療法薬も次つぎと開発された．抗菌薬は感染症の治療に優れた効果を発揮していったが，臨床現場では過度に抗菌薬が乱用されたため，抗菌薬が効かない薬剤耐性菌が出現し，蔓延していった（図9.3）．

9.2.2 抗菌薬の選択毒性と作用点による抗菌薬の分類

Ehrlich は化学療法薬の評価の指標として**化学療法係数**（chemotherapeutic index；CI）を用いた．この係数が小さいほど選択毒性が高く，化学療法薬として優れていることを示す．したがって，抗菌薬の標的となるのは，① 細菌に特有の作用点，すなわち細菌のみに存在する構成成分や細菌のみに必要な合成系，または② 細菌と宿主に同様の作用点があっても，細菌のほうにより親和性が高いという作用点，すなわちタンパク質合成系や核酸合成系および細胞膜である．

SBO 抗菌薬の薬理作用，機序を説明できる．

化学療法係数
化学療法薬の実験動物に対する最大耐量 T と，感染動物の治療に要した化学療法薬の最小有効量 C の比（C/T）である．

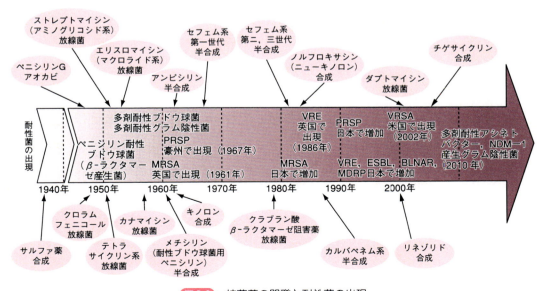

図9.3 抗菌薬の開発と耐性菌の出現

(a) 細胞壁合成阻害薬

細菌細胞では細胞質膜の外側を細胞壁が取り囲んでいる．ヒト細胞には細胞壁はなく，細胞壁合成阻害薬は選択毒性の高い抗菌薬となる．細菌の細胞内部の浸透圧は高く，グラム陽性菌では20気圧，グラム陰性菌では5気圧程度とされる．細胞壁はこの浸透圧から細菌を保護する役目をもつ．細胞分裂の過程において細胞壁合成阻害が起これば，細菌は浸透圧に耐えきれず溶菌してしまう．

細胞壁の基本骨格である**ペプチドグリカン**（peptideglycan）は以下の①〜③の三段階を経て合成される（図9.4）．① 細胞質内でムレインモノマーともよばれるペプチドグリカン前駆体（UDP-MurNAc-pentapeptide）が合成される．② 前駆体は細胞膜のリン脂質の関与のもとにフリッパーゼ（frippase）により細胞膜の外側へ移動する．すなわち前駆体は UMP を遊離してMurNAc-(pentapeptide)-P（P：リン酸）となり，キャリアとして機能するP-ウンデカプレノール（undecaprenol, P-C55）に結合して MurNAc-(pentapeptide)-P-P-C55（LipidⅠともよばれる）になったあと，GlcNAc が結合し，リピド中間体である GlcNAc-MurNAc-(pentapeptide)-P-P-C55（LipidⅡ）となり，細胞膜の外側へ移動する．③ 細胞壁側において-P-P-C55 から

ペプチドグリカン
ペプチドグリカンはムレイン（murein）ともいわれる．糖鎖〔*N*-アセチルグルコサミン（GlcNAc）と *N*-アセチルムラミン酸（MurNAc）が β-1,4 結合で連結〕の MurNAc に四つのアミノ酸からなるテトラペプチド（tetrapeptide）が結合した構造．

フリッパーゼ
リン脂質輸送体のこと．脂質二重膜の成分であるリン脂質を反転させて膜の反対側に輸送する酵素である．

ウンデカプレノール
ウンデカプレノール（undecaprenol）は炭素数55個のイソプレノール（ここでは C55 と表記）である．これにリン酸が結合したウンデカプレニルリン酸，P-undecaprenol（P-C55）が輸送担体（キャリアー）として働く．ウンデカプレノールはバクトプレノールともよばれる．

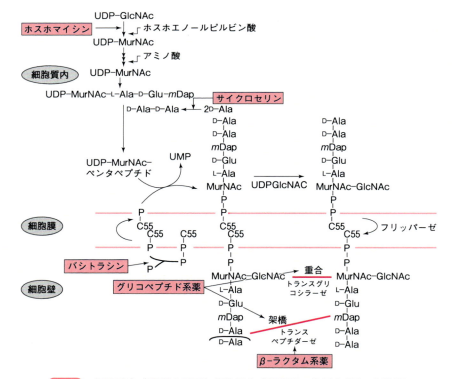

図9.4 細胞壁合成過程の概要と細胞壁合成阻害薬の作用点（例：大腸菌）

*m*Dap：*meso*-diaminopimelic acid, C55：undecaprenol.

切り離された前駆体はペプチドグリカンの伸長点に運ばれ，細胞壁ペプチドグリカン合成酵素であるトランスグルコシラーゼによるグリコシド結合〔重合反応(transglycosilation)〕とトランスペプチダーゼによるペプチド結合〔架橋反応(transpeptidation)〕により，合成中のペプチドグリカンへ組み込まれていく．-P-P-C55は脱リン酸化され-P-C55になってフリッパーゼにより細胞質側に戻り，再利用される．

（1）β-ラクタム系抗菌薬

ペプチドグリカン合成系の最終段階の反応を触媒するトランスグリコシラーゼやトランスペプチダーゼなどは，いずれもβ-ラクタム薬であるペニシリンと結合するため，**ペニシリン結合タンパク質**(penicillin binding protein; **PBP**)とよばれる．

β-ラクタム系抗菌薬(β-ラクタム系薬)の作用点はこれらのペプチドグリカン**合成酵素**のうちのトランスペプチダーゼである．トランスペプチダーゼはN-アセチルムラミルペンタペプチドの末端であるD-アラニルD-アラニン(D-Ala-D-Ala)を認識し，ペプチドグリカン伸長点のアミノ酸とのペプチド結合を触媒し，架橋を形成する．β-ラクタム系抗菌薬の立体構造はD-Ala-D-Alaに似ているため（図9.5），β-ラクタム薬はD-Ala-D-Alaの代わりにトランスペプチダーゼの活性部位のセリンのヒドロキシ基と共有結合する．この結果，架橋反応が阻害されて，活発に増殖中の細菌は溶菌する．β-ラクタム系薬は殺菌的に作用する．

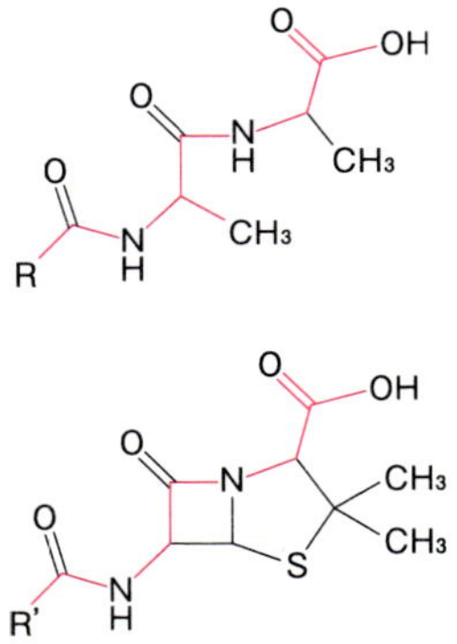

（2）グリコペプチド系抗菌薬

グリコペプチド系抗菌薬は，ペプチドグリカン合成過程で細胞膜の外側へ移動してきたリピド中間のGlcNAc-MurNAc-(pentapeptide)-P-P-C55のペプチド末端であるD-Ala-D-Ala部分に強く結合することにより，架橋反応と重合反応を阻害する．β-ラクタム系抗菌薬とは異なりPBPには結合しない．

（3）ホスホマイシン

ホスホマイシン(fosfomycin)は細胞質でのペプチドグリカン前駆体合成初期の段階を阻止し，殺菌的に作用する．UDP-GlcNAcにホスホエノールピルビン酸(phosphoenolpyruvate)が結合してUDP-MurNAcが合成されるが，ホスホマイシンはホスホエノールピルビン酸に類似した構造をもつため，ホスホエノールピルビン酸トランスフェラーゼ(MurA)に結合して酵素反応を阻害する．

（4）サイクロセリン

サイクロセリン(cycloserine)は細胞壁ペプチドグリカン前駆体であるUDP-MurNAc-pentapeputideの生合成の最後に取り込まれるD-Ala-D-Alaの合成を阻害する．サイクロセリンは開裂するとD-アラニンの構造類似体となり，L-AlaをD-Alaに変換するアラニンラセマーゼと二つのD-Alaを結合す

重合反応
トランスグリコシラーゼ(ペプチドグリカングリコシルトランスフェラーゼ)による糖鎖の結合．

架橋反応
隣接したペプチド鎖間の結合で架橋(cross linking)を行うこと．トランスペプチダーゼが触媒する．

ペニシリン結合タンパク質
ペプチドグリカン合成を触媒する活性をもつ酵素．大腸菌には少なくとも7種，黄色ブドウ球菌には少なくとも4種の分子量の異なるPBPが存在する．なかでも高分子量PBPは，ポリペプチドの前半部分がトランスグリコシラーゼ活性をもち，後半部分がトランスペプチダーゼ活性をもつ2機能性タンパク質である．

図 9.5　D-Ala-D-Ala（上）とペニシリン（下）の構造の類似性

る D-Ala-D-Ala シンターゼの二つの酵素を阻害する．

（5）バシトラシン

バシトラシン(bacitracin)は Mg^{2+} を介して P-P-C55 に結合し，P-P-C55 の脱リン酸化反応を阻害する．ペプチドグリカン前駆体の細胞膜通過に必要な P-C55 が供給されなくなり，ペプチドグリカン合成が停止する．

（b）タンパク質合成阻害薬

タンパク質合成の場である**リボソーム**(ribosome)は動物にも細菌にも存在する．タンパク質合成阻害薬の選択毒性は細菌のリボソーム(50S と 30S サブユニットよりなる 70S 型)には作用するが，動物のリボソーム(60S と 40S サブユニットよりなる 80S 型)には作用しにくいという薬剤の親和性の違いによる．細菌のタンパク質合成阻害薬は細菌リボソームの 50S か 30S または両方に結合する．50S サブユニットは 30 数種のタンパク質と 2 種の rRNA (23S rRNA と 5S rRNA)からなり，23S rRNA はペプチド結合形成を触媒するペプチジルトランスフェラーゼ(peptidyl transferase)活性をもつ．30S サブユニットは 21 種のタンパク質と 16S rRNA からなり，16S rRNA は mRNA 情

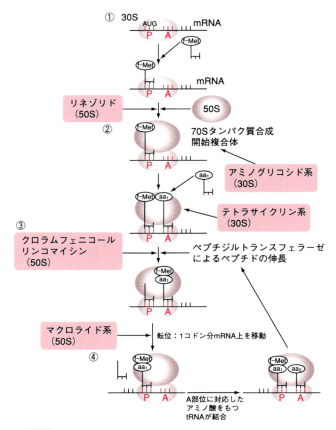

図 9.6　細菌のタンパク質合成過程の概要と阻害薬の作用点

報の解読の機能をもつ．**転位**(translocation)には 50S と 30S の両サブユニットが関与する．

細菌のタンパク質合成(翻訳)過程概要と抗菌薬の作用点を図 9.6 に示す．タンパク質合成は簡単に次の順序で行われる．

① 開始 tRNA(fMet-tRNA)は開始因子存在下でリボソーム 30S サブユニット上の mRNA の開始コドン〔P 部位(peptidyl site)〕に結合する．次いで 50S サブユニットが結合し，70S タンパク質合成開始複合体が形成される．
② 70S リボソームの A 部位(aminoacyl site)に mRNA の次のコドンに対応するアミノアシル tRNA が結合する．③ ペプチジルトランスフェラーゼにより，P 部位の N-ホルミルメチオニン(N-Formylmethionine；**fMet**)は A 部位のアミノ酸に転位してペプチド結合し，ペプチジル tRNA となる．④ リボソームは mRAN 上を 1 コドン分移動して，使用済み tRNA を放出する．A 部位のペプチジル tRNA は P 部位に移動し，新しいアミノアシル tRNA が A 部位に入る．これを**転位**というが，この過程を繰り返してポリペプチド鎖が合成されていく．

❶ **アミノグリコシド系抗菌薬**　アミノグリコシド系抗菌薬(aminoglycosides)は細菌リボソームの 30S サブユニット中の 16S rRNA に結合して，mRNA 上のコドンの誤翻訳(misreading)によりポリペプチド鎖の伸長を阻害する．また，誤翻訳により合成された異常タンパク質が細胞膜障害を起こすことで，殺菌作用をもつとされる．

❷ **マクロライド系抗菌薬**　マクロライド系抗菌薬(macrolides)は細菌リボソームの 50S サブユニットの 23S rRNA に結合して，静菌的な作用を示す．ペプチド結合を終えて新生されたペプチジル tRNA が A 位から P 位に移動する転位の過程を阻害すると考えられている．

❸ **テトラサイクリン系抗菌薬**　テトラサイクリン系抗菌薬(tetracyclines)は細菌リボソームの 30S サブユニットの 16S rRNA に結合し，アミノアシル tRNA がリボソームの A 部位へ結合するのを阻害する．新たなアミノ酸を取り込むことができず，タンパク質合成が停止する．

❹ **クロラムフェニコール**　クロラムフェニコール(chloramphenicol)はリボソームの 50S サブユニットの 23S rRNA に結合し，ペプチジルトランスフェラーゼによるペプチド結合の形成を阻害して静菌的に作用する．

❺ **リンコマイシン系抗菌薬**　リンコマイシン(lincomycin)とクリンダマイシ(clindamycin)がある．リボソームの 50S サブユニットの 23S rRNA に結合してペプチジルトランスフェラーゼ反応を阻害し，ペプチド結合形成を阻害する．

❻ **リネゾリド**　リネゾリド(linezolid)はリボソームの 50S サブユニットに結合して，70S タンパク質合成開始複合体の形成を阻害することにより，

P 部 位
mRNA 上で伸長中のペプチドをもつペプチジル tRNA が結合する部位．

A 部 位
mRNA のコドンに対応するアミノ酸をもつアミノアシル tRNA が結合する部位．ただし，開始 tRNA(fMet-tRNA)のみ P 部位に結合する．

タンパク質合成の初期の段階を阻害する.

❼ ムピロシン ムピロシン(mupirocin)はイソロイシル tRNA 合成酵素を競合的に阻害することによりタンパク質合成を阻害する.体内で加水分解され不活型になるため,鼻腔内除菌薬としてのみ使用許可されており,MRSAの除菌に用いられる.

(c) 葉酸合成系阻害薬

葉酸合成系阻害薬としては,プリン塩基,チミンやアミノ酸などの生合成にかかわる補酵素として**テトラヒドロ葉酸**(tetrahydroforic acid;THFA)がある.ヒト細胞では食物から摂取した葉酸を代謝してテトラヒドロ葉酸を合成するが,細菌細胞では葉酸を吸収できず自ら合成を行う.細菌の葉酸合成系〔ジヒドロ葉酸(DHFA)合成およびジヒドロ葉酸からのテトラヒドロ葉酸(THFA)合成〕を阻害する物質も抗菌薬となる(図9.7).

❶ サルファ薬 スルホンアミドの誘導体であるサルファ薬はジヒドロ葉酸合成に必須の *p*-**アミノ安息香酸**(*p*-aminobenzoic acid;PABA)と構造が類似しているため,**ジヒドロプテロイン酸(DHP)合成酵素**(dihydropteroic acidsynthase)に競合的に拮抗し,ジヒドロプテロイン酸の合成を阻害する.

❷ トリメトプリム トリメトプリム(trimethoprim)は葉酸代謝のうち,**ジヒドロ葉酸還元酵素**(dihydrofolic acid reductase;DHFR)に拮抗しテトラヒドロ葉酸合成を阻害する.DHFR はヒト細胞にもあるが,細菌の DHFR に対するトリメトプリムの親和性はヒトに比べ50,000倍も高い.ヒトの DHFR に親和性をもつメトトレキサート(methotrexate)は葉酸代謝阻害薬としてがん治療に用いられる.

❸ ST 合剤 ST 合剤とはサルファ薬であるスルファメトキサゾール(sulfamethoxazole)とトリメトプリムの5:1の配合剤である.ST 合剤はテトラヒドロ葉酸合成経路の異なる2か所を阻害することにより相乗効果を示す.

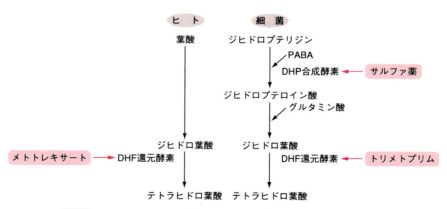

図9.7 ヒトと細菌における葉酸代謝経路の概要と阻害薬の作用点
PABA:*p*-アミノ安息香酸,DHP:ジヒドロプテロイン酸,DHF:ジヒドロ葉酸.

(d) 核酸合成阻害薬

核酸合成を直接阻害する抗菌薬には，DNA 合成阻害薬と RNA 合成阻害薬がある．

❶ **キノロン系抗菌薬**　キノロン系抗菌薬（quinolones）は，DNA 合成に関与する細菌細胞のⅡ型トポイソメラーゼである **DNA ジャイレース**（DNA gyrase）と**トポイソメラーゼⅣ**（topoisomerase Ⅳ）に結合して，細菌の DNA 複製を特異的に阻害する．ヒト細胞にもⅡ型トポイソメラーゼは存在するが，構造が異なるため選択毒性がある．グラム陰性菌ではおもに DNA ジャイレースを，グラム陽性菌ではおもにトポイソメラーゼⅣを阻害する．

❷ **リファンピシン**　リファンピシン（rifampicin）は，細菌の DNA 依存性 RNA ポリメラーゼ（RNA polymerase）に選択的に作用して RNA 合成を阻害し，殺菌的に作用する．

9.2.3 抗菌薬の感受性

(a) 静菌作用と殺菌作用

抗菌薬がもつ性質として，**静菌作用**（bacteriostatic action）と**殺菌作用**（bactericidal action）がある．一般的に殺菌作用をもつ抗菌薬は中等度〜重症の感染症に用いられ，宿主の免疫能を必要としない．β-ラクタム系，アミノグリコシド系，ニューキノロン系の抗菌薬，バンコマイシン，リファンピシン，ST 合剤，コリスチン，ダプトマイシンがあげられる．また静菌作用をもつ抗菌薬は増殖を阻止するのみであり，病原体を殺滅するには宿主の免疫能が必要とされる．テトラサイクリン系，クロラムフェニコール系，マクロライド系の抗菌薬があげられる．しかし，静菌作用をもつ薬剤も高濃度になれば殺菌作用を示すものもある．

(b) 薬剤感受性試験

抗菌薬はすべての菌種に有効なわけではない．有効性を確認するためには薬剤感受性試験を行い，それぞれの菌種について抗菌薬に対する**最小発育阻止濃度**（minimum inhibitory concentration；**MIC**．通常 μg/mL で示す）を求める必要がある．各種検定菌を用いて MIC を求めると，抗菌薬の有効な菌種域が得られる．これを**抗菌スペクトル**という．抗菌スペクトルが広い，すなわち**広域抗菌スペクトル**のものは多くの菌種に対し抗菌活性をもつことを示し，抗菌スペクトルがせまい，すなわち**狭域抗菌スペクトル**のものは限られた菌種にのみ抗菌活性を示すことになる．**最小殺菌濃度**（MBC）とは，殺菌するための最小濃度である．MBC 値と MIC 値が等しければ殺菌作用をもつ抗菌薬である．

(c) PAE

PAE（post antibiotic effect）とは，抗菌薬の血中濃度が MIC 以下あるいは消

トポイソメラーゼ
DNA の立体構造を変化させる酵素であり，DNA 複製の際に生じるねじれ構造（超らせん）を解消する酵素である．Ⅰ型とⅡ型があり，Ⅰ型トポイソメラーゼは DNA 二本鎖のうち，一本だけを切断し，次いで切断した DNA の再結合を行う．Ⅱ型は二本鎖とも切断し，再結合を行う．

DNA ジャイレース
閉鎖環状の二本鎖 DNA の切断と再結合を繰り返し，負の超らせん構造を形成する酵素．

トポイソメラーゼⅣ
DNA 複製終了後の 2 分子の DNA 鎖の分離，分配（デカテネーション）を行う酵素．

静菌作用
菌の増殖を抑えるが，菌は死滅しないという薬物の作用．したがって生菌数の減少は見られない．

殺菌作用
菌の増殖分裂を抑え，溶菌させて菌を死滅させる薬物の作用．生菌数は減少する．

最小発育阻止濃度（MIC）
MIC 値が小さい菌種はその抗菌薬に感受性があり，MIC 値が高ければ非感受性または抵抗性であるとする．

最小殺菌濃度（MBC）
薬剤入り培地で 24 時間培養後，もとの細菌を 99.9% 以上殺滅できる濃度をいう．一般的には MIC 測定後，MIC 以上の濃度の培養液を薬剤非添加培地に接種して培養し，菌の生育が認められない濃度で表す．

失しても継続する細菌の増殖抑制作用のことで，グラム陽性菌に対して多くの抗菌薬がこの PAE をもつ．またグラム陰性菌に対しては，アミノグリコシド，キノロン，マクロライド，テトラサイクリンなどが PAE をもっている．

9.2.4 薬剤耐性機構と耐性菌
(a) 薬剤耐性の遺伝学的背景

薬剤耐性菌(drug resistant bacterium)のなかには生来固有の性質，または遺伝的に薬剤に耐性を示す**自然耐性**(instrinsic resistance)のものと，薬剤の使用により耐性が出現した**獲得耐性**(acquired resistance)ものの二つがある．

細菌が薬剤耐性を獲得するメカニズムを遺伝学的に説明すると次の二つがある．一つ目は染色体性耐性(chromosomal resistant)である．染色体上の遺伝子の突然変異により，一定の割合($10^{-7} \sim 10^{-10}$)で薬剤耐性菌が出現する．その薬剤を使用することによりほかの感受性菌は死滅し，耐性菌のみが選択されて増殖する．変異による新しい耐性遺伝子の出現や遺伝子発現の変化による高度耐性化のほかに，既存の耐性遺伝子の変異でより高度な耐性菌に変化する場合もある．

二つ目は感受性菌が水平伝播により，外来性の耐性遺伝子を獲得することによる耐性獲得である．水平伝播には，接合による耐性プラスミド〔**R プラスミド**(R plasmid)〕の獲得，バクテリオファージによる**形質導入**，DNA を直接取り込む**形質転換**などがある（第 3 章参照）．そのほかにも，感受性株はトランスポゾン(transposon)やインテグロン(integron)を受けいれて耐性を獲得する．トランスポゾンや挿入配列(insertion sequence; IS)が次つぎとプラスミドに転移することにより多剤耐性プラスミドが形成されたり，染色体上に複数の耐性遺伝子をもつトランスポゾンや IS が挿入されたりすることにより，感受性菌は一挙に多剤耐性化する．

(b) 薬剤耐性機構

薬剤耐性の生化学的機構としては図 9.8 に示すように，五つの機構がある．

(1) 細菌酵素による薬剤の不活化

❶ **分解酵素による不活化**　β-ラクタマーゼ(β-lactamase)は β-ラクタム系抗菌薬の β-ラクタム環を加水分解し，環を開裂させ，失活させる（図 9.9）．β-ラクタマーゼは，広範囲な菌種で産生され，β-ラクタム系抗菌薬に対するおもな耐性機構である(9.3.1 項)．マクロライド系では，薬剤分解酵素エステラーゼによる不活化が知られている．

❷ **修飾酵素による不活化**　アミノグリコシド系抗菌薬では，アミノグリコシド修飾酵素による薬剤の不活化が臨床的に最も多く見られる耐性機構である．修飾酵素はアミノグリコシドリン酸化酵素(aminoglycoside phosphotransferase; APH)，アミノグリコシドアデニリル化酵素(aminoglycoside

---

SBO 薬剤耐性菌および薬剤耐性化機構について概説できる．

SBO 主要な抗菌薬の耐性獲得機構および耐性菌出現への対応を説明できる．

薬剤耐性菌
抗菌薬は抗菌スペクトルをもつが，この抗菌スペクトル内の菌種から出現し，その抗菌薬の常用量では生育を阻止することができない菌株をいう．

R プラスミド
宿主染色体とは独立して自立複製する染色体外遺伝因子（二本鎖環状 DNA）のうち，薬剤耐性遺伝子と接合伝達能力をもつもの．

トランスポゾン
染色体やプラスミド上に存在する転移能のある DNA 断片で，宿主染色体やプラスミドに高頻度に転移し，耐性を伝達する．

インテグロン
グラム陰性細菌に広く存在しているトランスポゾンとは異なる可動性遺伝因子であり，薬剤耐性遺伝子の伝播に関与していると考えられている．

挿入配列
トランスポサーゼ(transposase)をコードする構造遺伝子のみもち，耐性遺伝子の転移に働いている．

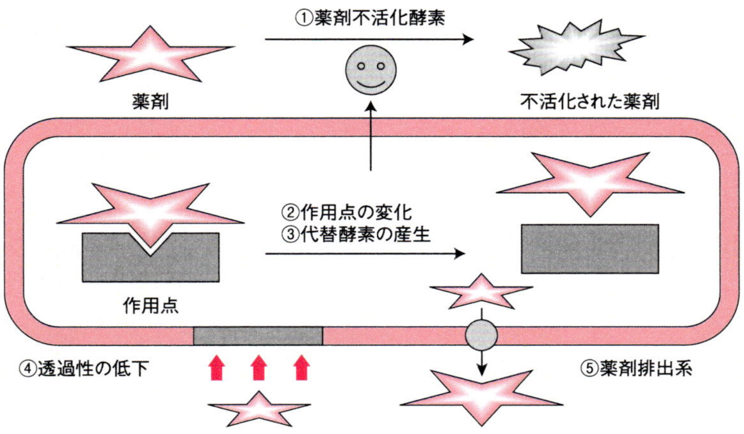

図 9.8　細菌の薬剤耐性化

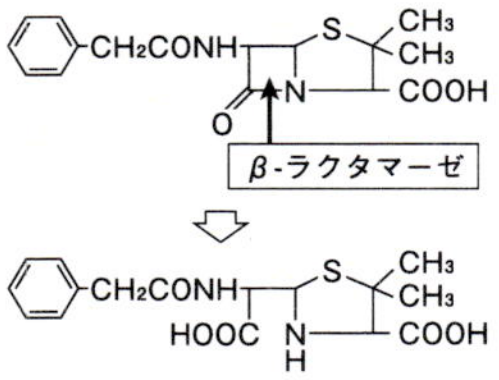

図 9.9　β-ラクタマーゼによるβ-ラクタム環の開裂

adenyltransferase；AAD），アミノグリコシドアセチル化酵素（aminoglycoside acetyltransferase；AAC）の 3 種類があり，それぞれプラスミド上の遺伝子 *aph*，*aad*，*aac* にコードされている．これらの修飾酵素はアミノグリコシド系抗菌薬の決まった位置のヒドロキシ基やアミノ基を修飾する．クロラムフェニコールは *cat* 遺伝子にコードされるクロラムフェニコールアセチル化酵素（chloramphenicol acetyltransferase）により 2 か所のヒドロキシ基がアセチル化され，リボソームへの親和性を失う．

（2）薬剤作用点の変化

細菌は変異により，自らの薬剤標的部位を変化させて薬剤が作用できなくすることで耐性を獲得する．

❶ **マクロライド系抗菌薬**　グラム陽性菌ではプラスミド性の *erm* 遺伝子を獲得したものは，マクロライド系抗菌薬の作用点であるリボソーム 50S サブユニットの 23S rRNA 中のアデニンが *N*-ジメチル化され，マクロライドの作用点への親和性が低下する．この遺伝子をもつものは同じ作用点をもつリンコマイシン，クリンダマイシン，ストレプトグラミンに対しても**交差耐性**（cross resistance）を獲得している．

❷ **テトラサイクリン系およびアミノグリコシド系抗菌薬**　リボソームに変異が起こり，薬剤のリボソームへの親和性の低下により耐性化する．

❸ **キノロン系抗菌薬**　キノロン系抗菌薬の作用点である DNA ジャイレースのおもに A サブユニット（グラム陰性菌）とトポイソメラーゼⅣの A サブユニット（グラム陽性菌）のアミノ酸残基置換変異によるものである．

❹ **グリコペプチド系抗菌薬**　バンコマイシン耐性腸球菌（VRE）ではペプチドグリカン前駆物質末端部分の D-Ala を D-lactate（乳酸）や D-Ser に変換し，D-Ala-D-lactate または D-Ala-D-Ser となるため，バンコマイシンが結合できなくなる（図 9.10）．この耐性は *van*A，*van*B（以上 D-lactate に変換），*van*C

erm 遺伝子
リボソームメチル化酵素である erythromycin resistance methylase をコードする遺伝子．

交差耐性
ある抗菌薬に耐性化した耐性菌が，同時にほかの抗菌薬に対しても耐性を示すこと．

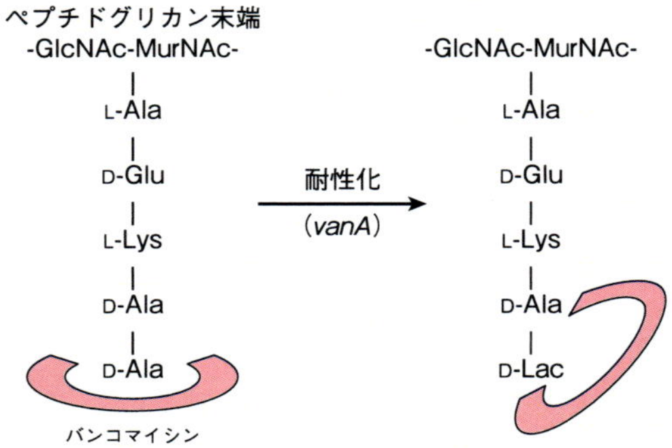

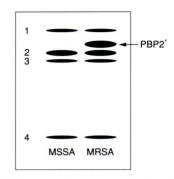

図 9.10 バンコマイシンの作用点と耐性化
D-Lac：D-lactate（乳酸）．

図 9.11 MSSA（メチシリン感受性黄色ブドウ球菌）と MRSA の PBP の模式図

（D-Ser に変換）遺伝子などにコードされている．これらの遺伝子はプラスミド上に存在し，またトランスポゾンでもあるため伝達される．

❺ **β-ラクタム系抗菌薬**　肺炎球菌のペニシリン結合タンパク質（PBP）は6種類である．そのうちの 1A, 2X, 2B に変異が起こった場合，β-ラクタム薬に低親和性の PBP となり，耐性を獲得しペニシリン耐性肺炎球菌（PRSP）となる．変異箇所により耐性となる β-ラクタム薬への親和性が異なるため，PRSP はすべての β-ラクタム薬に対し耐性を獲得しているわけではない．インフルエンザ菌では β-ラクタマーゼ非産生アンピシリン耐性菌（β-lactamase negative ampicillin resistant *H. influenzae*；BLNAR）が多く見られる．これはインフルエンザ菌の PBP（PBP3A, -3B）に変異が起こっている．

（3）代替酵素の産生

❶ **β-ラクタム系抗菌薬**　メチシリン耐性黄色ブドウ球菌（MRSA）に見られる β-ラクタム系抗菌薬耐性は，*mecA* 遺伝子の獲得による．MRSA はこれにコードされる β-ラクタム薬への親和性が著しく低下した細胞壁ペプチドグリカン合成酵素である PBP2′（PBP2a ともいう）を産生する．黄色ブドウ球菌は 4 種の PBP をもつが，MRSA ではこれ以外に PBP2′ をもつ（図 9.11）．PBP2′ は β-ラクタム薬親和性が低いため，ほかの PBP が β-ラクタム薬により阻害されても，MRSA は細胞壁合成の維持が可能である．MRSA はすべての β-ラクタム薬に耐性を示す．PBP2′ をコードする *mecA* 遺伝子は染色体上の遺伝子であるが外来性の遺伝子である．MRSA は *mecA* 遺伝子の乗った巨大なカセット染色体（SCC*mec*）がメチシリン感受性黄色ブドウ球菌（methicillin-sensitive *S. aureus*；MSSA）の染色体に入り込んで誕生する．SCC*mec* には *mecA* だけでなくほかの薬剤耐性遺伝子が複数含まれていることが多い（第 4 章コラム参照）．

❷ **サルファ薬とトリメトプリム**　サルファ薬の作用点が変化した薬剤低親和性のジヒドロプテロイン酸合成酵素産生による耐性がある．トリメトプ

メチシリン感受性黄色ブドウ球菌
メチシリン耐性をもたない普通の黄色ブドウ球菌のこと．MRSA と区別するために使われる．

リムの耐性機構も同様に薬剤低親和性のジヒドロ葉酸還元酵素の産生による．いずれも耐性遺伝子は R プラスミドにより伝達される．

（4）薬剤透過性の低下

グラム陰性菌は外膜をもつため，抗菌薬は外膜中に形成される**ポーリン**（porin）を介し細胞内に透過する．緑膿菌などではこのポーリンの孔径が小さいために，分子量 400 以上の物質の透過がむずかしい．これは，多くの抗菌薬に対して緑膿菌が自然耐性を示すことに関係している．また大腸菌では，ポーリンを形成する OmpF タンパク質が減少すると，セフェム系抗菌薬に耐性をもつ．緑膿菌では D2 ポーリンタンパク質の減少による，イミペネム耐性が見られる．そのほか，細胞質膜の透過性低下ではホスホマイシンの取り込み系の減少による耐性が知られている．

アミノグリコシド系抗菌薬の自然耐性には，細菌細胞内への透過性が低いことがあげられるが，β-ラクタム系抗菌薬のような細胞壁合成阻害薬と併用すると，相乗効果を示す．

（5）細胞内からの薬剤排出

細胞内に到達した薬剤をエネルギー依存的に細胞外に排出し，細胞内薬剤濃度を低く保つことにより薬剤耐性を示す．**薬剤排出ポンプ**（drug-efflux pump）は膜内外の H^+（または Na^+）の電気化学的ポテンシャル差または ATP の加水分解により駆動される．テトラサイクリン排出ポンプのように基質特異性の高いものもあるが，その多くは構造上類似性のない基質を排出する**多剤排出ポンプ**である．これらの系は構造や作用機構の異なる複数の薬剤に耐性化するという多剤耐性を細菌に付与する点において重要な薬剤耐性機構といえる．

多剤排出ポンプ

ゲノム情報から，大腸菌や緑膿菌などには 30 個以上の多剤排出ポンプをコードする遺伝子が存在する．大腸菌では AcrAB-TolC ポンプ，緑膿菌では MexAB-OprM ポンプが主要な多剤排出ポンプである．実際に AcrAB-TolC を欠損した大腸菌や MexAB-OprM を欠損した緑膿菌の変異株では，多くの抗菌薬に感受性になっている．

表 9.7 各種抗菌薬に対する耐性化機構

抗菌薬	耐性化機構
β-ラクタム系	β-ラクタマーゼによる不活性化 PBP の変異，代替 PBP の産生 多剤排出ポンプ
グリコペプチド系	薬剤結合部分の変化
アミノグリコシド系	薬剤修飾酵素による不活性化 リボソームの変異 多剤排出ポンプ
マクロライド系	リボソーム RNA のメチル化（erm 遺伝子）による薬剤親和性の低下 薬剤分解酵素エステラーゼによる不活性化 マクロライド排出ポンプまたは多剤排出ポンプ
テトラサイクリン系	リボソームの変異 テトラサイクリン排出ポンプまたは多剤排出ポンプ
キノロン系	DNA ジャイレース，トポイソメラーゼ IV の変異 多剤排出ポンプ

以上のような方法により，細菌は各種抗菌薬に対しさまざまな耐性を獲得する．抗菌薬ごとの耐性化機構を表9.7に示す．

9.3 抗菌薬各論

9.3.1 細胞壁合成阻害薬

（a）β-ラクタム系抗菌薬

β-ラクタム系抗菌薬は細胞壁の構成成分であるペプチドグリカンの合成を阻害する．ペプチドグリカンをもたない菌とMRSAには無効である．

【基本骨格】 β-ラクタム系抗菌薬とはβ-ラクタム環（図9.12）を構造中にもつ薬剤の総称である．ペナム（penam），ペネム（penem），セフェム（cephem），セファマイシン（cephamycin），オキサセフェム（oxacephem），カルバペネム（carbapenem），モノバクタム（monobactam）がある（図9.13）．

【体内動態】 β-ラクタム系抗菌薬の半減期は1時間程度と短く，**時間依存性**であるため，1日量を内服では3〜4回，注射では2〜3回と分割して投与する．組織移行性は良好だが，炎症を起こした髄膜の透過性はペニシリン系抗菌薬と一部セフェム系抗菌薬で増大する．第三世代以降のセフェム系やカルバペネム系の髄液移行性は優れており，髄膜炎などの中枢神経系感染症に有効である．一方，細胞内への移行性は低い．ほとんど代謝されず，腎臓から糸球体ろ過または尿細管分泌で体外へ排泄される．重症の腎障害患者では投与量を減量する必要がある．安全域は広い．

（1）ペニシリン系抗菌薬

ベンジルペニシリン〔またはペニシリンG，benzylpenicillin（PCG）〕はA. Fleming（フレミング）により発見された抗生物質第一号である．ペニシリンやアンピシリンなど，狭域抗菌スペクトルのペニシリンは，**デ・エスカレーション**（de-escalation）の考え方から積極的に用いられるべきとされる．そのときは十分

SBO 抗菌薬の薬理（薬理作用，機序，抗菌スペクトル，おもな副作用，相互作用，組織移行性）および臨床適応を説明できる．

時間依存性
濃度を上げるよりも，MIC以上の濃度の薬剤と接している時間が長いほど，抗菌活性を増す性質をもつ抗菌薬のこと．分割投与が効果的であり，適切な投与間隔を守る（10.1.3項参照）．

濃度依存性
濃度依存的に抗菌活性をもつ抗菌薬のこと．高濃度であれば短時間で殺菌効果を示す．1日1回の投与が推奨される（10.1.3項参照）．

デ・エスカレーション
感染症では，起因菌が判明するまで広域抗菌スペクトルをもつ抗菌薬を使用する場合が多い．このような抗菌薬では耐性菌を出現させる可能性がある．それを防ぐために起因菌が判明したあとは，感受性のある狭域抗菌スペクトルの抗菌薬に変更するデ・エスカレーションが推奨されている（10.1.3項参照）．

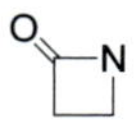

図9.12 β-ラクタム環の構造

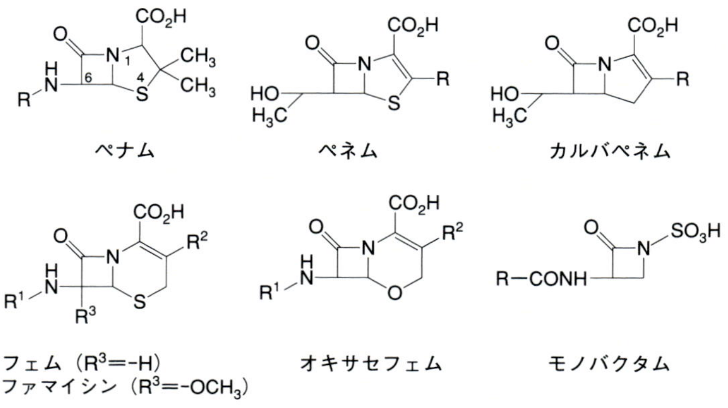

図9.13 β-ラクタム系抗菌薬の基本骨格

ペナム　ペネム　カルバペネム
セフェム（R^3=-H）
セファマイシン（R^3=-OCH$_3$）
オキサセフェム　モノバクタム

量を使用する．ペニシリナーゼ耐性ペニシリン以外はペニシリナーゼ（penicillinase）で分解されるため，β-ラクタマーゼ阻害薬との合剤で用いられることが多い．

【分類と抗菌スペクトル】 ベンジルペニシリンの母核である6-アミノペニシラン酸（6-aminopenicillanic acid；6-APA）が合成できるようになると，6-APAの6位に側鎖を付加した半合成ペニシリンが開発され，酸への安定性や経口吸収が改良し，さらに抗菌スペクトルも広がった（図9.14）．ペニシリン系抗菌薬は抗菌スペクトルや性質の違いから四つのグループに分けられる．

❶ **天然ペニシリン** ベンジルペニシリン（PCG）は，グラム陽性菌はもとより，グラム陰性球菌およびスピロヘータに対し強い抗菌力を示す．細菌性髄膜炎では髄液への移行性がよく，第一選択薬となっている．グラム陰性桿菌には抗菌力が弱く，狭域抗菌スペクトルである．**ペニシリナーゼ**で分解される．

❷ **ペニシリナーゼ耐性ペニシリン** ベンジルペニシリンが臨床応用されると，すぐにこれを分解するペニシリナーゼ産生ブドウ球菌が出現した．そこで，6位側鎖ベンジル基にメトキシ基を導入した**メチシリン**（methicillin；DMPPC）がペニシリナーゼ阻害作用をもつペニシリナーゼ耐性ペニシリンとして開発された．以降，**オキサシリン**（oxacillin；MPIPC），**クロキサシリン**（cloxacillin；MCIPC）などが開発された．現在では，クロキサシリンのみがペ

ペニシリナーゼ
細菌が産生するβ-ラクタマーゼのうち，ペニシリン系抗菌薬のβ-ラクタム環を分解する酵素．

グラム陰性球菌
ベンジルペニシリンが有効なグラム陰性球菌は，淋菌と髄膜炎菌である．

スピロヘータ
らせん状の形態をとるグラム陰性菌のこと．梅毒トレポネーマ，ワイル病レプトスピラ，回帰熱ボレリア，ライム病ボレリアなどがある．

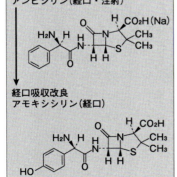
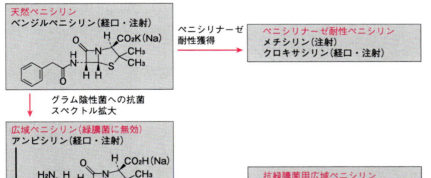
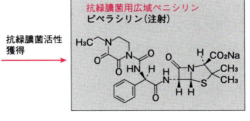

図9.14 ペニシリン系抗菌薬の分類と改良の過程

ニシリナーゼ阻害薬としてアンピシリンとの合剤で用いられている．

❸ **広域ペニシリン**　広域ペニシリンの代表である**アンピシリン**（ampicillin；ABPC）は6位側鎖ベンジル基にアミノ基が導入されており，大腸菌，インフルエンザ菌，サルモネラ属菌，赤痢菌などのグラム陰性菌への抗菌スペクトルが拡大した．一方，セラチアや緑膿菌には抗菌活性がなく，ペニシリナーゼで分解される．アンピシリンは注射薬，経口薬で用いられているが，経口吸収はわるい．2位のカルボキシル基をエステル化したプロドラッグの**バカンピシリン**（BAPC）が経口薬として開発されている．アンピシリンにヒドロキシ基を導入した経口薬**アモキシシリン**（amoxicillin；AMPC）は，酸への安定性が向上し，腸管からの吸収も優れ，内服後の最高血中濃度はアンピシリンの2倍以上を示す．アモキシシリンはクラリスロマイシンとプロトンポンプ阻害薬と併用してヘリコバクター・ピロリ（*Helicobacter pylori*）の除菌療法に用いられる．腸球菌感染症の場合，感受性があればアンピシリンの高用量投与を行う．

❹ **抗緑膿菌用広域ペニシリン**　アンピシリンにウレイド型側鎖を導入した**ピペラシリン**（piperacillin；PIPC）は抗緑膿菌活性が強く，肺炎桿菌による感染症にも有効な注射薬である．ペニシリナーゼで分解されるため，臨床ではβ-ラクタム系阻害薬であるタゾバクタムとの合剤である**タゾバクタム・ピペラシリン**（TAZ/PIPC）が用いられる．緑膿菌を含む広域抗菌スペクトルをもつため汎用されるが，耐性菌の出現に注意が必要である．

【**副作用**】ペニシリン系抗菌薬は一般的には安全で妊婦にも使用可能である．副作用としては，アレルギー反応が最も重要である．発疹や蕁麻疹からペニシリンショックとよばれる**アナフィラキシー**が起こることがある．EB（Epstein-Barr）ウイルス感染症である**伝染性単核症**で，天然ペニシリン以外のペニシリンを使用すると高率で発疹が出現することから禁忌である．

（2）セフェム系抗菌薬

セフェム系抗菌薬はセファロスポリンCの母核である7-アミノセファロスポラン酸（7-aminocephalosporanic acid；7-ACA）の誘導体である．副作用が少なく，抗菌スペクトルも広いため汎用されている．日本における抗菌薬の市場の約50％を占めている．

【**基本骨格**】セフェム系抗菌には7-ACAを基本骨格とするセファロスポリン系と7-ACAの7位にメトキシ基（CH$_3$O—）が導入されたセファマイシン系とセファロスポリンの5位の硫黄を酸素に置換したオキサセフェム系の三系統がある（図9.11）．7-ACAの7位と3位に置換基を導入した半合成セファロスポリンが合成され抗菌力の増強，抗菌スペクトルの拡大，経口吸収性の改善，セファロスポリナーゼ抵抗性の増強が図られた．セファマイシン系には**セフメタゾール**（cefmetazole；CMZ）が属し，メトキシ基導入によりβ-ラク

セファロスポリンC
1955年，*Cephalosporium acremoniu*（現在は *Acremonium chrysogenum*）という真菌の培養液から見つかった抗生物質の一つ．抗菌活性は強くない．

セファロスポリナーゼ
細菌が産生するβ-ラクタマーゼのうち，セフェム系抗菌薬のβ-ラクタム環を分解する酵素であり，第一世代セフェム系抗菌薬を分解する．

タマーゼへの安定性が増強されている．オキサセフェム系にはラタモキセフ（latamoxef；LMOX）とフロモキセフ（flomoxef；FMOX）が属する．

【分類と抗菌スペクトル】セフェム系抗菌薬は開発時期や特性をもとにして，第一世代，第二世代，第三世代，第四世代と分類されている．いずれの世代も腸球菌には無効である．一般的に第一世代〜第三世代になるにつれてグラム陽性菌の抗菌活性は低下する．その一方で，グラム陰性菌への抗菌活性は増強している（図9.15）．

❶ **第一世代セフェム系抗菌薬** ペニシリナーゼには安定であるが，**セファロスポリナーゼ**で分解される点である．抗菌スペクトルはせまく，グラム陽性菌と，一部のグラム陰性菌（肺炎桿菌，大腸菌）に対して抗菌活性を示す．注射薬としては**セファロチン**（cefalotin；CET），その体内動態を改善した**セファゾリン**（cefazolin；CEZ）が，経口薬としては**セファレキシン**（cephalexin；CEX），一部菌種で抗菌力が増強するよう改良された**セファクロル**（cefaclor；CCL）および**セフロキサジン**（cefroxadine；CXD）がある．セファゾリンはメチシリン感受性黄色ブドウ球菌（MSSA）の第一選択薬であり，デ・エスカレーションに用いる抗菌薬として有用性が高まっている．また，術前の予防投与に用いられる．

❷ **第二世代セフェム系抗菌薬** セファロスポリナーゼに安定性をもつ．**セフォチアム**（cefotiam；CTM）はグラム陽性菌に対する抗菌力は第一世代セフェム系に劣るものの，インフルエンザ菌，モラクセラ・カタラーリスなどグラム陰性菌に対し抗菌スペクトルを広げている．ただ，緑膿菌には無効である．**セフメタゾール**（CMZ）は3位に*N*-メチルチオテトラゾール（**NMTT**）基をもち，体内動態の改善が図られている．とくに嫌気性菌（*Bacteroides fragilis*）に強い抗菌活性をもち，下部消化器外科手術では術前の予防投与に用いられる．**フロモキセフ**は好気性菌，嫌気性菌ともに有効で広い抗菌スペクトルをもつ．いずれも注射薬である．経口薬として**セフォチアムヘキセチル**（cefotiam hexetil；CTM-HE）と**セフロキシムアキセチル**（cefuroxime axetil；CXM-AX）が腸管吸収性を改善したプロドラッグとして用いられる．

❸ **第三世代セフェム系抗菌薬** 第二世代セフェム系よりさらにグラム陰性菌の膜透過性の改善，作用点への親和性の増強およびセファロスポリナーゼに対する安定性の改善を図った．抗菌スペクトルはグラム陰性菌に対して拡大し，一部薬剤はセラチアや緑膿菌に有効である．グラム陽性菌に対しては肺炎球菌，化膿レンサ球菌には有効であるが，黄色ブドウ球菌に対する抗菌力は第一，第二世代セフェム系に比べて低下している．第三世代セフェム系は開発と同時に乱用されたが，これが日本におけるMRSAの出現と急激な増加の一因になったとされる．

抗緑膿菌活性がない注射薬では，**セフォタキシム**（cefotaxime；CTX），セ

NMTT基
NMTT基をもつセフェム系抗菌薬には第二世代のセフメタゾール，第三世代のセフォペラゾンとラタモキセフがある．

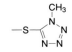

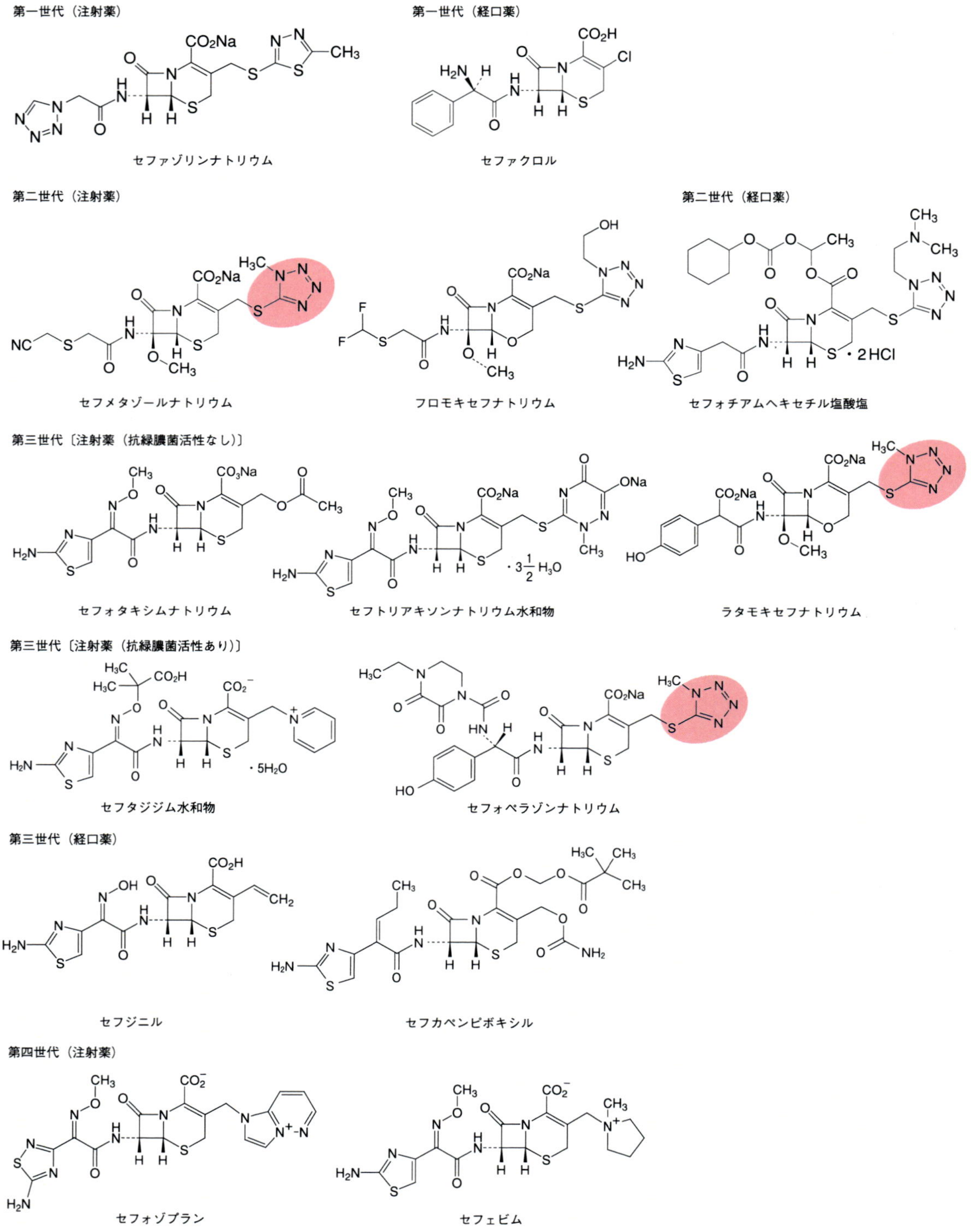

第一世代（注射薬）　　　　　　　　　　　　　　　　第一世代（経口薬）

セファゾリンナトリウム　　　　　　　　　　　　　　セファクロル

第二世代（注射薬）　　　　　　　　　　　　　　　　　　　　　　　　　　　　　　　　　　　　　　第二世代（経口薬）

セフメタゾールナトリウム　　　　フロモキセフナトリウム　　　　　　セフォチアムヘキセチル塩酸塩

第三世代〔注射薬（抗緑膿菌活性なし）〕

セフォタキシムナトリウム　　　セフトリアキソンナトリウム水和物　　　ラタモキセフナトリウム

第三世代〔注射薬（抗緑膿菌活性あり）〕

セフタジジム水和物　　　　　　　　　　セフォペラゾンナトリウム

第三世代（経口薬）

セフジニル　　　　　　　　　　　　セフカペンピボキシル

第四世代（注射薬）

セフォゾプラン　　　　　　　　　　セフェピム

図 9.15　おもなセフェム系抗菌薬の構造式
赤色はN-メチルチオテトラゾール（NMTT）基.

フメノキシム(cefmenoxime；CMX)，**セフォジジム**(cefodizime；CDZM)，**セフトリアキソン**(ceftriaxone；CTRX)，**ラタモキセフ**(latamoxef；LMOX)がある．セフォタキシムとセフトリアキソンはグラム陰性菌への抗菌活性が強く，髄液の移行性も良好で，髄膜炎に有効である．セフトリアキソンは腸球菌を除くグラム陽性菌にも有効である．また，血中半減期が長いため1日1回の投与である，組織移行性にも優れている，肝臓代謝のため腎機能による用量調整は不要である，などの利点をもつ．

抗緑膿菌活性がある注射薬には，**セフタジジム**(ceftazidime；CAZ)，**セフォペラゾン**(cefoperazone；CPZ)がある．セフォペラゾンは胆汁排泄であり，腎機能による用量調整が不要である．β-ラクタマーゼ阻害薬のスルバクタムとの合剤**セフォペラゾン・スルバクタム**(CPZ/SBT)で用いられる．経口薬としては**セフィキシム**(cefixime；CFIX)，**セフチブテン**(ceftibuten；CETB)，**セフジニル**(cefdinir；CFDN)と2位のカルボキシ基をエステル化したプロドラッグである**セフテラムピボキシル**(cefteram pivoxil；CFTM-PI)，**セフポドキシムプロキセチル**(cefpodoxime proxetil；CPDX-PR)，**セフジトレンピボキシル**(cefditoren pivoxil；CDTR-PI)，**セフカペンピボキシル**(cefcapene pivoxi；CFPN-PI)がある．これらのうち，セフジニル，セフジトレンピボキシルは黄色ブドウ球菌を含むグラム陽性菌への抗菌力を強化している．経口薬は汎用されているが，腸管からの吸収は十分ではなく，有効な血中濃度が確保できない場合がある．

❹ **第四世代セフェム系抗菌薬**　第三世代セフェム系の特徴に加え，黄色ブドウ球菌および緑膿菌に対する抗菌力を高めたもので，広域抗菌スペクトルをもつ．**セフピロム**(cefpirome；CPR)，**セフェピム**(cefepime；CFPM)，**セフォゾプラン**(cefozopran；CZOP)が属す．

【**薬物相互作用**】セフェム系抗菌薬はフロセミドなどの利尿薬またはアミノグリコシド系抗菌薬との併用で腎毒性を増強するため，併用注意である．またNMTT基をもつものでは，ビタミンK不足を起こし，ワルファリンとの併用で出血傾向を示す．セフジニルは鉄剤とキレートをつくり吸収が阻害される．

【**副作用**】安全性が高く，妊婦にも使用される．副作用はペニシリン系薬と同じであるが，出現頻度はきわめて低い．NMTT基をもつ抗菌薬の投与期間中および投与後1週間以内に飲酒すると**ジスルフィラム様作用**が起こることがある．

（3）カルバペネム系抗菌薬

外膜透過性が高く，多種類のβ-ラクタマーゼへ安定性があり，多種類のPBPに結合できることから，現存の抗菌薬でもっとも広い抗菌スペクトルをもち，抗菌活性も強い．ほかの抗菌薬が無効の重症感染症に用いられる．この性質から，原因菌が同定されるまでの**経験的治療**(empiric therapy)で用い

抗菌薬と金属との相互作用
鉄剤はセフジニルの吸収を90％阻害するため，併用の際には3時間以上間隔をあける．アルミニウムやマグネシウムを含む制酸剤でもキレート作成により吸収が阻害されるため，2時間以上あけて服用する．セフジニル以外でも金属と併用することで吸収低下が起こるものとしてキノロン系抗菌薬とテトラサイクリン系抗菌薬があげられる．いずれも鉄，カルシウム，マグネシウム，アルミニウムなどの金属を含む薬剤やサプリメントと併用する場合は2時間以上間隔をあけて投与する．

ジスルフィラム様作用
嫌酒薬のジスルフィラムを服用したときに起こる顔面潮紅，心悸亢進，めまい，頭痛，嘔気などの症状．

経験的治療
エンピリック治療ともいう．感染症の治療において，診断の時点で起因菌が判明していない場合，できるだけ広く菌をカバーできる広域スペクトルをもつ抗菌薬を用いて治療すること．起因菌が判明したあとは起因菌をカバーするできるだけ狭域スペクトルをもつ抗菌薬で治療するが，これを最適治療(definitive therapy)とよぶ(10.1.3項参照)．

デヒドロペプチダーゼ-Ⅰ
腎の近位尿細管に局在し，イミペネムを加水分解する酵素．

られることが多く，そのまま継続して用いるとメタロ-β-ラクタマーゼ産生菌をはじめとする，多剤耐性菌を選択してしまう可能性が高い．抗菌薬の切り札ともいえるカルバペネムへの耐性菌の出現を抑えるために，原因菌が判明した場合はその菌が感受性をもつ狭域スペクトルの抗菌薬に変更するデ・エスカレーションが求められ，使用は最小限にとどめるべきである．医療機関ではカルバペネム系抗菌薬の使用については届出制や許可制にして，使用をICTで管理する場合が多い．

【基本骨格】ペネムの4位の硫黄が炭素に変わり，2位の位置に二重結合が入った骨格をもつ抗菌薬を**カルバペネム**(carbapenem)系抗菌薬という(図9.16)．放線菌から得られたチエナマイシン(thienamycin)は不安定な物質であったため，より安定で抗菌力の増強したイミペネムが開発された．イミペネムは**デヒドロペプチダーゼ-Ⅰ**(dehydropeptidase-Ⅰ；DHP-Ⅰ)で分解されやすく，分解産物は腎毒性を示したため，DHP-Ⅰの阻害薬として開発されたシラスタチンと1:1の配合薬**イミペネム/シラスタチン**(imipenem/cilactatin；IPM/CS)として用いられる．シラスタチンは分解産物の腎毒性をも軽減する．パニペネムは腎毒性を軽減する作用をもつベタミプロンとの1:1の配合薬**パニペネム/ベタミプロン**(panipenem/betamipron PAPM/BP)で用いる．次いで4位にメチル基を導入することによりDHP-Ⅰに安定になった**メロペネム**(meropenem；MEPM)，さらに3位側鎖を改良した**ビアペネム**(biapenem；BIPM)，緑膿菌に優れた抗菌活性をもつ**ドリペネム**(doripenem；DRPM)が開発された．これらは単剤で使用できるだけでなく，中枢毒性や腎毒性などの副作用も改善されている．これまでのカルバペネム系抗菌薬はすべて注射薬で，小児への適応がなかった．ピボキシル基をもち

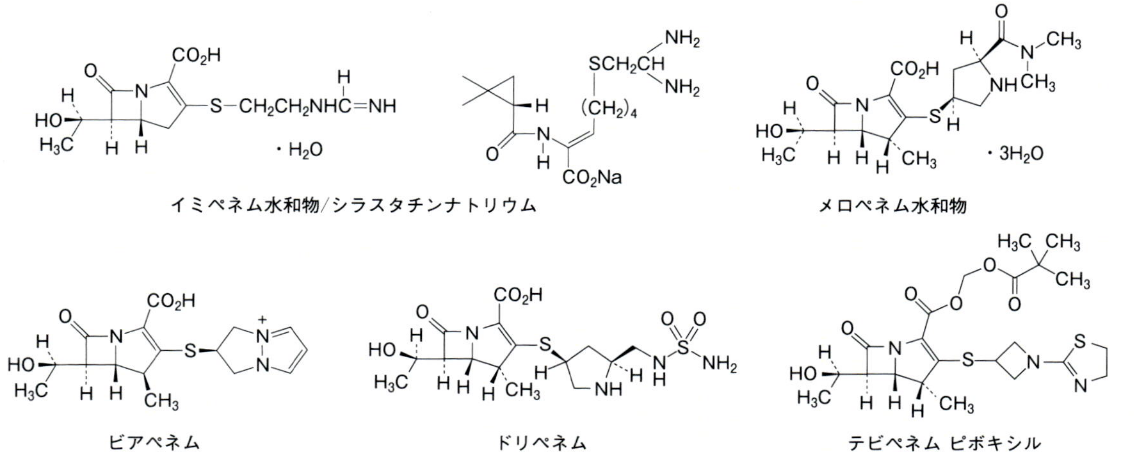

イミペネム水和物/シラスタチンナトリウム

メロペネム水和物

ビアペネム

ドリペネム

テビペネム ピボキシル

図9.16 カルバペネム系抗菌薬の構造式

経口吸収できる**テビペネム ピボキシル**(tebipenem pivoxil；TBPM-PI)が初めての経口薬として小児領域で用いられるようになった．
【抗菌スペクトル】広域抗菌スペクトルをもちグラム陽性菌，グラム陰性菌，嫌気性菌にも有効であり，とくに抗緑膿菌作用が優れている．**基質拡張型β-ラクタマーゼ**(extended-spectrum β-lactamse；ESBL)を含むペニシリナーゼ型およびセファロスポリナーゼ型両方のβ-ラクタマーゼに安定である．しかし，**メタロ-β-ラクタマーゼ**(metalo β-lactamase)では分解される．
【薬物相互作用】抗てんかん薬のバルプロ酸ナトリウムを併用すると，同剤の血中濃度が低下し，てんかん発作を起こすことがあるため併用禁忌である．
【副作用】イミペネムの高用量の投与で痙攣が起こる場合がある．

(4) ペネム系抗菌薬

ペネム骨格をもつ抗菌薬は**ファロペネム**(faropenem；FRPM)のみである．これは高分子 PBP との親和性が高く，広域スペクトルをもつよう分子設計されている(図9.17)．

(5) モノバクタム系抗菌薬

モノバクタム(monobactam)は 3-アミノモノバクタム酸(3-AMA)というβ-ラクタム環の単環構造をもつ抗菌薬である．注射薬の**アズトレオナム**(aztreonam；AZT, 図9.18)は，緑膿菌を含むグラム陰性菌のみに抗菌力をもつ．メタロ-β-ラクタマーゼには安定であるが，ESBL 産生菌では無効な場合がある．

(6) β-ラクタマーゼ阻害薬

❶ **β ラクタマーゼ** β-ラクタマーゼは広範囲な菌種で生産され，β-ラクタム薬に対するおもな耐性機構である．1940 年からこれまでに 900 種類以上のβ-ラクタマーゼが発見されており，これらはクラス A〜D に分類されている(Ambler の分類, 表9.8)．クラス A, C, D は酵素の活性中心にセリンをもつため，**セリン-β-ラクタマーゼ**，クラス B は亜鉛をもつため，**メタロ-β-ラクタマーゼ**とよばれる．

クラス A は基本的にはペニシリン系抗菌薬と第一世代セフェム系抗菌薬を分解する．しかし，臨床現場では変異によって基質となる薬剤が広がった**基質拡張型β-ラクタマーゼ**(ESBL)が腸内細菌科細菌で見つかっている．さらに，ほとんどすべてのβ-ラクタム薬を分解する**カルバペネマーゼ**も出現した．クラス B のメタロ-β-ラクタマーゼはカルバペネマーゼであり，モノバクタム系抗菌薬以外のすべてのβ-ラクタム薬を分解する．クラス C は第一世代セフェム系抗菌薬を分解する．変異が起こり，発現量が増えるとセファマイシン系を含む第二世代，第三世代セフェム系抗菌薬も分解する．クラス D はβ-ラクタマーゼに安定とされるオキサシリンを含むペニシリン系抗菌薬を分解するが，近年ではカルバペネムを分解するカルバペネマーゼも

テビペネム ピボキシル
小児用に経口投与できるカルバペネム系抗菌薬として開発された．耐性菌の出現に考慮し，小児中耳炎，副鼻腔炎，肺炎の 3 疾患に限定し，さらにほかの抗菌薬の効果が期待できない症例に限り使用される．

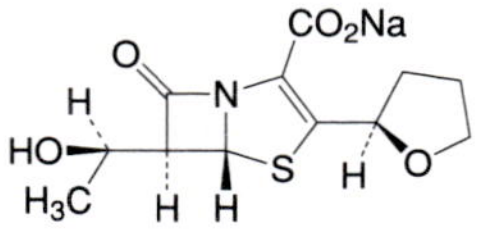

図 9.17 ファロペネムの構造式

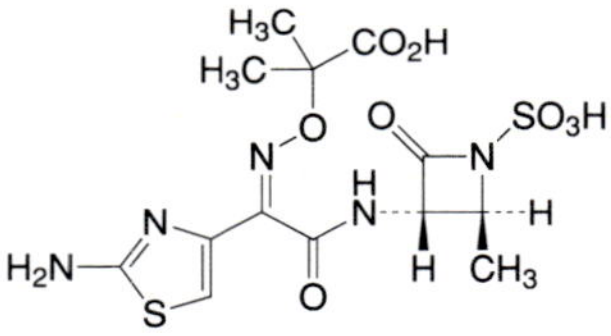

図 9.18 アズトレオナムの構造式

Ambler の分類
β-ラクタマーゼをアミノ酸の一次配列の相同性に基づいて四つのクラスに分類している．

メタロ-β-ラクタマーゼ
モノバクタム系以外のβ-ラクタム系抗菌薬を分解する．カルバペネム系抗菌薬の使用により，本酵素を産生するグラム陰性菌が選択される．日本では IMP 型が多く，緑膿菌やアシネトバクター属菌，セラチア菌などで出現頻度が高い．NDM 型はインドのニューデリーで発見されたことから New Delhi metaro-β-lactamase と名付けられた．2011 年，アメリカやヨーロッパで大腸菌や肺炎桿菌から見つかり問題となった．

表9.8 β-ラクタマーゼの Ambler の分類と阻害薬の有効性

	分類	酵素型	基質	産生菌	阻害薬の有効性		
					CAV	SBT	TAZ
セリンβ-ラクタマーゼ(酵素の活性部位はセリン)	Class A	ペニシリナーゼ	PC1	ペニシリン系	黄色ブドウ球菌, 淋菌, インフルエンザ菌	◎	○	◎
		ESBLs	TEM, SHV, CTX-M	セファマイシン系, カルバペネム系を除くβ-ラクタム薬	腸内細菌科, 緑膿菌	△	△	△
		カルバペネマーゼ	KPC, GES, SME	β-ラクタム薬すべて	腸内細菌科	×	×	×
	Class C	セファロスポリナーゼ	AmpC, MOX, FOX	セフェム系	グラム陰性菌	×	△	○
	Class D	オキサシリナーゼOXA型	OXA	オキサシリン, セフェム系, カルバペネム	緑膿菌, 腸内細菌科	△	△	△
メタロβ-ラクタマーゼ(酵素の活性部位は亜鉛)	Class B	カルバペネマーゼ	IMP, VIM, NDM	モノバクタム以外のβ-ラクタム薬	緑膿菌, セラチア属, アシネトバクター属など	×	×	×

◎:強い活性あり, ○:活性あり, △:活性はあるが酵素により無効な場合もある, ×:無効.
CAV:クラブラン酸, SBT:スルバクタム, TAZ:タゾバクタム.

基質拡張型β-ラクタマーゼ
ペニシリン系, モノバクタム系およびセファマイシン以外のセフェム系抗菌薬のほとんどを分解できる. カルバペネム系抗菌薬はこの酵素に安定なため, ESBL 産生菌による感染症の第一選択薬となる. 大腸菌や肺炎桿菌で ESBL 産生菌が増加している. プラスミド性のため菌種を超えて ESBL が伝播される.

腸内細菌科細菌
腸内細菌科は, グラム陰性桿菌で, 通性嫌気性, 周毛性の鞭毛をもち, ブドウ糖を発酵してガスと酸を産生するなど共通の性質をもつ細菌をまとめた分類学上の名称であり, 必ずしも腸内に生息する菌のことではない. 大腸菌, 肺炎桿菌, サルモネラ菌, 赤痢菌, プロテウス属, エンテロバクター属, シトロバクター属, セラチア属菌, ペスト菌などが属する.

出現している.

❷ **β-ラクタマーゼ阻害薬** いかに副作用が少なく, 抗菌力, 抗菌スペクトルに優れていても, β-ラクタム薬はβ-ラクタマーゼ産生菌には無効である. 放線菌の培養液から見つかった**クラブラン酸**(clavulanic acid; CVA)はβ-ラクタム環をもつが, 抗菌活性はなかった. しかし, β-ラクタマーゼに対する親和性がβ-ラクタム薬より高く, 先に結合して酵素を不活化するというβ-ラクタマーゼ阻害薬としての効果をもっていた. クラブラン酸に続き, **スルバクタム**(sulbactam; SBT), **タゾバクタム**(tazobactam; TAZ)が合成された. クラブラン酸はペニシリナーゼに対し阻害活性をもち, スルバクタムはこれに加えセファロスポリナーゼにも弱いながら活性をもつ. タゾバクタムはペニシリナーゼ, セファロスポリナーゼに対して阻害活性を示す. ESBL にも阻害活性があるが, 型によっては無効の場合もある. いずれもメタロ-β-ラクタマーゼには活性をもたない. これらは抗菌薬との合剤で用いられている(表9.9). **スルタミシリン**(sultamicillin)はアンピシリンとスルバクタムがエステル結合した相互プロドラッグである.

(b) グリコペプチド系抗菌薬

グリコペプチド(glycopeptides)系抗菌薬の**バンコマイシン**(vancomycin; VCM)と**テイコプラニン**(teicoplanin; TEIC)は放線菌が産生する抗生物質で

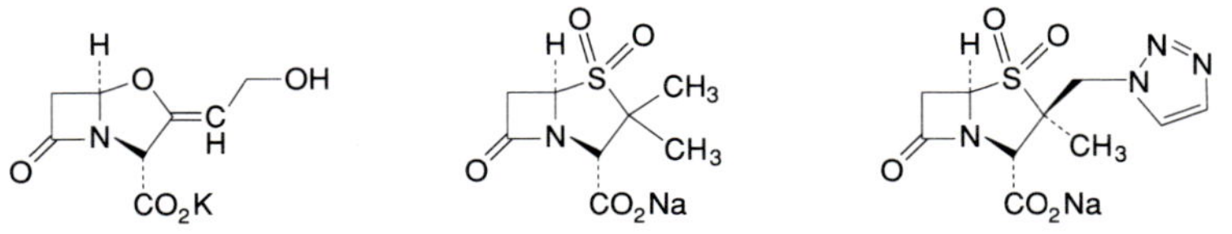

クラブラン酸カリウム　スルバクタムナトリウム　タゾバクタムナトリウム

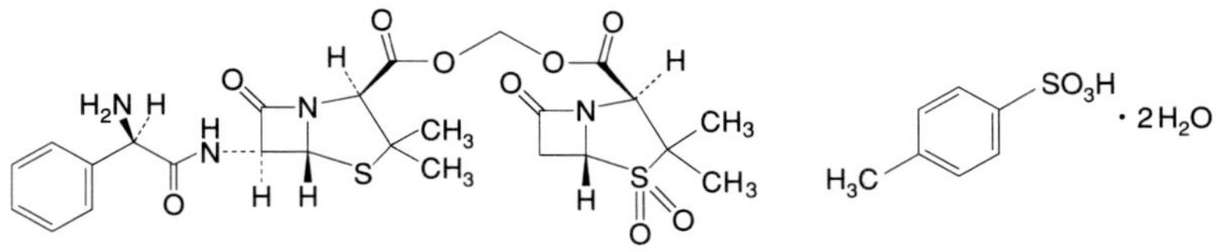

スルタミシリントシル酸塩水和物

図9.19 β-ラクタマーゼ阻害薬の構造式

表9.9 β-ラクタム薬とβ-ラクタマーゼ阻害薬との合剤

一般名	略号	配合	投与法
アモキシシリン・クラブラン酸	AMPC/CVA	2：1	経口
アモキシシリン・クラブラン酸	AMPC/CVA	14：1	経口
アンピシリン・スルバクタム	ABPC/SBT	2：1	注射
セフォペラゾン・スルバクタム	CPZ/SBT	1：1	注射
タゾバクタム・ピペラシリン	TAZ/PIPC	1：8	注射
スルタミシリン	SBTPC		経口

ある．バンコマイシンは1958年に開発されたが，腎毒性が強いため，ほとんど用いられていなかった．しかし，MRSA出現とともにMRSA感染症の特効薬として用いられるようになり，日本では1991年に導入された．細胞壁ペプチドグリカン前駆体のペンタペプチド末端のD-Ala-D-Ala部分に結合し，ペプチドグリカン合成を阻害する．

【基本骨格】バンコマイシンは七つのアミノ酸からなる環状のペプチドにアミノ糖を含む2分子の糖がグリコシド結合した構造をもつ（図9.20）．テイコプラニンはバンコマイシンと類似の構造をとるが，純粋な物質ではなく，ペプチドに結合した糖の種類が異なる6種類のグリコペプチドを主成分とした混合物である．

【抗菌スペクトル】グラム陽性菌に対し強い抗菌活性をもつ．分子量が大きい（バンコマイシンでは分子量1449）ため外膜を通過できず，グラム陰性菌には無効である．バンコマイシンは，MRSA感染症の第一選択薬である．注射では，MRSAとメチシリン耐性コアグラーゼ非産生ブドウ球菌（MRCNS）による感染症およびペニシリン耐性肺炎球菌（PRSP）による敗血症，肺炎，髄膜炎に適応がある．内服では，*Clostridium difficile*による偽膜性大腸炎

カルバペネマーゼとCRE

カルバペネマーゼはカルバペネム系抗菌薬を分解するβ-ラクタマーゼの総称である．臨床現場ではカルバペネム耐性腸内細菌科細菌（carbapenem-resistant Enterobactor；CRE）が出現しており，カルバペネマーゼを産生するCREは多剤耐性傾向が強いことから問題となっている．分離頻度が高い酵素型はクラスAのKPC型，クラスBのIMP型，VIM型，NDM型とクラスDのOXA-48型である．アメリカではKPC型が多く，日本ではIMP型が多い．

メチシリン耐性コアグラーゼ非産生ブドウ球菌

黄色ブドウ球菌以外のブドウ球菌属の菌で，メチシリン耐性の指標となる*mecA*遺伝子を保有するものをいう．臨床上問題となるのはメチシリン耐性表皮ブドウ球菌である．

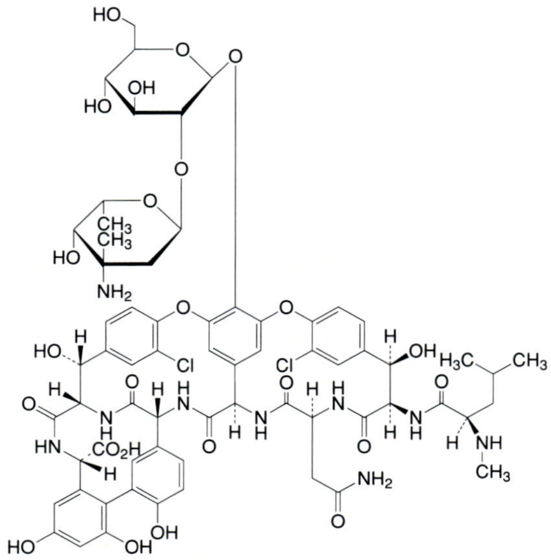

図9.20 バンコマイシンの構造式

またはMRSAによる感染性腸炎と骨髄移植時の消化管内殺菌に適応がある．テイコプラニンはMRSA感染症に点滴静注で用いる．

【体内動態】経口投与ではほとんど吸収されないため，消化管内濃度は高い．注射の場合，組織移行性は高い．ほとんど代謝されず，バンコマイシンでは約90%が糸球体ろ過で腎排出されるため，腎機能障害時には体内に高濃度に蓄積される．テイコプラニンでは，初回には**負荷投与**を行う必要がある．グリコペプチド系抗菌薬は時間依存性であるので，治療効果を高めるためには有効な薬剤濃度を長時間維持することが重要であるが，有効治療濃度域がせまいこともあり，**TDM**（therapeutic drug moinitoring）を行う必要がある．

【薬物相互作用】アミノグリコシド系抗菌薬，白金製剤，ループ系利尿薬で腎障害や聴覚障害が発現または増強される．

【耐性化機構】バンコマイシン耐性で問題になるのはバンコマイシン耐性腸球菌（VRE）である．プラスミド上にあるバンコマイシン耐性遺伝子により耐性化する（9.2.4項）．vanA遺伝子をもつVREは，バンコマイシンにもテイコプラニンにも高度耐性を示す．vanB遺伝子の場合は，テイコプラニンには感受性を示す．

【副作用】バンコマイシンを急速に点滴静注すると**Red man**（red neck）症候群が見られることがある．そのため，バンコマイシンは60分以上，テイコプラニンでは30分以上かけて点滴する．また腎障害や第八脳神経障害（難聴，耳鳴り，めまい）が見られることがある．

（c）その他の細胞壁合成阻害薬

❶ **ホスホマイシン**　ホスホマイシン（fosfomycin；FOM）は低分子量で組

負荷投与
テイコプラニンはタンパク質結合率が90%と高いため，薬物血中濃度が治療濃度に到達するまでに時間がかかる．すみやかに治療濃度域に到達させるために，初日投与は通常投与量の2倍を2回に分け，30分で点滴静注する．

TDM
治療薬物モニタリングともいう．薬物の血中濃度を測定し，結果を解析することで，望ましい治療ができる薬物濃度になるよう投与設計を行うことである．TDMを行うことで特定薬剤治療管理料を得ることができる．抗菌薬ではグリコペプチド系，アミノグリコシド系抗菌薬，抗真菌薬ではボリコナゾールが対象薬剤である．

Red man症候群
バンコマイシンの急速な点滴により，ヒスタミンが遊離されて，顔面や上半身が紅潮したり，紅斑や掻痒感がでたりする反応をいう．

織移行性も優れ，髄液や食細胞への移行も良好である．副作用も少なく，広域抗菌スペクトルをもつ．単独では活性が弱いが，ほかの薬剤との併用で相乗効果を示す．経口薬と注射薬がある．

❷ **サイクロセリン** サイクロセリン(cycloserine；CS)は開裂すると D-Ala の構造類似体になり，D-Ala-D-Ala 合成にかかわる酵素を阻害する(図 9.22)．抗結核薬の一つである．

❸ **ペプチド系抗菌薬** ペプチド系抗菌薬**バシトラシン**(bacitracin；BC)は細菌の *Bacillus* 属から産生されるペプチド系抗生物質である．

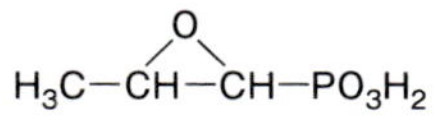

図 9.21 ホスホマイシンの構造式

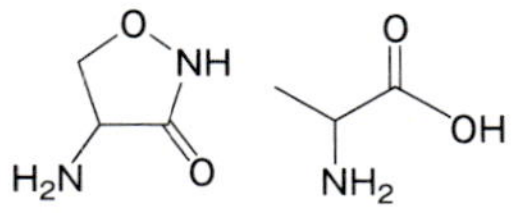

図 9.22 サイクロセリン(左)とアラニン(右)の構造式

9.3.2 細胞膜を傷害する抗菌薬
(a) ポリペプチド系抗菌薬

ポリペプチド系抗菌薬には，**ポリミキシン B**(polymyxin B；PL-B)とその構造類似体の**コリスチン**(colistin；CL，図 9.23)がある．正の電荷をもつ**コリスチン**は負の電荷をもつリポ多糖に結合して，グラム陰性菌の細胞外膜の安定性を低下させて膜障害を起こす．濃度依存的に短時間で殺菌作用を示す．コリスチンは毒性が高いため，全身投与がむずかしい薬剤ではあるが，多剤耐性緑膿菌や多剤耐性アシネトバクター属菌など難治性となる多剤耐性グラム陰性菌の重篤な感染症に対応するため，2015 年に注射薬が承認された．副作用が強く，また耐性菌を出現させないようにするため，ほかの抗菌薬が無効な場合に限り使用される．おもな副作用として腎障害と神経障害がある．

(b) 環状リポペプチド系抗菌薬

ダプトマイシン(daptomycin；DAP)は放線菌から得られた新規作用点をもつ抗生物質である(図 9.24)．ダプトマイシンはカルシウム依存的にグラム陽性菌の細胞膜に結合し，カリウムの流出に伴う膜電位の脱分極を引き起こす．また DNA や RNA，タンパク質合成も阻害する．グラム陽性菌に抗菌活性をもち，日本では 2011 年，抗 MRSA 薬として承認された．殺菌的作用をもち，濃度依存性で，PAE もあることから，1 日 1 回の投与である．MRSA

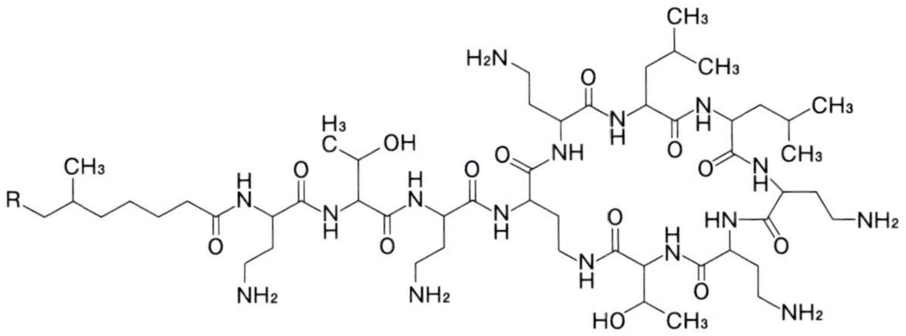

図 9.23 コリスチンの構造式

コリスチンはコリスチン A(R = 6-メチルオクタン酸)とコリスチン B(R = 6-メチルヘプタン酸)の混合物である．

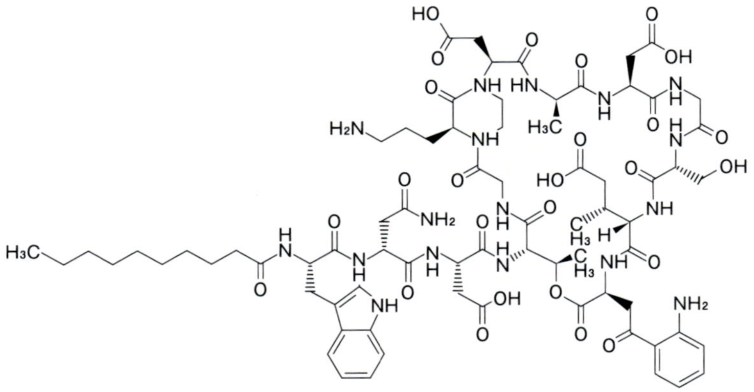

図 9.24　ダプトマイシンの構造式

による敗血症，感染性心内膜炎（右心系のみ），深在性皮膚感染症などに用いられるが，肺サーファクタントで不活化されるため，MRSA 肺炎には使えない．ダプトマイシンは軟部組織や骨髄，関節や膿瘍への移行性がよく，これらが感染巣の場合にも選択される．腎排泄のため，腎機能に応じて投与間隔をあけるなどの調整が必要である．

9.3.3　タンパク質合成阻害薬
（a）アミノグリコシド系抗菌薬

　ストレプトマイシンは 1944 年に Waksman らにより見いだされた．1957 年には梅沢浜夫らがカナマイシンを発見し，以降，放線菌の代謝物やその誘導体など多くのアミノグリコシド系抗菌薬が開発された．いずれもリボソーム 30S サブユニットに結合して mRNA の誤翻訳を引き起こし，タンパク質合成を阻害する．ほかの抗菌薬に比べ毒性が高く，使用にはさまざまな注意が必要である．

【基本骨格】糖に類似した環状構造をもつアミノシクリトール（aminocyclitol）にアミノ糖を含む 1 ～ 3 個の糖がグリコシド結合したものをアミノグリコシド系抗菌薬という．構造に準じてストレプトマイシン類，カナマイシン類，ゲンタマイシン類，およびフラジオマイシン類に分類される（図 9.25）．

【抗菌スペクトル】グラム陰性菌を中心に強い抗菌活性をもつ．ブドウ球菌には有効であるが，肺炎球菌などレンサ球菌，腸球菌では抗菌力は弱い．嫌気性菌には無効である．感染性心内膜炎やグラム陰性桿菌による重篤な敗血症に，アミノグリコシド系抗菌薬が β-ラクタム系抗菌薬との併用で用いられる．

【体内動態】水溶性の物質であるため，消化管吸収がきわめてわるく，通常の投与は静注または筋注であり，投与量に応じた最高血中濃度（Cmax）が得

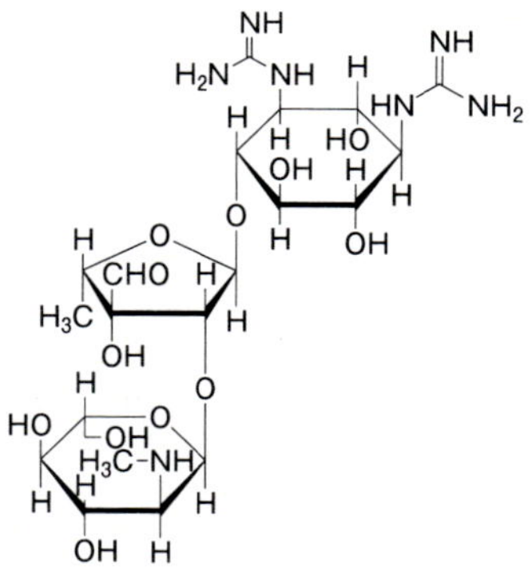

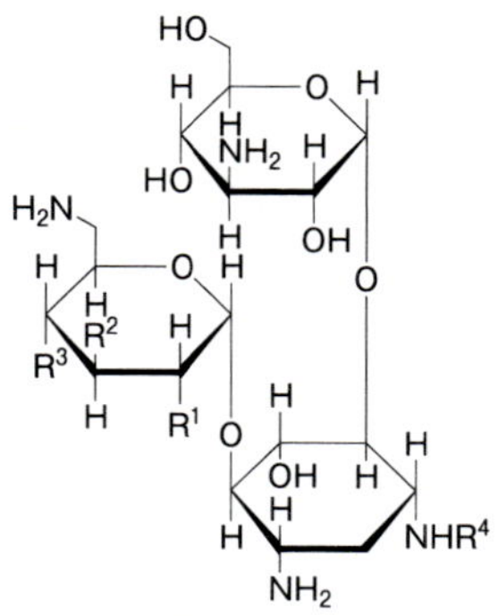

	R¹	R²	R³	R⁴
カナマイシン	OH	OH	OH	H
トブラマイシン	NH₂	H	OH	H
アミカシン	OH	OH	OH	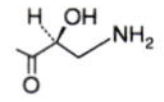 (CH(OH)CH₂CH₂NH₂ 由来基)
アルベカシン	NH₂	H	H	同上

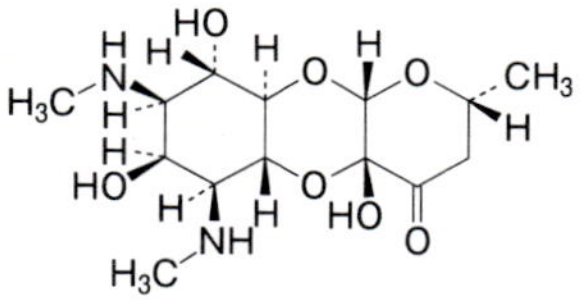

ストレプトマイシン

スペクチノマイシン

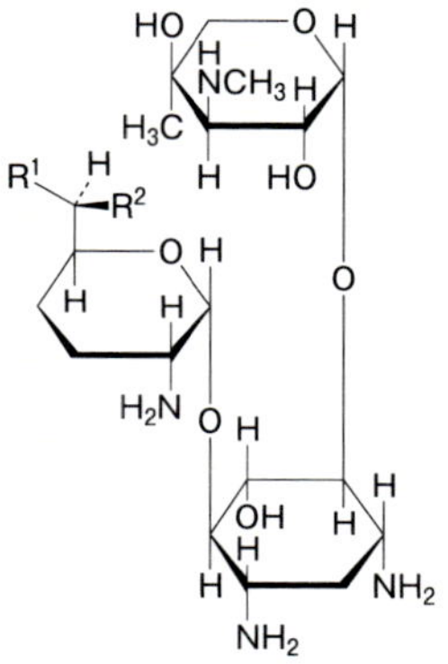

	R¹	R²
ゲンタマイシン C1	CH₃	NHCH₃
ゲンタマイシン C2	CH₃	NH₂
ゲンタマイシン C1a	H	NH₂

図 9.25 おもなアミノグリコシド系抗菌薬の構造式

られる．カナマイシンには内服薬があり，腸管感染症や腸内殺菌の目的で経口投与される．組織および細胞内移行性は低い．体内で代謝されず未変化のまま，糸球体ろ過により腎排泄される．

【薬物相互作用】 腎障害を起こす恐れのある薬物との併用で腎毒性を増強する．ループ系利尿薬や腎毒性と聴器毒性の副作用をもつバンコマイシンなどの併用で腎毒性と聴器毒性を増強する．麻酔薬や筋弛緩薬との併用で呼吸抑制が起こる．

【使用上の注意】 有効治療域と中毒域がせまいため，連続使用の場合は定期的に TDM を実施する．TDM で得られる血中濃度を参考とし，有効かつ安全な投与設計ができるようになった．本剤が濃度依存的な短時間殺菌効果と優れた PAE の効果をもつことから 1 日 1 回投与法 (once-daily dosing) が推奨される．副作用の発現は血中濃度 (とくにトラフ値) に依存するが，1 日 1 回投与であれば，トラフ値は十分低下する．

【副作用】 第八脳神経障害による耳毒性，めまい，急性腎不全，神経筋ブロックなどがある．耳毒性は高音域からはじまる．気づきにくく，不可逆的

トラフ値
投与直前の薬物の血中濃度，すなわち薬物の最小血中濃度のこと．

であることから聴力検査を行う必要がある．ゲンタマイシン，トブラマイシン，アミカシンの順に起こりやすい．

❶ **ストレプトマイシン類** ストレプトマイシン（streptomycin；SM）は広い抗菌スペクトルをもつ．現在では結核菌感染症の治療の第一選択薬の一つとして多剤併用で用いられる．

❷ **カナマイシン類** グラム陽性菌および緑膿菌を含むグラム陰性菌に有効である．**カナマイシン**（kanamycin；KM）は結核菌感染症治療の第二選択薬となっている．**トブラマイシン**（tobramycin；TOB）は天然の抗生物質で抗緑膿菌活性が強い．**カナマイシン**のヒドロキシ基およびアミノ基はアミノグリコシド修飾酵素によって修飾されやすい．修飾酵素による不活化を受けないようカナマイシンを改良した**アミカシン**（amikacin；AMK）や**アルベカシン**（arbekacin；ABK）は，ゲンタマイシン耐性菌の一部にも有効である（図9.26）．アミカシンは抗緑膿菌活性が強く，*Micobacterium avium* complex（MAC）をはじめとする非定型抗酸性菌感染症に対し有効である．アルベカシンは抗MRSA薬として用いられる．

❸ **ゲンタマイシン類** おもに緑膿菌やプロテウス菌などのグラム陰性菌感染症に用いられる．**ゲンタマイシン**（gentamicin；GM）はカナマイシン耐性菌に用いられるが，副作用を起こしやすい．ゲンタマイシンBの誘導体のイセパマイシン（ISP）がある．

❹ **フラジオマイシン類** フラジオマイシン（fradiomycin；FRM）は臓器毒性が強いため，皮膚，目，耳などの感染症に外用薬として使用される．リボスタマイシン（ribostamycin；RSM）は注射薬である．

❺ **その他** スペクチノマイシン（spectinomycin；SPCM）は，臨床ではペニシリンやニューキノロン系抗菌薬に耐性をもつ淋菌感染症治療に用いられる．

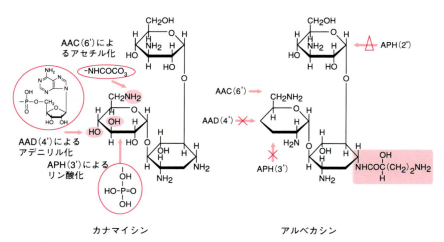

図9.26 カナマイシンの修飾酵素による不活化と耐性化を考慮した改善の例

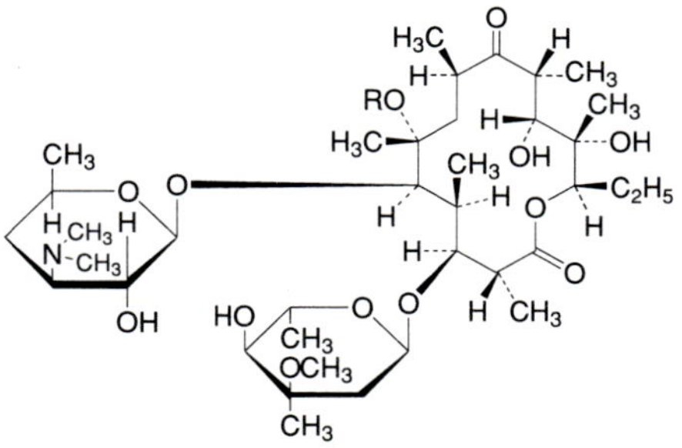

図9.27 おもなマクロライド系抗菌薬の構造式

14員環マクロライド
エリスロマイシン（R=H）
クラリスロマイシン（R=CH₃）

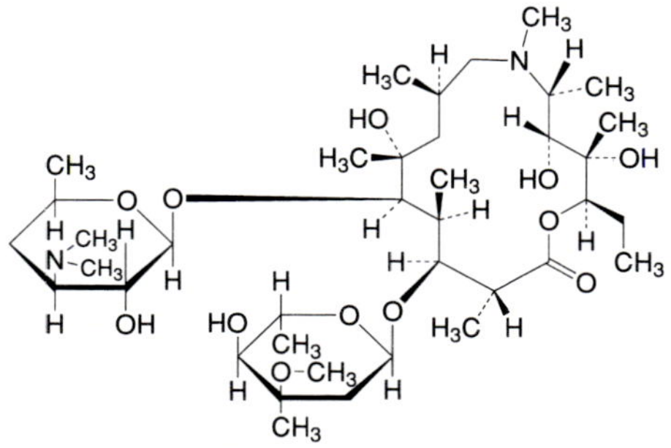

15員環マクロライド
アジスロマイシン

（b）マクロライド系抗菌薬

マクロライド系抗菌薬は副作用がきわめて少なく，小児にも用いることができる抗菌薬である．静菌的で，時間依存的な作用をもつ．組織移行性，とくに呼吸器への移行性に優れているため，呼吸器感染症に広く用いられている．抗菌作用以外の作用ももち，慢性気道感染症において臨床症状の改善が見られる．近年，臨床分離株，とくに肺炎球菌でマクロライド系抗菌薬に耐性をもつものが増加して問題となった．

【基本骨格】エリスロマイシン（erythromycin；EM）は，1952年に放線菌の代謝産物から見いだされた抗生物質である．これをはじめとする，14〜16員環の大環状ラクトンを基本骨格とし，2〜3個のジメチルアミノ糖やデオキシ糖がグリコシド結合した配糖体をマクロライド系抗菌薬と総称する（図9.27）．

❶ 14員環および16員環マクロライド系抗菌薬

【分類と抗菌スペクトル】14員環マクロライド系抗菌薬の代表的な薬剤である**エリスロマイシン**は脂溶性の高い薬剤で，通常は経口投与される．グラム陽性球菌，グラム陰性球菌，モラクセラ属，レジオネラ属，マイコプラズマ，クラミジアに対し抗菌力をもつ．とくに肺への移行性がよく，小児のマイコプラズマ肺炎，レジオネラ肺炎，ジフテリア，百日咳，クラミジア感染症の第一選択薬となる．胃酸により分解されやすく，消化器障害などの副作用があるがこの欠点を補うために，半合成誘導体である**クラリスロマイシン**（clarithromycin；CAM）や**ロキシスロマイシン**（roxithromycin；RXM）が開発された．クラリスロマイシンはヘリコバクター・ピロリ（*Helicobacter pylori*）による胃疾患に，アモキシシリンとプロトンポンプ阻害剤と併用投与される．

抗菌活性以外の作用による治療法として，14員環マクロライドの**少量長期投与治療**がある．この治療法は日本で確立されたもので，緑膿菌が原因とされるびまん性汎細気管支炎をはじめとする慢性気道感染症に対し著効を示

消化器障害

マクロライド系抗菌薬には消化管蠕動ホルモンであるモチリンと同様の消化管運動亢進作用があることがわかってきた．エリスロマイシンの服用により出現する下痢などの消化器障害はこのモチリン様作用が関係している．

側注

クオラムセンシング機構
一部の菌がもつ，自らの菌数を感知して，病原因子やバイオフィルム形成にかかわる物質の産生を調節する機構．これを阻害することにより，病原性が減弱し，発症を抑えたり，症状の緩和につながったりするとされる．

CYP3A4
肝臓における薬物代謝酵素チトクローム P450 の一つ．

QT 延長
心電図上の QT 間隔に延長が見られること．QT 延長で心室性不整脈が起こる危険性がある．

18 員環マクロライド系抗菌薬
フィダキソマイシン（fidaxomicin；FDX）は偽膜性大腸炎を含む感染症腸炎の治療薬として 2018 年 7 月に承認された．適応菌種はディフィシル菌（*Clostridioides difficile*）である．

本文

す．14 員環マクロライド系抗菌薬には抗緑膿菌活性はないものの，緑膿菌の**クオラムセンシング機構**抑制によるバイオフィルム形成阻害と病原性の減弱作用をもつ．また，宿主に対して気道粘液分泌抑制作用や抗炎症作用を示すことが明らかにされている．通常投与量の 1/2 を 6〜24 か月投与する．この効果は 15 員環マクロライド系抗菌薬でも見られる．

16 員環マクロライド系抗菌薬には**ジョサマイシン**（josamycin；JM）と**スピラマイシン**（spiramycin；SPM）がある．抗菌スペクトルは 14 員環マクロライドと同等である．

【体内動態】経口吸収はよく，また組織移行性がよい．とくに肺，肝臓，髄液への移行性が優れている．食細胞内への移行性もよい．ほとんどが肝代謝型であるので肝障害患者には投与量の調節が必要である．

【薬物相互作用】マクロライド系抗菌薬の代謝物は肝臓の代謝酵素であるチトクローム P450 のサブタイプ **CYP3A4** を阻害する．同酵素で代謝される薬剤の血中濃度が上昇するため，併用するときは注意が必要である．とくにエリスロマイシン（EM）やクラリスロマイシン（CAM）を抗精神薬のピモジドと併用すると，ピモジドの副作用である **QT 延長**が起こり，心室性不整脈が起こしやすくなる．また，14 員環マクロライドをエルゴタミン含有製剤と併用すると，エルゴタミンの作用が強く現れて四肢の虚血，血管攣縮が起こる．上記の組合せでの併用は禁忌である．

❷ **15 員環マクロライド系抗菌薬** 15 員環マクロライド系抗菌薬の**アジスロマイシン**（azithromycin；AZM）は，14 員環マクロライドの抗菌スペクトルに加え，インフルエンザ菌やモラクセラ属への抗菌活性が増強している．呼吸器感染症，クラミジア感染症に用いられる．胃酸に安定で組織移行性が大きく，組織内および細胞内によく移行し，貪食細胞内にとどまることができる．肝臓で代謝されず，ほとんどが肝臓から未変化体のまま胆汁に排泄される．半減期 68 時間と長く，錠剤では 1 日 1 回（500 mg），3 日間の服用で効果が 7 日間持続する．ドライシロップでは 1 回の服用で 7 日間効果が持続する．点滴静注用の注射薬もある．アジスロマイシンにはチトクローム P450 の阻害作用はない．

❸ **リンコマイシン系抗菌薬およびストレプトグラミン系抗菌薬** 構造はまったく異なるが，マクロライド系と作用点が同じ薬剤にリンコマイシン系抗菌薬とストレプトグラミン系抗菌薬がある（図 9.28）．**リンコマイシン**（lincomycin；LCM）とその誘導体で抗菌力が増加した**クリンダマイシン**（clindamycin；CLDM）の作用点はマクロライド系抗菌薬と共通であり，マクロライド系抗菌薬とは交差耐性を示す．14 員環マクロライドの抗菌スペクトルをもち，嫌気性菌にとくに有効で，バクテロイデス属などによる重篤な感染症の治療に用いられる．クリンダマイシンを使うと，ディフィシル菌によ

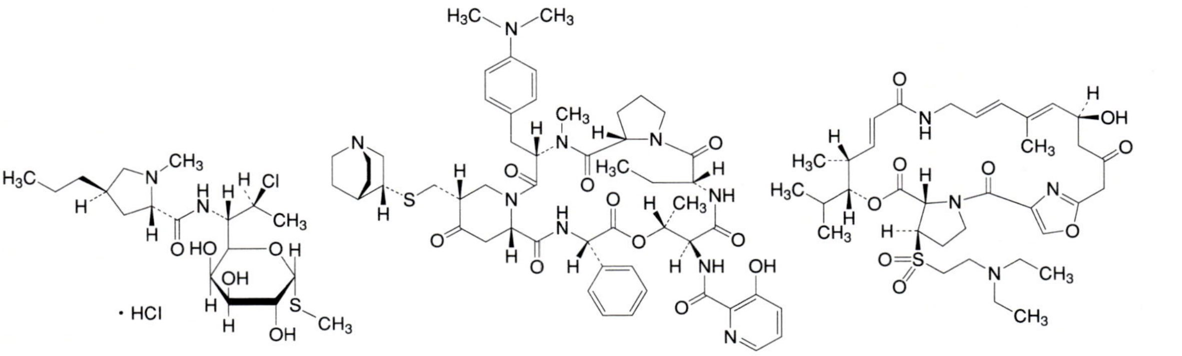

クリンダマイシン塩酸塩　　キヌプリスチン　　ダルホプリスチン

図9.28　クリンダマイシンとストレプトグラミン系抗菌薬の構造式

る菌交代症の偽膜性大腸炎を起こしやすい．投与中，投与後は腹痛や頻回な下痢の発現に注意する．

ストレプトグラミン系抗菌薬は構造式の違いからA群およびB群ストレプトグラミンの二つのグループに分けられる．代表的なものは**キヌプリスチン**(quinupristin，A群)と**ダルホプリスチン**(dalfopristin，B群)を3：7の比で配合した合剤(QPR/DPR)である．グラム陽性菌に強い活性をもつが，日本ではVRE感染症に限り適応されている．肝臓でのチトクロムP450を阻害するので，薬物相互作用がある．ピモジド，キニジンは併用禁忌である．

（c）テトラサイクリン系抗菌薬とグリシルサイクリン系抗菌薬

【基本骨格】 1948年に放線菌から見いだされたクロルテトラサイクリンと，その後に見つかったオキシテトラサイクリンは4個の六員環が結合した多環骨格を母核とする(図9.29)．この基本骨格をもつものをテトラサイクリン系抗菌薬と総称する．おもに臨床応用されているのは，**テトラサイクリン**(tetracycline；TC)の消化管吸収を改良した半合成体の**ドキシサイクリン**(doxycycline；DOXY)と**ミノサイクリン**(minocycline；MINO)である．また，ミノサイクリンの9位にグリシルアミド基が結合した**チゲサイクリン**(tigecyclie；TGC)はグリシルサイクリン(glycylcycline)系抗菌薬に分類される．

【抗菌スペクトル】 テトラサイクリン系抗菌薬グラム陽性菌，緑膿菌を除くグラム陰性菌，スピロヘータ，マイコプラズマ，リケッチア，クラミジアなど広範囲にわたる抗菌スペクトルをもつ．耐性菌が多く出現しており，その抗菌力もあまり強くないことから，臨床ではβ-ラクタム系抗菌薬やアミノグリコシド系抗菌薬にとって代わられることが多い．しかし，これらの薬剤が無効なクラミジア感染症，リケッチア感染症，マイコプラズマ肺炎や，コレラ，ボレリアによるライム病や回帰熱の治療には第一選択薬となっている．

チゲサイクリンはリボソーム30Sサブユニットに結合するが，テトラサイ

COLUMN　マクロライド耐性肺炎マイコプラズマ

小児のマイコプラズマ肺炎の第一選択薬はマクロライドである．マイコプラズマにはβ-ラクタム薬が無効のため，小児に適応できる抗菌薬が限られるなか，近年マクロライド耐性肺炎マイコプラズマが出現している．このようなマクロライド耐性肺炎マイコプラズマにはミノサイクリンが有効な場合がある．基本的にテトラサイクリン系抗菌薬は8歳未満の小児への使用はできないが，症状によっては5日以内の制限をつけてミノサイクリンを用いることが勧められる場合もある．

クリン系抗菌薬とは結合様式が異なることと，排出ポンプの基質にならないことから，テトラサイクリン耐性菌にも抗菌活性をもつ．広域抗菌スペクトルをもつが，耐性菌の出現を防ぐため，ほかの抗菌薬に耐性をもつ腸内細菌科細菌とアシネトバクター属に限り，点滴静注で用いられる．

【体内動態】ドキシサイクリンは経口投与であるが，ミノサイクリンは経口薬も注射薬もある．両剤ともに脂溶性で，吸収されやすく，組織移行性および細胞内移行性に優れる．ミノサイクリンは髄液へも移行できる．ドキシサイクリン，ミノサイクリンおよびチゲサイクリンは，おもに肝代謝型であるため，腎機能障害などは考慮にいれなくてよいという利点がある．

【薬物相互作用】ドキシサイクリンとミノサイクリンは，制酸薬の投与によりpHが増加した場合，および金属イオン（Ca^{2+}，Mg^{2+}，Al^{3+}）存在下でこれらとキレートを形成した場合，吸収率が低下する．経口薬の場合，制酸薬やCa^{2+}を含む牛乳や鉄剤，Mg^{2+}やAl^{3+}を含む胃腸薬と同時に服用すると吸収率がわるいので，2時間以上投与間隔をあける必要がある．

【副作用】テトラサイクリン系抗菌薬は，エナメル合成を阻害して，歯の色調の変化を起こすことから，8歳未満の小児と妊娠中および授乳中の女性は使用できない．また，*Clostridium defficile*やカンジダなどによる菌交代症が報告されている．テトラサイクリンは光線過敏症を起こすことがある．

（d）クロラムフェニコール系抗菌薬

クロラムフェニコール（chloramphenicol；CM）は放線菌が産生する抗生物質である（図9.29）．広い抗菌スペクトルをもつが，再生不良性貧血やGray（グレイ）症候群などの重篤な副作用のため，全身投与できる感染症は限定される．高い脂溶性のため組織移行性は優れており，髄膜炎や脳膿瘍に有効である．その副作用のため経口薬はほとんど使用されないが，皮膚感染症には外用薬を，細菌性膣炎には膣錠を用いる．

（e）そのほかのタンパク質合成阻害薬

❶ **オキサゾリジノン系抗菌薬**　オキサゾリジノン骨格（図9.30）をもつリ

Gray症候群

クロラムフェニコールは肝細胞においてグルクロン抱合で不活性化される．新生児は肝臓の発達が未熟なため，グルクロン酸抱合によるクロラムフェニコールの代謝ができず，本剤の血中濃度が上昇し，チアノーゼ，無力症状，低体温症が起こる．全身の皮膚が灰白色（gray）になることから名付けられた．

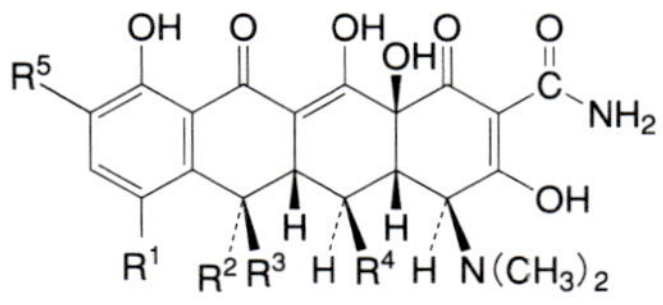

	R^1	R^2	R^3	R^4	R^5
テトラサイクリン	H	OH	CH_3	H	H
ドキシサイクリン	H	H	CH_3	OH	H
ミノサイクリン	$N(CH_3)_2$	H	H	H	H
チゲサイクリン	$N(CH_3)_2$	H	H	H	$NHCOCH_2NHC(CH_3)_3$

図9.29 おもなテトラサイクリン系抗菌薬とチゲサイクリンの構造式

ネゾリド(linezolid; LZD)は，2000年にアメリカで新しい作用点をもつ合成抗菌薬として登場した．現在，日本ではMRSAとVRE感染症治療薬として承認されている．

作用は静菌的である．まったく新しい作用点のため，ほかのタンパク質合成阻害薬との間に交叉耐性は生じない．しかし，作用点であるリボソーム50Sサブユニットの23S rRNAに変異が起こったリネゾリド耐性菌が報告されている．抗菌スペクトルはグラム陽性菌のみである．注射薬と経口薬がある．経口吸収は非常によく，バイオアベイラビリティが100%近いため，注射薬から経口薬への移行が簡単である．組織移行性もよくMRSA肺炎ではバンコマイシンとならび第一選択薬となる．腎や肝機能障害患者において投与量の変更の必要はない．重大な副作用として**骨髄抑制**があり，とくに血小板減少が起こるため，定期的な血液検査が必要である．リネゾリドにはモノアミン酸化酵素(monoamine oxidases; MAO)阻害作用があることから，相互作用に注意する．

❷ **ムピロシン**　ムピロシン(mupirocin)はMRSAに対して優れた効果を示

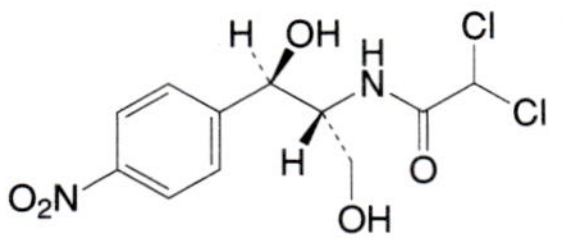

クロラムフェニコール

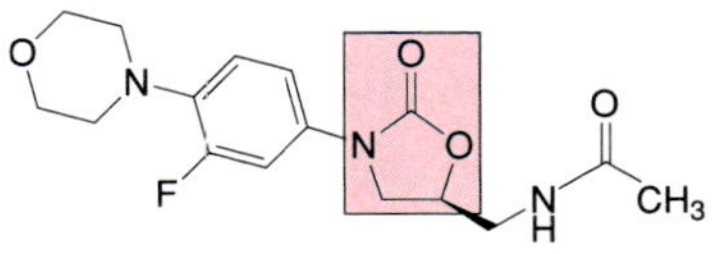

リネゾリド
(四角内はオキサゾリジノン骨格)

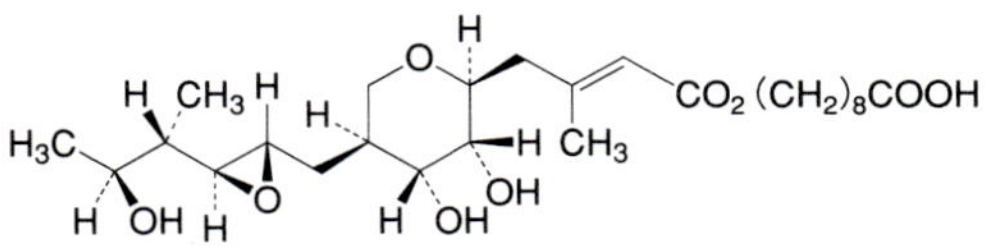

ムピロシン

図9.30 クロラムフェニコール，リネゾリド，ムピロシンの構造式

モノアミン酸化酵素阻害作用

カテコラミンやセロトニンなどモノアミン神経伝達物質を酸化的脱アミノ化して不活化する酵素である．リネゾリドはモノアミン酸化酵素阻害作用をもつことから，アドレナリン作動薬，選択的セロトニン再取り込み阻害剤(SSRI)を含むセロトニン作動薬，チラミンを多く含有する食品(チーズ，ビールやワイン)とは相互作用を起こす可能性がある．

す．体内で代謝され不活型になるため，鼻腔内除菌薬として MRSA の除菌のみに使用される．

9.3.4 代謝拮抗薬
(a) サルファ薬

サルファ薬は合成抗菌薬である．サルファ薬は副作用が強く，耐性菌が多いため単剤の使用はほとんどない．現在では**スルファメトキサゾール**(sulfamethoxazole)と**トリメトプリム**(trimethoprim)とを組み合わせた ST 合剤（配合比 5：1）が臨床で用いられる．重篤な血液障害，循環性ショックなどの副作用の可能性があるため，ほかの抗菌薬が無効，もしくは使用できない場合に投与することが望ましい．

【基本骨格】基本骨格はスルホンアミドであり，サルファ薬はスルホンアミドの誘導体である．細菌の葉酸代謝に必須の p-アミノ安息香酸（p-aminobezoic acid；PABA）と構造が類似しており（図 9.31），これと拮抗する．スルファメトキサゾール，スファジメトキシンがある．

【抗菌スペクトル】グラム陽性球菌，グラム陰性球菌，緑膿菌を除くグラム陰性桿菌およびクラミジアに対して静菌的に作用する．しかし，多くの菌種で耐性を獲得しているため，単剤の投与はない．ST 合剤は上記の抗菌スペクトルに加え，一部の真菌や原虫にも有効である．とくに HIV-AIDS 患者のニューモシスチス（*Pneumocystis*）肺炎の予防と治療，トキソプラズマ症，*Nocarudia* 属によるノカルジア症の治療に用いられる．

【体内動態】ST 合剤は経口投与されるが，消化管での吸収は良好である．大部分は腎排泄される．ニューモシスチス肺炎用に注射薬もある．

(b) メトロニダゾール

メトロニダゾール(metronidazole；MNZ)は抗原虫薬の範疇に入るが，細菌では嫌気性菌にきわめて強い抗菌力をもち，さまざまな細菌感染症に用いられている．生体内でメトロニダゾールのニトロ基が還元されて活性型の還元メトロニダゾールになり，タンパク質，膜や DNA に結合して細胞を傷害する．また，反応途中に生じるヒドロキシラジカルが DNA を切断し，DNA の構造を不安定にする．嫌気性菌や原虫には還元酵素があり，活性型となるが，

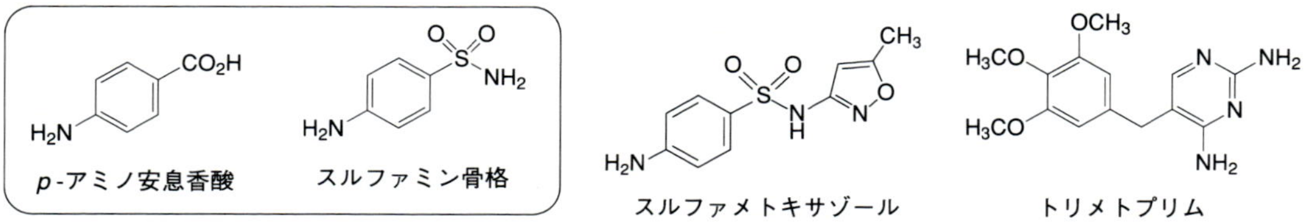

図 9.31 p-アミノ安息香酸，スルファミン骨格の類似性とスルファメトキサゾール・トリメトプリムの構造式

ヒトや好気性細菌には還元酵素がないため選択毒性を発揮する．バクテロイデス(*Bacteroides*)属など，嫌気性菌による感染症や，菌交代症である *Clostridium difficle* による偽膜性大腸炎に用いられる．また *Helicobacter pylori* の除菌において，クラリスロマイシン耐性菌の除菌が不成功の場合は，二次除菌薬としてクラリスロマイシンの代わりにメトロニダゾールが用いられる．

9.3.5 核酸合成阻害薬
（a）キノロン系抗菌薬

ピリドンカルボン酸を基本骨格とした合成抗菌薬で細菌のDNA合成阻害薬である．濃度依存的に殺菌的な作用をもつ．最初のキノロン(quinolone)系抗菌薬である**ナリジクス酸**(nalidixic acid; NA)は緑膿菌を除くグラム陰性桿菌に抗菌活性を示した．1979年に開発された**ノルフロキサシン**(norfloxacin; NFLX)はこれまでのキノロン系抗菌薬の弱点を補う優れた抗菌薬である．ノルフロキサシン以降に開発されたキノロン系抗菌薬は**ニューキノロン**とよぶ．それに対して初期に開発されたものはオールドキノロンとよばれる．ニューキノロンは構造中にフッ素をもつのが特徴で，**フルオロキノロン**(fluoroquinolone)ともよばれる．ニューキノロンは黄色ブドウ球菌をはじめとするグラム陽性菌はもとより，緑膿菌へも抗菌スペクトルを広げた．広域抗菌スペクトルと優れた組織移行性により全身感染症に有効なことから，重症感染症から市中肺炎まで，初期治療に汎用されている．容易に耐性菌が出現するため，乱用は避けるべきである．

【基本骨格】キノロン系抗菌薬はすべて4-ピリドン-3-カルボン酸を基本構造にもつ(図9.33)．キノロン-3-カルボン酸の骨格の6位にフッ素を導入することで，グラム陽性菌に対する抗菌力が増強した．以降，6位にフッ素，7位に複素環をもつものはニューキノロンとよばれ，1，7，8位を修飾することによりさまざまな誘導体が開発された．年代順に，初期に開発されたニューキノロンとして**ノルフロキサシン**，**オフロキサシン**(ofloxacin; OFLX)，**ロメフロキサシン**(lomefloxacin; LFLX)がある．オフロキサシンはS(−)体とR(−)体が1：1含まれるラセミ体であるが，オフロキサシンに含まれる光学異性体のうち，抗菌活性のあるS(−)体のみを抽出したものとして1987年に**レボフロキサシン**(levofuloxacin; LVFX)が開発された．レボフロキサシンはオフロキサシンに比べ効果が倍増しつつ，副作用は軽減しており，汎用されている．さらに，**トスフロキサシン**(tosufloxacin; TFLX)，**パズフロキサシン**(pazufloxacin; PZFX)，**プルリフロキサシン**(prulifloxacin; PUFX)，**モキシフロキサシン**(moxifloxacin; MFLX)，**ガレノキサシン**(garenoxacin; GRNX)，**シタフロキサシン**(sitafloxacin; STFX)と次つぎに開発された(図9.

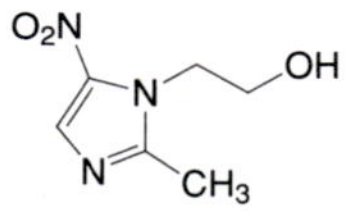

図9.32 メトロニダゾールの構造式

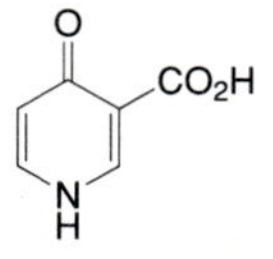

図9.33 4-ピリドン-3-カルボン酸構造式

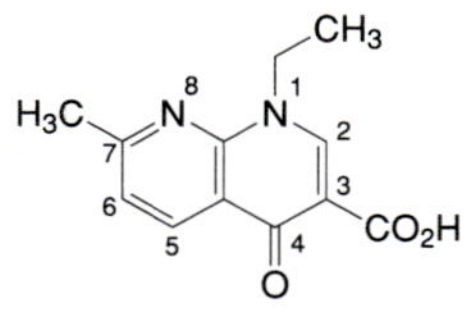

図9.34 ナリジクス酸の構造

35).

【抗菌スペクトル】オールドキノロンのナリジクス酸は緑膿菌を除くグラム陰性菌に有効である．ニューキノロンはグラム陽性菌，緑膿菌を含むグラム陰性菌に有効である．初期のニューキノロンではグラム陽性菌や嫌気性菌への抗菌力が弱かったが，後期に開発されたものは改良されて広域抗菌スペクトルをもつ．とくに呼吸器感染症を起こす肺炎球菌に対する抗菌力が増強したレボフロキサシン，トスフロキサシン，モキシフロキサシン，ガレノキサシンは呼吸器キノロン（レスピラトリーキノロン）とよばれる．

【体内動態】キノロン系抗菌薬のほとんどは経口薬であるが，シプロフロキサシンとレボフロキサシンには経口薬と注射薬があり，またパズフロキサシンは注射薬のみである．

　オールドキノロンは組織移行性が低いため，尿路感染症や胆道感染症など局所感染症に適応する．ニューキノロンは経口吸収がよく，組織移行性，細胞内移行性も優れている．ほとんどのニューキノロンでは腎排泄型であるが，モキシフロキサシンは肝代謝型である．腎排泄型の薬剤は腎機能低下時には半減期の延長が見られるため，投与量を調節する必要がある．濃度依存性な殺菌作用をもち，PAEも良好である．レボフロキサシンやモキシフロキサシンなど後期に開発されたものは半減期も長いことから，高用量で1日1回の

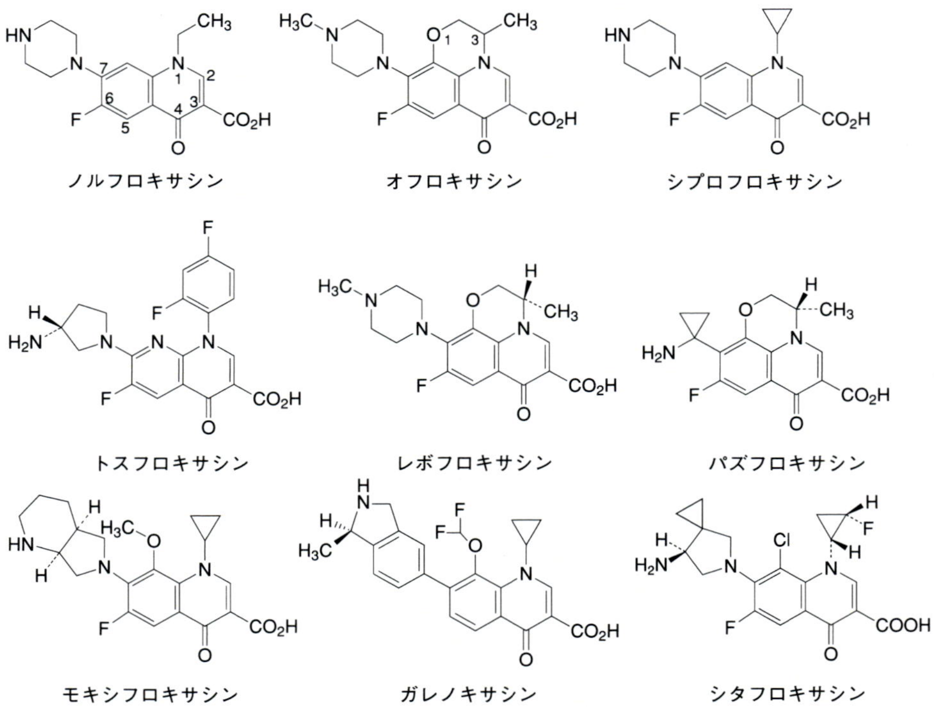

図9.35　おもなニューキノロン系抗菌薬の構造式

投与が可能である．

【相互作用】 ニューキノロン薬を非ステロイド抗炎症薬（NSAIDs）と併用することで，GABA（γ-aminobutyric acid）受容体阻害作用による痙攣の副作用を増強することがある．以下のような，ニューキノロン薬とNSAIDsの併用は禁忌である．ノルフロキサシン，ロメフロキサシン，プルリフロキサシンとフェンブフェン（フェニル酢酸系NSAIDs）またはフルルビプロフェンアキセチル，フルルビプロフェン（プロピオン酸系NSAIDs）の併用，シプロフロキサシンとケトプロフェン（NSAIDs）の併用，シプロフロキサシンは筋弛緩薬のチザニジンとも併用禁忌である．金属イオンとキレートを形成するため，Al^{3+}，Mg^{2+}含有製剤（制酸剤），鉄剤，Ca^{2+}を含有する製剤，または飲料（牛乳）と同時服用するとキノロン薬の吸収が阻害される．

【副作用】 中枢神経症状がでることがある．基本的に妊婦や小児への投与は禁忌である．ノルフロキサシンとトスフロキサシンは例外で，小児用がある．

（b）リファマイシン系抗菌薬

リファマイシン系抗菌薬には**リファンピシン**（rifampicin；RFP）と**リファブチン**（rifabutin；RBT）がある．細菌のDNA依存性RNAポリメラーゼに結合してRNA合成を阻害する．グラム陽性菌，陰性菌，抗酸菌に強い活性を示す．日本では抗結核薬として重要である．単独では耐性菌を出現させやすい．

9.3.6 抗結核薬

結核菌の特徴（*Mycobacterium tuberculosis*）として，脂質〔ミコール酸（mycolic acid）〕を多く含む堅牢な細胞壁（4.2.4項参照）のため薬剤が浸透しにくい，マクロファージに感染して細胞内に寄生し増殖する，世代時間約12時間で増殖速度がきわめて遅い，などがある．したがって，抗結核薬は細菌細胞内への浸透性および組織内や細胞内に良好な移行性が要求されるため，長期間の治療が必要となる．

（a）抗結核薬の分類

現在使用されている抗結核薬には，**イソニアジド**（isoniazid；INH），**リファンピシン**（RFP）あるいはリファブチン（RBT），**ピラジナミド**（pyrazinamide；PZA），**ストレプトマイシン**（SM），**エタンブトール**（ethambutol；EB），カナマイシン（KM），エチオナミド（ethionamid；ETH），エンビオマイシン（enviomycin；EVM），パラアミノサリチル酸（*p*-aminosalicylic acid；PAS），サイクロセリン（CS）が含まれる（図9.36）．これらは国際基準ではファーストラインドラッグとセカンドラインドラッグの二つに分類される（表9.10）．また，2014年には多剤耐性肺結核に適応をもつデラマニドが開発された．

（b）おもな抗結核薬の特徴

❶ **イソニアジド** イソニアジド（イソニコチン酸ヒドラジド，INH）のお

ファーストラインドラッグ

日本ではさらに，その抗菌力と安全性に基づいてファーストラインドラッグを二つに分けている．

デラマニド

耐性菌を防ぐため，製薬会社が行う治療アクセス計画（Responsible Access Program；RAP）に登録された医師・薬剤師のいる登録医療機関・薬局において，医師が登録した患者にのみ使用できる．妊婦には投与禁止である．副作用としてQT延長がある．

イソニアジドのアセチル化

イソニアジドの代謝酵素の一つである*N*-アセチル転移酵素（NAT-2）には遺伝子多型がある．slow acetylatorとよばれるアセチル化によるイソニアジドの代謝が遅い群は白色人種で50%，日本人では10～15%である．日本人は代謝が早い（rapid acetylator）とよばれる群が多く，副作用は少ないとされる．

もな作用機構は結核菌の細胞壁の構成成分である**ミコール酸合成阻害**であり，抗菌作用は結核菌に限られる．活動中の分裂している菌に対しては殺菌的に，静止期の菌には静菌的に作用する．結核菌内に能動的に取り込まれるとカタラーゼペルオキシダーゼ(KatG)で活性化され，ミコール酸合成酵素の一つである脂肪酸合成酵素(FAS-Ⅱ)に結合し，阻害する．経口吸収は良好で，体液，細胞中にもよく移行する．アセチル化されておもに腎排泄される．イソニアジドはビタミン B6 欠乏による末梢神経炎を起こすため，ビタミン B6 を併用する．まれに肝障害を起こすため，重篤な肝障害をもつ患者には投与禁忌である．イソニアジドはほかの薬剤の肝薬物代謝に影響を与えたり，MAO 阻害作用があるため，相互作用を起こしやすく，併用薬や食品〔とくにヒスチジン含有魚(マグロ)やチラミン含有食〕に注意が必要である．結核の感染が確認されても発症しないときには，予防のために単剤で投与されるが，

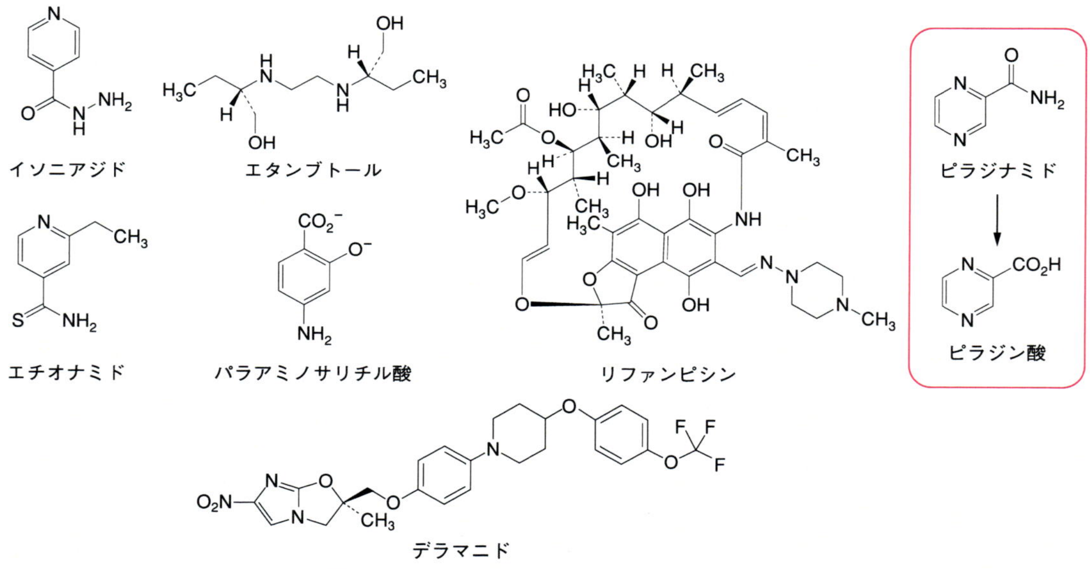

図 9.36　おもな抗結核薬の構造式

表 9.10　日本で用いられる抗結核薬の分類

分類		特徴	薬剤
ファーストラインドラッグ	(a)	最も強力な抗菌作用を示し，菌の撲滅に必須の薬剤．	RFP, INH, PZA
	(b)	おもに静菌的に作用し，(a)との併用で効果が期待される薬剤．	SM, EB
セカンドラインドラッグ		上記に比べ抗菌力は劣るが，多剤併用で効果が期待される薬剤．	KM, ETH, EVM, PAS, CS

「結核医療の基準」見直し，日本結核病学会治療委員会．

耐性が出現しやすいため，それ以外は多剤併用投与される．イソニアジドに対する耐性化は KatG や FAS-Ⅱ をコードする遺伝子の変異により起こる．

❷ **リファマイシン系抗菌薬**　リファンピシンは増殖中の結核菌はもちろん，静止期の結核菌にも殺菌的な作用をもち，抗結核薬のなかでは最も活性が強い．経口吸収は良好で，貪食細胞内への移行性もよく，組織や体液中にも広く分布し，おもに肝排泄される．リファンピシンは橙赤色なので服用中は尿や唾液，汗がオレンジ色に着色する．イソニアジドとの併用で 10% 程度に肝障害が見られるが，投与中止で改善する．重篤な肝障害をもつ患者には投与禁忌である．リファンピシンにはチトクロム P450 の CYP3A4 の**誘導作用**があり，本酵素で代謝される薬物の血中濃度半減期が短くなるので，併用には注意が必要である．とくに HIV 感染症治療薬，ボリコナゾール(抗真菌薬)，プラジカンテル(寄生虫薬)，C 型肝炎治療薬の一部などには併用禁忌である．リファンピシンは食物の影響を多少受けることから朝食前空腹時に服用する．

リファブチンはリファンピシンの構造類似体である．リファブチンは薬物相互作用が少ないため，リファンピシンの使用が困難な場合に用いられる．併用禁忌はボリコナゾールだけである．結核症，マイコバクテリウム・アビウムコンプレックス症(MAC 症)を含む非結核性抗酸菌症，および HIV 感染患者における播種性 MAC 症発症抑制に適応がある．

❸ **ピラジナミド**　ピラジナミド(PZA)は 1952 年に抗結核薬として認められ，日本でも採用されたが，重篤な副作用のため使用の機会がなくなった．しかし，併用治療において治療期間の短縮が期待され，低用量で用いれば副作用も軽減されることから再評価され，ファーストラインドラッグとして用いられるようになった．

ピラジナミドは細胞内に取り込まれたあとに，結核菌が産生するピラジナミダーゼにより活性型のピラジン酸に変換され，酸性(pH 5.0〜5.5)条件下において抗菌力を示す．病変部や結核菌を取り込んだマクロファージのファゴソーム内の pH は低く酸性条件であるため，ピラジナミドは殺菌的な強い抗結核作用を発揮する．経口吸収は良好で体内に広く分布する．肝障害という副作用のために，ピラジナミドの併用は治療初期の 2 か月間に限り，さらに 2 週間ごとに肝機能検査を実施することが望ましい．肝障害がある人には禁忌である．

❹ **エタンブトール**　エタンブトール(EB)は結核菌の細胞壁構成成分の主要な多糖であるアラビノガラクタンの生合成酵素を阻害することにより，静菌的に作用する．MAC 症を含む非結核性抗酸菌症にも効果がある．視力低下や視野の狭窄などの**視覚障害**があるため，定期的な視力検査が必要である．

❺ **パラアミノサリチル酸**　パラアミノサリチル酸(PAS)は，結核菌の生

中毒性表皮壊死症
TEN (toxic epidermal necrolysis) または Lyell 症候群ともよばれ，発疹が各所に生じ表皮剥離が起こる．ペニシリン系やテトラサイクリン系抗菌薬で起こりやすい．

皮膚粘膜眼症候群
Stevens-Jonson 症候群ともよばれ，ペニシリン系やセフェム系が原因となる多発性関節炎や粘膜疹．

育を促進するとされるサリチル酸に競合的に拮抗して，結核菌の増殖を停止する．パラアミノ安息香酸(PABA)との拮抗作用で葉酸生合成を阻害するものと考えられる．毒性が低く耐性菌の出現も少ない．

❻ **デラマニド** デラマニド(delamanid)はミコール酸合成を阻害する．多剤耐性結核菌(multidrug resistant tuberculosis；MDR-TB)，超多剤耐性結核菌(extensively drug resistant tuberculosis；XDR-TB)にも有効で，細胞内結核菌や嫌気的条件下の休眠型結核菌に対しても抗菌活性をもつ．多剤耐性肺結核にのみ適応される．

(c) 結核の多剤併用治療

結核治療は多剤併用治療により行う．結核菌は増殖速度が遅いので，治療には抗菌薬の長期投与が必要とされる．このため，不規則な服薬，中断が起こりやすく，これが多剤耐性結核菌をうみだす最大の理由となっている．WHOは結核患者の服薬のコンプライアンスを向上させ，確実な治療を行うために **DOTS**(directly observed treatment, short-course)を推奨している．有効血中濃度の確保とDOTSの普及・促進の観点から，原則として1日1回の投与とする．

日本における結核治療法はガイドラインともいえる「結核医療の基準」が規定されている．初回治療の標準的治療法の一部を以下に示す．

❶ **A法** INH + RFP + PZA + SM または EB の4剤併用で2か月治療後，INH + RFP(+ EB)の2剤(または3剤)併用で4か月間，通算6か月間．

❷ **B法** INH + RFP + SM または EB の3剤併用療法を2か月ないし6か月行い，その後 INH + RFP の2剤併用療法を治療開始時から9か月を経過するまでの間行う．

(d) 非定型抗酸菌感染症治療薬

非定型抗酸菌はI～VI群に分類される．臨床上問題となるI群の *Mycobacterium kansasii* に対してはリファンピシンとエタンブトールを含む併用治療が行われる．III群のMAC(*M. avium* complex)にはマクロライド系とエタンブトール，リファンピシン，ストレプトマイシンなどを併用した治療が行われるが，難治性である．

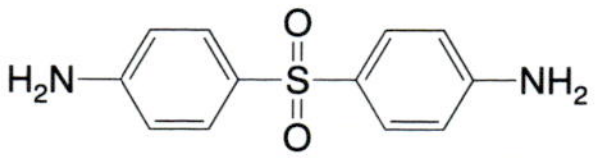

ジアフェニルスルホン 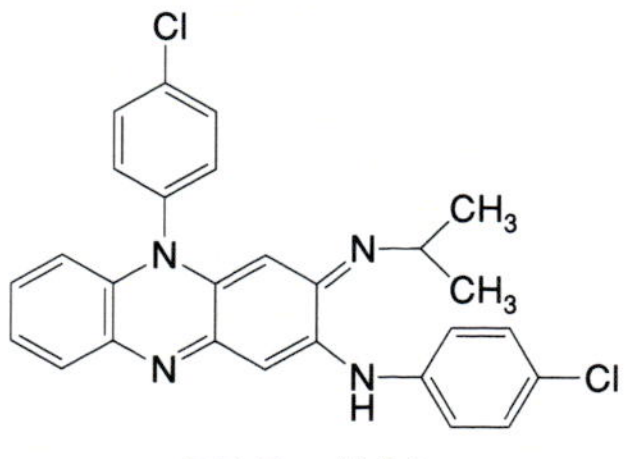　　クロファジミン

図9.37　ハンセン病治療薬の構造式

多剤耐性結核菌
イソニアジドとリファンピシンに同時に耐性を獲得した結核菌のこと．

超多剤耐性結核菌
多剤耐性結核菌に加えて，レボフロキサシンまたはオフロキサシンのいずれかと注射二次薬(日本ではアミカシンかカナマイシン)の少なくとも一つに耐性をもつ結核菌のこと．

DOTS
直接監視下服薬，短期コース．訓練された担当者が訪問指導等による服薬管理を行いつつ，強力な短期化学療法を実施する方法である．

結核医療の基準
厚生労働省が告示する結核の適正医療の指針となる基準．随時見直しが行われている．

(e) ハンセン病治療薬

ジアフェニルスルホン(diaminodiphenyl sulfone；DDS)は構造上サルファ薬に関連があり，葉酸生合成阻害により静菌的作用を示す．治療は多剤併用治療でDDS，リファンピシン，**クロファジミン**(clofazimine)が用いられる（図9.37）．

9.4 抗菌薬の副作用

いかに選択毒性が高く，優れた抗菌薬といっても，薬物である以上，何らかの副作用をもつと考えるべきである（表9.11）．副作用のなかには投与される用量とは無関係に起こるものと投与量が関与するものに大別される．前者は免疫学的機序による過敏反応であり，後者はそれぞれの抗菌薬がもつ細胞毒性による臓器障害である．これ以外にも抗菌薬投与による常在細菌叢の変化に伴う二次的な副作用もある．

(a) 過敏反応

投与された薬剤が生体成分と結合して抗原性をもち，アレルギーを起こす．反応は個人の体質で異なるため，軽度な発疹から致死的なアナフィラキシーまでさまざまな症状を呈する．アナフィラキシーショックは薬剤使用直後に発現する即時型（Ⅰ型）のアレルギー反応である．どんな薬剤でも起こりうるが，ペニシリンショックが有名であり，β-ラクタム系抗菌薬で起こりやすい．過敏反応の既往など，詳細な問診を行うことが重要である．同じくⅠ型では**PIE症候群**(pulmonary infiltration with eosinophilia syndrome)が，Ⅳ型の遅延形アレルギー反応では，**中毒性表皮壊死症**や**皮膚粘膜眼症候群**などが副作用で起こることがある．

> **PIE症候群**
> PIE 薬剤のアレルギー反応（炎症反応）による好酸球性肺炎．

(b) 臓器障害

臓器への作用は，選択毒性の程度により軽微なものから注意を要するものに分かれる．

❶ **消化器障害** 食欲不振，胃部の不快感などはほとんどすべての抗菌薬で見られる副作用である．

❷ **肝障害** 抗菌薬の副作用では頻度が高い．肝障害を起こしやすいのは，サルファ薬と抗真菌薬のアムホテリシンBである．抗結核薬のイソニアジド，ピラジナミド，リファンピシン，エタンブトールでは劇症肝炎など重篤な副作用が起こりうるので，定期的な肝機能検査を行う．エリスロマイシンのエステル誘導体も肝障害を起こしやすいとされる．

❸ **腎障害** 頻度は高くないが重篤になりやすく，急性腎不全や間質性腎炎を起こすことがある．腎障害を起こしやすい薬剤は抗真菌薬のアムホテリシンB，アミノグリコシド系，グリコペプチド系抗菌薬である．腎障害の多

表9.11 各種抗菌薬と副作用の関係

抗菌薬	過敏反応	肝障害	腎障害	血液障害	神経障害 第八脳神経	末梢神経	中枢神経	ビタミン欠乏	備考
ペニシリン系	◎	△	△	△				○	アナフィラキシーショック
セフェム系	○	○	○	○			△	○	ジスルフィラム様
カルバペネム系	○	○	○				○		痙攣
グリコペプチド系	○		◎	△	△				レッドマン症候群, TDM
アミノグリコシド系		△	◎	○	◎	△			TDM
テトラサイクリン系	○			△				○	色素沈着, 光過敏症
クロラムフェニコール		△		◎		△		○	再生不良性貧血
リンコマイシン系	○			△					偽膜性大腸炎
キノロン系	△	△	△				△		痙攣
サルファ薬	◎	○		○					骨髄抑制
イソニアジド		○				△			劇症肝炎
リファンピシン		○		△					劇症肝炎
ピラジナミド		○							劇症肝炎

◎：重篤な場合がある，○：ときに起こることがある，△：まれに起こることがある．

再生不良性貧血
クロラムフェニコールには骨髄抑制の副作用があるが，体質によって，不可逆的な再生不良性貧血を起こすことがある．

くは尿細管機能障害により起こる．原疾患に腎障害をもつ患者では副作用がでやすいが，投与量の調節を行うことで回避できる．

❹ **血液障害** クロラムフェニコールは骨髄抑制作用があり，好酸球増多症，血小板減少症，**再生不良性貧血**を起こす．サルファ薬やリネゾリドでも骨髄抑制による血液障害の副作用が見られる．

❺ **神経障害** 第八脳神経系（聴神経と前庭神経）障害はおもにアミノグリコシド系抗菌薬で起こる．**聴覚障害**は不可逆的であり難聴，耳鳴りが起こったときには中止する．頻度は低いがグリコペプチド系抗菌薬でも聴覚障害が現れることがある．抗結核薬のエタンブトールでは視神経障害による**視力障害**がある．イソニアジド，クロラムフェニコールでは末梢神経障害が起こる．

❻ **アンタビューズ，ジスルフィラム様作用** N-メチルチオテトラゾール（NMTT）基はアルコール代謝におけるアセトアルデヒド脱水素酵素の活性を阻害するため，血中アセトアルデヒド濃度が高まり中毒症状を示す．3位にこの基をもつセフェム系抗菌薬を投与中および投与後1週間は禁酒する．

❼ **ピボキシル基をもつ抗菌薬** セフカペンピボキシル，セフジトレンピボキシル，テビペネムピボキシルなどでは，小児に投与した場合，血中カルニチンの排泄が亢進し，重篤な低カルニチン血症が起こることがある．それに伴い，低血糖症，痙攣，脳症などを起こし，後遺症に至る症例が報告され

ている．

（ c ）常在細菌叢の変化に伴う二次的な副作用

❶ 菌交代現象と菌交代症　抗菌薬により，常在細菌が死滅して，内在性または外来性の薬剤耐性菌が異常に増殖することがある．これを菌交代現象といい，それにより発症する感染症を**菌交代症**とよぶ．*Clostridium difficile* の産生するエンテロトキシン（CD 毒素）が原因となる**抗菌薬関連下痢症**や**偽膜性大腸炎**は，クリンダマイシン，アンピシリン，テトラサイクリン系抗菌薬などで誘発される．

❷ ビタミン欠乏症　抗菌薬の長期経口投与時には，ビタミン K，B 群を産生していた大腸菌，乳酸桿菌，バクテロイデスなどの腸内細菌が死滅し，ビタミンの欠乏症が起こる．また，NMTT 基をもつセフェム系は，生体内のビタミン K の再利用を阻害するため，ビタミン K 依存性凝固因子合成阻害が起こる，出血傾向を呈することがある．

9.5 抗ウイルス薬

　ウイルスは偏性細胞内寄生性であり，宿主細胞の代謝系を利用して増殖する．ウイルスの増殖は宿主細胞の代謝過程に依存していることから，ウイルスにのみ選択毒性の高い薬剤の開発はむずかしく，抗菌薬に比べてその種類はきわめて少ない．また，ウイルス薬はウイルスが複製しているときに最も効果が強いため，治療が早いほど治療効率は高い．発症した段階ではすでにウイルスの増殖は定常状態となっていることが多く，抗ウイルス薬のみでウイルスの数を減少することは困難な場合が多い．

　抗ウイルス薬の標的となるのは，ウイルスの増殖に必須な酵素やタンパク質である．ウイルスまたはウイルス感染細胞のみが産生する酵素によって活性体に変換される薬剤も選択毒性をもつ抗ウイルス薬となる．

　ウイルス薬は対象とするウイルスに応じて，抗ヘルペスウイルス薬，抗インフルエンザ薬，抗 HIV 薬，抗肝炎ウイルス薬に分けられる．それぞれの感染症の治療に用いられる抗ウイルス薬の詳細は第 10 章を参考にされたい．ここでは抗ウイルス薬を作用機序別にまとめて説明する（図 9.38）．

（ a ）イオンチャネル阻害薬

　アマンタジンはインフルエンザウイルス A 型のエンベロープ上にあるプロトンチャネルの M2 タンパク質に結合し，ウイルスの**脱殻を阻害**する．

（ b ）核酸合成阻害薬

❶ 抗ヘルペスウイルス薬　ヘルペスウイルスの DNA にコードされたタンパク質のおもなものは DNA ポリメラーゼとチミジンキナーゼ（TKase）である．抗ヘルペスウイルス薬はヌクレオシド類似体であり，多くはチミジンキナー

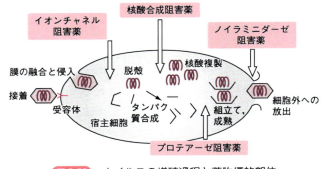

図 9.38　ウイルスの増殖過程と薬物標的部位

ゼでリン酸化されて活性化体となりウイルス DNA ポリメラーゼを阻害する（図 9.39a）．代表的な抗ヘルペスウイルス薬のアシクロビル（acyclovir；ACV）はグアノシン類似体で，G. B. Elion らにより世界で初めて安全かつ有効な抗ウイルス薬として開発された．その他にもバリンの一部にアシクロビルがエステル結合したプロドラッグ，**バラシクロビル**や**ガンシクロビル**および**ファムシクロビル**がある（図 9.39b）．

❷ **抗 HIV 薬**　ヒト免疫不全ウイルス（human immunodeficiency virus；HIV）はレトロウイルス科に属し，逆転写酵素をコードする遺伝子をもつのが特徴である．核酸合成阻害作用をもつ抗HIV薬は，**ヌクレオシド系逆転写酵素阻害薬**（nucleoside reverse transcriptase inhibitor；NRTI）と**非ヌクレオシド系逆転写酵素阻害薬**（non-nucleoside reverse transcriptase inhibitor；NNRTI）である（図 9.39，40）．NRTIはいずれもヌクレオシド類似体であり，感染細胞内に取り込まれたあと三リン酸となり，本来の基質と競合的に逆転写酵素を阻害する．NNRTIはヌクレオシドとは異なった構造をもつが逆転写酵素を阻害する薬剤である．感染細胞内でリン酸化を受ける必要がなく，直接酵素の活性部位近傍に結合する．

❸ **抗インフルエンザ薬**　ファビピラビルはインフルエンザウイルスの RNA 依存性 RNA ポリメラーゼ阻害薬である（図 9.39e）．

❹ **抗 B 型肝炎ウイルス薬**　抗 B 型肝炎ウイルス（HBV）による慢性肝炎の患者に対しては，**インターフェロン**（interferon；IFN）と核酸アナログが使用される．核酸アナログには HIV の逆転写酵素阻害薬である**ラミブジン**のほか，**エンテカビル**（entecavir），**テノホビル**（tenofovir），**アデホビル**（adefovir）が用いられる．

❺ **抗 C 型肝炎ウイルス薬**　**ダクラタスビル**（daclatasvir）は抗 C 型肝炎ウイルス（HCV）の NS5A 複製複合体阻害薬である．HCV の RNA 上の非構造タンパク質領域（NS5A）の働きは不明であるが，RNA 複製にかかわるとされる．また，核酸アナログである**ソホスブビル**（sofosbuvir）は HCV の RNA 上の

逆転写酵素

転写酵素には，DNA を鋳型として RNA を合成する DNA 依存性 RNA ポリメラーゼがある．レトロウイルス科やヘパドナウイルス科に属するウイルスには RNA を鋳型として DNA を合成する酵素がある．通常の転写とは逆になることからこのような RNA 依存性 DNA ポリメラーゼを逆転写酵素という．

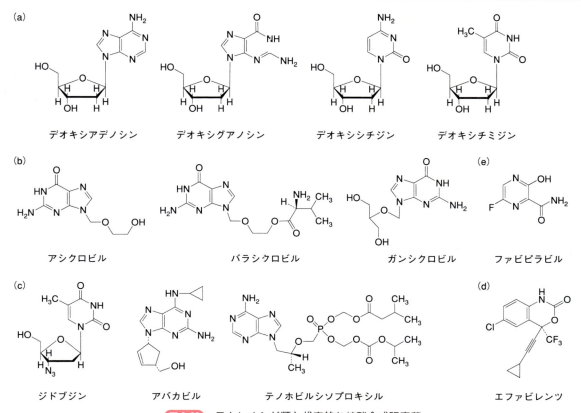

図 9.39 ヌクレオシド類と代表的な核酸合成阻害薬
（a）ヌクレオシド類，（b）抗ヘルペス薬，（c）抗HIV薬（ヌクレオシド系逆転写酵素合成阻害剤），（d）抗HIV薬（非ヌクレオシド系逆転写酵素合成阻害剤），（e）抗インフルエンザ薬．

NS5B に取り込まれて RNA の伸長を阻害する．

（c）プロテアーゼ阻害薬

❶ **抗HIV薬** HIV のプロテアーゼ阻害薬の**リトナビル**（ritonavir；RTV）と**ロピナビル**（lopinavir；LPV）は HIV プロテアーゼが対象的な二量体であることから，これに対応する対象構造をもつよう分子設計されている．**ダルナビル**（darnavir；DRV）をはじめとするその他のプロテアーゼ阻害薬は酵素の基質となるポリペプチド誘導体として分子設計された薬剤である．

❷ **抗C型肝炎ウイルス薬** C型肝炎ウイルスのプロテアーゼを阻害するものとして，**テラプレビル**（telaprevir），**シメプレビル**（simeprevir），**アスナプレビル**（asunaprevir），**バニプレビル**（vaniprevir），**パリタプレビル**（paritaprevir）などがある．

（d）ノイラミニダーゼ阻害薬

インフルエンザウイルスの A，B 型のエンベロープにある**ノイラミニダーゼ**（neuraminidase；NA）は感染細胞表面の糖鎖末端にあるシアル酸を認識し，

ノイラミニダーゼ
膜糖タンパク質からシアル酸を切断することによりウイルスを放出する作用をもつ．

加水分解する．ノイラミニダーゼ構造に基づいてシアル酸類似物質として分子設計されたのがノイラミニダーゼ阻害薬である．ノイラミニダーゼ阻害薬として**ザナミビル**(zanamivir)，**オセルタミビル**(oseltamivir)，**ペラミビル**(peramivir)，**ラニナミビル**(laninamivir)がある．

（e）その他の作用点をもつ抗ウイルス薬

❶ **抗HIV薬のインテグラーゼ阻害薬**　インテグラーゼ阻害薬（INSTI）には，**ラルテグラビル**(raltegravir；RAL)と**エルビテグラビル**(elvitegravir；EVG)がある．逆転写により合成されたHIVのDNAを宿主細胞の遺伝子に組み込む過程（プロウイルス化）が阻害される．

❷ **抗HIV薬の侵入阻害薬**　HIVの侵入阻害薬として，**CCR5**(cysteine-cysteine chemokine receptor 5)拮抗薬である**マラビロク**(maraviroc；MVC)がある．CCR5はHIVが宿主細胞に結合するために必要なケモカイン受容体の一つであるため，これが阻害されるとHIVは宿主細胞への侵入ができなくなる．

❸ **リバビリン**　リバビリンはプリンヌクレオシドアナログで，抗ウイルススペクトルは広いが，その抗ウイルス活性の作用機構はわかっていない．リバビリンはHCVによる慢性肝炎の患者に対して，IFN-α，IFN-βと併用される．

章末問題

1．次の疾病の予防に用いるワクチンのうち，トキソイドはどれか．
 a．おたふく風邪
 b．風疹
 c．インフルエンザ
 d．破傷風
 e．B型肝炎
2．病原体の感染経路は予防対策をするうえで重要である．三つの感染経路と，それぞれの経路で感染拡大する病原体を一つずつあげよ．
3．次の感染症のうち，マクロライド系抗菌薬が第一選択薬となるものをあげよ．
 a．梅毒
 b．細菌性赤痢
 c．インフルエンザ
 d．百日咳
 e．淋病
4．次の抗結核薬のうち，視力障害に注意すべきものはどれか．
 a．イソニアジド
 b．カナマイシン
 c．エタンブトール
 d．ピラジナミド
 e．リファンピシン
5．MRSAのβ-ラクタム系抗菌薬に対する耐性獲得機構を説明せよ．
6．抗菌薬に比べ抗ウイルス薬の開発はむずかしいとされる．その理由を説明せよ．
7．アシクロビルの選択毒性について説明せよ．

10 感染症治療学

❖ **本章の目標** ❖
- 感染症治療のポイントについて学ぶ.
- 細菌感染症の病態,予防と薬物治療について学ぶ.
- ウイルス感染症の病態,予防と薬物治療について学ぶ.
- 真菌感染症の病態,予防と薬物治療について学ぶ.
- 寄生虫感染症の病態,予防と薬物治療について学ぶ.

10.1 感染症治療のポイント

10.1.1 感染症診療の手順

感染症診療の手順は,① 患者背景の把握,② 感染臓器の特定,③ 原因となる微生物の発見,④ 感染症治療,⑤ 経過観察(効果判定)である.医師による診断では①~⑤の順が原則となるが,薬剤師は基本的には④から①に立ち戻ることになる.すなわち処方薬を見て,①の「患者背景の把握」から基礎疾患や薬歴を把握することで,抗菌薬の副作用や相互作用を考慮する.また,②の「感染臓器の特定」から抗菌薬の臓器移行性を,③の「原因となる微生物の発見」から抗菌スペクトルを考えて,処方薬の適正さを評価する.⑤の「経過観察」では,抗菌薬の有効性や副作用の出現を追跡する.現在,病院での感染症治療はチームで担うことが多い.そのため,薬剤師も感染症診療にかかわる機会が増え,職能にあった助言や提言が求められる.患者の予後の向上につながるよう,感染症診療の原則を十分理解したうえで感染症治療にあたる必要がある.

本項では感染症の診断にかかわる①から③について解説する.④の感染症治療からは10.1.2項以降で説明する.また,感染症診療のなかでも,抗菌薬による治療は,治療効果のみならず薬剤耐性菌の出現を防止する観点から

表10.1 感染症で見られる臨床症状とその症状を起こすほかの疾患

症　状*	症状を起こす疾患
発赤・発疹	感染症, 薬疹（紅斑や丘疹）など
発　熱	感染症, 自己免疫疾患, 腫瘍, 内分泌疾患, 脳腫瘍, 薬剤熱, 痛風, 手術後, 外傷, 輸血後発熱, 心筋梗塞など
疼　痛	感染症, 自己免疫疾患, 痛風, 関節炎 頭痛（くも膜下出血, 脳出血, 脳腫瘍, 片頭痛, 群発性頭痛, 緊張型頭痛） 胸痛（狭心症, 心筋梗塞, 肺腫瘍）など
腫　脹	感染症, 自己免疫疾患, 悪性腫瘍など
白血球増加	感染症, 白血病, 悪性腫瘍, 妊娠中など
血沈増加	感染症, 悪性腫瘍, 心筋梗塞, 貧血, 妊娠後期など
CRP増加	感染症, リウマチ熱, 悪性腫瘍, 熱傷, 外傷, 心筋梗塞など
プロカルシトニン増加	敗血症を含む重症感染症, 神経内分泌腫瘍, 外傷, 膵炎, 熱中症など

*検査値も含む.

熱感（発熱）
炎症がある部位が熱をもつことを熱感といい, 全身性の熱感は発熱という. 発熱には不明熱（fever of unknown origin; FUO）とよばれる熱がある. 不明熱とは, 3日間の入院検査または3回の外来検査で原因が判明しない熱, または口腔温で38.3℃以上の発熱が3週間以上持続することをいう. 細菌性感染症では, 感染性心内膜炎, 腹腔内膿瘍, 骨盤膿瘍, 粟粒結核, 腎結核, 結核性髄膜炎が多い. 伝染性単核球症, HIV感染, サイトメガロウイルス感染症などウイルスが原因の場合もある.

鑑別診断
検査値や身体所見から可能性のある疾患をあげ, 比較しながら最も可能性のある疾患を特定していく診断方法.

塗抹検査
検体をスライドグラスに直接塗って染色をしたあと, 顕微鏡で観察する.

も適正使用が求められる. 本項では, 抗菌薬を用いた細菌感染症診療について説明する.

（a）患者背景の把握

患者背景の把握はまず医療面接から, 年齢, 性別, 家族歴, 社会歴（職業, 生活習慣, ペット, 旅行歴など）, 基礎疾患の有無, 免疫状態, 薬歴（使用中の薬剤, アレルギーや副作用の既往）, ワクチン接種歴, 妊娠・授乳の有無などの患者情報を収集する. 年齢や社会歴から感染症や原因菌を推測できる場合もある. 感染症では基礎疾患や免疫状態から重症度や緊急度を判定する. 免疫状態を低下させる基礎疾患としては, 糖尿病, 肝臓病, 腎臓病がある. 高齢者や透析患者, ステロイド投与中の患者なども免疫不全となりやすく, 重症化または日和見感染を起こし, 難治化する傾向がある. 身体所見から感染臓器や重症度の判定を行う. 感染症の臨床症状の代表的なものは「発赤, 熱感, 疼痛, 腫脹」であり, **炎症の四徴候**とよばれる. これらの臨床症状は感染症以外でも起こることがある. 感染症か非感染症かの鑑別診断を行いながら, 現時点での患者状況を把握することが重要である（表10.1）.

（b）感染臓器の特定

局所的な徴候があれば視診や触診などから特定しやすいが, 全身的な症状の場合は判定がむずかしい. 身体所見や画像診断から感染部位を特定する. 経験的に感染部位ごとに原因菌は限定されるため, 感染部位がわかることで原因菌の推定ができる. さらに組織移行性も考慮して治療薬を選択することで, 効果的な治療につながる. 感染部位ごとの疾患と可能性のある原因菌を表10.2に示す.

10.1 感染症治療のポイント

表10.2　感染部位ごとのおもな原因菌

部　位	感染症	原因菌
髄　膜	髄膜炎	新生児（B群レンサ球菌，大腸菌，*Listeria monocytogenes*） 乳幼児（Hib，肺炎球菌） 成人（肺炎球菌，Hib，髄膜炎菌） 高齢者（肺炎球菌，黄色ブドウ球菌，*L. monocytogenes*）
上気道	副鼻腔炎・中耳炎 咽頭炎	肺炎球菌，Hib，*Moraxella catarrhalis* A群レンサ球菌，マイコプラズマ，*Chlamydophila pneumoniae*，Hib
肺	市中肺炎 院内肺炎	肺炎球菌，Hib，*M. catarrhalis*，レジオネラ，マイコプラズマ，*C. pneumoniae* MRSA，緑膿菌，*Acinetobacter baumannii*，*Serratia marcescens*
心　臓	心内膜炎	自己弁（緑色レンサ球菌，黄色ブドウ球菌，腸球菌） 人工弁（黄色ブドウ球菌，CNS）
消化管	細菌性下痢 抗菌薬関連性下痢 腹腔内感染（膿瘍）	カンピロバクター属，病原性大腸菌，サルモネラ属 *Clostridium difficile* 大腸菌，肺炎桿菌，腸内細菌，腸球菌
尿　路	単純性尿路感染症 複雑性尿路感染症	大腸菌，腐性ブドウ球菌 大腸菌，腸球菌，緑膿菌，肺炎桿菌，ブドウ球菌
皮　膚	軟部組織感染症 手術部位感染症	黄色ブドウ球菌，A群レンサ球菌，ウェルシュ菌 MRSA
血　液	CRBSI	CNS，黄色ブドウ球菌，腸球菌，グラム陰性桿菌，カンジダ

CNS: coagulase-negative staphylococci〔コアグラーゼ陰性ブドウ球菌（表皮ブドウ球菌，腐性ブドウ球菌など）〕，Hib: *Haemophilus influenzae* type b（インフルエンザ菌b型），CRBSI: catheter-related bloodstream infection（カテーテル関連血流感染症）．

（c）原因となる微生物の発見

　感染症の適正な治療のポイントは抗菌薬の選択であり，どのような背景をもつ患者のどの臓器にどのような細菌が感染しているかを見きわめて選択する．原因菌をすみやかに推定するために行うのは塗抹検査である．なかでも**グラム染色**は，簡便で短時間でできるため汎用される．グラム染色像および感染部位や患者背景の情報をあわせると，原因菌を絞りこむことができる．微生物学的な確定診断をするためには検体の培養や抗体検査，抗原検査などを行う．無菌検体から菌が見いだされた場合は，原因菌と見なすことができる．一方，**喀痰**，便や分泌物など，細菌に汚染された可能性のある検体では，菌が検出された場合，定着した菌か原因菌かを見きわめる必要がある．原因菌の場合は検体に含まれる菌数が多いので，培養の場合は培養時間が目安になる．グラム染色でも，ほかの菌より明らかに多量に存在する場合は，それが原因菌である可能性が高い．また菌だけでなく同時に**白血球**（おもに好中球）が存在し，**貪食像**が観察されれば菌数が少なくても原因菌の可能性は高い（図10.1）．**血液培養**は2セット行うのが原則である．血液培養が陽性の場合は**菌血症**を起こしている状態を示し，すぐに抗菌薬による治療を開始する．

　抗菌薬を投与してしまえば菌は検出できなくなることから，血液はもとより，いずれの検体も抗菌薬を投与する前に採取することが重要である．

無菌検体

血液や胸水，髄液，関節液，尿などである．通常は菌が存在しない臓器から得られる検体なので無菌であるが，採取時に菌が混入することも念頭に置く必要がある．とくに尿検体は採取時に菌に汚染される可能性が高いことから，定量培養で一定以上の菌数（$>10^5$ CFU/ml）が検出された場合に起因菌と判断する．

喀　痰

喀痰の質は検査結果に影響を与えるため，良質な喀痰の採取が求められる．喀痰のグラム染色像から評価する顕微鏡的評価法（Geckler分類）や喀痰の性状を肉眼で評価するMiller & Jonesの分類がある．前者では白血球が多く，上皮細胞が少ない検体（1視野あたり，好中球 > 25，上皮細胞 < 25）を良質とし，後者は膿性淡で膿性部分が多いものを良質として培養検査に用いる．

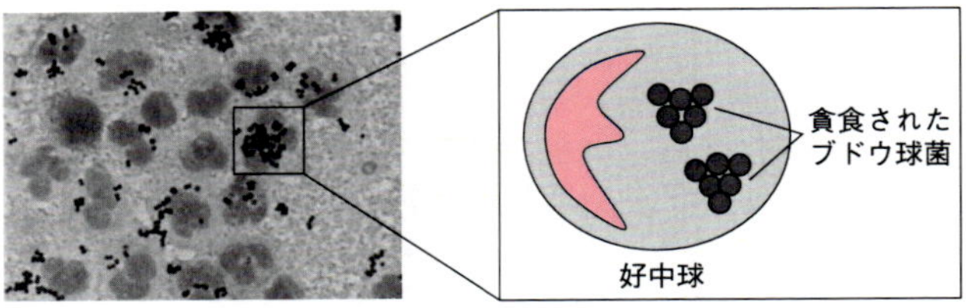

図10.1　好中球に貪食されたブドウ球菌

（d）感染症診断に関する検査

血清学的診断法では，肺炎球菌やレジオネラ属菌の尿中抗原検査が早期診断に有用である．抗体検査ではマイコプラズマ IgM 抗体，*C. pneumoniae* IgM 抗体，百日咳抗体を用いた方法がある．細菌以外でも，咽頭のぬぐい液を検体とするインフルエンザウイルス抗原検査や細胞壁成分の β-D-グルカンをマーカーとする深在真菌感染症の血液検査などさまざまな検査法がある．

感染症診断には，血液検査の結果から，**白血球数**（WBC），**赤血球沈降速度（血沈）**，**CRP** も参考にされる．最近は**プロカルシトニン**（10.2.10 項）も感染症のマーカーとして用いられている．とくに，感染症の診断や重症度・治療効果の判定は，CRP や白血球数の増加と発熱の程度にたよることが多いが，これらは炎症を示すマーカーで，感染症以外でも変化することに留意する．

10.1.2　抗菌薬の適正使用

医薬品の適正使用とは，的確な診断に基づいて，それぞれの患者に対応して，治療効果，副作用を評価し，最適の処方が行われることである．抗菌薬ではこれに耐性菌の出現を防ぐという概念が加わる．

抗菌薬適正使用を推進する取組みに antimicrobial stewardship program（ASP）という概念がある．これはアメリカの感染症関連学会が合同で発表した ASP ガイドラインに示されている理念で，抗菌薬の適正使用を推進することで，治療効果を高め，耐性菌の出現防止を実践することを目標としている．ガイドラインでは推進の中心として，「介入とフィードバック」および「抗菌薬の使用制限」をあげている．これに基づき薬剤師に求められるのは，① 抗菌薬使用量の調査，② 使用届出制や許可制による抗菌薬の使用制限，③ 抗菌薬の治療薬物モニタリング（therapeutic drug monitoring；TDM）とされる．①は自施設の使用量を基に抗菌薬使用密度（antimicrobial use density；AUD）を算出することで，一定単位あたりの使用量を把握し，地域の他施設との比較などに用いることができるようにする．③は TDM を行い，次項で述べる PK/PD 理論に基づいて，それぞれの患者に対応した投与設計を提案する．また，薬剤師は抗菌薬の組織移行性，副作用，相互作用などを考慮した投与設計を通じて抗菌薬の適正使用に貢献できる．いずれにしても，抗菌

血液培養
好気性ボトルと嫌気性ボトルが一本ずつで1セットとする．血液を異なる2か所からそれぞれ1セット（合計2セット）採取し，好気性と嫌気性のボトルを培養する．

白血球数
白血球数（white blood cell；WBC）の増加は炎症反応を示し，正常値は 3500〜9000/μL である．細菌感染症，白血病などの血液疾患やステロイドの全身投与で高値を示す．ウイルス感染症，再生不良性貧血では低値となる．

赤血球沈降速度
血沈，赤沈ともよばれる．組織の崩壊や炎症があると亢進する．

CRP
C 反応性タンパク質（C-reactive protein；CRP）は，肺炎球菌の細胞壁にある C 多糖体と沈降反応を起こすタンパク質である．肺炎球菌とは関係なく体内で炎症反応が起こると肝臓で産生され，血中濃度が上昇するため，CRP 値は炎症の指標となる．炎症反応のマーカーであるため，感染症以外でも上昇する．

プロカルシトニン
プロカルシトニン（procalcitonin；PCT）は細菌，寄生虫，真菌による重篤な感染症により，全身の臓器で産生されて血中に分泌されるため，細菌，寄生虫，真菌による感染症の血清マーカーとして利用される．敗血症の重症度と血清中の PCT 値が相関することから，敗血症の重症度評価の指標としても有用である（10.2.10 項）．

薬の適正使用の原則は，細菌感染症の治療を行うとき，適切な抗菌薬治療により感染症患者の安全かつ確実な治療を保証することにある．

10.1.3　抗菌薬の選択と投与設計
（a）抗菌薬の選択
抗菌薬を使用する際の投与方法は，① **経験的治療**（empiric therapy），② **最適治療**（definitive therapy），③ **予防投与**の三つに分けられる．

（1）経験的治療
患者情報から感染症が疑われ，患者の重症度や免疫状態から治療が急がれる場合には，原因菌を想定し，有効と思われる抗菌薬を選択して治療を開始する．これを**経験的治療**という．原因菌が想定できず，重症度も高い場合には，多剤耐性菌を考慮して広域の抗菌薬を選択する．グラム陽性菌ではMRSAをカバーするバンコマイシン，グラム陰性菌では緑膿菌をカバーするカルバペネム系抗菌薬を用いることが多い．どちらとも判断がつかない場合には2剤を併用することもある．発熱性好中球減少症（febrile neutropenia；FN）など，免疫が低下している状態では日和見感染が多く，真菌感染症も考慮して抗真菌薬を併用する．

（2）最適治療
標的治療（target therapy）ともいう．治療効果が得られていても，広域の抗菌薬の長期投与は耐性菌を出現させる．培養結果から原因菌と抗菌薬への感受性が判明すると，原因菌を標的とした狭域の抗菌薬に変更して治療を行う．このような広域から狭域の抗菌薬への変更を**デ・エスカレーション**（de-escalation）という．図10.2に示すように，原因菌がメチシリン感受性黄色ブドウ球菌（MSSA）で第一世代セフェム系抗菌薬に感受性をもつことが判明すれば，経過は良好であってもこれまで使用した抗菌薬を中止し，MSSAにバンコマイシンより殺菌作用が高いとされるセファゾリンに変更することが推奨される．デ・エスカレーションは，多剤耐性菌の出現抑制とより効果的な治療を行うために有効な手法である．

---

antimicrobial stewardship program
抗菌薬適正使用推進プログラムともいわれる．stewardとは執事や世話役を意味する．処方者（日本では医師）の抗菌薬の処方に対し，適切なアドバイスやフードバックなどをして，適正使用を推進するために世話をする人や組織のことを意味する．

TDM
投与した薬物の血中濃度を測定すること．

抗菌薬使用密度
WHOが推奨する病院における抗菌薬使用量の評価方法である．一般的には1000患者入院日数あたりの抗菌薬使用量を算出した値であり，患者数や入院日数が補正されるため，規模が異なる他院との比較ができる．抗菌薬使用密度＝特定期間の抗菌薬使用量（g）／〔DDD（g／日）×特定期間の入院患者延べ在院日数（日）〕×1000で求められる．DDD（defined daily dose）は，WHOによって規定された1日投与量を示す．

発熱性好中球減少症
好中球減少症患者に見られる発熱性疾患のこと．1回の検温で腋窩温37.5℃以上および好中球が500／μL未満，または1000／μL未満で48時間以内に500／μL未満に減少することが予想される場合と定義される．好中球減少症は抗がん剤や放射線を用いたがん治療により起こる．

COLUMN　NNTの考え方

NNT（number needed to treat）とは，対象となる疾患において，1例の治療効果を得るために，何人への治療が必要となるか示す値である．治療必要数ともいわれ，数が少ないほど治療の効果が高いことを示す．感冒のような一般的な気道感染症において，重症合併症に対する抗菌薬の予防効果はNNT＞4000という報告がある．気道感染症から重症の肺炎などを起こすリスクは低いうえ，このような感染症はウイルスによる場合が多く，実際投与しても予防効果は期待できない．

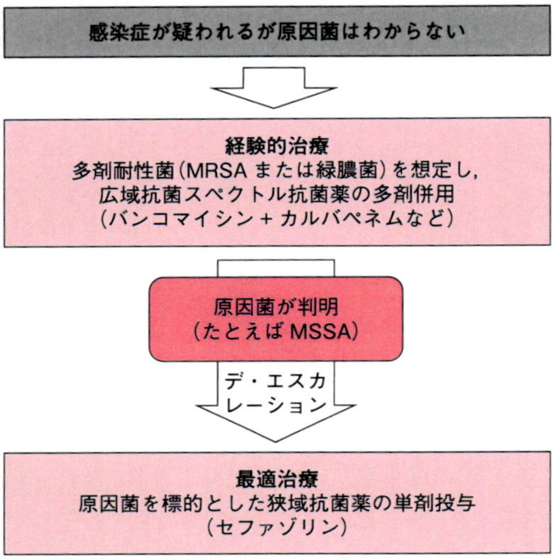

図10.2 経験的治療から最適治療へ（デ・エスカレーションの例）

表10.3 ブドウ球菌属に対する抗MRSA薬のブレイクポイント（CLSI）

抗MRSA薬	感受性基準		
	S（感性）	I（中間）	R（耐性）
バンコマイシン	≦2	4〜8	≧16
テイコプラニン	≦8	16	≧32
リネゾリド	≦4	NA	≧8
ダプトマイシン	≦1	NA	NA

S: sensitive, I: intermediate, R: resistant.

デ・エスカレーション
段階的に縮小するという意味であるが，抗菌薬治療では広域抗菌薬から狭域抗菌薬への変更を表す．

清潔手術
炎症のない非汚染手術創，手術創が一期的に閉鎖され，開放ドレナージを行わない手術．

準清潔手術
呼吸器，消化管，生殖器や尿路系などの切開は行うが，管理された条件下で行われる手術．

CLSI
アメリカの臨床・検査標準協会．

（3）抗菌薬の予防投与

抗菌薬の予防投与は，周術期における感染を予防する目的以外では推奨されていない．**手術部位感染症**（surgical site infection；SSI）の原因菌の多くは手術部位に存在する常在菌で，予防の対象は手術部位により異なる．清潔手術では，皮膚の常在菌を標的とし，第一世代セフェム系抗菌薬の**セファゾリン**が用いられる．準清潔手術では腸内の常在菌を標的とするが，下部消化管手術の場合は嫌気性菌も考慮する．比較的狭域で嫌気性菌もカバーする第二世代セフェム系抗菌薬の**セフメタゾール**やフロモキセフのほか，**スルバクタム・アンピシリン**が用いられる．手術がはじまるときには十分な組織内濃度が必要になることから，執刀の30分〜1時間前に投与し，術中から終了後2〜3時間は有効濃度を保つようにする．期間は48時間以内を原則とする．

（b）抗菌薬の感受性

感染症の治療においては，原因菌を特定し，その細菌に対する各種抗菌薬の最少発育阻止濃度（minimum inhibitory concentration；**MIC**）を求め，感受性をもつ抗菌薬を用いることが重要である．しかし，MICは試験管内で求められた値であり，MICの値から臨床効果を予測することは難しい．そこで，臨床的効果が期待できるMIC値を**ブレイクポイント**（breakpoint）と定義し，原因菌のMIC値が判明したときに，その抗菌薬による治療が臨床的に有効かどうかの判断をするための基準とする．日本では，アメリカのCLSI（Clinical and Laboratory Standards Institute）が設定したブレイクポイントを用いる場合が多い．CLSIのブレイクポイントは抗菌薬と菌種ごとにS（感性），I（中間），R（耐性）の3段階に区別されている．得られたMICから対象菌株への抗菌薬の感受性をブレイクポイントで確認し，抗菌薬選択の指標とする．

表10.3に抗MRSA薬のブレイクポイントを示す．たとえば臨床分離されたMRSAのダプトマイシンに対するMICが$1\,\mu g/mL$以下であれば感受性を示し，ダプトマイシンによる治療は有効となる．

院内の分離菌のブレイクポイントによる感受性の判定結果を利用して，細菌ごとの抗菌薬感受性率をまとめて表にしたものを**アンチバイオグラム**(antibiogram)とよぶ．アンチバイオグラムは抗菌薬選択の指標となる．

（c）抗菌薬と薬動力学

適切な治療を行うために，抗菌薬の**薬動力学**(PK/PD)，すなわち**薬物動態**(pharmacokinetics；**PK**)と**薬力学**(pharmacodynamics；**PD**)の考え方を取りいれることが有効とされる．

薬物の投与量および投与頻度を示すPKと治療効果および副作用を示すPDとの関係に，血中薬物濃度を組み込んだPK/PDは抗菌薬の効果のみならず，副作用や耐性菌出現とも関連しており，最適な用法・用量を設定するための指標となる．抗菌薬が通常の薬剤のPK/PDと異なるのは，治療効果の指標(PD)として**MIC**があるため，抗菌薬の有効性を予測して投与設計を立てることができる点である．PK/PDを検討するときには血中濃度推移のパラメータを用いるが，これらのパラメータはTDMを実施することで求めることができる．PKパラメータである**Cmax**，**AUC**(area under the curve)と，PDパラメータのMICと副作用に関与する**トラフ値**の組合せから，PK/PDパラメータが決まる．抗菌薬のPK/PDパラメータとしては，MICの比から**Cmax/MIC**，**AUC/MIC**と**Time above MIC**(TAM)の三つがある．また近年，耐性菌の出現を防ぐ濃度(mutant prevention concentration；**MPC**)および耐性変異を起こす可能性のある濃度域(mutant selection window；**MSW**)が設定されている．経時的血中濃度曲線とPK/PDパラメータを図10.3に示す．

アンチバイオグラム

特定の菌種が，特定の抗菌薬に対し，S(感性)，I(中間)，またはR(耐性)を示す確率(%)が記載されている．原因菌が予想されるまたは判明した場合には，その菌に対し80%以上の感受性を示している抗菌薬を選択して使用する．これは院内でのデータに過ぎないため，外来患者や救急患者に対応するためには，地域が連携して市中感染菌のアンチバイオグラムをつくる必要がある．

PK

薬物の投与量と作用部位中の薬物濃度推移の関係を表す．

PD

作用部位での濃度と効果(抗菌薬ではMIC)または副作用の関係を表す．

PAE

抗菌薬が細菌とMIC以上の濃度で短時間接触したあとに持続する増殖抑制効果．

Cmax

ピーク値ともいわれる．薬物の最高血中濃度のこと．

AUC

曲線下面積といい，薬物の投与総量を反映する．

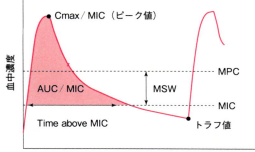

図10.3 薬動力学のパラメータと耐性菌出現に関与するパラメータ

MPC：mutant prevention concentration, MSW：mutant selection window.

表10.5	抗菌薬の目標とするPK/PDパラメータと標的値
抗菌薬	PK/PDパラメータと標的値
カルバペネム系	TAM > 20%（増殖抑制作用） TAM > 40%（最大殺菌作用）
ペニシリン系	TAM > 30%（増殖抑制作用） TAM > 50%（最大殺菌作用）
アミノグリコシド系	Cmax/MIC ≧ 8〜10 AUC/MIC ≧ 80〜100
ニューキノロン系	肺炎球菌：AUC/MIC > 25〜30 グラム陰性桿菌：AUC/MIC > 100〜125
マクロライド系	AUC/MIC > 25

表10.4　PK/PD パラメータと抗菌薬の特徴

パラメータ	抗菌薬	特徴	投与設計
Cmax/MIC (AUC/MIC)	アミノグリコシド系, ニューキノロン系	濃度依存性, PAE あり（長い）	投与量調節
AUC/MIC	テトラサイクリン系, カルバペネム系, グリコペプチド系, アジスロマイシン	時間と濃度依存性の中間, PAE あり	投与量および投与間隔調節
TAM	マクロライド系, クリンダマイシン	時間依存性, PAE あり	投与間隔調節
	β-ラクタム系	時間依存性, PAE なしまたは短い	

TAM
薬物の血中濃度が MIC を超えている時間. 1日24時間のうちで, MIC 以上の濃度になっている時間を相対値（%）で表す.

（d）PK/PD 理論に基づく投与設計

W. A. Craig（クレイグ）らの一連の研究から, 抗菌薬の効果は PK/PD パラメータと関連性があることが示された. さらにそれぞれの抗菌薬は, PK/PD パラメータに応じて, **濃度依存性**, **時間依存性**またはその中間の特性をもつことがわかってきた（9.3.1 項参照）. これは PK/PD 理論または Craig の理論とよばれる（表10.4）.

濃度依存性の抗菌薬の臨床効果は Cmax/MIC および AUC/MIC と関連する. 治療効果を求めるためには高い Cmax 値が必要となり, 投与量で調節する. 時間依存性抗菌薬の臨床効果は TAM で決まる. 表10.5 に示すように, β-ラクタム系抗菌薬の殺菌効果を期待するためには, MIC 以上の血中濃度を1日のうち 40〜50% 以上の時間を保つ必要がある. 1日の投与回数を増やすことで TAM を長時間保つことができる. 投与設計のときには PAE（post antibiotic effect）を考慮する必要がある. グラム陰性菌に対して PAE をもち, 濃度依存性の抗菌薬（アミノグリコシド系やニューキノロン系抗菌薬）はグラム陰性菌による感染症でも1日1回の投与が可能である.

（e）TDM の重要性

PK/PD 理論の実践には TDM の実施が欠かせない. 患者により, PK やトラフ値が異なるため, 薬物の体内動態を血中濃度から把握することで, 患者ごとに適正な投与設計を提案することができる. 薬物の血中濃度が効果や副作用に影響を与えたり, 個人により薬物動態の差がでやすい薬物では TDM の実施が推奨されており, 特定薬剤管理料を算定することができる. このような抗菌薬にはグリコペプチド系とアミノグリコシド系抗菌薬がある. また, 抗真菌薬としてボリコナゾールがある. 表10.6 にグリコペプチド系の TDM の実施方法の例を示す.

（f）抗菌薬の組織移行性

抗菌薬は感染病巣に達して初めて効果を発揮するため, 抗菌薬の組織移行性や細胞内移行性が治療の成否に大きくかかわってくる（表10.7）. 脂溶性の高い薬剤ほど消化管からの吸収は優れており, 体内に広く分布し, 臓器に移行する. 脂溶性の高い薬剤にはマクロライド系抗菌薬やクリンダマイシン,

COLUMN　PK/PD理論の科学的根拠に基づく用法・用量の改善

　Craigらは，マウスを用いた実験で，血中濃度から求められる薬剤のPK/PDパラメータと感染部位での生菌数の減少との関連性を調べ，抗菌薬により関連するパラメータが異なることを見いだした．さらなる研究から，抗菌薬の投与量や投与回数が治療効果（感染部位における原因菌の生菌数の減少作用）に影響を与えることを科学的に証明した．副作用を重視して低用量に設定された日本の抗菌薬のなかには，添付書類にある用法・用量では十分な血中濃度が確保できず，治療効果が得られない抗菌薬もあった．PK/PD理論に基づき用法・用量が見直され，これらは改善された．たとえば，濃度依存性の抗菌薬であるニューキノロン系抗菌薬では，高いCmaxを確保するための高用量製剤が開発され，1日1回の投与（once a day投与）が可能になった．

表10.6　抗MRSA薬のTDMの例

抗MRSA薬	タイミング	採血時期	目標トラフ値
バンコマイシン	4～5回の投与直前（投与開始3日目）にTDM	投与前30分以内	10～20 μg/ml（ただし，菌血症，心内膜炎，骨髄炎，髄膜炎，院内肺炎，重症皮膚軟部組織感染症では15～20 μg/mlに設定）
テイコプラニン	負荷投与を含め3日間投与し，4日目にTDM	投与前30分以内	10～30 μg/ml

日本化学療法学会，日本感染症学会（MRSA感染症の治療ガイドライン作成委員会）MRSA感染症の治療ガイドライン（改訂版2014）．

表10.7　抗菌薬と組織（臓器）移行性

臓器	抗菌薬
肺・気道	マクロライド系，テトラサイクリン系，ニューキノロン系
肝臓・胆道	マクロライド系，テトラサイクリン系，ニューキノロン系，β-ラクタム系，リンコマイシン系
腎・尿路	β-ラクタム系，アミノグリコシド系，ニューキノロン系，グリコペプチド系
髄液	サルファ薬，クロラムフェニコール，炎症時ならばβ-ラクタム薬（ペニシリン系，第三および第四世代セフェム系），ニューキノロン系

　テトラサイクリン系抗菌薬などがある．これらの薬剤は血管からも吸収されやすいため血液からの組織移行性も優れている．また肝臓や胆道への移行性も良好である．細菌が細胞内で増殖している場合は細胞内への移行性も優れるマクロライド系抗菌薬やニューキノロン系抗菌薬を用いる．一方，水溶性の高いものとしてはβ-ラクタム系抗菌薬，グリコペプチド系抗菌薬やアミノグリコシド系抗菌薬がある．大部分は腎を介して排出されるため，腎や尿路への移行性が高い．グリコペプチド系抗菌薬やアミノグリコシド系抗菌薬はおもに注射薬として用いられる．これらは腸管からの吸収がわるく組織や細胞内への移行性は低い．しかしこの性質を利用して，経口投与でMRSA腸炎など腸管内感染症の治療に応用されている．脂溶性，水溶性どちらであっ

ても血清タンパク結合率の高い薬剤は組織移行性が劣っている場合が多い.

(g) 抗菌薬治療の評価

抗菌薬の治療効果は投与開始後3日目と7日目に評価するのが一般的であるが，重症患者ではより頻回に評価を行う．治療効果があれば発熱や全身の倦怠感などの症状が緩和され，次いで炎症反応による検査値（白血球数やCRP）が改善される．感染部位の菌数を治療前と比較し，減少を確認することによる微生物学的検査や，画像などから総合的に治療効果を判断する．症状の緩和が見られない場合には，抗菌薬の変更も視野にいれる．治療中に耐性を獲得する菌もいることから，培養検査で抗菌薬の感受性を再度確認することも重要である．また，感染症以外の疾患による症状の場合もあり，鑑別を行う．耐性菌の出現を抑えるためには投与期間は短いほうがよいが，感染部位や原因菌により投与期間は異なる．髄膜炎や敗血症，レジオネラ肺炎やクラミジア肺炎などは2～3週間治療を続ける．肺化膿症，感染性心内膜炎，MRSAによる腰椎の骨髄炎，化膿性脊椎炎などの治療は，最低でも6週間必要である．結核や非定型抗酸菌症では投与期間はさらに長くなる．

(h) 特殊な場合の抗菌薬の使い方

小児，高齢者，妊婦，基礎疾患をもつ患者，免疫不全状態の患者などに抗菌薬を投与するときには特別な留意点がある．小児では血中アルブミンが低値のため，抗菌薬は遊離型の状態で存在し，効果が強くでやすい．またP450のような肝代謝酵素も新生児では成人の半分以下であるため，抗菌薬の効果も副作用も強くでやすい．小児に禁忌となる抗菌薬はクロラムフェニコール系，テトラサイクリン系，一部を除くニューキノロン系抗菌薬と高ビリルビン血症を起こす可能性のあるサルファ薬である．

高齢者では，腎機能低下により，尿中排泄率が低下している．体重と排泄機能から1回量を減らして，投与期間を延長する．発熱などの症状がでにくいため，重症化しやすい．ほかの疾患を合併していることが多く，多種類の薬剤が投与されるため，薬物相互作用に注意する．

COLUMN　耐性菌の出現抑制のための服薬コンプライアンス

MPCやMSWの存在も重要である．PK/PD理論により改善されたレボフロキサシンの高用量製剤では，処方どおりに服薬することで血中濃度をMPC以上に保つよう設計されている．症状が軽減し，患者の判断で服薬を中止すると，MPC以上の濃度を確保できない．殺菌されずに残った菌は，MSWの濃度域の抗菌薬に接することにより，耐性菌のみが選択される．抗菌薬の場合，ノンコンプライアンス（薬剤規程どおりに服薬しないこと）が薬剤耐性菌を出現させる原因となることがある．服薬コンプライアンスを高めるために，MPCやMSWを考慮した服薬指導も重要である．

妊婦では妊娠初期の抗菌薬使用は催奇形性が問題となる．胎盤関門を通過する薬物の使用は避けたほうがよい．比較的安全に用いられる抗菌薬は，ペニシリン系，第一または第二世代セフェム系抗菌薬である．マクロライド系抗菌薬，またはホスホマイシンなども用いることができる．

10.2　細菌感染症の病態，予防と薬物治療

10.2.1　呼吸器感染症

呼吸器感染症は，経気道的に外気とともに病原体を吸い込み，その病原体が強毒性である場合，異物除去機構の破綻，免疫力の低下などにより発症する．呼吸器は上気道（鼻，咽頭，喉頭）と下気道（気管，気管支，肺）からなる（右図）．炎症部位と症状からおもな原因微生物が推定される（表 10.8）．

（a）上気道炎（風邪症候群），扁桃炎，気管支炎

上気道の急性カタル性炎症の総称である．咳，咽頭痛，鼻汁，鼻閉などの局所症状（カタル症状）のみの場合から，発熱，倦怠感，頭痛などの全身症状の強いインフルエンザまで含まれる．80〜90％がウイルス原因であり，通常は1週間以内に自然寛解する．おもな感染経路は飛沫感染，接触感染である．続発として細菌性の扁桃炎，中耳炎，副鼻腔炎を発症する場合もある．

上気道炎の原因病原体は，健常者ではライノウイルス，コロナウイルスが原因となる場合が多く，秋から春にかけて多く見られる．小児ではRSウイルスや夏にはアデノウイルスが多い．高齢者や基礎疾患をもつ者では，細菌感染を合併しやすい．

【病態】鼻粘膜症状（鼻汁，鼻閉，くしゃみ），上気道症状（咽頭痛，咽頭乾燥感，嗄声），下気道症状（咳嗽，喀痰などの急性気管支炎症状），全身症状（発熱，頭痛，関節痛，全身倦怠感）などを示す．気管支炎で重要なのは，ウイルス感染と細菌感染の鑑別を行うことである．気管支炎の多くはウイルス感染であり，細菌症状を思わせる所見がなければ対症療法で十分である．しかし，痰が膿性化して黄色粘稠の増加，胸痛・呼吸困難，倦怠感，食欲不振を呈する場合は細菌感染を疑う．扁桃炎は，扁桃の炎症で急性と慢性がある．とくに口蓋扁桃の急性炎症は頻度が高く，症状も強い．急性ではA群β溶連菌，ブドウ球菌，インフルエンザ菌，肺炎球菌，モラクセラ・カタラーリスなどの細菌やウイルスが原因となる．慢性では口腔内常在菌が原因となる場合もある．症状として発熱，咽頭痛，扁桃腫脹が見られ，急性では頸部リンパ節腫脹，慢性では口臭などが見られる．

【予防・治療】ほとんどがウイルス感染であるので原因ウイルスへの治療であり，原則抗菌薬治療は行わない．対症療法として，発熱・疼痛に対しては，解熱・鎮痛薬（アセトアミノフェン），鼻汁やくしゃみに対して抗ヒスタミン

SBO 以下の呼吸器感染症について，病態（病態生理，症状など），感染経路と予防方法および薬物治療（医薬品の選択など）を説明できる．上気道炎〔風邪症候群（大部分がウイルス感染疾患症）を含む〕，気管支炎，扁桃炎，細菌性肺炎，肺結核，レジオネラ感染症，百日咳，マイコプラズマ肺炎．

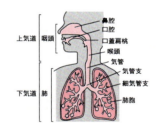

呼吸器

表10.8 部位別のおもな呼吸器感染症

炎症部位			疾患名	おもな原因微生物
上気道	鼻腔・副鼻腔		普通感冒（風邪症候群）	ライノウイルス，コロナウイルス，RSウイルス
			副鼻腔炎	インフルエンザ菌，肺炎球菌
	咽頭・扁桃		急性咽頭炎・扁桃炎	ライノウイルス，コロナウイルス，アデノウイルス，インフルエンザウイルス，A群β溶血性レンサ球菌
			咽頭結膜熱（プール熱）	アデノウイルス
	喉頭		急性喉頭蓋炎	インフルエンザ菌
下気道	気管・気管支		気管支炎	RSウイルス，コロナウイルス，ライノウイルス，肺炎球菌，マイコプラズマ属菌，百日咳菌
肺	肺実質（肺胞）・間質	肺炎	細菌性肺炎	肺炎球菌，インフルエンザ菌，黄色ブドウ球菌，緑膿菌
			非定型肺炎	マイコプラズマ属菌，クラミジア/クラミドフィラ属菌，レジオネラ属菌
			ウイルス性肺炎	サイトメガロウイルス，RSウイルス，インフルエンザウイルス
		肺真菌症		アスペルギルス属，クリプトコックス属，カンジダ属，ニューモシスチス・イロベチ
		肺膿瘍		嫌気性菌，黄色ブドウ球菌，大腸菌
		肺結核		結核菌
		非結核性抗酸菌症（NTM症；nontuberculous mycobacterial infection）		*Mycobacterium avium* complex（MAC）
	胸膜	胸膜炎	細菌性胸膜炎	肺炎球菌，インフルエンザ菌，肺炎桿菌
			結核性胸膜炎	結核菌
		膿胸		嫌気性菌，結核菌，レンサ球菌

表10.9 上気道感染症で抗菌薬治療を考慮する症状

項　目
① 高熱が持続（3日間以上）
② 膿性の喀痰，鼻汁
③ 扁桃腫大と膿栓・白苔付着
④ 中耳炎・副鼻腔炎の合併
⑤ 強い炎症反応（白血球増多，CRP陽性，赤沈値の亢進）
⑥ ハイリスク患者

薬，咳嗽に対して鎮咳薬（中枢性あるいは末梢性鎮咳薬），去痰薬および咳嗽薬などが使用される．同時に，患者にウイルス感染症には抗菌薬は必要ではないことを理解してもらうことも重要である．なお，頻度は高くないが，ウイルス感染に引き続き細菌感染を起こすこともあるので，表10.9の症状がある場合には，起炎菌を想定したうえで，抗菌薬治療を考慮する．

（b）細菌性肺炎

　肺炎とは，肺における炎症性疾患の総称である．一般的には，病原微生物による感染性炎症を指すが，薬剤性，過敏性などによる非感染性の場合もある．また，炎症部位により，肺胞性肺炎と間質性肺炎に，罹患場所により，市中肺炎（community acquired pneumonia；CAP），院内肺炎（hospital acquired pneumonia；HAP），介護・医療関連肺炎（nursing and healthcare associated pneumonia；NHCAP）に分類される．おもな症状は，発熱，咳，痰，呼吸困難である．

【分類・病態】肺炎は，2011年より日本の死亡原因の第3位であり，死亡者のうち97％が65歳以上であり，90歳以上では死因の第1位である．肺炎の分類は，形態学的，感染性・非感染性（表10.10），細菌性・非定型肺炎（表

表 10.10　肺炎の形態学的分類

		症　状
肺胞性肺炎	大葉性肺炎	肺の一葉を占める炎症．感染力が強い．
	気管支肺炎	気管支に沿って，限局的に広がる炎症．
間質性肺炎	感染性	サイトメガロウイルスやマイコプラズマに多く認める．
	薬剤性	抗腫瘍薬（ブレオマイシン，メトトレキサート，ゲフィチニブなど），インターフェロン，小柴胡湯，アミオダロンなど．
	膠原病性	関節リウマチ，皮膚筋炎などの膠原病の一症候．
	突発性	上記に属さない原因不明の間質性肺炎．

表 10.11　細菌性肺炎と非定型肺炎

	定　義	症　状	一般検査		おもな原因微生物
細菌性肺炎	細菌感染による肺の化膿性炎症で，おもに肺胞性肺炎を起こす	咳嗽，膿性痰，悪寒，発熱	白血球数増加，CRP 上昇	通性嫌気性グラム陽性球菌	黄色ブドウ球菌，肺炎球菌，A 群レンサ球菌，B 群レンサ球菌
				偏性嫌気性グラム陽性球菌	ペプトストレプトコッカス
				好気性グラム陰性球菌	モラクセラ・カタラーリス
				好気性・通性嫌気性グラム陰性桿菌	インフルエンザ菌，肺炎桿菌，緑膿菌，大腸菌
				偏性嫌気性グラム陰性桿菌	フゾバクテリウム，ポルフィロモナス，プレボテラ，バクテロイデス
非定型肺炎	一般細菌以外の微生物によって起こる肺炎の総称	—	白血球数は変化なしか，軽度増加		マイコプラズマ・ニューモニエ，レジオネラ・ニューモフィラ，クラミジア属菌・クラミドフィラ属菌，リケッチア属菌

表 10.12　罹患場所による分類

	発症場所	患者背景	予　後		おもな原因微生物
市中肺炎	病院外で日常生活をしている人に発症	一般的には健常者に急性に発症．上気道のウイルス感染に続いて生じる場合が多い．	良　好	細菌性 (70～80％)	肺炎球菌，インフルエンザ菌
				非定型 (20～30％)	マイコプラズマ，レジオネラ，クラミジア
院内肺炎	入院後 48 時間以降に発症	基礎疾患をもつ患者，易感染状態にある患者．	ときに不良	細菌性 (＞90％)	黄色ブドウ球菌 (MSSA, MRSA)，緑膿菌，肺炎桿菌，嫌気性菌
				真　菌	カンジダ属，アスペルギルス属，クリプトコックス属，ムコール属
医療・介護関連肺炎	① 長期療養型病床群あるいは介護施設に入所している，② 90 日以内に病院を退院した，③ 介護を必要とする者，④ 通院して継続的に血管内治療を受けている，の 4 項目のうち，一つでも該当する者．	基礎疾患をもつ患者，易感染状態にある患者．	ときに不良		市中肺炎の原因である肺炎球菌，インフルエンザ菌に加え，耐性菌を含む院内肺炎の原因菌を含む．

表 10.13　成人市中肺炎の重症度評価（A-DROP システム）

(a)

	重症度評価のための評価項目
① A（age，年齢）	男性（70 歳以上），女性（75 歳以上）
② D（dehydration，脱水）	BUN 21 mg/dL 以上または脱水あり
③ R（respiration，血ガス）	SpO$_2$90％以下（PaO$_2$60 Torr 以下）
④ O（orientation，意識レベル）	意識障害あり
⑤ P（pressure，血圧）	収縮期血圧 90 mmHg 以下

(b)

重症度	該当項目数	治療
軽症	0	外来治療
中等症	1～2	入院治療も検討
重症	3	原則入院治療
超重症	4～5	入院治療

日本呼吸器学会，成人市中肺炎診療ガイドライン（2008）．

表 10.14　細菌性肺炎と非定型肺炎の鑑別

項　目
① 年齢 60 歳未満
② 基礎疾患がない，あるいは軽微
③ 頑固な咳がある
④ 胸部聴診上，所見が乏しい
⑤ 痰がない，あるいは迅速診断法で原因菌が証明されない
⑥ 末梢白血球数が 10,000 /ml 未満である

表 10.15　院内肺炎重症化の危険因子

項　目
① 誤嚥のリスク
② 慢性呼吸器疾患
③ 心不全・肺水腫
④ 糖尿病，腎不全，慢性肝疾患
⑤ ヒスタミン H$_2$ 受容体拮抗薬，制酸薬投与
⑥ 長期の抗菌薬投与
⑦ 65 歳以上の高齢者
⑧ 悪性腫瘍

日本呼吸器学会，成人院内肺炎診療ガイドライン（2008）．

表 10.16　成人市中肺炎の経験的治療

	細菌性肺炎疑い		非定型細菌疑い	
外来	① 基礎疾患，危険因子（－）	β-ラクタマーゼ阻害薬配合ペニシリン系経口薬	① 基礎疾患なしまたはあっても軽度若年成人	① マクロライド系経口薬，テトラサイクリン系経口薬
	② 65 歳以上，軽症基礎疾患（糖尿病，腎・肝・心疾患など）（＋）	β-ラクタマーゼ阻害薬配合ペニシリン系経口薬±マクロライド系経口薬またはテトラサイクリン系経口薬		
	③ 慢性呼吸器疾患，細菌の抗菌薬使用歴，ペニシリンアレルギー（＋）	レスピラトリーキノロン系経口薬	② 65 歳以上，慢性心疾患（＋），慢性肺疾患（＋）	① またはレスピラトリーキノロン系経口薬
	④ 外来で注射を使用する場合	セフトリアキソン		
入院	① 基礎疾患（－），若年成人	①：β-ラクタマーゼ阻害薬配合ペニシリン系経口薬，ピペラシリン（高用量）	テトラサイクリン系注射薬　マクロライド系注射薬　またはニューキノロン系注射薬	
	② 65 歳以上，軽症基礎疾患（糖尿病，腎・肝・心疾患など）（＋）	②：①＋セフェム系注射薬		
	③ 慢性呼吸器疾患	③：①＋②＋カルバペネム系薬，ニューキノロン薬		

日本呼吸器学会，成人市中肺炎診療ガイドライン（2008）．

表 10.17　院内肺炎の重症度分類

	因子	該当項目数	程度
生命予後予測因子 (I-ROAD システム)	① I(immunodeficiency)：悪性腫瘍または免疫不全状態 ② R(respiration)：$SpO_2 > 90\%$ の維持に $FiO_2 > 35\%$ を要する ③ O(orientation)：意識レベルの低下 ④ A(age)：男性 70 歳以上，女性 75 歳以上 ⑤ D(dehydration)：乏尿または脱水	三つ以上	重症群
		二つ以下	中等症群
肺炎重症度規定因子	① $CRP \geq 20mg/dL$ ② 胸部 X 線写真の陰影の広がりが，一側肺の 2/3 以上	一つ以上 なし	中等症群 軽症群
MRSA 保有リスク	① 長期（2 週間程度）の抗菌薬投与歴 ② 長期入院の既往歴 ③ MRSA 感染やコロナイゼーション（保菌）の既往歴	一つ以上	抗MRSA薬 使用を考慮

日本呼吸器学会，成人市中肺炎診療ガイドライン(2008).

表 10.18　成人院内肺炎の重症度に応じた経験的治療

重症度		治療法
A 群（軽症群）		セフトリアキソン点滴静注 アンピシリン／スルバクタム点滴静注 パニペネム／ベタミプロン＊点滴静注
B 群（中等症群）	グループ 1（単剤投与）	タゾバクタム／ピペラシリン点滴静注 イミペネム／シラスタチン点滴静注 メロペネム点滴静注
	グループ 2（誤嚥か嫌気性菌の関与が疑われる場合は併用投与）	セフェピム点滴静注±クリンダマイシン筋注または点滴静注
	グループ 3（原則併用投与）	シプロフロキサシン点滴静注＋アンピシリン／スルバクタム点滴静注
C 群（重症群）		B 群の治療＋アミカシン筋注または点滴静注 またはシプロフロキサシン点滴静注

＊明らかな誤嚥性肺炎では用いない．
日本呼吸器学会，成人院内肺炎診療ガイドライン(2008)，一部改変．

10.11)，罹患場所（表 10.12）により分類される．

症状は，一般的に咳や痰などの呼吸器症状と発熱などの全身症状である．ただし，高齢者は比較的，発熱などの炎症症状が明確でない場合も多い．

【診断】初期診断は，症状，身体所見（聴診），画像所見（胸部 X 線），検査所見（白血球数，CRP），罹患場所（市中，院内など）などを参考にして行われる．また，重症度の評価と患者背景による重症化のリスク評価により，入院の必要性と治療薬を検討する．

確定診断は，喀痰，気管支洗浄液，血液などの培養検査により原因菌の同定を行う．なお，肺炎球菌，レジオネラ・ニューモフィラ，マイコプラズマ・ニューモニエ，A群β溶血性レンサ球菌については，迅速診断キットが補助診断として用いられている．

【予防・治療】非定型肺炎，ウイルス性肺炎，原虫性肺炎，真菌性肺炎は別

項参照.

市中肺炎，院内肺炎に分類し，重症度に応じた推定される原因微生物をカバーする抗菌薬，抗真菌薬，抗ウイルス薬による経験的治療を行う．原因微生物同定後に，微生物に応じた治療薬を投与する（表10.13～18）．呼吸状態がわるい場合は，酸素を投与する．確定診断後の治療の各論については後述する．

（c）肺 結 核

抗酸菌の1種である**結核菌**（*Mycobacterium tuberculosis*）の飛沫核感染（空気感染）による感染症である．80％が不顕性感染で，免疫の低下によって発症する．細胞性免疫が不十分な場合，初感染から早期に発症することがあり，これを**一次結核**という．また感染から長期間経過後に発症する結核を**二次結核**という．臨床で診断される結核の大半は二次結核である．呼吸器症状から血行性・リンパ行性に全身に移行し，粟粒結核など複数の臓器に感染症を引き起こすこともある．2013年には，世界の人口の約1/3に相当する約20億人が結核菌に感染し，年間860万人が発症，130万人が死亡している．日本では，毎年約2万人の新規結核患者が発生し，約2000人が死亡している．罹患率は2013年では10万人あたり16.1人であり，先進国のなかでは最悪である．問題点として，① 高齢化に伴う高齢者結核の増加（70歳以上の占める割合が約50％），② 国内地域格差の拡大，③ 多剤耐性結核菌の出現，④ ヒト免疫不全ウイルス（HIV）感染症との重複感染があげられる．二類感染症として報告する．

【病態】肺内に侵入した結核菌の大半は肺胞マクロファージと好中球によって貪食されるが，一部はマクロファージ内で増殖し，死滅させて滲出性病変となる．この一部が，リンパ行性に肺門リンパ節に運ばれ，リンパ節病変をつくる．二つの病巣を初期変化群という．マクロファージによって結核菌の抗原提示を受けた感作T細胞は，IFN-γを放出してマクロファージの殺菌能を増強する．初期変化群の多くは一連の細胞性免疫により自然治癒し，発症するのは10～15％である．

滲出性病変に次いで，肉芽腫（結核結節）形成が見られる．結核菌を貪食したマクロファージの一部は類上皮細胞やLanghans巨細胞に変化し，菌を肉芽腫に封じ込めることで，酸素供給を遮断された結核菌は死滅する．この肉芽腫が結核結節である．菌の死滅に成功した場合，硬化性病変である瘢痕組織となる．しかし，病巣が大きいと結節内部がチーズ状の乾酪壊死となる．この一部が破れ，気管支に流出して空洞を形成し，結節内部へ酸素が供給されると，結核菌増殖の温床となる．結核の80～90％は肺に限局している．

一方，結核菌が血行性・リンパ行性に肺以外の臓器に病変をつくる場合を肺外結核とよび，リンパ節結核，結核性胸膜炎，結核性脊椎炎（旧・脊椎カ

リエス），腸結核，結核性髄膜炎などがある．また，結核菌が全身に播種した結果，2臓器以上の活動性病変および胸部X線でびまん性で粟粒大の結節性散布巣を認める場合を粟粒結核とよぶ．これは免疫不全状態の患者などに好発し，致死的になることも多いため注意を要する．

初感染（一次結核）では，約70％が不顕性感染（無症候）である．発症時の一般的な症状は，2週間以上持続する咳嗽・喀痰，微熱，全身倦怠感や寝汗である．進行すると，血痰や胸痛，息切れ，体重減少などの症状が出現する．

【診断】 胸部X線で肺野の浸潤影や結節影および空洞形成を認める．またCT検査で呼吸細気管支や肺胞領域の粒状影を認める．その他，ツベルクリン反応検査，IFN-γ遊離試験（IGRA）を行う．塗沫検査として，喀痰を抗酸染色（チール・ネルゼン染色）し，顕微鏡で検出し，1視野あたりの菌数でガフキー号数（排菌量）を決定する．培養検査では，結核菌選択培地（小川培地，MGIT培地）で培養するが，同定まで2週間以上かかる．そのほか，結核菌か非結核性抗酸菌の同定に遺伝子検査が用いられる．

【治療】 結核の治療は，外科的処置が必要な場合を除き，抗結核薬による薬物療法が基本である．耐性菌の出現を防ぐために多剤併用療法が基本であり，感受性のある抗結核薬を3剤以上組み合わせ，最低でも6か月服用する（図10.4）．患者の服薬遵守が治療成功に重要であり，WHOと厚生労働省は，患者に医療従事者の目の前で服薬してもらうことを基本としたDOTS（directly observed treatment of short course chemotherapy，直接服薬確認療法／旧・直接監視下短期化学療法）を推進している．日本で適応のある抗結核薬は，臨床効果と副作用から使用順序が規定され，第一選択薬（1st line drug）と第二選択薬（2nd line drug）に分類されている（表10.19）．第一選択薬のうち，イソニアジドとリファンピシンの2剤は，必ず使用すべき薬剤である．抗結核薬の第一選択薬の特徴を表10.20に示す．また，多剤耐性肺結核には，デラマニドあるいはベダキリンを用いる．

【予防】 1歳までにBCGの予防接種を行う．一方成人への予防効果は高くない．また，結核への感染判明後，発症リスクを低下させるために，イソニアジド（7～8 mg/kg/day）を6～9か月予防内服する．発症リスクが20～50％

表10.19 抗結核薬の分類

第一選択薬

イソニアジド（INH）[1]
リファンピシン（RFP）[1]
ピラジナミド（PZA）[2]
ストレプトマイシン（SM）[2]
エタンブトール（EB）[2]

第二選択薬

カナマイシン
エチオナミド
エンビオマイシン
パラアミノサリチル酸
サイクロセリン
レボフロキサシン

[1] 最も強力な抗菌作用を示し，菌の撲滅に必須の薬剤．
[2] 1）との併用で効果が期待される薬剤．第二選択薬：抗菌力は劣るが，多剤併用で効果が期待される薬剤．

＊B法では3剤併用療法を2か月ないし6か月間行い，その後2剤併用療法を治療開始時から9か月を経過するまでの間行う．

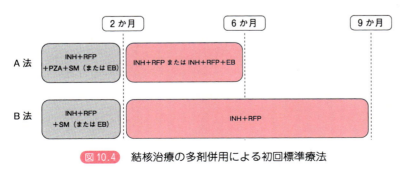

図10.4 結核治療の多剤併用による初回標準療法

表10.20 抗結核薬の特徴

薬物名	作用機序	おもな副作用	特徴
イソニアジド(INH)	細胞壁合成阻害(ミコール酸合成阻害)	末梢神経障害(VB_6欠乏),肝障害	第一選択薬,増殖菌に有効,殺菌的,VB_6剤併用により副作用予防,ヒスタミンを多く含む食品で頭痛・吐き気,チラミン(チーズ,ワイン)やトリプトファン(バナナ,パイナップル,レバー)を多く含む食品で血圧上昇,動悸,頭痛が起こる場合がある.
リファンピシン(RFP)	RNAポリメラーゼ阻害	肝障害,赤色尿	第一選択薬,増殖菌・細胞外の半休止菌に有効,殺菌的,CYP3A4誘導作用
ピラジナミド(PZA)	不明(ミコール酸生合成阻害,細胞膜破壊,ATP合成阻害)	高尿酸血症,肝障害	第一選択薬,細胞内の半休止菌に有効,イソニアジドの作用増強
エタンブトール(EB)	細胞壁合成阻害(アラビノガラクタン合成阻害)	視覚障害	第一選択薬,増殖菌に有効,静菌的
ストレプトマイシン(SM)	タンパク質合成阻害	第八脳神経障害(耳鳴り,難聴,めまい),腎障害	第一選択薬,増殖菌に有効,殺菌的
パラアミノサリチル酸(PAS)	葉酸合成阻害	胃腸障害	第二選択薬
エチオナミド(ETH)	細胞壁合成阻害(ミコール酸合成阻害)	胃腸障害,肝障害	第二選択薬
サイクロセリン(CS)	細胞壁合成阻害(ペプチドグリカン合成阻害)	精神神経障害,痙攣	第二選択薬
レボフロキサシン(LVFX)	DNA合成阻害	痙攣	第二選択薬,薬剤耐性結核菌に使用

低下するとされている.発症患者の周辺にいるものに対しては,接触者検診を行ない,感染者を把握する.

(d) レジオネラ感染症

レジオネラ・ニューモフィラ(*Legionella pneumophila*)による細菌感染症で,病型は劇症型肺炎の場合と一過性のポンティアック熱の場合がある.レジオネラ肺炎は,1976年,アメリカのフィラデルフィアにおける在郷軍人集会で集団肺炎として発見されたところから,在郷軍人病と命名された.ポンティアック熱は,1968年に起こったアメリカのミシガン州ポンティアック市における集団感染事例にちなんで命名された.

レジオネラ属菌は環境中ではアメーバ中に寄生し,温泉,循環式浴槽,空調の冷却装置などの水系環境への曝露と集団感染との関連がある.ヒトからヒトへの直接感染の報告はない.レジオネラ肺炎は市中肺炎の約5%を占め,潜伏期は2～10日である.一方,ポンティアック熱は,発病率が95%,潜伏期間が1～2日なので,集団感染でないと報告されにくい.四類感染症として報告する.

【病態】 レジオネラ症は全身性倦怠感,頭痛,食欲不振,筋肉痛などの全身

症状にはじまり，乾性咳嗽（2〜3日後には，膿性〜赤褐色の比較的粘稠性に乏しい痰の喀出），38℃以上の高熱，悪寒，胸痛，呼吸困難が見られるようになる．また，傾眠，昏睡，幻覚，四肢の振せんなどの中枢神経症状，比較的徐脈や下痢は本症の特徴とされる．胸部 X 線所見では肺胞性陰影であり，画像所見は急激に悪化する．

細胞性免疫機能の低下した者は肺炎を起こしやすく，高齢者や新生児のみならず，大酒家，重喫煙者，透析患者，悪性腫瘍・糖尿病・AIDS 患者は危険性が高い．ポンティアック熱は，突然の発熱，悪寒，筋肉痛ではじまるが，一過性で治癒する．

【検査】尿中抗原検査は，特異性が高く，簡便で迅速なため繁用される．培養検査はレジオネラ専用培地（BCYE-α 培地）で 1 週間程度の時間が必要なため，PCR 法などの遺伝子検査も行われる．検体中のレジオネラ菌はグラム染色では染色されないため，ヒメネス染色またはアクリジンオレンジ染色を行う．

【予防・治療】レジオネラ症では入院治療が原則である．レジオネラ属菌は細胞内寄生菌のため，細胞浸透性のあるニューキノロン系薬やマクロライド系薬が有効であるが，β-ラクタム系は無効である．第一選択薬は静注用のニューキノロン系薬である．有効な抗菌薬の投与がなされない場合は，7 日以内に死亡することが多い．

① レボフロキサシン（500 mg），1 日 1 回，点滴静注，10〜14 日間（重症例は 3 週間）．

感染対策として，環境中のレジオネラ属菌の増殖を抑制するために，該当施設の適切な清掃・消毒，また 60℃以上でレジオネラ属菌は殺菌されるため，適切な温度管理，エアロゾルの発生抑制が重要である．

（e）百 日 咳

百日咳菌（*Bordetella pertussis*）の飛沫感染による急性気道感染症で，特有の痙攣性の咳発作（レプリーゼ）とリンパ球優位の白血球増多を特徴とする．発症は小児が中心だが，まれに成人の集団発生も見られる．百日咳ワクチンを含む DPT 三種混合ワクチン接種の普及とともに百日咳の発生数は激減した．感染経路は，飛沫感染および接触感染である．母親からの免疫（経胎盤移行抗体）が期待できないため，乳児期早期から罹患し，1 歳以下の乳児，ことに生後 6 か月以下では死に至る危険性も高い．また，学校保健法第 2 種に指定されており，特有の咳が消失するまで，または 5 日間の適正な治療が終了するまで出席停止とされている．

【病態】発熱は認めないか微熱程度，CRP 陰性，リンパ球優位の白血球数増多を認める．約 1〜2 週間の潜伏期の後，以下のような臨床経過をとる．

❶ カタル期（約 2 週間） 発熱を呈さない感冒様症状ではじまり，次第に咳の回数が増加する．

> **カタル**
> 粘膜局所で滲出物の多量流出と上皮細胞の剥離が生じている状態．粘膜損傷は伴わない．

❷ **痙咳期（約2〜3週間）**　特徴的な発作性・痙攣性の咳（痙咳）となる．激しい咳が連続的に起こり（スタッカート），続いて息を吸うとき笛の音のようなヒューという音がでる（笛声，whoop）．このような咳嗽発作を繰り返すことをレプリーゼとよぶ．息をつめるため，静脈圧が上昇し，顔面浮腫，結膜出血，鼻出血などが見られることがある．新生児の場合は，無呼吸発作やチアノーゼを生じる．

❸ **回復期（約2〜3週間）**　ときおり，発作性の咳がでるが次第に減衰する．カタル期より約2〜3か月で回復する．

【診断】確定診断には，鼻咽頭からの百日咳菌の分離，あるいは遺伝子検査による同定を行う．発症後4週間以上の場合は，ペア血清による診断，あるいは百日咳毒素-IgG抗体の検出を行う．

【予防・治療】マクロライド系薬が第一選択である．β-ラクタム系薬は使用しないので注意する．処方例は以下のとおりである．また，小児にDPT-IPVの定期接種が行われている．

DPT-IPV
ジフテリア・百日咳・破傷風・不活化ポリオワクチン．

① アジスロマイシン成人用ドライシロップ（2 g），単回，1日のみ．
② アジスロマイシン経口薬（500 mg），1回1錠，1日1回，3日間．
③ クラリスロマイシン経口薬（200 mg），1回1錠，1日2回，10日間．
④ エリスロマイシン経口薬（200 mg），1回1錠，1日4回，14日間．

（f）マイコプラズマ肺炎

肺炎マイコプラズマ（*Mycoplasma pneumoniae*）が飛沫感染することにより生じる．健康な若年者の肺炎として最も頻度が高い非定型肺炎である．潜伏期間は2〜3週間である．罹患年齢は幼児期，学童期，青年期が中心である．病原体分離例では7〜8歳がピークである．晩秋から早春にかけて報告数が多い．

【病態】激しく頑固な乾性咳嗽，発熱，胸痛を認める．一方，乾性ラ音などの胸部診察所見（聴診）に乏しい．

【検査】胸部X線検査でスリガラス様間質性陰影を認めるとされるが，肺胞性陰影との混合型の症例も多い．微生物同定検査は，マイコプラズマ迅速抗原検査が繁用される．ペア血清による血清抗体価の測定，培養検査は時間がかかるため，一般的には利用されない．

【予防・治療】マクロライド系抗菌薬が第一選択薬となる．学童期以降は，ミノサイクリンも適応となる．ニューキノロン系抗菌薬は，小児の場合は適応が限定されるので注意する．β-ラクタム系は無効である．外来治療の処方例は以下のとおりである．

【処方例（外来治療）】
① アジスロマイシン成人用ドライシロップ（2 g），単回，1日のみ．
② クラリスロマイシン経口薬（200 mg），1回1錠，1日2回．

③ ミノサイクリン経口薬（100 mg），1回1錠，1日2回．

10.2.2 消化器感染症
（a）急性虫垂炎

虫垂の入口が糞塊や食物の残骸などによって閉塞し，それに引き続いて虫垂内腔部に細菌感染が引き起こされて発症する．その原因菌としては，大腸菌や嫌気性菌が多い．

【病態】初期症状としては，悪心，嘔吐，食欲不振や上腹部の痛みが多い．上腹部の痛みは経過とともに，右下腹部に限定された痛みへと変化する．軽度の発熱も見られることが多い．血液検査において，白血球の増加や CRP の上昇が見られ，腹部超音波検査によって虫垂の肥大が観察される．

【治療】治療の基本は手術であり，発症から 24 時間以内に手術を行うとされる．軽症の場合は，急性虫垂炎のおもな病原体である大腸菌や嫌気性菌に有効な広域ペニシリン系抗菌薬，第二世代や第三世代セフェム系抗菌薬，ニューキノロン系抗菌薬を投与して経過観察する．

（1）症状が軽く，確定診断にまで至っていない

レボフロキサシン（500 mg），1回1錠，1日1回．

（2）炎症所見のやや強い症例や高齢者

禁食，栄養輸液を施したうえで抗菌薬を点滴静注する．
① セフメタゾール，1回 1.0 g，1日2回，点滴静注．
② ピペラシリン，1回 2.0 g，1日2回，点滴静注．
③ フロモキセフ，1回 1.0 g，1日1回，点滴静注．

（b）胆道感染症　（胆のう炎，胆管炎）

ほとんどの症例において，**胆石**を保有している患者である場合が多い．胆石などが原因となって胆汁や膵液の排出部が閉塞し，十二指腸側への胆汁の流れや膵液の流れが悪化する．その結果，膵液が胆のう側へ逆流し，胆汁組成が大きく変化する．胆汁組成の変化に伴い，細菌感染が併発しやすくなって発症に至る．細菌感染に伴う炎症部位の違いによって胆のう炎と胆管炎に区別されるが，両者は併発することが多いので**胆道感染症**と総称される．

起因菌の検出頻度は，大腸菌やクレブシエラが高く，次いでエンテロバクターやエンテロコッカスである．

【病態】胆道感染症では，発熱，悪寒や全身の震えとともに上腹部に強い疼痛を感じることが多い．また黄疸を伴うことも多い．胆のう炎では胆のうの肥大を触診によって認識されることも少なくない．腹部超音波検査により胆石の存在を調べるとともに，胆のうの肥厚や胆管の拡張などが検査される．炎症誘発に伴い白血球の増加や CRP 上昇が見られ，肝機能障害も認められる．

【治療】禁食，栄養輸液を施した上で感染部位への移行性が高い β-ラクタム

SBO 以下の消化器感染症について，病態（病態生理，症状など）および薬物治療（医薬品の選択など）を説明できる．急性虫垂炎，胆嚢炎，胆管炎，病原性大腸菌感染症，食中毒，ヘリコバクター・ピロリ感染症，赤痢，コレラ，腸チフス，パラチフス，偽膜性大腸炎．

系抗菌薬を点滴静注する．
　① セフメタゾール，1回1.0g，1日2回，点滴静注(最大1日4回)．
　② セフォペラゾンナトリウム・スルバクタム，1回1.0g，1日2回，点滴静注(最大1日4回)．
　③ メロペネム，1回0.5g，1日2回，点滴静注(最大1日4回)．

（c）細菌性食中毒

食物や飲料物において増殖した**食中毒起因菌**によって引き起こされる．外毒素を産生する菌では，その作用によって病態が形成される．

【病態】急性胃腸炎を起こす場合が多い．しかし黄色ブドウ球菌やセレウリドを産生するセレウス菌では，産生された耐熱性エンテロトキシンが腸管より吸収されて**嘔吐中枢**を刺激するため，おもに悪心や嘔吐といった症状の食中毒を引き起こす．また，ボツリヌス食中毒ではボツリヌス毒素の作用によって**運動神経**が麻痺する．その結果，嚥下障害や視力障害を伴った**弛緩性麻痺**が生じる．致死性も高く，発症が確認されると原則として集中管理される．

【治療】急性胃腸炎に対しては，経口輸液を用いた脱水症状の緩和を優先させる．状況に応じて抗菌薬を投与する場合は，原則として3日間実施する(ほとんどの場合，3日以内に排菌されるため)．
　① レボフロキサシン(500 mg)，1回1錠，1日1回，3日間．
　② 小児や上記処方が適用できない成人に対して，ホスホマイシン(500 mg)，1回1錠，1日4回，3日間．
　③ カンピロバクター腸炎に対して，クラリスロマイシン(200 mg)，1回1錠，1日2回，3日間．

（d）病原大腸菌感染症

細菌性食中毒と同様の経路で感染を引き起こす．おもに病原体は**腸管出血性大腸菌**と**腸管毒素原性大腸菌**であるが，ほかにも腸管侵入性大腸菌，腸管病原性大腸菌や腸管凝集性大腸菌などが知られている．

【病態】腸管出血性大腸菌はファージを介して赤痢菌の病原遺伝子が大腸菌にもち込まれて生じた病原体であるため，細菌性赤痢と同様な病態を示す．重症化すると産生された**ベロ毒素**(志賀毒素に酷似)によって**溶血性尿毒症症候群**(HUS)が引き起こされ，とくに小児や高齢者に対する致死性が高くなる．一方，腸管病原性大腸菌は**耐熱性エンテロトキシン**(ST)やコレラ毒素に類似した**易熱性エンテロトキシン**(LT)を産生することによって，水様性下痢を主徴とする病態を形成する．

【治療】腸管毒素原性大腸菌感染症における脱水症状に対しては，細菌性食中毒と同様に脱水症状の回避を図る．抗菌治療が必要な場合には，細菌性食中毒の処方例が適用される．腸管出血性大腸菌感染症に対しては，赤痢の抗菌治療と同様な処方が適用される(後述)．

食中毒起因菌

日本では，カンピロバクター，サルモネラ，黄色ブドウ球菌，腸炎ビブリオ，病原大腸菌やウェルシュ菌によるものが多く，ごくまれにボツリヌス菌などの病原体が原因となる．

(e) 細菌性赤痢

赤痢菌が腸管粘膜に侵入することによって発症する．

【病態】 赤痢菌の感染により，発熱を伴った急性腸炎（化膿性炎症）が引き起こされる．赤痢菌が腸管粘膜に能動的に侵入することにより，腸管組織が破壊され，粘血便を呈することがある．**志賀毒素産生株**では，重症化に伴って**溶血性尿毒症症候群**(HUS)を併発し，高い致死性を示すようになる．腸管出血性大腸菌感染症とともに**三類感染症**に指定されている．

【治療】 抗菌治療が必要な場合は，以下の処方で完全な除菌を図る．

① レボフロキサシン(500 mg)，1回1錠，1日1回，5日間．
② トスフロキサシントシル酸塩(150 mg)，1回1錠，1日3回，5日間．
③ 小児や上記処方が適用できない成人に対して，ホスホマイシン(500 mg)，1回1錠，1日4回，5日間．

(f) コレラ

O1型やO139型のコレラ菌が腸管粘膜に感染することによって発症する．

【病態】 産生されたコレラ毒素の作用により激しい水様性下痢が誘発される．嘔吐も見られることがある．伝染性の経口感染症として，感染症法では**三類感染症**に指定されている．

【治療】 WHOの指針では，第一に輸液による脱水の緩和を図る．抗菌治療が必要となった場合は，下記の処方を選択する．

① レボフロキサシン(500 mg)，1回1錠，1日1回，3日間．
② トスフロキサシントシル酸塩(150 mg)，1日3回，3日間．
③ ノルフロキサシン(100～200 mg)，1日3～4回，3日間．
④ ドキシサイクリン(100 mg)，1回2錠，1日1回，3日間．

(g) 腸チフス，パラチフス

チフス菌，パラチフス菌が小腸に達したあと，腸管粘膜より侵入して粘膜下のリンパ組織や腸管膜リンパ節で増殖して発症する．最終的に増殖した菌は血流中へ入り全身感染を引き起こす．

【病態】 感染が成立すると前駆的な症状として全身倦怠感，食欲不振，頭痛，関節痛や腰痛が生じる．病原体が血中へと移行するに従って高熱や悪寒が起こる．伝染性の経口感染症として，感染症法では**三類感染症**に指定されている．

【治療】 安静，禁食などの一般的な対症療法を実施するが，必要に応じて以下に示す抗菌治療を実施する．抗菌治療は第一選択薬としてニューキノロン系抗菌薬を経口的に投与する．これらの抗菌薬が使えない場合にはクロラムフェニコールやアンピシリンを使用する．またニューキノロン耐性菌には，第三世代セフェム系薬やアジスロマイシンが適用される．

① レボフロキサシン(500 mg)，1回1錠，1日1回，14日間．
② トスフロキサシントシル酸塩(150 mg)，1回1錠，1日3回，14日間．

③ シプロフロキサシン(200 mg)，1回2錠，1日2回，14日間．
④ セフトリアキソン，1回2g，1日1回，点滴静注．
⑤ アジスロマイシン(200 mg)，1回1錠，1日1回．

(h) ヘリコバクター・ピロリ感染症

ヘリコバクター・ピロリが胃粘膜に定着し，菌体成分や病原因子(外毒素やエフェクター)が作用することにより**炎症性サイトカイン**の分泌が促されて発症に至る．

【病態】ヘリコバクター・ピロリの胃粘膜への定着に伴う炎症性サイトカインの遊離により，**細菌性胃炎**や**細菌性胃潰瘍・十二指腸潰瘍**，**胃 MALT リンパ腫**などの病態が形成される．病態形成の差異は，菌株によって産生される病原因子に差が見られることに基づくと考えられている．ヘリコバクター・ピロリの感染が慢性化すると，胃がんへの進展率も高くなる．ヘリコバクター・ピロリの感染が確認されれば，**除菌治療**を施す．母親から乳児への糞口感染や経口感染がおもな感染経路と考えられている．

【治療】三剤併用による一次除菌と二次除菌が保険適用される除菌治療法として設定されている．

❶ **一次除菌**　次の三剤を1日2回，朝夕，7日間投与．クラリスロマイシン(200 mg)，1回1〜2錠，アモキシシリン水和物(250 mg)，1回3カプセル，ランソプラゾール(30 mg)，1回1カプセル〔ランソプラゾールの代わりに，オメプラゾール(20 mg)，1回1カプセル，またはラベプラゾール(10 mg)，1回1錠，エソメプラゾール(20 mg)，1回1カプセルを使用可能〕．

❷ **二次除菌**　一次除菌処方のクラリスロマイシン(200 mg)，1回1〜2錠，1日2回，朝夕，をメトロニダゾール(250 mg)，1回1錠，1日2回，朝夕，に変更し，さらに7日間治療を実施．

(i) 偽膜性大腸炎

リンコマイシン系抗菌薬やアンピシリンの内服を継続した結果，大腸内の正常細菌叢のバランスが崩れ，これらの抗菌薬に比較的耐性を示す**ディフィシル菌**が優勢となって病態が形成される．

【病態】ディフィシル菌から産生された外毒素(トキシン A，トキシン B)によって炎症が誘発され，大腸粘膜に血漿が滲出して凝固反応が亢進するとともに，その部位が壊死・脱落する．その結果，粘膜が脱落した部位に黄白色の膜様構造物である偽膜が形成される．

【治療】
① バンコマイシン散，1回 0.125〜0.5 g，1日4回，7〜10日間，経口．
② メトロニダゾール(250 mg)，1回1錠，1日3〜4回，または1回2錠，1日3回，10〜14日間，経口．

> **COLUMN　ヘリコバクター・ピロリ感染症の除菌療法**
>
> ヘリコバクター・ピロリが細菌性胃炎や細菌性胃潰瘍の原因菌であることが立証されて以来，この菌が原因となる消化器症状には，もっぱらピロリ菌に対する除菌療法が治療において大きな役割を果たしている．現在，保険適用下の除菌療法は，一次除菌と二次除菌である．当初，マクロライド系のクラリスロマイシン，三群ペニシリン系のアモキシシリン，およびプロトンポンプインヒビターの三剤を組み合わせた処方で除菌治療がはじまったが，クラリスロマイシンに対する菌の耐性化が進んだこともあり，一次除菌での除菌成功率は70％程度の状況となっている．2006年にメトロニダゾールの適用が承認されたことに伴い，クラリスロマイシンをこの薬に変更して三剤併用療法を継続する二次除菌が開始されたことで，一次除菌に失敗した症例での除菌成功率は90％以上になっている．
>
> しかしながら，病原体にとって薬剤耐性化は日進月歩の状況でもあり，高度耐性菌が現れるのは時間の問題ともいえる．現時点では，二次除菌にも失敗した症例に対しては保険適用外ではあるが，三次除菌，四次除菌と呼称される追加療法が実施されている．さまざまな処方例があるが，三次除菌の一例としては，まだ耐性化の少ないニューキノロン系薬やミノサイクリンのような抗菌力が強いテトラサイクリン系薬を組み合わせて処方する方法がとられている．さらに，四次除菌としては使用する薬剤量および服用期間を延長して実施する試みがなされている．

③ メトロニダゾール(500 mg)，1回500 mg，1日3回，1回20分以上かけ点滴静注．

④ フィダキソマイシン錠，1回200 mg，1日2回，投与期間は原則として10日．

10.2.3　感覚器（眼，耳鼻咽喉）感染症

（a）細菌性結膜炎

多くはクラミジアやグラム陽性菌が結膜に感染して発症する．ヘモフィルスのようなグラム陰性桿菌が原因となる場合もある．

【病態】結膜への細菌の感染に伴って炎症が誘発され，結膜充血，涙目，眼脂などを認めるようになる．

【治療】

（1）クラミジア性結膜炎

① オフロキサシン眼軟膏(0.3％)，1日3回，点入，または，オフロキサシン点眼液(0.3％)，頻回点眼．

② エリスロマイシンラクトビオン酸塩・コリスチンメタンスルホン酸ナトリウム点眼液，頻回点眼．

（2）その他の細菌性結膜炎

① レボフロキサシン水和物点眼液(0.5％)，1日3～5回，点眼．

SBO 以下の感覚器感染症について，病態（病態生理，症状など）および薬物治療（医薬品の選択など）を説明できる．副鼻腔炎，中耳炎，結膜炎．

② トスフロキサシントシル酸塩点眼液(0.3%)，1日3〜5回，点眼．

（b）中耳炎

多くのケースにおいて，インフルエンザ菌，肺炎球菌やモラクセラ・カタラーリスが耳管を経由して内耳へと移行し，感染を引き起こす．耳管が短い小児において多発する．

【病態】中耳における細菌感染により，炎症が誘発され強い痛みも伴う．炎症誘発後に浸出液が中耳にたまることもある（滲出性中耳炎）．鼻をすする癖がある場合には，内耳が陰圧になりやすく，細菌を吸い込みやすくなって発症の頻度も高くなる．

【治療】

❶ **小児の急性中耳炎**　アモキシシリンとして，1回10 mg/kg，1日3回，内服．アセトアミノフェンとして1回10 mg/kg，頓服，1日2回まで，カルボシステインとして1回10 mg/kg，1日3回．

❷ **慢性中耳炎**　セフメノキシム塩酸塩点耳液（1％），1日2回点耳．レボフロキサシン水和物（100 mg），1回1錠，1日3回．

（c）副鼻腔炎

鼻腔の周囲に存在する副鼻腔粘膜に，おもに肺炎球菌やインフルエンザ菌が感染して発症する場合が多い．急性上気道炎の続発症として発症することもある．

【病態】副鼻腔の炎症に伴い，鼻水，鼻づまり，頭痛や顔面痛などの症状が現れる．排出される鼻汁も膿性を示す．慢性化すると**蓄膿症**になる．

【治療】

❶ **膿性鼻汁を示す急性症例**　プルリフロキサシン（132.1 mg），1回2錠，1日2回．

❷ **慢性副鼻腔炎**　クラリスロマイシン（200 mg），1回1錠，1日2回．プロナーゼ（9000単位），1回1カプセル，1日2回．

10.2.4　尿路感染症

（a）腎盂腎炎

多くの場合，膀胱から大腸菌などの病原体が腎盂に逆行し引き起こされる．

【病態】感染に伴う炎症によって，高熱，腰痛，背中の痛みなどが現れる．悪心，悪寒を伴う場合もある．細菌尿や血尿あるいは尿中の白血球が増加する．

【治療】

❶ **急性腎盂腎炎**　いずれの処方においても投与は1〜2週間継続する．
① トスフロキサシン（150 mg），1回1錠，1日2回．
② セフィキシム（50 mg），1回1カプセル，1日2回．

❷ **慢性腎盂腎炎**　ノルフロキサシン（100 mg），1回1錠，1日3回，1

> **SBO** 以下の尿路感染症について，病態（病態生理，症状など）および薬物治療（医薬品の選択など）を説明できる．腎盂腎炎，膀胱炎，尿道炎．

～2週間継続する．

（b）膀胱炎

尿道から病原体が逆行することにより発症する．その病原体の大半は，大腸菌である．

【病態】排尿痛，頻尿，膿尿により尿が混濁するなどの症状がでる．

【治療】大腸菌が原因菌である場合，ほとんどの抗生物質が適用可能である．

① セフカペン ピボキシル塩酸塩水和物（100 mg），1回1錠，1日3回．
② セフジニル（100 mg），1回1カプセル，1日3回．
③ セフポドキシム プロキセチル（100 mg），1回1錠，1日2回．
④ レボフロキサシン（100 mg），1回1錠，1日3回．
⑤ シプロフロキサシン（200 mg），1回1錠，1日3回．
⑥ トスフロキサシントシル酸塩（150 mg），1回1錠，1日2～3回．

（c）尿道炎

尿道に細菌が感染することによって発症する．尿道の長い男性に発症が見られる（女性の場合は膀胱炎と区別がつけにくい）．性感染症に伴う場合も多い．原因細菌として，淋菌やクラミジアが多く，大腸菌やインフルエンザ菌などのグラム陰性桿菌によっても起こる．

【病態】尿道における炎症に伴い，排尿時に痛みや痒みを感じる．尿道より分泌物（膿）が認められる．

【治療】
❶ **クラミジアが病原体の場合** ① アジスロマイシン（250 mg），1回1錠，単回投与．② クラリスロマイシン（200 mg），1回1錠，1日2回．
❷ **淋菌が原因として疑われる場合** ① セフィキシム（50 mg），1回1カプセル，1日2回．② セフトリアキソン，1回1.0 g，単回，点滴静注．
❸ **上記β-ラクタム系薬に耐性の場合** スペクチノマイシン 1回2.0 g，単回，臀部筋注．
❹ **その他の原因菌の場合** ニューキノロン系，β-ラクタム系，テトラサイクリン系など幅広く使用される．

10.2.5 性感染症

性感染症は，臨床の現場では比較的多く見られる疾患である．他人に知られたくないという意識もあり，受診が遅れるなどの問題がある．そのため，薬剤師として患者に対する受診勧奨やプライバシー保護など，注意深い配慮が求められる疾患でもある．起因菌は同じでも男性と女性で大きく症状，予後が異なることがある点にも注意する必要がある．

（a）梅毒

梅毒（syphilis）は，**梅毒トレポネーマ**（*Treponema pallidum*）に起因する感

> **SBO** 以下の性感染症について，病態（病態生理，症状など），予防方法および薬物治療（医薬品の選択など）を説明できる．梅毒，淋病，クラミジア症など．

染症で，性行為や感染した母親の胎内で母子感染を起こす．感染症法の五類感染症(全数)に指定されている．梅毒トレポネーマは，グラム陰性のらせん菌であり，嫌気性あるいは微好気性を示す細菌である．

妊娠後に母親の胎盤を通じて胎児に感染する**先天梅毒**と，出生後，おもに性行為を通じて感染する(後天)**梅毒**に分けられる．それぞれ症状の進行が異なる．

(1) 先天梅毒

胎児が母親から経胎盤感染して死産の原因ともなる．早産死も多く見られる．出生した場合，すぐに治療をはじめ，重篤化を防ぐ．潜伏性または無症候性の場合もある．

(2) (後天)梅毒

性行為による感染以外に，薬物濫用に伴う不適切な注射針の使い回しで感染することもある．HIV(ヒト免疫不全ウイルス)感染を同時に起こしていることも多く，HIV抗体検査も行うとよい．梅毒は症状の進行に応じて，第一期，第二期，早期潜伏期，後期潜伏期，第三期に分類される．

❶ **第一期** 粘膜あるいは皮膚から菌が侵入する．感染から2週～3か月(平均すると3～4週ごろが多い)後に，感染局所や口唇などに豆粒ほどの硬いしこりができ，それがつぶれるとトレポネーマを含む透明な血清が滲出して潰瘍となる〔硬性下疳(hard chancre)〕．痛みはない．治療しなくとも自然に消失してしまうことが多い．局所のリンパ節の腫脹も認められる．

❷ **第二期** 第一期の症状が治まったころ，80～90％の感染者の手，足，口腔内，陰部などに皮疹が見られる(丘疹性梅毒疹，バラ疹)．血流を介して菌が全身に拡散している．脱毛，全身性の皮膚粘膜病変も見られる．

❸ **早期潜伏期** 感染後，1～2年以内の期間で，第二期の症状が落ち着いて無症候の状態．まだ感染性は残っている．この時期は，まだ病変が再発することもある．

❹ **後期潜伏期** 感染後，1～2年以降で，第三期に入る前の無症状の期間．この時期には，感染性はない．

❺ **第三期** 数年以上を経て，心臓，神経，聴覚，眼などに異常を生じたり，皮下組織にゴム腫(gummas)とよばれる炎症性の肉芽を形成することもある．

難聴，視力障害，脳神経症状などさまざまな神経症状を示す**神経梅毒**があり，運動失調や歩行困難を示すこともある．神経梅毒は，第三期に限らずに，どこの期にも現れうることに注意する必要がある．特定の臨床症状が認められない**無症候性梅毒**もある．

【診断】梅毒の検査は，梅毒トレポネーマに特異的な成分を抗原とする**トレポネーマ検査**と細菌やミトコンドリアの細胞膜に分布する脂質であるカルジ

オリピン(レシチン)を抗原とする**非トレポネーマ検査**(梅毒血清反応, serologic tests for syphilis；STS)に分けられる．前者は確度が高いが，後者のほうが迅速に測定できるため併用する．HIV(ヒト免疫不全ウイルス)感染を同時に起こしていることも多く，すべての梅毒患者でHIV抗体検査を，またすべてのHIV感染者に梅毒の検査を行うことが望ましい．

【予防・治療】新規患者は20代の若者に多い．不特定多数のパートナーとの性行為を避ける．第一期，第二期の患者の感染力が高く，早期潜伏期でも感染性が残る．

ペニシリン系薬剤でおもに治療する．早期梅毒ではベンジルペニシリンベンザチンが第一選択であるが，入手困難な場合，アモキシシリンやセフトリアキソン，テトラサイクリン系のミノサイクリンやドキシサイクリンなどを使用する．神経梅毒では水溶性のペニシリンを使用する．

　（b）淋　病

淋病(gonorrhea)は，グラム陰性双球菌のナイセリア属の細菌である淋菌(*Neisseria gonorrhoeae*)による感染症で，性感染症の一つである．感染症法の五類感染症(定点把握疾患)に指定されている．「淋」にはしたたるという意味があり，病名は尿路から濃厚な膿瘍(うみ)がしたたることに由来する．

淋菌が尿路に感染し，男性の場合には淋菌性尿道炎を，女性の場合には尿道，膣，子宮頸管に炎症を生じる．生殖泌尿器以外では，直腸，咽頭，眼の上皮などに感染が広がることもある．男性の場合には，顕著な排尿痛や多量の膿瘍の排出が生じるが，女性の場合には，多くは子宮頸管の感染が多く，症状が穏やかで，性器から分泌される「おりもの」あるいは帯下（たいげ）がやや増加，ときに膿瘍が含まれる程度であり，無症状のことも多く自覚されないで感染を拡げる場合がある．

【診断】患部からの膿瘍などの検体をグラム染色後，顕微鏡下で観察する．PCR法で特異的な核酸を検出する．

【予防・治療】診断が確定すれば一般に治療はむずかしくない．セフトリアキソンやセフォジジムを使用する．耐性が認められた場合には，スペクチノマイシンを使うこともある．キノロン系薬に対する耐性菌の増加に注意する必要がある．予後がわるい場合には，耐性菌以外にクラミジアなどの混合感染も考慮する．予防には，不特定多数との性行為を避ける，避妊具を使用するなどがある．治療に際して，再感染を防ぐために，自覚症状がなくとも性パートナーの治療を同時に行うことも大事である．

　（c）**性器クラミジア感染症(クラミジア・トラコマチス感染症)**

クラミジア属およびクラミドフィラ属の細菌には，肺炎を起こす**肺炎クラミジア**(*Chlamydophila pneumoniae*)，ペットのインコやオウムなどから感染する**オウム病クラミジア**(*Chlamydophila psittaci*)がある．性行為を通

ワッセルマン反応 (Wasserman reaction)
非トレポネーマ検査の一つで梅毒患者の血清診断の古典的な方法である．補体結合反応を利用して，血清中に存在する抗カルジオリピン抗体を測定する．組織破壊によりミトコンドリアのカルジオリピンが遊離すると考えられているが，詳細なメカニズムは明らかになっていない．

じて感染するのは，**クラミジア・トラコマチス**(*Chlamydia trachomatis*)であり，非淋菌性の尿道炎などの性感染症を起こす．クラミジア・トラコマチスのなかには，眼に感染する血清型A～Cのタイプもあり，トラコーマ〔五類感染症(定点)〕の原因ともなる．ここでは，性感染症について取りあげる．

性器クラミジア感染症を起こすのは血清型D～Kのタイプである．男性では，排尿痛などの尿道炎症状が現れやすい．淋病に比べると症状は軽く，症状が現れないこともある．分泌液も淋病では濃厚な膿瘍液が認められるのに対して，比較的粘調度の低いさらっとした漿液性である．グラム染色を行ってもクラミジアは染色されず，白血球のみが観察される．女性では，子宮頸管に感染が見られ，尿道炎は起こさない．70～90％で無症状ともいわれる．しかし，子宮頸管炎を治療せずにいると10％以下の割合で骨盤内炎症性疾患(pelvic inflammatory disease; PID)に進むこともあり，注意が必要である．

【診断】男性では尿道口の粘液を，女性では子宮頸管粘液を検体とする．抗原検査，抗体検査，PCR法などが利用されている．本菌の細胞壁には，典型的なペプチドグリカンは存在しないため，グラム染色では菌は染まらない．

【予防・治療】不特定多数との性交渉を避ける，適切に避妊具を利用する，感染が発覚した場合には性交渉を避けて，性パートナーとともに治療するなどの一般的な性感染症の予防策が有効である．

マクロライド系薬のエリスロマイシン，クラリスロマイシン，アジスロマイシンやテトラサイクリン系薬のドキシサイクリン，キノロン薬のレボフロキサシンが使用される．妊婦に対しては，エリスロマイシンやアジスロマイシンを使用する．妊婦にテトラサイクリン系薬，キノロン薬は禁忌である．

> **Advanced 骨盤内炎症性疾患**
>
> 子宮内膜炎，卵管炎，卵管膿瘍，骨盤腹膜炎の総称．淋菌やクラミジア・トラコマチス感染を原因とする疾患であるが，膣内にいるほかの好気性および嫌気性細菌群で生じることもある．また，肝周囲炎として肝臓周囲まで感染が広がることもある(Fitz-Hugh-Curtis症候群)．治療を適切に行わないと，不妊や子宮外妊娠の原因ともなる．

10.2.6 脳炎，髄膜炎

SBO 脳炎，髄膜炎について，病態(病態生理，症状など)および薬物治療(医薬品の選択など)を説明できる．

中枢神経系の感染症のおもなものとして，脳炎，脳膿瘍と髄膜炎があげられる．中枢神経系は，外からバリアにより隔離されたコンパートメントとも考えられ，感染源は髄膜や血液脳関門(blood brain barrier; BBB)などのバリアを越えて侵入する．

(a) 脳　炎

脳炎(encephalitis)は，脳実質での感染に伴う炎症である．多くの場合髄膜

炎も併発する．脳炎の原因としてウイルスによるものも多い．インフルエンザ脳症は小児に多く見られ，発熱，意識障害，痙攣などの症状を示す．単純ヘルペスウイルス（herpes simplex virus；HSV）による単純ヘルペス脳炎も頻度の高い疾患である．その他，水痘-帯状疱疹ウイルス（varicella-zoster virus；VZV），日本脳炎ウイルス，エンテロウイルスなど多くの起因ウイルスが存在する．

【治療】単純ヘルペス脳炎には，アシクロビルを用いる．有効な治療法がないことも多いので，日本脳炎などワクチン接種による予防が重要である．

（b）脳膿瘍

脳膿瘍（brain abscess）は，脳の実質の一部の限局された部位に感染に伴う，膿瘍が貯留された状態である．膿瘍の周囲には皮膜が形成されている．おもな原因菌はストレプトコッカス属の細菌であるが，黄色ブドウ球菌を含むスタフィロコッカス属の細菌や，嫌気性菌のバクテロイデス属の細菌が原因の場合もある．

【治療】起因菌の感受性に応じて第三世代セフェム系薬，ペニシリンGをおもにバンコマイシンやカルバペネム系薬が使われる．

（c）髄膜炎

髄膜（meningitis）は，脳全体を覆う膜である．解剖学的には3層構造であり，脳の内側から軟膜，くも膜，硬膜の順に脳実質を覆い頭蓋に続いている．軟膜とくも膜の間（くも膜下腔）に髄液（脊髄液）が流れている．髄膜あるいは髄液に感染が生じて髄膜炎（meningitis）となる．髄膜炎は腫瘍や薬剤性によるものなど感染症以外の原因でも生じるが，ここでは感染症性の髄膜炎のうち，細菌性髄膜炎，ウイルス性髄膜炎，真菌性髄膜炎と結核性髄膜炎について述べる．

（1）細菌性髄膜炎（化膿性髄膜炎）

日本での細菌性髄膜炎（bacterial meningitis）の発症数は，年間およそ1500人と推定されていた．その後，ワクチンの定期接種が導入され，その数は減少傾向にある．年齢により，起因菌も異なる．発熱，項部硬直，意識障害を三大主徴候とする．細菌性髄膜炎は症状の進行が早い場合もあり，できるだけ早く治療をはじめる必要がある疾患である．

❶ **小児の細菌性髄膜炎** 生後まもなくのころは，B型レンサ球菌や大腸菌が起因菌であることが多く，4か月以降の低年齢では，インフルエンザ菌b（*Haemophilus influenzae* b）型と，肺炎球菌（*Streptococcus pneumoniae*）による感染がおもとなってくる．インフルエンザ菌b型のことをHib（ヒブ）と略すことがある．2013年からのHibワクチンと肺炎球菌ワクチン定期接種導入により，この両菌による肺炎，髄膜炎の発症数は減少している．このほかにリステリア菌，髄膜炎菌（*N. meningitides*），レンサ球菌が原因の場合もある．

発熱，頭痛，痙攣，嘔吐などの症状に加えて，発疹が起こることも多い．

❷ **成人・高齢者の細菌性髄膜炎** 成人や高齢者における細菌性髄膜炎の発症は，肺炎球菌によるものが多い．インフルエンザ菌やB型レンサ球菌，緑膿菌，腸内細菌，まれに髄膜炎菌の場合もある．

髄膜炎菌(Neisseria meningitides)を起因菌とする髄膜炎菌性髄膜炎(流行性脳脊髄膜炎，meningococcal meningitis)は，五類感染症(全数)となっているが，髄膜炎菌性髄膜炎を除く細菌性髄膜炎は，五類感染症(定点)である．なお，シャント手術など外科的処置後に生じる髄膜炎では，表皮ブドウ球菌(Staphylococcus epidermidis)など，起因菌も異なることがある．

【診断】腰椎穿刺による髄液検体のグラム染色を行う．対象菌は限定されるが，ラテックス凝集法による迅速検査キットも使われる．手間はかかるが，2～3セットの複数の血液培養を行う．造影による頭部CTスキャンを行うこともある．

【治療】一刻を争う場合には，診断(検査)に先行して，肺炎球菌などを推測し，経験的に抗菌薬を投与することもある．肺炎球菌と確定した場合には，ペニシリン耐性肺炎球菌(Penicillin-resistant Streptococcus pneumoniae；PRSP)にも注意し，耐性菌にはバンコマイシンやセフトリアキソンを使用する．感受性菌と判明すれば，ペニシリンG(penicillin G；PCG)でよい．インフルエンザ菌にはセフトリアキソンを使用するなど，その他の菌の場合には，菌種に応じた適切な抗菌薬を使用する．

(2) ウイルス性髄膜炎

無菌性髄膜炎のほとんどは，ウイルス性髄膜炎(viral meningitis)である．起因ウイルスは，脳炎とも共通するところがあり，エンテロウイルスやムンプスウイルスが多く，単純ヘルペスウイルス(herpes simplex virus；HSV)や水痘-帯状疱疹ウイルス(varicella-zoster virus；VZV)も原因となる．

【治療】単純ヘルペスウイルスや水痘-帯状疱疹ウイルスの場合には，アシクロビルを用いるが，その他の場合には対症療法となる．一般に予後は良好なことが多い．

(3) 真菌性髄膜炎

真菌性髄膜炎(fungal meningitis)はクリプトコッカス属の真菌，とくにクリプトコッカス・ネオホルマンス(Cryptococcus neoformans)によるものが多い．ハトの糞で汚染された土壌にいるといわれ，クリプトコッカス属の細菌を含む粉じんを吸い込むことで発症する．日和見感染症として免疫不全患者や高齢者に多いとされるが，健常者でも発症しうる．ほかの真菌としては，アスペルギルス属，カンジダ属，ムーコルなどがある．

【診断】クリプトコッカス・ネオホルマンスは，髄液を墨汁染色することで特徴的な莢膜像が観察できる．

【治療】リポソームアムホテリシンBと5-FC（フルシトシン）が併用される．

（4）結核性髄膜炎

細菌性髄膜炎とは区別して**結核性髄膜炎**（tuberculous meningitis）として分類する．肺結核を原発巣として播種的に髄膜に移行して感染する．国内では年間1例あるかないかの稀少疾患である．脳底部に感染に伴う病変が起きやすく，脳底髄膜炎（basal meningitis）といわれることもある．

【診断】培養による感度は低く，PCRなどの遺伝子診断法も利用される．

【治療】イソニアジド，リファンピシン，ピラジナミドの3剤を併用する．エビデンスは乏しいが，経験的にステロイド（プレドニゾロンやデキサメタゾン）を併用することが予後改善のために推奨されている．

10.2.7 皮膚軟部組織感染症

皮膚軟部組織感染症には，細菌が皮膚表層の小さな傷や毛穴などから侵入して，「おでき」や「とびひ」など，化膿に伴う軽度の炎症性の症状を示すものから，感染が拡大して重症な壊死性筋膜炎などになるまでも含まれるが，ここでは比較的皮膚浅部の表皮から真皮，皮下にわたる表在性の細菌性疾患をおもに扱う．

SBO 以下の皮膚細菌感染症について，病態（病態生理，症状など）および薬物治療（医薬品の選択など）を説明できる．伝染性膿痂疹，丹毒，癰，毛嚢炎，ハンセン病．

（a）伝染性膿痂疹

伝染性膿痂疹（impetigo contagiosa）は，一般に「とびひ」とよばれる小児の皮膚疾患である．黄色ブドウ球菌（*Staphylococcus aureus*）を原因とする疾患で，菌の産生する毒素に皮膚が反応して水ぶくれ（水疱）を形成する皮膚表層の疾患である（図10.5）．

【治療】外用薬としてフシジン酸を，内服としてセフジニル，ファロペネムなどを用いる．経過観察のあと，ホスホマイシンを併用することもある．予後がすぐれない場合には，MRSAの関与についても考慮する．

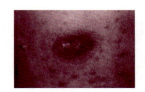

図10.5　膿痂疹
出典：『病原菌の今日的意味　改訂3版』，松本慶蔵 編，医学ジャーナル社（2003）．

（b）丹　毒

丹毒（erysipelas）は鼻の表面など，皮下に及ばない真皮における境界が明瞭な浮腫状の光沢のある赤色病変で，熱感も伴う．顔面や下肢に発症がよく見られる．β型溶血性レンサ球菌（溶連菌，*Streptococcus pyogenes* type β）が起因菌の場合が多い．ほとんどがA群で，まれにC群やG群の場合がある．

【診断】典型的な臨床像で診断を行うが，確定診断として血液培養や血液中のASO（抗ストレプトリシン抗体）量で*Streptococcus*属の有無を検査することもある．

【治療】アンピシリン，クラブラン酸/アモキシシリン，セフェム系薬のセフジニル，セフォチアムで治療する．

（c）蜂窩織炎（蜂巣炎）

蜂窩織炎（cellulitis, phlegmon）は丹毒と異なり，比較的皮膚深部にまで感

染が及び，患部境界も明瞭ではないびまん性の化膿性炎症疾患である．黄色ブドウ球菌によるものが多いが，溶血性レンサ球菌（溶連菌）の場合，または高齢者や免疫低下した患者では，緑膿菌，腸内細菌などでも起こる．

黄色ブドウ球菌の場合は，患部は限局しており，予後はよい．溶血性レンサ球菌の場合には，菌の病原因子により病巣が広がることもある．黄色ブドウ球菌との混合感染の場合などもある．

【診断】 通常は，検査はせず臨床像で診断する．

【治療】 菌種に応じた治療を行うが，黄色ブドウ球菌や溶血性レンサ球菌では，セファゾリンなどの第一世代のセフェム系薬剤を使用する．MRSA の関与にも注意し，必要に応じてバンコマイシンやテイコプラニンを使用する．

（d）癤，癰，毛囊炎

おできの一種の癤（furuncle）とは，毛穴からおもに黄色ブドウ球菌が侵入し，一つの毛包全体に感染し，押すと痛みのある結節を生じる感染症のことである．複数の癤が皮下でつながって感染部位が拡大し，熱感などのより症状の重い状態を癰（carbuncle）という．癰では，毛穴の最深部にある毛母から比較的深部まで感染が及んでいる．顔や背中に発生することが多い．毛囊炎は癤と癰よりも少し浅い部分，毛包の下部までの軽度の感染状態である．

【治療】 セファクロルなどのセフェム系薬で治療する．

（e）ハンセン病

ハンセン病（Hansen's disease, leprosy）の原因であるらい菌（*Mycobacterium leprae*）による慢性感染症である．らい菌は，非結核性抗酸菌（non-tuberculous mycobacteria；NTM）に属す．皮疹，知覚低下，運動障害などを引き起こす．

本菌による感染性は非常に低く，多くの場合，感染成立は起こらない．潜伏期間は5年以上，長いと20年に至ることもあるなど，非常にゆっくりと進行する．在日外国人を除く日本人の新規症例数は，年間数名である．歴史的には，知識のなさに基づく患者に対する偏見・差別や隔離政策などの人権

COLUMN　ヒト喰いバクテリア

A群β溶血性レンサ球菌では，「劇症」型の感染が知られ，急速に深部に拡大し局所で皮膚や筋肉の壊死を生じ，あたかも「ヒト喰いバクテリア」として命にかかわる症状を起こすことがある．致死率は約30％ともいわれ，迅速かつ集中的な治療が求められる．国内で調査をはじめて以降，2015年に過去最多の患者数を記録した．正式な病名は「劇症型溶血性レンサ球菌感染症」．*Vibrio vulnificus* など別の菌でも類似の症状を起こすことがあり，A群β溶血性レンサ球菌だけに限る病態ではなく，「壊死性軟部組織感染症」（necrotizing soft tissue infection；NSTI）がより一般的な呼称となる．

侵害があったが，現在は日本政府と患者間の間でも和解が成立している．
【診断】皮膚と神経の症状や皮膚スメア，病理組織などを総合して診断する．
【治療】リファンピシン，ジアフェニルスルホン，クロファジミンの3剤併用療法が行われる．オフロキサシンを併用する場合もある．

10.2.8 感染性心内膜炎，胸膜炎
（a）感染性心内膜炎

感染性心内膜炎（infective endocarditis；IE）は，「心臓内膜に細菌集簇を含む疣腫（vegetation）を形成する全身性敗血症性疾患である」と定義される．つまり，心臓の内側に細菌や真菌などの病原微生物を含むイボ状の疣腫（図10.6）ができ，菌血症，心臓障害，血管塞栓など多彩な臨床症状を呈する全身性敗血症性疾患である．発症頻度は100万人あたり年間10〜50例で，的確な診断のもと適切な治療が奏効しないと，心不全や脳梗塞などの合併症を引き起こし，死に至る疾患である．後天性の弁膜疾患や先天性心疾患に伴う異常血流の影響，人工弁置換術，歯科処置，耳鼻咽喉科的処置，婦人科的処置，泌尿器科的処置などによる一過性の菌血症が原因となりうる．

口腔・咽頭に常在するレンサ球菌である viridans group streptococci が多く，ブドウ球菌属（*Staphylococci*），腸球菌属（*Enterococci*）とグラム陽性菌が続く．口腔内に常在するグラム陰性桿菌（**HACEKグループ**）も原因となりうる．また，真菌である *Candida* 属が重要である．

【病態】① 菌血症，② 病原微生物が心臓の内膜に付着し，弁を破壊することにより生じる弁膜症による心不全，③ 心内膜から疣腫の一部が剥離し，塞栓となり脳や末梢臓器の血管を閉塞させる梗塞の三つの病態が重要である．

症状・身体所見として，菌血症が起こってから多くの場合，2週間以内に発熱，全身倦怠感，食欲不振，体重減少，関節痛，筋肉痛などが見られる．また，全身に合併症をきたすため，全身の身体所見を観察することが重要である．菌血症を起こした微生物は心臓弁に疣腫を形成し，弁破壊や弁機能不全を起こす．これに伴い血液の逆流が起こり，心機能低下をまねくことで，心雑音が聴取される．皮膚点状出血（眼球結膜出血，爪下線状出血，Janeway発疹，Osler結節，Roth斑）や全身性の塞栓症状（敗血症性梗塞，頭蓋内出血，腎動脈塞栓）や免疫複合体による糸球体腎炎やリウマチ因子の出現，脾腫も見られる．

【診断】臨床経過に加え，持続性の発熱があり，心雑音が聴取された場合には本疾患を疑う．血液検査で炎症反応（白血球数上昇，赤沈上昇，CRP上昇，γ-グロブリン上昇，フィブリノーゲン上昇）を示す．臨床的診断基準として **Dukeの診断基準（Modified Duke's Criteria）** が一般的に用いられる．確定診断は，**血液培養**で病原微生物の検出，**心エコー**で弁周囲の疣腫，膿瘍，弁の

SBO 感染性心内膜炎，胸膜炎について，病態（病態生理，症状など）および薬物治療（医薬品の選択など）を説明できる．

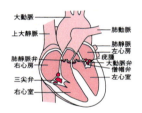

図10.6 感染性心内膜炎で見られる細菌による疣腫の形成

HACEKグループ

口腔・咽頭に常在するグラム陰性桿菌の頭文字（*Hamophilus aphrophilus*, *Aggregatibacter actinomycetemcomitans*, *Cardiobacterium homini*, *Eikenella corrodens*, *Kingella kingae*）である．抗菌薬の先行投与がなかった場合の原因菌として重要である．

新たな部分裂開の検出で行う．

【治療】 抗菌薬による治療と外科的治療を行う．

（1）抗菌薬による治療

　内科的治療の目標は，感染の進行による弁破壊を防ぎ，心不全の発生や進行を抑え，塞栓症による重篤な臓器障害を予防することにある．感染症心内膜炎は菌血症であることから血液培養による菌の同定が重要であり，採血は抗菌薬投与前に行うことが原則である．抗菌薬がすでに投与されており，血液培養結果が陰性となることも多くその場合は経験的治療を行う．菌種が同定されたら，原因菌に応じた抗菌薬の静脈内投与を行う．疣腫内部を殺菌するために，殺菌作用のある抗菌薬を**高用量**で**長期間**投与することが原則であり，**併用療法**も推奨される．長期投与になるため副作用の出現に注意する．自己弁と人工弁で用いる抗菌薬が異なり，投与期間も異なる．独特の治療となることから，以下に治療例を示す．

（ⅰ）経験的治療や血液培養陰性の場合

　自己弁の場合，グラム陽性菌と陰性菌をカバーするアンピシリン・スルバクタム（1回3g，1日4回，4週間）にゲンタマイシン（1回1mg/kg，1日2回，4〜6週間）を併用する．MRSAを考慮する場合にはバンコマイシン（1回1g，1日2回，4週間）にゲンタマイシン（1回1mg/kg，1日2回，4週間）を併用する．人工弁の場合はバンコマイシン（1回1g，1日2回，4週間）にゲンタマイシン（1回1mg/kg，1日2回，2週間）とリファンピシン（1回300mg，1日2回，6週間）を併用する．

（ⅱ）起因菌が判明した場合

❶ レンサ球菌　ペニシリンG感受性で自己弁の場合は高用量のペニシリンG（1回400万単位，1日6回，4週間）を，低感受性の場合はこれに加えてゲンタマイシン（1回1mg/kg，1日2回，2週間）を併用する．人工弁の場合，感受性，低感受性ともアンピシリン（1回2g，1日4回，4週間）とゲンタマイシン（1回1mg/kg，1日2回，4〜6週間）を併用する．

❷ メチシリン感受性黄色ブドウ球菌（MSSA）　自己弁の場合，高用量のセファゾリン（1回2g，1日4回，4週間）とゲンタマイシン（1回1mg/kg，1日2回，1週間）を併用する．人工弁の場合，ゲンタマイシンの投与期間が2週間となり，さらにリファンピシン（1回300mg，1日2回，6週間）を併用する．

❸ MRSAまたはメチシリン耐性コアグラーゼ陰性ブドウ球菌　自己弁の場合はバンコマイシン（1回1g，1日2回，4週間）とゲンタマイシン（（1回1mg/kg，1日2回，1週間）を併用する．人工弁の場合はバンコマイシン（1回1g，1日2回，4週間）にゲンタマイシン（1回1mg/kg，1日2回，2週間）およびリファンピシン（1回300mg，1日2回，6週間）を併用する．

❹ **腸球菌** 自己弁も人工弁もアンピシリン（1回2g，1日4回，4週間）とゲンタマイシン（1回1mg/kg，1日2回，4～6週間）を併用する．

❺ **HACEKグループを含むグラム陰性桿菌** 自己弁も人工弁もセフトリアキソン（4週間）を用いる．

❻ **真菌** 外科治療と併用する．抗真菌薬のアムホテリシンBのリポソーム製剤を点滴静注（4週間以上）する．

いずれの処方においてもペニシリンアレルギーの場合はペニシリン系抗菌薬に代えてバンコマイシンを利用する．治療効果の判定を治療開始72時間後に血液培養で評価する．

(2) **外科的治療**

うっ血性心不全，抵抗性感染，感染性塞栓症のリスクが高い場合は，疣腫の除去や弁置換などの外科的治療を考慮する．

(b) **胸 膜 炎**

胸膜炎（pleuritis）は肺を取り囲む胸膜が炎症を起こしている状態のことである．微生物（細菌，真菌，寄生虫）による感染，腫瘍や膠原病などで起こる．微生物では結核菌や一般細菌が多い．胸水に細菌が増殖した場合は膿胸という．胸膜炎の病態は胸の痛み，発熱，息切れから呼吸困難である．画像診断で胸水を確認すれば，胸腔穿刺を行い鑑別する．治療は胸水の原因別に行う．

結核性胸膜炎では，結核の治療を行う．細菌性胸膜炎の起因菌は肺炎球菌，肺炎桿菌，黄色ブドウ球菌，緑膿菌，大腸菌など肺炎と共通する菌である．経験的治療ではアンピシリン・スルバクタムかメロペネムを用いるが，起因菌が判明すればデ・エスカレーションをして，細菌別に抗菌薬を選択する．

10.2.9　骨髄炎，関節炎

(a) **骨 髄 炎**

骨関節症は，おもに骨髄および骨皮質に起こる感染症である．原因として，ほかの感染巣からの血行性感染が多いが，近くの化膿病巣からの波及や開放骨折や人工関節置換術に続発して発症することもある．また経過から急性と慢性に分類される．

【病態】急性骨髄炎の症状は，高熱，激しい局所疼痛，患部から発赤，熱感，腫脹の拡大を認める．原因は，一次感染巣から血行性に骨髄に移行する場合と，外傷に伴う開放性骨折や整形外科領域の術後感染の場合がある．原因微生物はブドウ球菌属が最も頻度が高い．また，大腸菌やインフルエンザ菌などのグラム陰性桿菌も分離される．

慢性骨髄炎は，全身症状に乏しく局所の腫脹，疼痛，発赤を認める．原因は，急性骨髄炎からの移行，虫歯，歯周病などの歯科領域疾患，人工関節，また，結核，糖尿病などによる免疫低下である．

> **COLUMN　骨髄炎**
>
> 　小児と成人では臨床像が異なり，小児は骨端線が閉鎖していないことから，咽頭炎などから血流感染の一環として長管骨に多く認められる．成人では，骨端線が閉じているため，血流感染の合併症としては椎体炎として発症する．また，成人では，外傷に伴う骨髄炎，糖尿病や閉塞性動脈硬化症（arteriosclerosis obliterans；ASO）に伴う骨髄炎が問題となる．

骨シンチグラフィー
^{99m}Tc を含むメチレンホスホン酸テクネチウム，ヒドロキシメチレンホスホン酸テクネチウムが骨の炎症部位や代謝異常に集積しやすい性質を利用した検査であり，急性骨髄炎では，比較的早期に集積を検出できる．

滑膜
関節包の内側にあり，関節を覆う膜（下図）．関節液を分泌して，関節を滑らかに動かす役割をもつ．

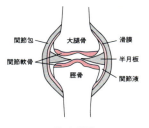

膝の構造

高圧酸素療法
血中酸素分圧を高めることにより，虚血状態の改善，組織修復が促進される．また，嫌気性菌の殺菌にも有効である．

【診断】 画像検査としてX線検査，**骨シンチグラフィー**およびMRIが行われる．骨シンチグラフィーは，急性骨髄炎の早期診断に有用である．X線検査は，慢性骨髄炎の骨空洞や腐骨の確認に有用である．生化学的検査として，炎症マーカーである白血球数，CRP，赤沈は，急性の場合は上昇を認めるが，慢性の場合，正常もしくは軽度の上昇の場合が多い．培養検査は，血液および穿刺もしくは切開膿や滲出液の培養検査を行う．

【治療】 急性骨髄炎の治療は抗菌化学療法に加え，必要に応じて切開排膿や局所灌流による持続洗浄などの外科的処置を実施する．**高圧酸素療法**を実施する場合もある．抗菌化学療法の経験的治療は，ブドウ球菌属に活性が強いセファゾリン（第一世代セフェム系抗菌薬）を使用する．MRSAの場合はバンコマイシンを選択する．ダプトマイシンは骨への移行性に優れ，海外では骨髄炎への有効性が報告されているため，場合により考慮する．グラム陰性菌や嫌気性菌の関与が想定される場合は，カルバペネム系薬であるメロペネムを選択する．抗菌薬の投与期間は約6〜8週間と長期であるため，耐性菌の出現と菌交代症に注意しなければならない．いずれの薬剤も原因微生物が確定した時点と使用から約2週間の時点で，抗菌薬の有効性を評価すべきである．

（b）関節炎

　関節炎には，化膿性関節炎のほか，痛風・偽痛風で見られる結晶誘発型関節炎，変形性関節症や関節リウマチなどが含まれる．ここでは急性化膿性関節炎について述べる．

【病態】 化膿性関節炎は，微生物が関節内に侵入し，軟骨基質が変性する場合，関節内の滑膜に微生物が付着した結果，軟骨表面を侵食する肉芽組織を形成して軟骨組織を破壊する場合がある．原因は，外傷などにより皮膚常在菌が侵入する場合と，菌血症や術後感染など医原性の血行性の場合がある．原因により，好発部位と原因微生物が異なるので注意する．原因微生物は，おもにブドウ球菌属があげられる．その他，医原性の場合は大腸菌や緑膿菌などのグラム陰性菌，免疫低下の場合はカンジダ属なども検出される．症状として関節の腫脹，局所疼痛に伴う運動制限，発熱，発赤などが見られる．

【診断】局所所見として，関節液の貯留，関節の腫脹，局所疼痛による関節運動の制限を認める．関節穿刺では，混濁あるいは膿性の関節液が確認され，これらの培養による微生物検査を行うことが基本となる．血液検査では，CRP上昇，白血球の上昇などの全身炎症反応を認める．画像診断では，X線検査による骨破壊，関節裂隙などの検出，骨シンチグラフィーによる炎症部位へのラジオアイソトープの集積を検出する．

【治療】急性化膿性関節炎の治療は，可能な外科的手術による病巣搔把や関節腔内の持続洗浄を行う．抗菌薬治療は，4～6週間以上と長期投与となる場合が多い．ブドウ球菌属に対しては，MSSAの場合は，セファゾリンやセフメタゾールを使用する．MRSAの場合はバンコマイシンを使用する．保険適応外だが，リネゾリド，ダプトマイシンは組織移行性に優れるため，必要に応じて考慮する．カンジダ属に対しては，フルコナゾールまたはアムホテリシンBリポソーム製剤を最低6週間投与する．

10.2.10　全身性細菌感染症

（a）ジフテリア

ジフテリア(diphtheria)は，グラム陽性桿菌の**ジフテリア菌**(*Corynebacterium diphtheria*)の経気道感染により起こった上気道粘膜疾患である．治療開始が遅れると気道閉塞，心筋炎などで致死的となる．日本では，DPTあるいはDPT-IPワクチンの定期接種により，1999年の1件を最後に発症者の報告はない．感染症法では二類感染症に分類されている．

【病態】土壌などの環境に存在するジフテリア菌を含む飛沫を吸引することで感染する．ジフテリア菌は上気道粘膜(鼻・咽頭・扁桃・咽喉)に感染し増殖する．90%は不顕性感染であるが，保菌者は排菌をしており，感染拡大のリスクがある．好発年齢は2～6歳の幼児である．通常2～5日の潜伏期を経て，咽頭痛，鼻汁，嚥下痛，発熱などの症状ではじまる．感染部位で増殖が進むとジフテリア毒素を産生し，粘膜組織に炎症を起こすことで，灰白色の偽膜が形成される．偽膜ができる場所によって鼻腔ジフテリア，咽頭ジフテリア，喉頭ジフテリアとよばれる．喉頭ジフテリアでは，偽膜が気道を塞ぎ(気道狭窄)，イヌの遠吠え様の咳(犬吠様咳嗽)を起こす．小児では窒息して呼吸困難になり死亡することがある．産生されたジフテリア毒素は血流によって全身に拡がり，心筋炎や運動神経を中心とした神経炎を起こす．心筋炎から起こる心不全は予後不良である．ジフテリア回復後に弛緩性麻痺や心筋障害などを起こすことがあり，ジフテリア後麻痺とよばれる．

【診断】臨床症状に加え，咽頭などの病変部位から採取した検体を染色(グラム染色・ナイセル染色)，培養，遺伝子検査(PCR法など)によりジフテリア菌を検出することで確定診断とする．

SBO 以下の全身性細菌感染症について，病態（病態生理，症状など），感染経路と予防方法および薬物治療（医薬品の選択など）を説明できる．ジフテリア，劇症型A群β溶血性レンサ球菌感染症，新生児B群レンサ球菌感染症，破傷風，敗血症．

偽膜
白血球，繊維素，壊死した上皮細胞などから形成される膜．局所に強い炎症が起きたときに見られる．

ジフテリア毒素
ジフテリア菌が産生する細胞毒．心筋や神経，腎を障害し，合併症として心筋炎や神経炎，ネフローゼを引き起こす．

【治療】心筋炎・神経炎予防のためにジフテリア抗毒素を速やかに投与する．原因菌に対しては，ペニシリンG注射薬あるいはエリスロマイシン注射薬の投与を行う．**ジフテリアトキソイドを含む四種混合(DPT-IPV)または三種混合(DPT)ワクチンで予防する**．11～12歳では二種混合(DT)ワクチンにより第2期の接種を行う．

(b) 劇症型A群β溶血性レンサ球菌感染症

劇症型A群β溶血性レンサ球菌感染症(streptococcal toxic shock syndrome；STSS)はA群β溶血性レンサ球菌である化膿レンサ球菌(*Streprtococcus pyogenes*)によって引き起こされる重篤な全身性感染症である．突発的な発症とショックによる急速な全身状態の悪化を特徴とし，死亡率が高い．筋・軟部組織に広範な壊死を引き起こすことにより「人喰いバクテリア」ともよばれる．劇症型は幅広い年齢層で発症し，小児の咽頭炎など一般的な化膿レンサ球菌感染症とは区別される．日本では毎年100件以上の報告があり，致死率は約30％である．発症年齢は小児から成人まで幅広い．感染症法では五類感染症(全数)に分類される．

【病態】初期症状として咽頭炎，四肢の疼痛，腫脹，発熱，血圧低下などが見られる．発病後数十時間以内に軟部組織壊死，急性腎不全，急性呼吸器促迫症候群(acute respiratory distress syndrome；ARDS)，播種性血管内凝固症候群(disseminated intravascular coagulation；DIC)，多臓器不全が起こり，死に至る場合も多い．病態には化膿レンサ球菌の産生する溶血毒素であるストレプトリジンO(SLO)やストレプトキナーゼ(SK)や発赤毒素が関与している．

【診断】病変部位と本来は無菌である血液，髄液，腹水からの化膿レンサ球菌の検出および臨床所見より診断する．また，下記の厚生労働省が求める届出に必要な要件〔以下の(1)の①および②，かつ(2)を満たすもの〕に基づき診断を行う．

(1) 届出に必要な臨床症状
　① ショック症状
　② 次の症状のうち二つ以上〔肝不全，腎不全，急性呼吸窮迫症候群，DIC，軟部組織炎(壊死性筋膜炎を含む)，全身性紅斑性発疹，痙攣・意識消失などの中枢神経症状〕

(2) 病原体診断の方法
　① 検出方法(分離・同定による病原体の検出)
　② 検査材料〔通常無菌的な部位(血液，髄液，胸水，腹水)，生検組織，手術創，壊死軟部組織〕

【治療】重症化のリスクを避けるために早期の治療開始が重要である．抗菌薬治療に加え，厳重な全身管理およびデブリードマンなどの外科的処置を行う．抗菌薬治療として，ペニシリン系薬の大量投与と毒素産生抑制を目的と

したクリンダマイシンの併用が行われる．

（c）新生児B群レンサ球菌感染症

B群β溶血性レンサ球菌（Group B streptococci; GBS）である *Streptococcus agalactiae* は女性の膣に存在し，約10〜30％の妊婦の膣や便から検出される．出産時に新生児に**産道感染**して，敗血症や髄膜炎などの重篤な感染症を引き起こす．**新生児の細菌性髄膜炎**の原因菌として最も頻度が高い．母子感染予防として，新生児への感染リスクの高い保菌妊婦への抗菌薬投与による予防が行われる．発症率は約1〜2％と低いが，発症した場合の致死率は25％と高い．また後遺症の頻度も高く，予後はわるい．．

【病態】 新生児GBS感染症は，生後7日以内の早期発症型と7日以降の後期発症型に分類される．早期発症型ではほとんどが出産後24時間以内に発症している．哺乳力の低下や呼吸障害から肺炎，呼吸不全，髄膜炎，敗血症へと急激に重症化していく．後期発症型では敗血症や髄膜炎が見られ，死亡や後遺症のリスクとなる．

【診断】 血液や髄液の細菌学的検査を行う．

【予防・治療】 B群レンサ球菌保菌診断は妊婦健診の標準検査の一つである．産婦人科診療ガイドライン（産科編）では，妊娠33〜37週に膣および肛門から検体を採取して培養検査を行うことを推奨している．保菌妊婦に対し，新生児への感染リスクの高い場合はペニシリン系抗菌薬の投与が推奨される．

出生直後に新生児の培養検査を行い，陽性になった場合は新生児にペニシリン系薬を投与する．ペニシリンにアレルギーのある場合は感受性のある，ほかの抗菌薬を用いる．新生児の敗血症は，本菌以外に早期発症型では大腸菌，後期発症型では黄色ブドウ球菌や緑膿菌が原因菌となる．原因菌が不明の場合には，グラム陰性桿菌にも活性をもつアンピシリンやアミカシンの注射薬を用いる．また，髄膜炎が疑われる場合は，投与量の増量や髄液移行を考慮し，アンピシリン注射薬やセフォタキシム注射薬を用いる．

（d）破傷風

破傷風（tetanus）とは，破傷風菌（*Clostridium tetani*）が産生する神経毒素であるテタノスパスミンにより強直性痙攣，筋緊張の亢進を起こす感染症である．破傷風菌は芽胞の状態で土壌中に存在し，刺し傷，熱傷などの皮膚深部の創傷部位より感染する．重篤化すると呼吸筋麻痺を起こす．死亡率が高く危険な感染症の一つだが，ワクチン接種による予防が可能である．感染症法では五類感染症（全数）に分類される．破傷風は破傷風菌の芽胞が汚染創より侵入し，嫌気的環境下で増殖し毒素を産生することにより発症する．日本ではDPTワクチンによる定期接種導入により患者数，死亡者数ともに減少した．現在，日本の年間患者報告数は100例程度だが，死亡率は20〜50％である．ただし，ヒトからヒトへの感染はない．

破傷風毒素（テタノスパスミン）
破傷風菌が産生する神経毒素．抑制性の神経シナプスを抑制することにより興奮性の神経伝達のみが機能し，アセチルコリンが過剰に分泌され，強直性痙攣を引き起こす．

痙笑
口輪筋の緊張により苦笑するような表情.

強直性痙攣
発作時に急激に起こる筋の不随意的な収縮.

破傷風トキソイド
破傷風毒素の免疫原性を保持したまま無毒化したワクチン.

プロカルシトニン
プロカルシトニン(procalcitonin ; PCT)はカルシウム代謝に必要なホルモンであるカルシトニンの前駆体である. 通常は甲状腺で産生されて, カルシトニンになるが, 感染症では全身の臓器から産生されて, PCTのまま血中に分泌される. 全身性細菌感染症において血中濃度が特異的に上昇し, 局所性の細菌感染症やウイルス感染症では上昇しないことから, PCTは全身性細菌感染症に特異的な血清マーカーおよび敗血症の重症度の指標として用いられる.

IL-6
インターロイキン-6(interleukin-6 ; IL-6)はIL-1やTNF-αと同じ炎症性サイトカインの一種で, 高サイトカイン血症の程度を反映している. 細菌感染後6時間ほどで血中濃度がピークに達することから早期の診断が可能である.

【病態】外傷後, 2日〜8週間の潜伏期間を経て, 開口障害(トリズムス), 痙笑, 嚥下障害, 発語障害, 歩行障害などが認められる. 次いで全身性の強直性痙攣, 後弓反張などが起こる. 光や音, 振動などの刺激により, 痙攣発作が誘発されやすい. 意識障害や知覚障害はきたさない. 毒素による神経遮断は不可逆的であり, 回復まで臨床症状が4〜6週間継続する.

【診断】特徴的な臨床症状から診断する. 細菌検査では検出されないことが多い.

【予防・治療】破傷風はワクチンで予防可能であり, 破傷風トキソイドを含むDPT-IPVワクチンは定期接種の対象である. 毒素を中和するために抗破傷風ヒト免疫グロブリン, 破傷風菌に対しペニシリンGやメトロニダゾールを点滴投与し, 創傷部の浄化・除去(デブリードマン)を行う. 痙攣に対してはジアゼパムなどの抗痙攣薬を使用し, 痙攣発作予防のために暗室で安静にする. また, 呼吸管理・循環管理を行う.

(e) 敗血症

敗血症とは, 感染による生体反応の調節不全により生命に危険が及ぶ臓器障害と2016年に再定義された. 病原細菌や真菌が血液内に証明される菌血症とは区別され, 必ずしも血液から微生物やエンドトキシンが検出される必要はない. 敗血症が進行して循環不全や代謝異常が重度になると敗血症性ショックを引き起こす. 死亡率は40%以上と高い. 敗血症は血流感染症だけでなく, 重症外傷や熱傷, 侵襲性の強い手術後にも見られる. ただし, 病態や患者予後は原因菌や患者背景, 医原性により大幅に異なる. 国内での原因微生物として, グラム陽性球菌, グラム陰性桿菌, 真菌の順に多いとされている.

【病態】2016年の再定義の主要な概念として, ① 敗血症は感染に伴う死亡のおもな原因であること, ② 敗血症は病原体の因子と宿主因子により生じること, ③ 敗血症により臓器障害は潜在性の場合があること, ④ 病態や臨床像は基礎疾患や合併症により変化しうること, ⑤ 全身反応の惹起なく局所の臓器障害を呈する場合があること, が明示されている(表10.21).

敗血症の病態生理は完全には解明されていないが, 一般的には, グラム陰性桿菌成分であるLPSなどの細菌毒素, 細菌成分による炎症性サイトカイン(TNF-α, IL-1, IL-6)産生を誘導し, 急性全身反応(サイトカインストーム)を引き起こす. さらに多数のメディエーター(ロイコトリエン, リポキシゲナーゼ, ヒスタミン, ブラジキニン, セロトニンおよびIL-2など)が放出された結果, 凝固系の亢進, 心拍出量の低下, 血圧低下によるショック, 播種性血管内凝固症候群(DIC), 多臓器不全(MOF)を引き起こす(図10.7).

【診断】敗血症の診断は, 病歴と身体所見が重要である. 菌血症の診断は, 患者の基礎疾患や免疫状態, 細菌の供給減すなわち感染源あるいは感染臓器

表 10.21 敗血症の定義

病名	定義
菌血症（bacteremia）	血液中に細菌が存在する状態．
敗血症（sepsis）	感染による生体反応の調節不全により，生命に危険が及ぶ臓器障害．SOFA Score ≧ 2 点の変化を示す場合．
敗血症性ショック（septic shock）	敗血症＋低血圧＋高乳酸血症 十分な輸液負荷にもかかわらず平均血圧≧65 mmHg を達成するために昇圧剤の投与が必要となる場合，かつ，乳酸値＞2 mmol/L（18 mg/dL）の場合．

の推定・特定が重要である．また，抗菌薬投与前に血液培養を2セット以上採取することが重要である．臓器障害の指標は SOFA〔sequential (sepsis-related) organ failure assessment〕を用いて評価する（表 10.22）．重篤な場合は，まず迅速な臓器障害の指標である Quick SOFA〔qSOFA，呼吸数 ≧ 22 回/分，意識障害（GCS < 14），収縮期血圧 ≦ 100 mmHg〕で評価する．

【治療】敗血症治療の重要な点は，敗血症性ショックに対する蘇生治療と感染源（フォーカス）のコントロールおよび迅速かつ適正な抗菌薬の投与である．フォーカスコントロールは，カテーテルが原因の場合は抜去，膿瘍の場合はドレナージ，壊死性筋膜炎の場合はドレナージなどの処置が最も重要である．抗菌薬による経験的治療は，適切な処置が行われることを前提に，推定微生物すべてをカバーする抗菌薬を診断から1時間以内に投与することが予後に影響する．感染フォーカスと原因菌が判明後は，各種感染症の原因菌別に推奨される抗菌薬を投与する．

ガイドライン

日本版敗血症診療ガイドラインは 2007 年に日本集中治療医学会委員会により作成された．本項では 2012 年の改訂版〔日本集中治療医学雑誌，**20**，124（2013）〕をもとにしている．

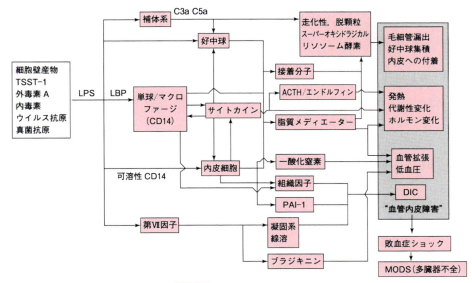

図 10.7　敗血症の病態生理

表 10.22 臓器障害の指標(SOFA Score)

評価項目		SOFA Score				
		0	1	2	3	4
呼吸機能(PaO_2/FiO_2 mmHg)		> 400	≦ 400	≦ 300	≦ 200 呼吸管理	≦ 100 呼吸管理
血液凝固(血小板×$10^3/\mu L$)		> 150	≦ 150	≦ 100	≦ 50	≦ 20
肝機能〔ビリルビン(mg/dL)〕		< 1.2	1.2〜1.9	2.0〜5.9	6.0〜11.9	> 12.0
心血管機能		平均血圧 ≧ 70 mmHg	平均血圧 < 70 mmHg	ドパミン ≦ 5 またはドブタミン(任意の投与量)[a]	ドパミン > 5,エピネフリン ≦ 0.1,ノルエピネフリン ≦ 0.1[a]	ドパミン > 15,エピネフリン > 0.1,ノルエピネフリン > 0.1[a]
中枢神経系(意識レベル)	グラスゴー昏睡スコア(GCS)[b]	15	13〜14	10〜12	6〜9	< 6
腎臓	クレアチニン(mg/dL)	< 1.2	1.2〜1.9	2.0〜3.4	3.5〜4.9	> 5.0
	尿排出量(mL/dL)				< 500	< 200

a) 少なくともカテコラミンを 1 時間投与(投与量は μg/kg/min)
b) GCS：Glasgow Coma Scale score は 3〜15 点で評価され，高得点ほど意識レベルがよいとする．M. Singer et al., *JAMA*, **315**, 801 (2016) を改変．

10.2.11　薬剤耐性菌による院内感染

SBO 以下の薬剤耐性菌による院内感染について，感染経路と予防方法，病態(病態生理，症状など)および薬物治療(医薬品の選択など)を説明できる．MRSA，VRE，セラチア，緑膿菌など．

　医療現場における薬剤耐性菌の拡大は，治療するうえで大きな障害となっている．歴史的には，1960 年代にはメチシリン耐性黄色ブドウ球菌(MRSA)が，1980 年代にはバンコマイシン耐性腸球菌(VRE)や基質特異性拡張型 β-ラクタマーゼ(ESBLs)を産生する肺炎桿菌や大腸菌が，1990 年代には多剤耐性緑膿菌(MDRP)や多剤耐性アシネトバクター(MDRA)が，2000 年代にはカルバペネム耐性腸内細菌科細菌(CRE)が海外で増加しており，日本でも報告されている．薬剤耐性菌による院内感染を防ぐためには，手指衛生および高頻度接触面を頻回に清拭するなど，標準予防策と接触感染予防策などの感染経路別予防策を徹底的に行う．また，抗菌薬適正使用の点から，薬剤耐性菌を保菌した状態では，除菌のための抗菌薬投与は原則行わない．

(a) MRSA 感染症

　MRSA による感染症で，院内感染で最も注意しなければならない重要な感染症の一つである．易感染者に皮膚・軟部組織感染症，骨感染症，菌血症・敗血症，感染性心内膜炎，肺炎，髄膜炎などさまざまな感染症を引き起こす．MRSA はバイオフィルムを形成しやすいため，人工呼吸器，カテーテルなどの医療デバイスの使用，人工臓器は MRSA 感染と感染症の難治化のリスクとなる．五類感染症(定点)として報告する．

【病態】院内感染型 MRSA(hospital-associated MRSA；HA-MRSA)と市中感染型 MRSA(community-acquired MRSA；CA-MRSA)に大別される．一般的

に院内感染型 MRSA は弱毒性だが多剤耐性，市中感染型 MRSA は強毒性だが比較的薬剤感受性がよい．日本において，入院患者から分離される黄色ブドウ球菌の 50% 前後が MRSA であったが，近年は減少傾向にある．分離された MRSA は，VAP (Ventilator Associated Pneumonia；人工呼吸器関連肺炎) などを含む肺炎が 40%，菌血症が 20%，皮膚・軟部組織感染症が 10%，手術創部感染症が 10%，尿路感染症が 5% 程度である．

【診断】MRSA 感染症の確定診断は，培養検査で MRSA を同定することである．また，薬剤感受性検査ではオキサシリン耐性で判定する．

【予防・治療】MRSA はおもに接触感染で感染が拡大する．消毒薬は基本的にはすべて有効である．

　臓器移行性や薬剤感受性結果を考慮し，抗 MRSA 薬を使用する．抗 MRSA 薬は，グリコペプチド系のバンコマイシン (VCM)，テイコプラニン (TEIC)，アミノグリコシド系のアルベカシン (ABK)，オキサゾリジノン系のリネゾリド (LZD)，環状リポペプチド系のダプトマイシン (DAP) である．とくに VCM，TEIC，ABK を使用するときは，TDM (therapeutic drug monitoring，治療薬物モニタリング) を行うことが推奨されている (10.1 節)．疾患別の抗 MRSA 薬の選択について表 10.23 に示す．日本では，尿路感染症は保険上の適応症には含まれていない点に注意する．

(b) バンコマイシン耐性腸球菌感染症

　バンコマイシン耐性腸球菌 (VRE) は抗 MRSA 薬のバンコマイシンに対して耐性を獲得した腸球菌である*．1986 年にヨーロッパで分離されて以来，欧米では重要な院内感染の原因菌の一つとなっているが，日本での分離例は少ない．分離率の異なる要因としては，欧米と日本におけるバンコマイシンの使用量の違いに加え，欧米ではグリコペプチド系でバンコマイシンと構造が類似しているアボパルシンが，家畜の成長促進薬として大量に使用されたことが VRE の拡大に関係したと考えられている．VRE は健常者が腸管内に保菌していても健康上の問題とならないが，免疫不全や重篤な基礎疾患をもつ患者においては，敗血症や腹膜炎などの重症感染症を引き起こす場合がある．適切な感染対策を実施するために五類感染症 (全数) に指定されている．

【病態】腸球菌はヒト腸内細菌であり，健常者が VRE を腸管内に保菌していても無症状である．ただし，無症候保菌者は便などを介して感染源となりうるので注意する．易感染患者が VRE により術創感染症や膿瘍，腹膜炎，敗血症を生じた場合は，発赤などの局所炎症所見や発熱などの全身所見など，一般的な細菌感染症の症状が見られる．

【診断】確定診断は，培養検査で腸球菌を同定かつバンコマイシン耐性を検出する．また PCR 法で VRE から *VanA*，*VanB* 遺伝子を検出する場合もある．

【予防・治療】VRE の感染は患者の便や尿を介した接触感染あるいは経口感

* 腸球菌属におけるバンコマイシン耐性機構は，バンコマイシンが結合する細胞壁ペプチドグリカンのペプチド C 末端である D-Ala-D-Ala が VanA，VanB，VanC などの酵素 (リガーゼ) を獲得した結果，D-Ala-D-Lac または D-Ala-D-Ser へと変化し，バンコマイシンの結合が阻害されることによる (第 3 章参照).

表10.23 疾患別抗MRSA薬の選択

疾患		第一選択薬	第二選択薬
呼吸器感染症	肺炎，肺膿瘍，膿胸	LZD, VCM, TEIC	ABK
	気道感染症	TEIC, LZD	VCM
菌血症		DAP, VCM	ABK, TEIC, LZD
感染性心内膜炎		DAP, VCM	TEIC, ABK, LZD
皮膚・軟部組織感染症	深在性皮膚感染症，慢性膿皮症	DAP, LZD, VCM	TEIC, ABK
	外傷・熱傷および手術創の二次感染	VCM, LZD, DAP	TEIC, ABK
	びらん・潰瘍の二次感染	DAP, VCM, LZD	TEIC, ABK
骨・関節感染症（化膿性骨髄炎・関節炎）		VCM, DAP	LZD, TEIC
腹腔内感染症		VCM	TEIC, LZD, DAP, ABK
中枢神経系感染症（髄膜炎）		VCM, LZD	TEIC
尿路感染症		VCM	TEIC, DAP, ABK, LZD
好中球減少症患者の経験的治療		VCM	LZD, DAP

ABK（アルベカシン），VCM（バンコマイシン），TEIC（テイコプラニン），LZD（リネゾリド），DAP（ダプトマイシン）．赤字は保険適用．MRSA感染症の治療ガイドライン改訂版2014より引用．

染であることが多い．VRE感染が疑われた場合は，環境汚染が広がらないようにすることが重要である．VREは低水準消毒薬を含むすべての消毒薬が有効である．

エンテロコッカス・フェカリス（*Enterococcus faecalis*）などのペニシリン系薬の感受性VREの場合は，ペニシリンGやアンピシリンなどのペニシリン系薬，あるいはペニシリン系薬にゲンタマイシンなどのアミノグリコシド系薬を併用する．エンテロコッカス・フェシウム（*E. faecium*）はペニシリン系とアミノグリコシド系に耐性を示す場合が多いため，リネゾリド，キノプリスチン-ダルホプリスチンを使用する．

（c）セラチア感染症

セラチア感染症の90％以上の原因が*Serratia marcescens*である．本菌は水まわりなどの環境やヒトの腸管などに常在する．易感染者が血流感染を起こす場合はショックを起こし，死に至る場合もある．院内感染原因菌の一つでありしばしば集団感染が報告されている．低水準消毒薬が無効である点，カルバペネム系薬耐性セラチアや多剤耐性セラチアなどが問題となっている．

とくに湿潤環境に定着しやすく，病院環境に定着・蔓延すると長期間生息し，消滅させることがむずかしい．外因性の感染経路として，① 手指や医療器具を介した接触感染，② 飛沫感染，③ 汚染した生理食塩水，消毒液の使用，⑤ 汚染した注射剤や点滴ルートの使用がある．また内因性の感染経路として，腸管内の常在菌が消化管術後に腹膜炎や血流感染を引き起こす場合，肺炎や尿路感染からの血流感染がある．

【病態】易感染者に対しては，肺炎，尿路感染症，カテーテル関連菌血症，術

後創部感染からの菌血症，腹膜炎を起こし，血流感染からエンドトキシンにより敗血症を引き起こすことがある．

【診断】 確定診断は，検体からのセラチアの同定と薬剤感受性試験結果が重要である．血液など無菌検体から分離された場合は，病態診断に応じた治療が必要となる．

【予防・治療】 接触感染予防策や飛沫感染予防策に加え，薬剤や消毒剤，環境の衛生管理が重要である．クロルヘキシジングルコン酸塩やベンザルコニウム塩酸塩などの低水準消毒薬に抵抗性があるので，環境消毒などは1％次亜塩素酸ナトリウムやアルコール系消毒薬などの中水準消毒薬を使用するよう注意が必要である．また，輸液や消毒薬の調整は直前に行い，つくり置きをしない．多剤耐性セラチアが分離された場合は，感染・保菌患者の個室管理あるいはコホーティングを行い，感染拡大を防ぐ．

通常のセラチア属菌は，ピペラシリンを除くペニシリン系や初期のセファロスポリン系に耐性もつが，第三世代以降のセフェム系やセファマイシン系，オキサセフェム系およびカルバペネム系には良好な感受性を示すため，これらの薬剤を使用する．一方，カルバペネム系薬耐性菌が検出されており，この場合はアミカシンなどのアミノグリコシド系薬，シプロフロキサシンやレボフロキサシンなどのフルオロキノロン系薬を使用する．しかし，これらの抗菌薬にも耐性を示す多剤耐性菌も検出されている．

（d）緑膿菌および多剤耐性緑膿菌感染症
（1）緑膿菌感染症

緑膿菌は湿潤環境に好んで生息し，病院内の水まわり，消毒薬や薬液・軟膏類，人工呼吸器，シャワーヘッドなどに容易に定着する．また，バイオフィルムを形成しやすいため，カテーテルや人工呼吸器などの医療デバイスおよび人工臓器などを形成すると難治性となりやすい．ヒトの腸管などに一過性に定着する場合もある．抗菌薬に自然耐性をもち，菌交代症，日和見感染，院内感染などで問題となる．

【病態】 易感染者に対して，肺炎，尿路感染症，カテーテル関連菌血症から敗血症を起こす．

【診断】 確定診断は，培養検査で緑膿菌を検出する．

【予防・治療】 接触感染予防策を行う．低水準消毒薬が無効であるため，環境消毒は消毒用エタノールなどの中水準消毒薬を使用する．消毒薬や薬液のつくり置きや液体石鹸のつぎたしを避け，水まわりの清潔に努める．

薬剤感受性検査結果に基づき，抗菌薬を選択する．耐性菌出現防止のために複数の薬剤の併用療法を行う．抗緑膿菌活性のある抗菌薬を表10.24に示す．

コホーティング
感染が広がらないよう，感染症を起こした原因微生物に感染または保菌している患者を同じ病室に集めて収容し，ほかの患者と区別すること．

表 10.24　抗緑膿菌活性のあるおもな抗菌薬

分　類	抗菌薬
ペニシリン系	ピペラシリン，タゾバクタム・ピペラシリン
第三世代セフェム系	セフォペラゾン，セフタジジム
第四世代セフェム系	セフェピム，セフォゾプラン
カルバペネム系	メロペネム，イミペネム／シラスタチン
モノバクタム系	アズトレオナム
アミノグリコシド系	ゲンタマイシン，アミカシン，トブラマイシン
ニューキノロン系	シプロフロキサシン，レボフロキサシン，ガレノキサシン，シタフロキサシン，モキシフロキサシン

（2）多剤耐性緑膿菌感染症

多剤耐性緑膿菌（MDRP）とは，カルバペネム系薬であるイミペネム，アミノグリコシド系薬であるアミカシン，キノロン系薬であるシプロフロキサシンの3剤に耐性を示す緑膿菌である．MDRPによって引き起こされる感染症は，五類感染症（定点）として報告する．

【予防・治療】 緑膿菌感染症と同様に接触感染予防策が基本である．これらの株が検出された場合，感染・保菌患者の個室管理あるいはコホーティングを行うことが望ましい．感染症法届出の定義は，あくまで国内サーベイランス用の定義である．実際はメロペネム，レボフロキサシンなどの2剤耐性菌が検出された時点でも感染対策上の注意が必要である．

ブレイクポイントチェッカーボートプレートで，併用効果のある抗菌薬がある場合，それらを併用して治療する．他の抗菌薬に耐性を示した場合にはコリスチンを使用する．

（e）多剤耐性アシネトバクター感染症

多剤耐性アシネトバクター（multiple drug-resistant Acinetobacter；MDRA）とは，カルバペネム系，アミノグリコシド系，キノロン系の3剤に耐性を示すアシネトバクター属菌のことである．日和見感染菌であるが，感染症を引き起こした場合の予後は不良である．また，アシネトバクター属は環境菌であり，院内感染の原因菌としても重要である．感染症の起因菌である場合は，五類感染症（全数）としての報告義務がある．

【病態】 保菌の場合も多く，免疫の低下した入院患者から日和見感染の原因菌として分離されており，とくに*Acinetobacter baumannii*によるものが多い．人工呼吸器関連肺炎，血流感染症，創部感染症などの多様な感染症を引き起こす．

【予防・治療】 多剤耐性緑膿菌感染症治療に準ずる．ブレイクポイントチェッカーボートプレートで，併用効果のある抗菌薬がある場合，それらを併用して治療する．コリスチンに感受性がある場合は使用する．

アシネトバクター属菌は衣服，寝具，人工呼吸器，流し台，ドアノブなどの環境中に長期に生存するため，対策が非常に困難である．低水準消毒薬に抵抗性であるため，多剤耐性緑膿菌感染症の対策に準ずる．院内感染を防ぐには，院内の環境を清潔に保ち，医療器具の消毒や手洗いを徹底することが重要である．これらの菌が検出された場合は，可能な限り，感染や保菌患者の個室管理あるいはコホーティングを行うことが望ましい．

（f）CRE 感染症

カルバペネム耐性腸内細菌科細菌（carbapenem-resistant Enterobacteriaceae；CRE）感染症とは，耐性機序は関係なく，カルバペネム系薬に対して耐性を示す腸内細菌科細菌による感染症のことである．本菌は同時にフルオロキノロン系薬やアミノグリコシド系薬など複数の抗菌薬に耐性を示す場合も多い．肺炎，血流感染症などの多様な病態を示し，院内感染の原因となる場合も多い．五類感染症（全数）に指定されている．

【病態】CRE には，カルバペネマーゼ産生型（carbapenem-producing enterobacteriaceae；CPE）とカルバペネマーゼ非産生型が存在する．カルバペネマーゼにはいくつか種類があり（表9.8 および表10.25, 26），国によって流行型が異なっている．日本では，メタロ-β-ラクタマーゼ（MBL）である Class B の IMP 型が多いが，アメリカでは Class A の KPC 型が，ヨーロッパでは，KPC 型および Class D の OXA-48 型，Class B の VIM 型，NDM 型が多く分離される．カルバペネマーゼ非産生型 CRE では，Class C セファロスポリナーゼや ESBLs 産生に加え，ポーリン数が減少している場合が多い．

CRE の報告基準は，細菌検査で腸内細菌科細菌（大腸菌，肺炎桿菌，その他の *Klebsiella* 属，*Enterobacter* 属，*Citrobacter* 属，*Proteus* 属，*Serratia* 属，*Salmonella* 属，*Shigella* 属など）が同定され，これらの細菌がメロペネムの最小発育阻止濃度（MIC）が 2 µg/ml 以上，あるいはイミペネムの MIC が 2 µg/ml 以上でかつセフメタゾールの MIC が 64 µg/ml 以上の細菌が感染症の原因である場合である．病態は，肺炎などの呼吸器感染症，尿路感染症，術後感染症，医療器具関連血流感染症，敗血症，髄膜炎など多様な感染症を起こす．また，本菌は院内感染の原因となる場合も多い．

【予防・治療】アミノグリコシド系薬やフルオロキノロン系薬に感受性がな

表10.25 基本的な β-ラクタマーゼの基質特異性

分類	ペニシリン系	セファロスポリン系				セファマイシン系	オキサセフェム系	モノバクタム系	カルバペネム系
		第一	第二	第三	第四				
Class A/D	○	○							
ESBLs	○	○	○	○	○			○	
Class C	○	○	○	○	○	○	○	○	
Class B	○	○	○	○	○	○	○		○

表10.26 おもなカルバペネマーゼ

分類	カルバペネマーゼ
Class A	KPC 型，IMI 型，GES 型など
Class B	IMP 型，VIM 型，NDM 型など
Class D	OXA 型

い場合は，チゲサイクリンやコリスチンを使用する．ただし，コリスチンはグラム陽性菌および一部のグラム陰性桿菌には無効であり，耐性菌も存在するため，菌種と感受性を確認してから使用する必要がある．おもな感染経路は接触感染であり，手指消毒，環境衛生の徹底が重要である．消毒薬は低水準から有効である．日本の流行型のカルバペネマーゼであるメタロ-β-ラクタマーゼはプラスミドによる水平伝播を起こすため，メタロ-β-ラクタマーゼ産生菌が検出された場合は，保菌者であっても感染対策を行う必要がある．

(g) その他の薬剤耐性菌による感染症

❶ **ペニシリン耐性肺炎球菌** ペニシリン耐性肺炎球菌 (penicillin-resistant *Streptococcus pneumonia*; PRSP) の定義は髄膜炎とほかの疾患で異なる．髄膜炎から分離されたものでは，ペニシリンの MIC ≥ 2 を示す菌を PRSP，$0.12 \leq$ MIC ≤ 1 を示す菌を中等度耐性 (penicillin-intermediate resistant *Streptococcus pneumonia*; PISP) としている．他の疾患から分離されたものでは MIC ≥ 8 を PRSP とし，$4 \leq$ MIC ≤ 8 を PISP としている (MIC の単位は μg/mL)．PRSP の多くはマクロライド系やミノサイクリンなどにも耐性を拡大し，多剤耐性化している．PRSP による敗血症，肺炎，髄膜炎の治療にはバンコマイシンを用いる．

❷ **β-ラクタマーゼ非産生アンピシリン耐性菌** β-ラクタマーゼ非産生アンピシリン耐性菌 (β-lactamase negative ABPC resistance; BLNAR) は β-ラクタマーゼ非産生のアンピシリン耐性菌の総称である．細胞壁合成酵素のPBP3 をコードする遺伝子 (*fts I*) の変異により β-ラクタム薬耐性を示すが，日本では経口セフェムが汎用されるために出現率が高いとされる．BLNAR はインフルエンザ菌に多く，乳幼児の髄膜炎から分離されるインフルエンザ菌の 30% 程度が BLNAR である．インフルエンザ菌 b 型に対する小児用の **Hib ワクチン**が定期接種になったことから，小児の細菌性髄膜炎の感染者は減少している．BLNAR の侵襲性感染症の治療では，第三世代セフェム系抗菌薬 (セフトリアキソンやセフォタキシム) が用いられる．

❸ **基質拡張型 β-ラクタマーゼ産生菌** 基質拡張型 β-ラクタマーゼ (extended-spectrum β-lactamase; ESBL) はプラスミドを介し伝達されるため，大腸菌や肺炎球菌，プロテウス菌など腸内細菌科のなかで ESBL 産生菌が広がっている．尿路感染症をはじめ，日和見感染で肺炎や敗血症を起こす．セファマイシンと一部の β-ラクタマーゼ阻害薬には感受性とされるが，ESBL に安定なカルバペネム系抗菌薬が第一選択薬となる (表 10.25)．

侵襲性感染症
本来無菌である血液や髄液から細菌が分離された感染症をいう．細菌性髄膜炎，敗血症や血液培養陽性の感染症などがある．

10.3 ウイルス感染症およびプリオン病の病態，予防と薬物治療

10.3.1 ヘルペスウイルス感染症

（a）単純ヘルペス

単純ヘルペス（単純疱疹）には，おもに口唇ヘルペス（単純ヘルペスウイルス1型；HSV-1）と性器ヘルペス（単純ヘルペスウイルス2型；HSV-2）がある．近年では，性行為の多様化により，性器からHSV-1が，口唇からHSV-2が検出される頻度が高くなってきている．その他，角膜に感染した場合は角膜ヘルペスを発症することがあり，中枢神経に移行した場合は単純ヘルペス脳炎を起こすことがある．

HSV-1およびHSV-2は，接触感染（性行為を含む）によって感染する．感染後，感染部位で増殖したHSV-1は，**三叉神経節**に潜伏感染する．HSV-2は，**仙骨神経節（腰仙髄神経節）**に潜伏感染する．その後，宿主の体調変化（免疫力低下，ストレス，月経など）により再活性化され，上行してきた神経を伝わり口唇ヘルペスもしくは性器ヘルペスを発症する（図10.9）．このような「初感染→潜伏感染（無症状）→宿主の免疫力低下などによるウイルスの再活性化→発症」という感染形態を**回帰感染**という．なお，回帰感染は，ウイルスを完全に体内から排除しないと何度でも繰り返して起こる．

【病態】口唇ヘルペスは，おもにHSV-1の初感染および回帰感染によって起こる病態で，その症状は次の経過をたどる．口唇や口のまわりなどの一部が赤くなり（皮膚にピリピリ，チクチク，ムズムズなどの違和感，かゆみ，ほてり），赤くなった部分に痛みを伴う小さな水疱ができき，かさぶたになり治っていく．なお，水疱内には多くのウイルスが存在しており，破れると感染源となる．性器ヘルペスでも同様の経過をたどるが，女性では外陰と肛門部に，男性では亀頭（ペニスの先端），包皮，陰茎体部，肛門部に多く発症する（図10.9）．

【診断】大半の症例は病歴と身体所見のみで診断される．

【予防・治療】HSVは接触感染（性行為を含む）により感染する．タオルを介して感染することもあるのでタオルの共有なども避ける必要がある．とくに発症しているときはウイルスが多く，感染しやすいので注意が必要である．

治療には，**アシクロビル**，**バラシクロビル**，ファムシクロビル，ビダラビンが用いられ，現在，最も使用されているものは，バラシクロビルである．

治療薬の用法・用量を表10.26に示す．**とくにバラシクロビルは，経口投与における吸収がアシクロビルに比べよい**ことから，投与回数がアシクロビルに比べ少なくてすむ（アシクロビルは1日5回，バラシクロビルは1日2～3回）．軽症の場合は外用薬やバラシクロビルの経口薬を用いる．重症化した場合はアシクロビルの点滴を行う．

SBO ヘルペスウイルス感染症（単純ヘルペス，水痘・帯状疱疹）について，治療薬の薬理（薬理作用，機序，おもな副作用），予防方法および病態（病態生理，症状など）・薬物治療（医薬品の選択など）を説明できる．

角膜ヘルペス
おもにHSV-1の初感染および回帰感染によって発症する．片眼にのみ見られることが多い．症状は，眼痛，なみだ目，充血，視力低下などがあり，失明率の高い病気である．治療にはアシクロビル眼軟膏やイドクスウリジン点眼薬が用いられる．また，炎症を抑えるためにステロイドが併用される．

単純ヘルペス脳炎
発熱，頭痛，嘔吐，髄膜刺激症状，意識障害，痙攣，記憶障害，言語障害，人格変化，幻視，異常行動，不随意運動，片麻痺，失調，脳神経症状など多彩である．なお，新生児では，おもにHSV-2の産道感染により発症する．

HSV感染症
口唇ヘルペスおよび性器ヘルペスの初感染では，症状がでない場合もあるが，初感染で発症した場合はともに症状がひどい場合が多い．一方，回帰感染では，繰り返すごとに症状が軽くなる傾向がある．

表10.26 抗DNAウイルス薬の用法・用量

	症　状		治　療
アシクロビル	単純ヘルペス（単純疱疹）	錠剤（5日間服用）	成人：1回200 mgを1日5回経口投与． 小児：20 mg/kgを1日4回経口投与（1回最高容量は200 mg）．
		軟膏5％（7日間使用）	適量を1日数回塗布
	帯状疱疹	錠剤（7日間服用）	成人：800 mgを1日5回経口投与． 小児：20 mg/kgを1日4回経口投与（1回最高容量は800 mg）．
	単純ヘルペスウイルスに起因する角膜炎	眼軟膏	適量を1日5回塗布．
	単純ヘルペスおよび水痘・帯状疱疹ウイルスに起因する免疫機能の低下患者（悪性腫瘍・自己免疫疾患など）に発症した単純疱疹・水痘・帯状疱疹・脳炎・髄膜炎．	注射剤	1回5 mg/kgを1日3回，8時間ごとに1時間以上かけて7日間点滴静注．
	新生児単純ヘルペスウイルス感染症	注射剤	1回10 mg/kgを1日3回，8時間ごとに1時間以上かけて10日間点滴静注
バラシクロビル	単純ヘルペス（単純疱疹）	錠剤（5日間服用）	成人：1回500 mgを1日2回経口投与． 小児（体重40 kg以上）：1回500 mgを1日2回経口投与．
	帯状疱疹	錠剤（7日間服用）	成人：1回1000 mgを1日3回経口投与． 小児（体重40 kg以上）：1回1000 mgを1日3回経口投与．
ファムシクロビル	単純ヘルペス（単純疱疹）	錠剤（5日間服用）	成人：1回250 mgを1日3回経口投与．
	帯状疱疹	錠剤（7日間服用）	成人：1回500 mgを1日3回経口投与．
ビダラビン	単純ヘルペス（単純疱疹），帯状疱疹 単純ヘルペス脳炎 免疫抑制患者における帯状疱疹	軟膏3％（7日間使用） 点滴静注用薬 点滴静注用薬	患部に適量を1日1～4回，塗布または貼布． 通常1日10～15 mg/kg，10日間点滴静注． 通常1日10～15 mg/kg，5日間点滴静注．
イドクスウリジン	単純ヘルペスウイルスに起因する角膜炎	点眼液	1回1～2滴を1～2時間ごとに点眼．
ガンシクロビル	後天性免疫不全症候群，臓器移植（造血幹細胞移植も含む），悪性腫瘍におけるサイトメガロウイルス感染症	点滴静注用薬	初期治療：7～14日間，1回5 mg/kgを1日2回，12時間ごとに1時間以上かけて点滴静注． 維持治療：1回5 mg/kgを1日1回，1時間以上かけて点滴静注．
バルガンシクロビル	後天性免疫不全症候群，臓器移植（造血幹細胞移植も含む），悪性腫瘍におけるサイトメガロウイルス感染症	錠剤	初期治療：21日間，1回900 mg（450 mg錠2錠）を1日2回，食後に経口服用． 維持治療：1回900 mg（450 mg錠2錠）を1日1回，食後に経口服用．
ホスカルネット	AIDS患者におけるサイトメガロウイルス網膜炎	点滴静注用薬	初期治療：2～3週間，60 mg/kgを1日3回，1時間以上かけて8時間ごとに点滴静注． 維持治療：90～120 mg/kgを1日1回，2時間以上かけて点滴静注．
	造血幹細胞移植患者におけるサイトメガロウイルス血症およびサイトメガロウイルス感染症	点滴静注用薬	初期治療：1～2週間，60 mg/kgを1日2回，12時間ごとに1時間以上かけて点滴静注． 維持治療：90～120 mg/kgを1日1回，2時間以上かけて点滴静注．

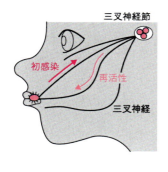
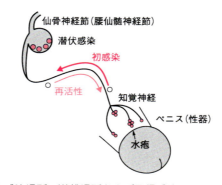

図 10.9 HSV1 と HSV2 の感染場所，潜伏場所および回帰感染
(a) HSV1 は，口唇に感染し，三叉神経を上行して三叉神経説に潜伏感染する．回帰感染では三叉神経を下行し口唇ヘルペスを起こす．(b) HSV2 は性器に感染し，知覚神経を上行して仙骨神経節(腰仙髄神経節)に潜伏感染する．回帰感染では，知覚神経を下行し，性器ヘルペスを起こす．

　HSV は，ウイルス特有のチミジンキナーゼと DNA ポリメラーゼをもっており，これらが治療薬のターゲットとなっている．アシクロビルはヌクレオシド類似体(アナログ)であり，ウイルスゲノム DNA の複製阻害を行う．その作用機序および選択毒性は，アシクロビルが**ウイルス特有のチミジンキナーゼによってのみリン酸化される**特徴をもっていることに起因する．すなわち，アシクロビルは HSV 感染細胞でのみウイルス特有のチミジンキナーゼによりリン酸化され，アシクロビル一リン酸となる．その後，ヒトのキナーゼによりアシクロビル三リン酸になり，**ウイルスの DNA ポリメラーゼを阻害**する．さらに，ウイルス DNA に取り込まれると DNA 伸長(ホスホジエステル結合)に必要な 3′ 末端の OH 基がないためウイルス DNA の伸長を止めウイルスの増殖を抑制する(図 10.10)．なお，アシクロビルは，非感染細胞内ではリン酸化されないため無毒であるので選択毒性を示す．ほとんど副作用はない．しかし，下痢や吐き気などの胃腸症状，発疹などの皮膚症状，めまいや眠気，頭痛などの一般的な副作用を示すことがある．重篤な副作用として汎血球減少，中毒性表皮壊死融解症，皮膚粘膜眼症候群(Stevens-Johnson 症候群)などが報告されている．バラシクロビルは，アシクロビルにバリンをエステル結合させたプロドラッグであり，経口投与における腸管からの吸収がアシクロビルに比べ約 5 倍上昇している．バラシクロビルは，経口投与後体内で加水分解を受けアシクロビルに変換される．薬理作用および副作用はアシクロビルと同じである．ファムシクロビルは服用後すみやかに代謝を受け，活性代謝物であるペンシクロビルに変換され，アシクロビルと同じ機構で抗ヘルペスウイルス作用を示す．ビダラビンは，アデノシンの類似体(アナログ)であり，細胞内で宿主細胞由来のチミジンキナーゼによりリン酸化され，選択的に **HSV の DNA ポリメラーゼを強力に阻害**してウイ

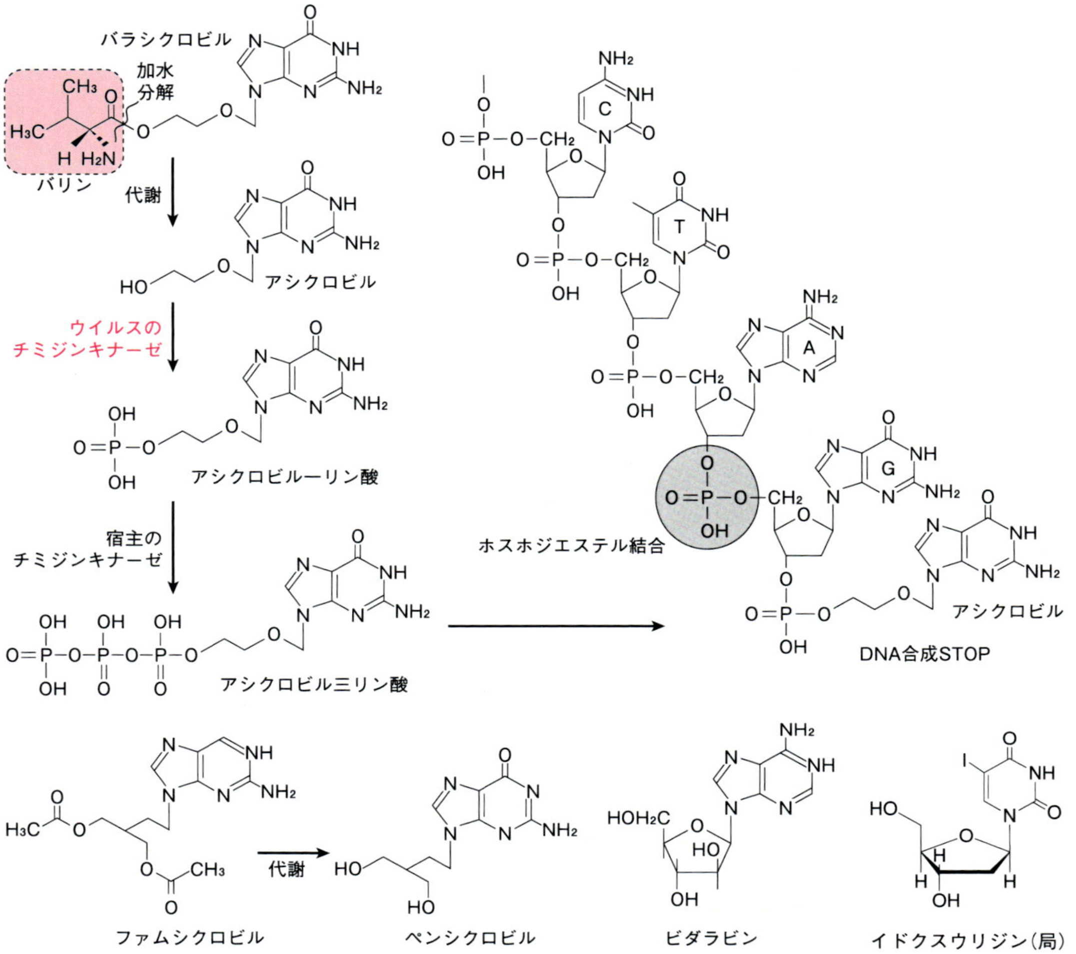

図 10.10　抗ヘルペス薬の作用機序

ルスの増殖を抑制する．軟膏として使われることが多く，ほとんど副作用はない．単純ヘルペス脳炎や免疫抑制患者の帯状疱疹には，ビダラビンの点滴静注が行われるが，重篤な精神神経系の副作用（振戦，しびれ，幻覚，錯乱など）や骨髄機能抑制等の副作用が起こることがある．

（b）水痘（水ぼうそう），**帯状疱疹**

水痘と帯状疱疹の原因は水痘帯状疱疹ウイルス（VZV）である．

感染力は非常に強く，空気感染，飛沫感染，接触感染を起こす．初感染では水痘を発症し，その後，知覚神経節（脊髄後根神経節）に潜伏感染する．宿主の免疫力の低下，病気，疲労，ストレスが要因となり，VZV が再活性化し，帯状疱疹を発症する．帯状疱疹は VZV の回帰感染である．

【病態】水痘はおもに乳幼児や子供がかかる病気であるが，大人でも発症することがある．VZV 感染後，約 10〜21 日（潜伏期間）後に症状がではじめる．

水　痘
感染力が強く学校保健法で登校登園が禁止されている伝染病である．また，院内感染の原因となるので注意が必要である．

症状の経過は，発熱や全身倦怠感が現れ，その2～3日後に赤みをおびた発疹が数日かけて次つぎと体表に現れはじめる．発疹はだんだん膨らみ，水疱（水ぶくれ）状になりかゆくなる．その後，水ぶくれが白い膿をもつようになり，約3日程度でかさぶたとなる．全身にでた発疹がすべてかさぶたになるまでには約1週間かかる．

帯状疱疹は，最初に帯のようにつながった赤い斑点が現れ，その後，水ぶくれができる．なお，皮膚の症状のでる数日～1週間前から，ピリピリ，チクチクとした痛みが起こる．帯状疱疹は，脇の下から胸部・腹部にかけて症状が現れることが多く，また神経に沿って身体の左右のどちらか一方に，帯状になって症状が現れるのが特徴である．帯状になるのは，知覚神経が帯状に配置されているためである．増殖したウイルスが知覚神経を刺激するため，かなりの痛みを伴う．高齢者では，皮膚症状がおさまったあとに神経痛などの後遺症（帯状疱疹後神経痛）を生じる場合がある．

【診断】発疹や水疱の様子で診断されることが多い．また水痘では，頭にも発疹ができるのが特徴的であり，診断に有効である．水痘の発症初期では，発疹をほかの疾患や虫さされと区別することが難しいため，血液検査により抗VZV抗体が高値であるかどうかを測定する．

【予防・治療】予防には，弱毒生ワクチンである「水痘ワクチン」の接種が有効である．

対症療法と抗ウイルス薬が用いられる．抗ウイルス薬は，アシクロビル，バラシクロビル，ビダラビンが用いられる（表10.26）．

帯状疱疹の治療には，バラシクロビル，アシクロビルなどの経口抗ウイルス薬が用いられる（表10.26）．帯状疱疹が疑われた場合は，できるだけ早く，できれば水疱がでてくる前に投与をはじめるのが効果的である．ウイルスの増殖を抑える薬剤であるため，水疱がでてから3日以後に投与した場合は，効果がない．

水痘の対症療法

皮膚のかゆみや炎症を抑えるため，フェノール亜鉛華リニメントや抗ヒスタミン薬などが処方される．外用薬は，水疱を破らないように注意して丁寧に塗り，手で直接触れないように綿棒を使うとよい．かゆみで皮膚をかきむしった場合，細菌感染で化膿することがあるため，抗菌薬入りの軟膏で二次感染を防ぐ．

10.3.2 サイトメガロウイルス感染症

サイトメガロウイルス（CMV）による感染は，唾液に接触することで起こる．その他，尿・糞便，鼻水，涙，母乳，血液，精液，膣分泌液などにもCMVが含まれており，感染源となる可能性がある．また，おもな感染経路は，母子感染（経胎盤，経母乳，母親が咀嚼した食物を与える）であるが，キスや性行為などでも感染する．ほとんどのヒトが，乳幼児期に感染するが，無症状（不顕性感染）で抗体ができる．ウイルス自体は腎臓，唾液腺，リンパ節，リンパ球に潜伏感染する．しかし近年，成人の抗CMV抗体保有者の割合が約70％に低下している（未感染者が約30％）．なお，妊娠中に母体が初感染すると経胎盤感染により胎児が先天性サイトメガロウイルス症になる確率が高く

SBO サイトメガロウイルス感染症について，治療薬の薬理（薬理作用，機序，おもな副作用），および病態（病態生理，症状など）・薬物治療（医薬品の選択など）を説明できる．

サイトメガロウイルス

サイトは「細胞」を意味し，メガロ(megalo)はギリシャ語に由来し「大きな」という意味である．CMV に感染した細胞は巨大化し，核内に大きな封入体（異常な物質やタンパク質の集積により形成される細胞内の異染色領域）ができることから名付けられた．なお，感染細胞の巨大核内封入体は，フクロウの目に似ていることから，owl eye（フクロウの目）という．

先天性サイトメガロウイルス症

封入体をもった巨細胞が見られることから巨細胞封入体症（cytomegalic inclusion disease；CID）ともよばれている．

CMV 網膜炎

AIDS に見られる代表的な日和見感染症である．症状は，視力低下から飛蚊症に至るまでさまざまである．片眼から発症し，両眼に至る．さらに症状が進行すると網膜剝離を生じ視力視野障害が生じる．治療には一般的にガンシクロビルが用いられる．

間質性肺炎

肺は，肺実質と肺間質の二つに分けることができる．肺実質は，ガス交換の場である肺胞などであり，間質は，肺胞と肺胞の間にある結合組織（支持組織）のことである（次ページのマージン図）．間質性肺炎は，この間質に炎症が起こり，肺炎を起こした状態をいう．細菌感染によって起こる肺炎の多くは，肺実質に炎症が起こる，いわゆる「肺炎」であるのに対し，サイトメガロウイルスやマイコプラズマは，間質に炎症を起こす，「間質性肺炎」を起こす．なお，薬の副作用としての肺炎は，間質性肺炎が多い．なお，間質性肺炎の胸部 X 線写真では，肺の病変部が白くかすんだよ

なる．

【病態】CMV は潜伏感染をしているが，宿主の免疫力が低下したときに再活性化され，日和見感染症を起こす．おもな病態は，発熱，間質性肺炎，CMV 網膜炎，消化管のびらん・潰瘍（悪心，嘔吐，腹痛，下血），肝炎，視力低下，中枢神経障害などがある．とくに，HIV 感染によって免疫力が低下したときに発症するため，AIDS 発症の指標の一つになっている．妊娠中に CMV に初感染すると，経胎盤感染によって胎児に先天性サイトメガロウイルス症が起こる．先天性サイトメガロウイルス症の病態は，典型例では死亡率が 30%（致死的な先天性異常）となり，小頭症，肺炎，肝脾腫，紫斑，低体重出生が起こる，非典型例でも 90% に神経学的後遺症（感音性難聴，知能障害，網脈絡膜炎）を残すとされている．また，出生時に何らかの異常が見られなかった小児でも，のちに何らかの神経学的障害が見られることがある（10% 程度）ので，定期的に検査が必要である．

【診断】CMV 感染症の検査は，ELISA による CMV 抗原や抗 CMV 抗体の検出，ヒト線維芽細胞を使った CMV の分離，抗 CMV モノクローナル抗体を用いた末梢血中の CMV 抗原陽性細胞（多形核白血球）の検出，PCR による CMV 特異的 DNA の増幅と定量 PCR，組織標本や気管支肺胞洗浄液で核内封入体を有する巨大細胞（フクロウの目様細胞）を検出する方法などがある．

【予防・治療】CMV 感染症を予防するワクチンは現在研究段階であり，市販されていない．CMV の感染経路が接触感染であるので，予防には発症者との接触を避けることや手洗いが重要である．輸血や臓器移植によっても感染するため，抗 CMV 抗体陰性の患者への輸血や移植では，抗 CMV 抗体陰性のドナーを選択することにより感染が予防できる．

CMV 感染症の治療には，ガンシクロビル，バルガンシクロビル，ホスカルネットが用いられる（図 10.11）．なお，CMV 感染症の治療の第一選択薬は，ガンシクロビルである．

【薬理作用・副作用】ガンシクロビルは，ヌクレオシドの一つであるグアノシンの類似体（アナログ）である．ガンシクロビルは，**CMV の UL97 遺伝子の産物であるキナーゼ（プロテインキナーゼ）によってリン酸化され**，その後，宿主のキナーゼにより活性代謝物である三リン酸化体（ガンシクロビル三リ

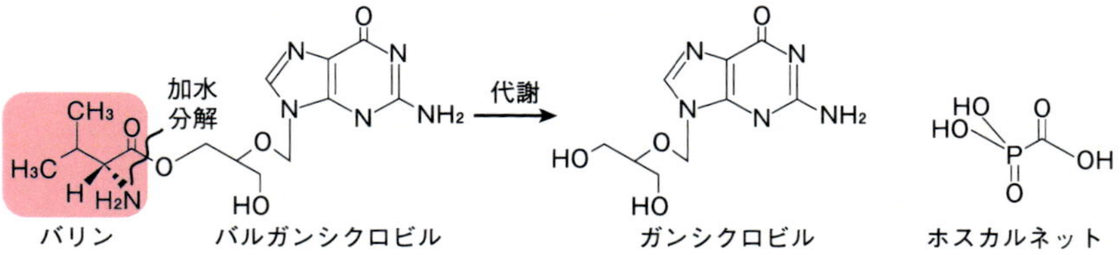

図 10.11　サイトメガロウイルス感染症の治療薬

ン酸）となる．さらにガンシクロビル三リン酸は，CMVのDNAポリメラーゼによってDNA鎖に取り込まれるが，3′OH基がないためDNA鎖の伸長が停止する．その結果，DNA複製が阻害され，ウイルスの増殖が抑制される．ガンシクロビルそのものはリン酸化されていないため薬効を示さないが，CMV感染細胞内でのみリン酸化されて活性代謝物となるため選択毒性を示す．ガンシクロビルの副作用は**骨髄抑制**である．著しい骨髄抑制が認められる患者には投与禁忌である．また，ガンシクロビルは，動物実験において催奇形性が認められているため，**妊婦または妊娠している可能性のある婦人に対しては禁忌である**．バルガンシクロビルも治療に用いられる．バルガンシクロビルは，ガンシクロビルにL-バリンをエステル結合させたプロドラッグで，腸管および肝臓のエステラーゼにより速やかに加水分解されてガンシクロビルに変換される．また，L-バリンを結合させたことにより，腸管からの吸収がガンシクロビルに比べ改善されている．ホスカルネットは，ガンシクロビルによる効果が不十分，あるいは，骨髄抑制など副作用がでた場合，代替薬として使用される．ホスカルネットは，DNAポリメラーゼのピロリン酸結合部位に直接作用してDNAポリメラーゼ活性を阻害する．ホスカルネットの副作用として，重度の腎障害が起こることがある．また，腎機能の低下している患者には禁忌である．

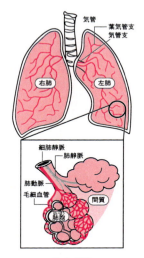

うな写真となる．これを**すりガラス様陰影**という．

肺の構造

10.3.3 インフルエンザ

A型，B型インフルエンザウイルスによる疾患である（表10.27）．C型は軽症で通常インフルエンザとはよばれない．飛沫感染であり，上気道においてウイルスは増殖する．

【病態】 1〜2日間の潜伏期間ののち，頭痛・悪寒などの症状をきたし，高熱を発する．気管・気管支炎，咳，鼻汁に加え腰痛や筋肉痛，関節痛も伴う．感染が下気道にまで広がると重篤化する．高齢者などのハイリスク群や乳幼児では合併症の危険性が高く，肺炎やインフルエンザ脳症が起こりうる．さらに細菌との混合感染や二次感染により死亡率が増加する．

【診断】 急な発熱や関節痛などが指標となる場合が多い．一般の医療機関でも，鼻腔や咽頭のぬぐい液などから比較的短時間で検出でき，A型かB型かも判別できる．

【予防・治療】 ワクチン投与が可能である．任意接種であるが，65歳以上の高齢者や60〜64歳でも心臓，腎臓もしくは呼吸器の機能に障害があり，身のまわりの生活を極度に制限される者や，ヒト免疫不全ウイルスにより免疫の機能に障害があり，通常の日常生活がほとんど不可能な者に対しては，定期接種として受けることができる．オセルタミビル，ザナミビル，ラニナミビルオクタン酸エステルの予防投与も適応があるが，ワクチン療法に置き換

SBO インフルエンザについて，治療薬の薬理（薬理作用，機序，おもな副作用），感染経路と予防方法および病態（病態生理，症状など）・薬物治療（医薬品の選択など）を説明できる．

網脈絡膜炎
網膜と脈絡膜に炎症が起こり，視力が低下する病気．なお，網膜は光を感じる器官，脈絡膜は網膜と強膜（白目の部分）の間にある器官でこの器官内にある血管により眼球や網膜に酸素や養分を補給している．

上気道において増殖
増殖が上気道に限局されているのは，増殖過程で必要なヘマグルチニン（HA）の開裂を担うトリプシン様タンパク質分解酵素が，上気道の細胞にしか存在しないからである．

表 10.27　インフルエンザワクチン株の変遷

年度	ウイルス株	年度	ウイルス株
2015	A：カリフォルニア，7/2009（X-179A）（H1N1）pdm09 A：スイス，9715293/2013（NIB-88）（H3N2） B：プーケット，3073/2013（山形系統） B：テキサス，2/2013（ビクトリア系統）	2010	A：カリフォルニア，7/2009（H1N1）pdm A：ビクトリア，210/2009（H3N2） B：ブリスベン，60/2008
2014	A：カリフォルニア，7/2009（X-179A）（H1N1）pdm09 A：ニューヨーク，39/2012（X-233A）（H3N2） B：マサチューセッツ，2/2012（BX-51B）（山形系統）	2009	A：ブリスベン，59/2007（H1N1） A：ウルグアイ，716/2007（H3N2） B：ブリスベン，60/2008
2013	A：カリフォルニア，7/2009（X-179A）（H1N1）pdm09 A：テキサス，50/2012（X-223）（H3N2） B：マサチューセッツ，2/2012（BX-51B）	2008	A：ブリスベン，59/2007（H1N1） A：ウルグアイ，716/2007（H3N2） B：フロリダ，4/2006
2012	A：カリフォルニア，7/2009（H1N1）pdm09 A：ビクトリア，361/2011（H3N2） B：ウィスコンシン，1/2010（山形系統）	2007	A：ソロモン諸島，3/2006（H1N1） A：広島，52/2005（H3N2） B：マレーシア，2506/2004
2011	A：カリフォルニア，7/2009（H1N1）pdm09 A：ビクトリア，210/2009（H3N2） B：ブリスベン，60/2008	2006	A：ニューカレドニア，20/99（H1N1） A：広島，52/2005（H3N2） B：マレーシア，2506/2004

ワクチン株
ワクチンに使用される株は，国立感染症研究所が流行予測を行い決定する．国内分離ウイルスの性質，住民の抗体保有状況，周辺諸国のウイルス株の性質，世界各地の情報などに基づいて流行予測が行われる．ワクチン株はそれぞれ個別に発育鶏卵で培養され，得られたウイルス粒子からエーテルなどにより処理（分解・不活化）されて，抗原であるヘマグルチニンが得られる．いわゆるコンポーネントワクチンである．ただし鶏卵が使用されるため，アレルギーには注意が必要である．

アマンタジン
現在分離されるウイルスのほとんどはアマンタジン耐性である．

わるものではない．

　抗インフルエンザ薬（図10.12）の標的は，M2タンパク質とノイラミニダーゼである．アマンタジンは，M2タンパク質を阻害することで脱殻を阻害する（第6章参照）．しかしB型のBM2タンパク質は阻害しないので，A型のみに効果がある．オセルタミビル，ザナミビル，ラニナミビルオクタン酸エステル，ペラミビルはいずれもノイラミニダーゼを阻害することで，感染細胞からのウイルス粒子の放出を阻害する．A型，B型ともに効果がある．オセルタミビルは経口投与可能なプロドラッグであり，1位側鎖のエステルの加水分解により活性体となる．ザナミビルは吸入薬である．1日2回，5日間の吸入が必要であるため使いづらかったが，ヒドロキシ基の一つがメトキシ基に変化し，オクタン酸とエステル結合させたラニナミビルは，1回の吸入で完結するようになった．ペラミビルは，経口投与が困難な患者に対して点滴静注（1日1回）で投与できる．ファビピラビル（**アビガン**）は，細胞内でリボシル三リン酸体に代謝され，ウイルス由来のRNA依存性RNAポリメラーゼを選択的に阻害する．催奇形性や精液への移行性が報告されている．

　インフルエンザ感染症では高熱を伴うため解熱薬が処方される．しかし小児のインフルエンザに解熱薬を用いるときは，**ライ症候群**やインフルエンザ脳症，脳炎の危険性があるため，メフェナム酸やジクロフェナクは処方されず，アセトアミノフェンが推奨される．

COLUMN　タミフルと異常行動

タミフルの添付文書には「10歳以上の未成年の患者においては，因果関係は不明であるものの，本剤の服用後に異常行動を発現し，転落などの事故に至った例が報告されている．このため，この年代の患者には，合併症，既往歴などからハイリスク患者と判断される場合を除いては，原則として本剤の使用を差し控えること．」と警告されている．これは2007年3月にだされた緊急安全性情報を受けての対応であり，現在10代の患者にはタミフルの投与は控えられている．またリレンザやイナビルの投与例でも同様の症例が報告されている．したがって異常行動はタミフル投与者に限ったものではないことがうかがえる．抗インフルエンザ薬と異常行動との因果関係は現在も調査が継続されているが結論はでておらず，インフルエンザ罹患時には患者をひとりにしないなどの注意が不可欠であろう．

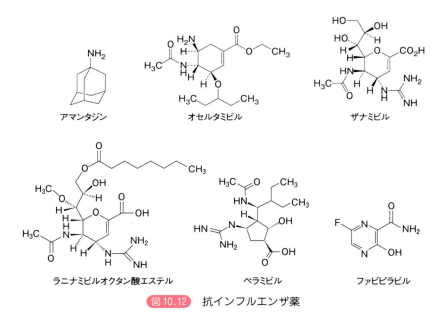

図10.12　抗インフルエンザ薬

アビガン
日本では，ほかの抗インフルエンザ薬が無効あるいは効果不十分な新型または再興型インフルエンザ感染症が発生し，国が使用すると判断した場合にのみ使用できる．新型のパンデミック用に対する国家備蓄用である．現在エボラウイルスに対する治療薬としての治験が進められている．

ライ症候群
ある種のウイルス性感染（インフルエンザや水痘など）の感染後に，治療中にアスピリン（サリチル酸塩）を服用していた小児に起こりやすい疾患である．初期のウイルス性の症状に続いて，精神状態の変化や悪心，嘔吐が起こる．急性脳症，肝臓の脂肪浸潤を引き起こし，重篤な疾病である．

10.3.4　ウイルス性肝炎

ウイルス性肝炎は，それぞれの原因ウイルスの名前を用いて，A型肝炎，B型肝炎，C型肝炎と名付けられている．各肝炎ウイルスは，ウイルスゲノムの種類やエンベロープの有無，感染経路，属するウイルス科も異なる．したがって，原因ウイルスを知ることが予防や治療に重要である．

【病態】
(a) 急性肝炎

急性肝炎(acute hepatitis)は肝細胞に急性炎症をきたし，全身倦怠感・黄疸・発熱などの症状が現れる疾患であり，血液検査でトランスアミナーゼ

SBO ウイルス性肝炎（HAV，HBV，HCV）について，治療薬の薬理（薬理作用，機序，おもな副作用），感染経路と予防方法および病態〔病態生理（急性肝炎，慢性肝炎，肝硬変，肝細胞がん），症状など〕・薬物治療（医薬品の選択など）を説明できる．

肝硬変

慢性進行性肝疾患が進行すると肝硬変に至る．腹水，浮腫，黄疸，消化管出血，くも状血管腫，手掌紅斑，腹壁静脈怒張（メデューサの頭），肝性脳症などさまざまな症状が起こる．最終的には肝不全に至る．肝硬変を治療できる薬はほとんどない．状況を改善させるためには分枝鎖アミノ酸製剤や食事療法が重要となる．肝臓の余力がある（肝予備能が保たれている）代償期では，抗ウイルス薬による原因治療や肝機能改善薬が投与されるが，肝臓の余力がない非代償期に至った場合は多くの症状が併発し，合併症も現れるため，それらに対応する必要性が生じる．肝移植も考慮される．

肝細胞がん

原発性肝がんのほとんどを占める．日本においては，75％はC型肝炎ウイルス，15％がB型肝炎ウイルスによる．一般的には肝硬変を経て発がんするが，慢性肝炎から直接移行する場合もある．肝細胞がんでは，外科的切除や肝移植，肝動脈化学塞栓療法などが行われる．

（AST および ALT）の上昇が認められる．肝細胞が障害され，肝臓で生成した胆汁の胆管への運搬能が低下し，血中の直接ビリルビン値が高くなる．A～E型肝炎によるものが多いが，EBウイルス，サイトメガロウイルス，単純ヘルペスウイルスなどでも起こりうる．

（b）慢性肝炎

慢性肝炎（chronic hepatitis）は，肝臓の炎症が6か月以上持続する状態である．血液検査でASTおよびALTが高値を示す．70～80％はC型肝炎ウイルスによるものであり，15～20％がB型肝炎ウイルスによるものである．A型肝炎は慢性化しない．慢性肝炎の状態が続くと，肝硬変へと移行し，肝細胞がんのリスクも高くなる．

（c）劇症肝炎

劇症肝炎（fulminant hepatitis）では急激に広い範囲の肝細胞が壊死することにより，肝臓が正常な機能を果たさなくなる（肝不全状態），予後不良の疾患である．ウイルス性の劇症肝炎のうち約80％がB型肝炎ウイルスによるものであり，20％がA型肝炎ウイルスによるものである（C型はまれ）．急性肝炎を発症したのち，強い全身症状，食欲不振，悪心や嘔吐の持続，高熱，黄疸，肝性脳症などが見られる．血液検査では間接ビリルビン値が高くなる．肝萎縮や腹水も認められる．

A型は経口感染であり，海外渡航時の生水や生ものの摂取によって起こる．B型は血液感染であり，現在では体液を介した感染（性行為など）および母子感染である．C型も血液感染である．

【診断】ウイルス性肝炎かどうかにかかわらず，肝機能検査が実施される．血中のAST，ALT，γGTP，ALPの値の測定を行うことで，肝炎を発症しているのかを検査する．これらの酵素は肝細胞内にあり，肝細胞が破壊されたとき（肝炎発症時）には，血中に放出され血液検査で高値を示す．これらに加えてウイルス性肝炎の場合には，その病状を理解するため，また治療方針を立てるうえで，ウイルスマーカーの検査は重要である．

❶ **A型肝炎**　血中のIgM型HA抗体がマーカーである．IgM型は，発症から約1か月後にピークに達し，その後陰性となる．IgM型HA抗体が陽性の場合，急性A型肝炎と診断される．感染経路の推定のためにリアルタイムPCR法も利用される．

❷ **B型肝炎**　B型肝炎のマーカーとしてHBs抗原（表面抗原），HBe抗原（可溶性タンパク質），およびHBc抗原（カプシドタンパク質）に対する抗体が利用される．

❸ **C型肝炎**　HCV抗体が高値を示すことで診断できる．しかしこの値だけでは，過去に感染して治癒したケースでも陽性となる．最近ではHCVコア抗原および核酸増幅検査を併用する．

【予防】

❶ A型肝炎　流行地域への渡航に際してワクチン接種を考慮すべきである．日本では，不活化ワクチンを接種できる．抗体獲得率は高い．また，流行地域では手洗いを励行し，生水や生ものの摂取を避けることである程度防ぐことはできる．

❷ B型肝炎　B型肝炎ワクチンの接種は，HBVの有病率が高い国への渡航者やそれらの国での長期滞在者に推奨されている．性行為感染については感染経路を遮断することで防ぐことができる．母子感染については，1985年に開始された「B型肝炎母子感染防止事業」による処置によって高い予防効果をあげたとされている．HBs抗原陽性の母親が出産した新生児に，生後ただちに抗HBsヒト免疫グロブリン製剤を投与し，さらに第二世代組換えHBワクチンを複数回投与することで，新生児のHBVキャリア率は大幅に減少した．2016年10月にB型肝炎ワクチンは定期接種（A類疾病）に追加された．

【治療】

❶ 急性肝炎　基本的にはベッド上で安静にし，肝血流量を増加させることで回復させる．重症化が懸念される場合や慢性化を防ぐ目的で，原因ウイルスによっては抗ウイルス薬やインターフェロンが投与される．

❷ 慢性肝炎　肝機能改善薬（グリチルリチン製剤およびウルソデオキシコール酸）に加えて，抗ウイルス薬が投与される．

❸ 劇症肝炎　肝臓に対してだけではなく，全身管理が必要となる．輸液や肝性脳症対策に加えて，HBVが原因であれば肝炎の進展抑制のために抗B型肝炎ウイルス薬（図10.13）が投与される．また血漿交換や持続的血液濾過透析など肝機能の補助も行う．肝移植の可能性も考慮する．

❹ 抗ウイルス薬

（ⅰ）抗B型肝炎ウイルス薬

逆転写酵素を標的とする核酸アナログである．ラミブジンは細胞内でリン酸化され，活性体のラミブジン5′-三リン酸に変換される．HBVのウイルスDNAを複製するときに，dCTPと競合して基質として取り込まれるが，3′-OHをもたないため，伸長反応はとまる．エンテカビルはdGTPとの競合であり，またラミブジン耐性ウイルスにも効果があり，耐性化頻度も低いとされている．アデホビルピボキシルは二リン酸化体が取り込まれる．ラミブジンおよびエンテカビル耐性株に対して，ラミブジン＋アデホビル併用療法が推奨されている．テノホビルジソプロキシルは，ジエステル結合の加水分解により体内でテノホビルに代謝され，細胞内でテノホビル二リン酸に代謝される．テノホビル二リン酸はdATPと競合的に働き，逆転写酵素を阻害する．いずれの薬も投与終了後にウイルス再増殖に伴う肝炎急性増悪の可能性があり，投与中止後一定期間の経過観察が必要である．またインターフェロンが

AST
AST（アスパラギン酸アミノ基転移酵素）は肝臓に多く含まれる酵素である．以前はGOT（グルタミン酸オキサロ酢酸トランスアミナーゼ）といわれていた．ASTは，肝臓以外にも心筋や骨格筋に多く存在しているためASTのみが高値を示す場合は心筋梗塞などのほかの疾患を疑う必要がある．肝臓における存在量はALTより圧倒的に多い．

ALT
ALT（アラニントランスアミナーゼ）は肝臓に特化して存在する酵素で，肝細胞が破壊されると血中のALTの値が上昇する．以前はGPT（グルタミン酸ピルビン酸転移酵素）といわれていた．

γGTP
γGTP（γグルタミルトランスペプチダーゼ）は肝臓，小腸，膵臓，腎臓などに多く存在するタンパク質の分解酵素で，おもに肝臓における解毒で作用する．アルコールによる肝機能障害に敏感に反応する．一時的に飲みすぎたあとでも値が上昇する．

ALP
ALP（アルカリホスファターゼ）は多くの臓器の細胞に含まれている酵素であり，病気で臓器が損傷すると普段は血液中にわずかに放出されるだけだったALPが急に増加する．肝臓，胆嚢，十二指腸の異常の有無を調べることができる．

B型肝炎のマーカー
HBs抗原とHBe抗原は現在感染状態にあるのかどうかの指標となる．抗HBs抗体は中和抗体であるため，感染後治癒したことを意味する．また抗HBe抗体は感染性が低下し，肝炎が沈静化した状態を示す．抗HBc抗体はIgM型が高ければ急性肝炎であり，IgG型が高ければ慢性肝炎または無症候性キャリアの急性憎悪と診断される．

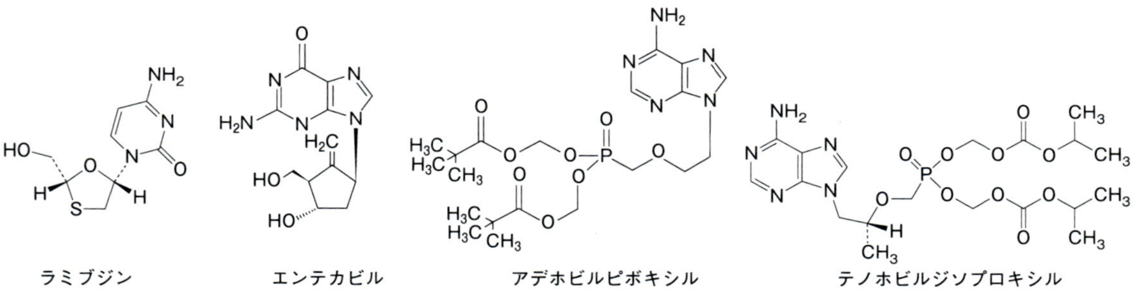

ラミブジン　　エンテカビル　　アデホビルピボキシル　　テノホビルジソプロキシル

図 10.13 抗 B 型肝炎ウイルス薬

B 型肝炎ワクチン

以前は HBV キャリアの血漿から精製した HBs 抗原を用いていた．これを第一世代血漿由来 HB ワクチンとよぶ．しかし先進国では HBV キャリアの減少とともに十分なワクチン量が確保できないことから，現在では HBs 遺伝子を酵母や動物細胞で発現させる方法（第二世代組換え HB ワクチン）を採用している．

抗 HBs ヒト免疫グロブリン製剤

抗 HBs 抗体をもつヒトの血液から抗 HBs 抗体だけを集めてきた血液製剤である．

インターフェロン（IFN）

α，β，γ があり，抗ウイルス作用を示すものは，α と β である．IFNγ は抗腫瘍作用が強い．IFNα と β は細胞に働きかけ，RNaseL を活性化してウイルスの mRNA を分解したり，ウイルスペプチド鎖の合成開始を阻止したりすることにより抗ウイルス作用を示す．副作用として 38℃ を超える発熱・全身倦怠感・関節痛・筋肉痛（インフルエンザ様症状）が必ず発生する．その他，めまい，痙攣，脱毛，鬱，間質性肺炎，白血球減少，血小板減少という副作用も発生することがある．これらは IFN を継続して投与していくと徐々に落ち着き，数週後には出現しなくなる．また糖尿病患者，膠原病患者では症状が増悪することがある．

使用される場合もある．現在，初回投与のケースではエンテカビルおよびテノホビルジソプロキシルが第一選択薬である．

（ⅱ）抗 C 型肝炎ウイルス薬

古くから使用されているのがリバビリンである（図 10.14）．プリンヌクレオシドアナログであるリバビリンは，細胞内でリン酸化を受けたのち，RNA への GTP の取り込みを抑制することでウイルスの複製を阻害する．また RNA に入り込むことで突然変異を誘発する．インターフェロン α-2b（IFNα-2b），ペグインターフェロン α-2a（PEG-IFNα-2a），ペグインターフェロン α-2b（PEG-IFNα-2b），インターフェロン β（IFNβ）との併用投与が必要である．リバビリンには催奇形性があるため，妊婦には投与不可である．妊娠する可能性のある女性やパートナーの男性は，投与期間中避妊が必要である．

近年，プロテアーゼや RNA ポリメラーゼを直接阻害する薬が上市された．テラプレビル，シメプレビル，アスナプレビル，バニプレビルは，タンパク質のプロセシングに必須な NS3/4A プロテアーゼを阻害する．アスナプレビルはダクラタスビルとの，その他はペグインターフェロン＋リバビリンとの併用投与が行われる．RNA ポリメラーゼ阻害薬としては，ダクラタスビル，レジパスビル，ソホスブビルがあげられる．ダクラタスビルおよびレジパスビルは，RNA ポリメラーゼの働きに必要な NS5A を阻害する．レジパスビルはソホスブビルとの配合剤として使用される．ソホスブビルは細胞内で代謝されて活性型となるヌクレオチド型プロドラッグである．核酸と競合して RNA に入り込むことで，RNA 伸長を止める．ソホスブビルはリバビリンとの併用あるいはレジパスビルとの配合剤として投与される．いずれの抗 C 型肝炎ウイルス薬も副作用が多く，また併用禁忌薬も多いなど注意点が多数あり，ウイルス性肝疾患治療に十分な知識・経験をもつ医師のもと投与される必要がある．ウイルスの耐性化を防ぐためにもアドヒアランスも重要である．

C 型肝炎の治療薬の選択には，HCV のジェノタイプが重要である．ジェノタイプ 1 の初回治療に対しては，ソホスブビル／レジパスビル併用療法が第一選択であり，ウイルスの変異の有無によってはダクラタスビル／アスナプ

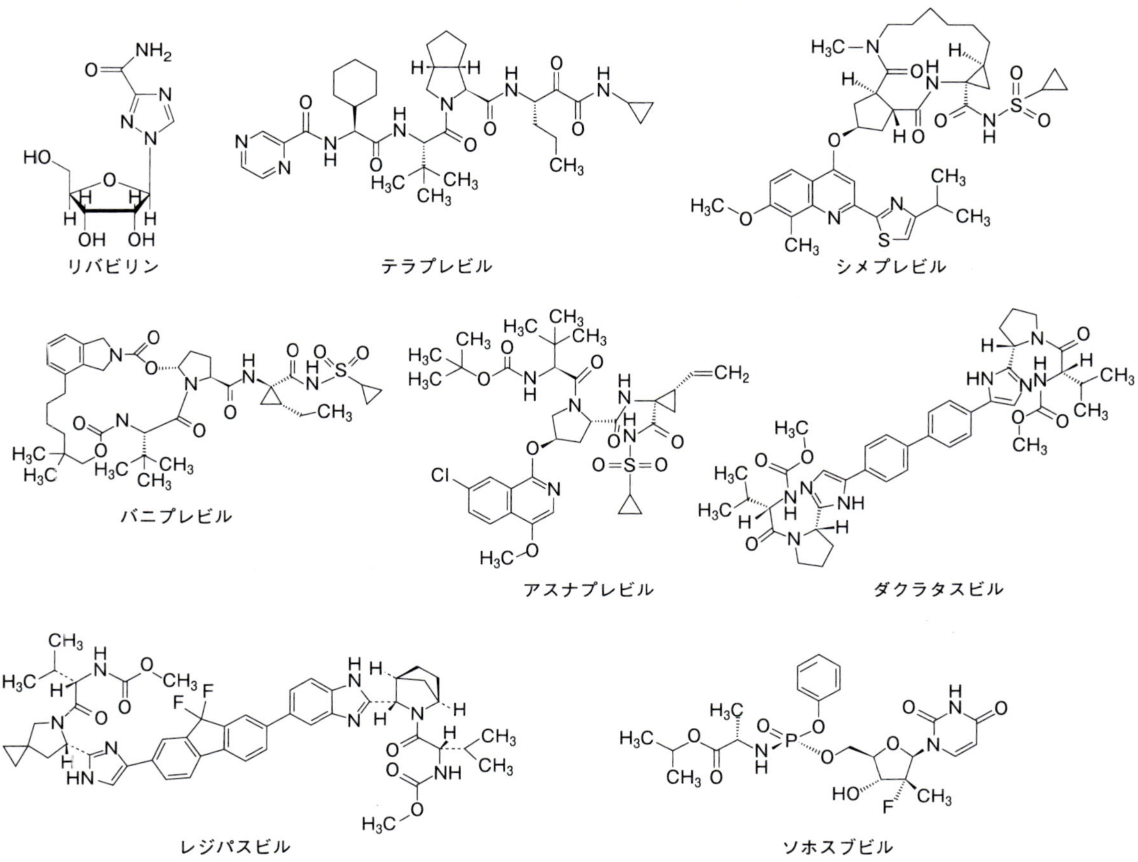

図 10.14 抗 C 型肝炎ウイルス薬

レビル併用療法も選択肢となる．ジェノタイプ 2（2a および 2b）の場合には，ソホスブビル/リバビリン併用療法が第一選択であり，高ウイルス量症例ではペグインターフェロン＋リバビリン併用療法も選択肢となる．

10.3.5 後天性免疫不全症候群

ヒト免疫不全ウイルス（HIV）による感染症である．HIV-1 と HIV-2 があるが，世界的に流行しているのは HIV-1 である．

日本で最も多いのは，異性間および同性間の性行為感染である．とくに無症候性キャリアの状態の感染者が感染の事実を自覚しておらず，感染を拡大してしまうことが大きな問題となっている．分娩時の産道感染が多いが，胎内感染や母乳感染も起こりうる．現在は輸血や血液製剤による感染を考えなくてよいが，医療現場での針刺し事故には注意が必要である．飛沫感染や汗，尿，唾液を介した感染はまず起こらない．

【病態】 感染初期（ウィンドウ期）には風邪様症状を呈する．細胞傷害性 T 細

ペグインターフェロン
従来のインターフェロンにポリエチレングリコールを結合させ，血中からの消失時間を延長し，効果を持続させたものである．

SBO 後天性免疫不全症候群（AIDS）について，治療薬の薬理（薬理作用，機序，おもな副作用），感染経路と予防方法および病態（病態生理，症状など）・薬物治療（医薬品の選択など）を説明できる．

テラプレビル
テラプレビルは HCV NS3/4A プロテアーゼの基質となるペプチドの構造から開発されており，直鎖状の α-ケトアミド構造をもつ．

アドヒアランス
患者が積極的に治療方針の決定に参加し，その決定に従って治療を受けること．服薬アドヒアランスが良好であれば，患者が薬を飲まないなどの治療を妨げる行為が起こりにくくなる．

セロタイプとジェノタイプ
C 型肝炎ウイルスは血清型（セロタイプ）と遺伝子型（ジェノタイプ）により分類される．インターフェロンの効果の強さなどに違いがあるため，診断は重要である．日本人で多いのはセロタイプ 1 でジェノタイプ 1b である．

HIV 検査
HIV 感染症は，発見当時は不治の病とされていた．いまでも根治は難しいが，適切な治療を行うことで，AIDS の発症を遅らせることはできるようになってきた．そのためには感染していることを自覚する必要があり，検査は不可欠である．感染者自身のため，そして無自覚に感染を拡大させないためにも，疑わしい行為があった時は検査を受けるべきである．

胞の誘導により，いったんは回復し，臨床症状が見られなくなる（無症候期）．数～10 年後に免疫力が低下し，リンパ節腫脹，体重減少，発熱，慢性下痢が続く ARC 期（AIDS 関連症候群，AIDS-related complex）に入る．さらに進行すると本来の免疫状態では感染・発症しなかった感染症が起こる．この状態を**後天性免疫不全症候群**（acquired immunodeficiency syndrome；AIDS）とよぶ．AIDS を発症すると，さまざまな日和見感染〔ニューモシスチス（カリニ）肺炎，カンジダ症，帯状疱疹など〕や，カポジ肉腫などを併発し，死に至る．未治療の場合は予後 2～3 年といわれる．

【診断】 HIV 検査は二段階で行われる．最初にスクリーニング検査を実施し，陽性となった場合に確認検査を実施する．スクリーニング検査では，ELISA 法や化学発光免疫測定法により HIV の抗原や抗体を検査できる．確認検査ではウェスタンブロット法や RT-PCR 法などの核酸増幅検査が行われる．いずれの検査でも，感染初期においては陰性となるため，抗体検査であれば，感染時（感染の可能性がある行為があったとき）から 4 週間後，核酸増幅検査では 2～3 週間後に実施する必要がある．

【予防・治療】 性行為感染は，コンドームの使用と HIV への理解を促す教育によって減らすことは可能である．母子感染も母親の治療によってある程度防ぐことができる．

現在の治療の中心は，多剤併用療法（highly active anti-retroviral therapy；HAART）である．最近は ART（anti-retroviral therapy）ともよばれるようになった．抗 HIV 治療ガイドラインによると，2 種のヌクレオシド系逆転写酵素阻害薬と，その他のもの 1 種の計 3 種の投与が一般的である．また耐性ウイルスをださないためにも計画的な投与が必要であるが，治療を成功させるためにはアドヒアランスが重要となる．

抗 HIV 薬（図 10.15）には，作用点および作用機序によって以下の五つに分類される（HIV の増殖様式は第 6 章参照）．

❶ ヌクレオシド系逆転写酵素阻害薬 ヌクレオシド系逆転写酵素阻害薬（nucleoside reverse transcriptase inhibitors；NRTI）ジドブジン，ジダノシン，ラミブジン，サニルブジンは，いずれも 2′,3′-ジデオキシリボース（またはその類縁体）を分子中に含む．細胞内に入って 5′-三リン酸型に変換されるヌクレオシドアナログである．逆転写酵素の基質として複製中のウイルス DNA に組み込まれるが，3′OH 基をもたないために伸長反応が止まる．ジドブジンおよびサニルブジンは dTTP，ジダノシンは dATP と競合する．いずれも重篤な血液障害や，肝障害，腎障害，膵炎，乳酸アシドーシスなどの副作用が報告されている．アバカビルは細胞内でカルボビル三リン酸に変換され，dGTP と競合することで阻害活性を示す．重度肝障害をもつ患者には禁忌で，多臓器および全身に致死的な過敏症を起こすことがある．エムトリシ

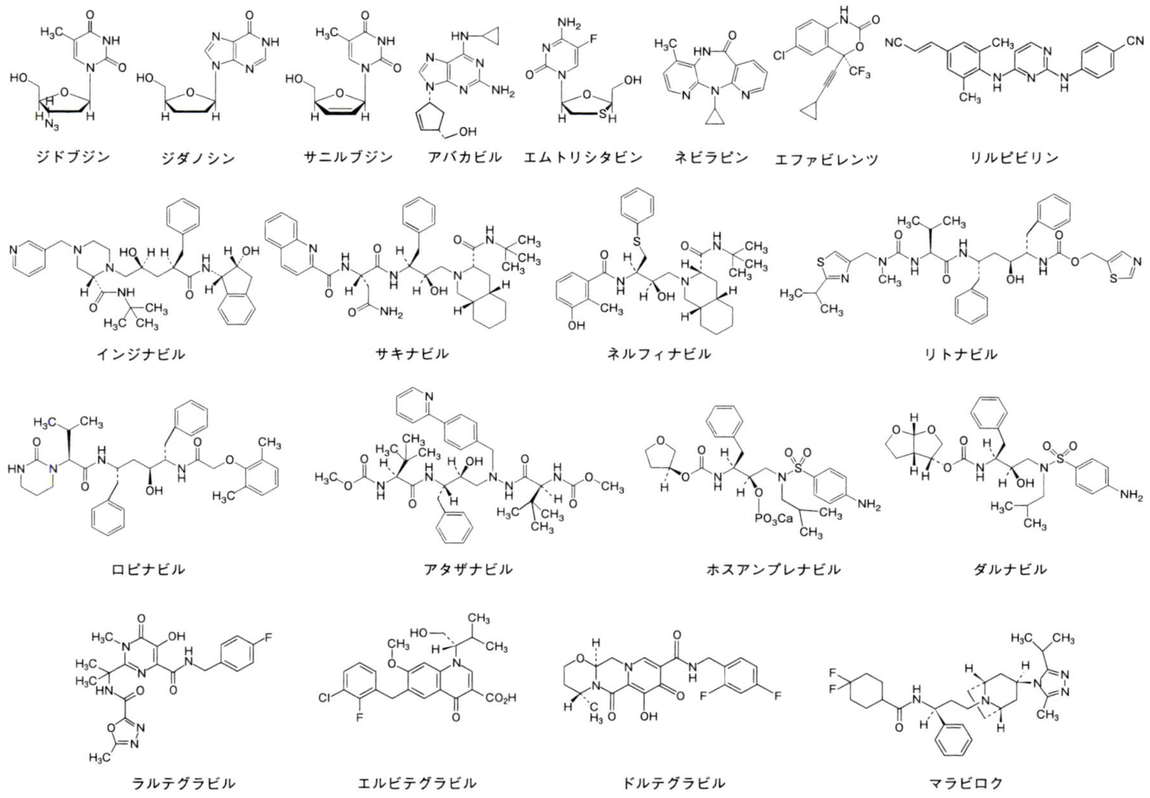

ウイルス感染症およびプリオン病の病態，予防と薬物治療

図 10.15 抗 HIV 薬
ラミブジンとテノホビルジソプロキシルの構造式については p. 304 を参照．

タビンは三リン酸化され，dCTP と競合する．ラミブジンとテノホビルは抗 B 型肝炎ウイルス薬としても使用されるが，ラミブジンは対応するウイルスによって用法・用量が異なる．

❷ 非ヌクレオシド系逆転写酵素阻害薬　非ヌクレオシド系逆転写酵素阻害薬(non-nucleoside reverse transcriptase inhibitor；NNRTI)は NRTI と同様に逆転写酵素を阻害するが，基質と競合するわけではない．ネビラピンは，HIV-1 逆転写酵素の疎水ポケット部分に結合することで活性を阻害する．エファビレンツは HIV-1 逆転写酵素を混合型非拮抗阻害形式により阻害する．エトラビリンは HIV-1 逆転写酵素と直接結合し，DNA ポリメラーゼの触媒部位を失活させる．リルピビリンはジアリルピリミジン骨格をもち，HIV-1 逆転写酵素を非競合的に阻害する．いずれも中毒性表皮壊死症，皮膚粘膜眼症候群，肝障害などの重篤な副作用があるため，注意が必要である．

❸ プロテアーゼ阻害薬　プロテアーゼ阻害薬(protease inhibitor；PI)は，増殖過程においてタンパク質のプロセシングに必要なプロテアーゼを阻害する．インジナビル，サキナビル，ネルフィナビルは，プロテアーゼの活性中

心において基質と競合することで活性を阻害する．プロテアーゼはペプチド結合を認識して切断するが，—NH—CO—をヒドロキシエチレン〔—CH_2—CH(OH)—〕に置換しているため，プロテアーゼはこれらの阻害薬を切断できない．ネルフィナビルはサキナビルと類似した骨格をもつ，初めてのペプチド非模倣性の薬物である．リトナビルはプロテアーゼの活性部位のAsp-Thr-Gly配列に直接結合することが示されている．副作用も多く現在は単独では使用されないが，ほかの抗HIV薬の血中濃度を上昇させるために用いられる．ロピナビルも同様の作用をもつが，リトナビルが相互作用するプロテアーゼのアミノ酸残基(Val82)との相互作用を消失させ，変異型のプロテアーゼにも効果を示すように変化させたものである．リトナビルとの配合剤として用いられる(リトナビルはCYP3Aによるロピナビルの代謝を競合的に阻害することで，ロピナビルの血中濃度を上昇させる)．アタザナビルはアザペプチド系のHIV-1プロテアーゼ阻害薬である．ホスアンプレナビルはアンプレナビルの水溶性を増大させたプロドラッグである．消化管上皮から吸収される過程でアンプレナビルに変換される．アンプレナビルはサキナビル骨格をもつ．ダルナビルはHIV-1プロテアーゼに強い親和性をもつため，プロテアーゼ阻害薬耐性変異による影響を受けにくい．HIVプロテアーゼ阻害薬は，吐き気，嘔吐，肝障害，高脂血症，出血傾向，腎障害，腎結石症，膵炎，乳酸アシドーシスなどきわめて多様な副作用が見られる．

❹ **インテグラーゼ阻害剤**　HIVはプロウイルスとして宿主DNAに入り込む．このとき必要な酵素がインテグラーゼである．**インテグラーゼ阻害剤**(integrase strand transfer inhibitor；INSTI)の一つであるラルテグラビルは，この触媒活性を阻害することでプロウイルス化を防ぐ．エルビテグラビルは，エムトリシタビンやテノホビルジソプロキシルおよびコビシスタット(CYP3A4阻害薬)との配合剤である．ドルテグラビルはほかの抗HIV薬との併用が求められており，最近アバカビルおよびラミブジンとの配合剤が上市された．いずれも副作用が多く，とくにエルビテグラビル配合剤はB型慢性肝炎患者に対して投与中断に注意が必要であり，ドルテグラビルはB型およびC型肝炎ウイルス重複感染者には定期的な肝検査が求められる．

❺ **侵入阻害剤**　HIVは細胞への侵入に際して，ウイルスレセプターとしてCD4を利用する．またコレセプターとしてCCR5やCXCR4などのケモカインレセプターを利用する．**侵入阻害剤**(entry inhibitor；EI)のマラビロクは，CCR5に選択的に結合し，HIV-1のgp120とCCR5の相互作用を遮断することで侵入を防ぐ．したがって，CCR5指向性のHIV-1感染症には適用されるが，CXCR4指向性やCCR5/CXCR4二重指向性のHIV-1には用いることができない．投与前に**トロピズム検査**が必要である．

トロピズム検査

HIVのなかには，コレセプターとしてCCR5を利用するもの(CCR5指向性)，CXCR4を利用するもの(CXCR4指向性)，その両者を利用するもの(CCR5/CXCR4二重指向性)が存在する．マラビロクは，CCR5に結合するため，感染者体内に存在するHIVがCCR5指向性でないと阻害することはできず，治療効果は期待できない．そこで投与前に検査を行い，どのような細胞指向性(cell tropism)をもつのかを調べる．

10.3.6 その他のウイルス疾患とプリオン病

(a) 伝染性紅斑(リンゴ病)

幼児および小児に見られる疾患で，ヒトパルボウイルス B19 が原因ウイルスである．風邪様の症状がでたのち，顔面に特徴的な蝶形紅斑が見られる．四肢にもレース様の網状皮疹が出現する．妊婦の場合は経胎盤感染することがあり，流産・死産となることもある．

(b) 手足口病

夏から秋にかけて乳幼児を中心に見られる疾患である．エンテロウイルスA(コクサッキーウイルス A6，A16，エンテロウイルス 71)によって引き起こされることが多い．口腔内や手・足・下腿にできる水疱・皮疹が主症状である．大流行も起こすが，特別な治療が必要でない場合が多い．

(c) 伝染性単核球症

10～20歳で発症する感染症である．原因ウイルスは EB ウイルスで，B細胞に感染することで発症する．発熱とともに全身リンパ節腫脹，咽頭痛などが見られ，ときに肝脾腫も認められる．kissing disease ともいわれている．重篤な合併症がなければ安静にしていることで治癒する．細菌感染による合併症の疑いがあるときは抗菌薬が使用されるが，ペニシリン系はアレルギー反応(皮疹)が高率で起こるため，禁忌である．

(d) 突発性発疹

患者の大多数が 0～1 歳児であり，母親などから感染する．原因ウイルスはヒトヘルペスウイルス 6 型または 7 型であり，3～4 日高熱が続く．解熱後，体幹部に紅斑が現れる．熱性痙攣が起こることもある．

(e) 咽頭結膜熱

発熱や咽頭炎，眼症状(結膜炎)が主徴である小児の急性ウイルス感染症である．日本ではプール熱ともよばれている．アデノウイルス(おもに 3 型および 7 型)による感染症であり，小規模なアウトブレイクを起こすこともある．治療としては対症療法が中心であり，感染者との接触を避け，タオルを共用しないことで拡大を防止する．

(f) ウイルス性下痢症

おもな原因ウイルスは成人の場合はノロウイルスであるが，乳幼児の場合はロタウイルスが多く，ついでノロウイルス(サポウイルスを含む)が多い．

食中毒であるノロウイルス感染症は，汚染食物(おもにカキなどの二枚貝)の生食によって起こる．また感染者の嘔吐物や便なども感染源となる．少量のウイルスで感染が成立するため，感染力が非常に強い．嘔吐・下痢が主徴であり，下痢は数日で回復する．治療は対症療法のみである．感染拡大防止には注意が必要であり，汚染物の消毒が重要である．消毒薬としては，塩化ベンザルコニウムは無効であり，アルコール消毒は効果が低い場合が多い．

SBO 以下のウイルス感染症(プリオン病を含む)について，感染経路と予防方法および病態(病態生理，症状など)・薬物治療(医薬品の選択など)を説明できる．伝染性紅斑(リンゴ病)，手足口病，伝染性単核球症，突発性発疹，咽頭結膜熱，ウイルス性下痢症，麻疹，風疹，流行性耳下腺炎，風邪症候群，Creutzfeldt-Jakob 病．

塩素系消毒（次亜塩素酸ナトリウム）が効果的である．

乳児のロタウイルス感染症は，冬季乳幼児嘔吐下痢症（小児仮性コレラ，白痢）ともよばれる．発熱などのかぜ様症状のほかに，特徴的な白色水様便が見られる．適切な治療を行えば1週間ほどで回復し，予後は良好であるが，脱水症状を伴う場合もあるため水分補給には注意が必要である．弱毒生ワクチンを接種することができる．

（g）麻　疹

10～14日間の潜伏期間後，発熱，気道や粘膜のカタル症状が起こる．口腔粘膜に特徴的なKoplik斑（コプリック）ができる．局所リンパ節で増殖したウイルスによりウイルス血症となり，全身感染へ移行する．熱はいったん下降するが再び上昇し，頸部や顔面に特徴的な発疹が現れ，この発疹は下降性に全身で出現する．栄養状態がよければ予後はよいが，一過性の免疫抑制状態となるため，高確率で合併症（細菌性肺炎，中耳炎，咽頭炎）が起こる．0.1％の頻度で見られる麻疹脳炎は重篤で致死率も高い（約15％）．治療は対症療法のみであるが，MRワクチンの接種により予防可能である．

また，麻疹罹患後数年が経過してから遅発性ウイルス性感染症である亜急性硬化性全脳炎（SSPE）を発症する場合もある．進行性に脳の機能が侵され，数年以内に死亡する．発症率は10万人に一人といわれている．生存期間延長のためにイノシンプラノベクスが投与される．

（h）風　疹

症状は麻疹に似ているが軽症である．発熱・発疹・リンパ節腫脹が三大病状である．発疹は2，3日で消失する．治療は対症療法である．合併症としては関節炎，特発性血小板減少性紫斑病，急性脳炎が挙げられるが，処置が適切であれば予後は良好である．一方，先天性風疹症候群（congenital rubella syndrome；CRS）は，先天性心奇形・難聴・白内障を主徴とする重篤な感染症である．予防はMRワクチンの接種でできるが，CRSを防ぐ目的のほうが重要である．

特発性血小板減少性紫斑病
幼児のウイルス感染後，比較的急激に発症する自己免疫疾患である．何らかの理由で産生された血小板抗体の影響により，血小板減少と出血傾向をきたす．

（i）流行性耳下腺炎

2～3週間の潜伏期間ののち，発熱と耳下腺腫脹（片側もしくは両側）により発症する．合併症として無菌性髄膜炎を発症することもある．思春期以降の男性が発症すると睾丸炎を伴う場合もあるが，不妊に至る例はまれである．予後は良好であるが，後遺症として難聴をきたす場合がある．治療は対症療法が中心であり，弱毒生ワクチンにより予防できる．

（j）風邪症候群

最も頻度の高い呼吸器感染症である．症状は，鼻汁，鼻づまり，くしゃみ，咽頭痛，咳，喀痰，発熱，頭痛などである．原因微生物の80～90％はウイルス性である．多いものはライノウイルスやコロナウイルスであり，アデノウ

イルス，RSウイルス，エンテロウイルスなども検出される．細菌性のなかでは，肺炎マイコプラズマ（*Mycobacterium pneumoniae*）や肺炎クラミジア（*Chlamydia pneumoniae*）が多い．インフルエンザを除き，抗ウイルス薬が投与されることはなく，自宅療養あるいは対症療法で自然治癒する．

（k）Creutzfeldt-Jakob病（CJD）
（クロイツフェルト　ヤコブ）

プリオン病の一種である．プリオン病の約80％を占める孤発性CDJでは，PrP遺伝子の変異は見られない．認知症症状が急速に進行し，ミオクローヌスが起こる致死性疾患である．現在治療法は確立されていない．

ミオクローヌス
神経系の過度の興奮によって，急速に不随意的筋収縮が起こる症状である．手足，顔，体などがピクピクと動く現象である．

10.4　真菌感染症の病態，予防と薬物治療

10.4.1　抗真菌薬

真菌はヒトと同じ真核細胞で構成されており，細胞構造のみならず代謝系も類似している．そのため，抗菌薬（antimicrobial agent）のように高い選択毒性を示す**抗真菌薬**（antifungal agent）は限られる．現在使用されている抗真菌薬は，ヒトと真菌の細胞間で見られるわずかな違いを選択毒性のよりどころとして開発されたものである．たとえば，ヒトではコレステロールが細胞膜の主要なステロール成分であるが，真菌ではエルゴステロールがこれにあたる．また，真菌細胞にはβ-D-グルカンでできた細胞壁が存在する．これらの違いが抗真菌薬の標的となっている．抗真菌薬の作用点を図10.16に，また，それらの薬剤の剤型と保険適応となる真菌を表10.28にまとめた．

SBO 抗真菌薬の薬理（薬理作用，機序，おもな副作用）および臨床適用を説明できる．

（a）ポリエン系抗真菌抗生物質

アムホテリシンB（amphotericin B；AMPH-B）と**ナイスタチン**（nystatin；NYS）が治療薬としておもに使用されている．これらの化合物は4〜7個の共役二重結合を含む多員環ラクトン構造をもつことから**ポリエン系**といわれる（図10.17）．いずれも*Streptomyces*が生成する抗生物質である．

【作用機序】　真菌に特異的な細胞膜脂質成分であるエルゴステロールに結合し，細胞膜の透過性を障害し，殺菌的に作用する．

【臨床応用】　アムホテリシンBは治療薬として登場して以来半世紀が経つが，抗真菌薬のなかでは最も幅広い抗真菌スペクトルと強力な殺真菌作用を示すことから，現在もなお深在性真菌症の治療薬として欠かせない存在である．アムホテリシンBは主要な深在性真菌症の原因菌であるアスペルギルス，カンジダ，クリプトコックス，ムーコルのほか，輸入真菌症の原因となるコクシジオイデスやヒストプラズマなど幅広い菌種に適応がある．とくに，ムーコル症に対してはアムホテリシンBが唯一の承認治療薬である．リポソーム製剤の登場により副作用が軽減され使用機会が広がった．アムホテリシンBは消化管からほとんど吸収されないため，経口薬（錠剤，シロップ剤）は消化

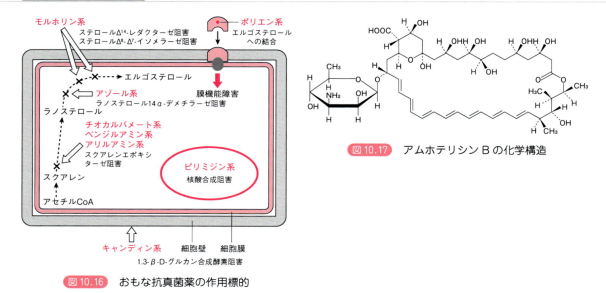

図10.16 おもな抗真菌薬の作用標的

図10.17 アムホテリシンBの化学構造

表10.28 おもな抗真菌薬の剤型と適応真菌

系統	薬剤名	剤型			適応真菌					
		注射	内用	外用	カンジダ	アスペルギルス	ムーコル	クリプトコックス	スポロトリクス	トリコフィトン
ポリエン系	アムホテリシンB	○	○		○	○	○	○		
アゾール系	ミコナゾール	○	○	○	○			○		○
	ケトコナゾール			○	○					○
	クロトリマゾール			○	○					○
	フルコナゾール	○	○		○			○		
	イトラコナゾール	○	○		○	○		○	○	○
	ボリコナゾール	○	○		○	○		○		
キャンディン系	ミカファンギン	○			○	○				
その他	フルシトシン		○		○	○		○		
	テルビナフィン		○	○	○				○	○

剤型によって保険適応となる真菌は異なる．また，Candidaは菌種によって抗真菌薬の感受性が異なるので，実際の使用には注意が必要である．

管におけるカンジダの異常増殖に対して使用される．

【副作用】腎障害(急性腎不全や尿細管性アシドーシスなど)や低カリウム血症，過敏症などの副作用がある．

(b) アゾール系抗真菌薬

アゾール系には数多くの抗真菌薬が含まれ，真菌症治療薬の中心的存在である．このグループには分子内に**イミダゾール環**(2個の窒素原子を含むヘテロ五員環)をもつものと**トリアゾール環**(3個の窒素原子を含むヘテロ五員

環)をもつものとがあり，前者を**イミダゾール系薬**，後者を**トリアゾール系薬**とよぶ(図 10.18)．

【作用機序】細胞膜脂質成分であるエルゴステロールの合成を阻害する．標的はラノステロール 14α-デメチラーゼ($P450_{14DM}$)で，ラノステロールの脱メチル反応を阻害することにより，エルゴステロールへの生合成が停止する(図 10.16)．

【薬物相互作用】アゾール系薬は比較的安全性が高く，長期使用が可能である．しかしながら，薬物代謝酵素である肝シトクロム P450(とくに CYP3A4)に親和性を示しその作用を多少とも阻害するため，この酵素によって代謝される薬物が併用された場合は，その薬物の血中濃度が上昇し，有害作用を発現することがあるので注意が必要である．たとえば，**ミコナゾール**とトリアゾラムあるいはシンバスタチンとの併用は禁忌となっている．

(1) イミダゾール系抗真菌薬

❶ ミコナゾール

【臨床応用】ミコナゾール(miconazole; MCZ)の抗真菌スペクトルは広い．注射剤ではアスペルギルス，カンジダ，クリプトコックスおよびコクシジオイデスが原因の深在性真菌症に適応がある．口腔カンジダ症に対しては経口用のゲル剤があり，膣カンジダ症には膣錠が使用される．また，外用剤は白癬や皮膚カンジダ症，癜風などの治療に用いられる．

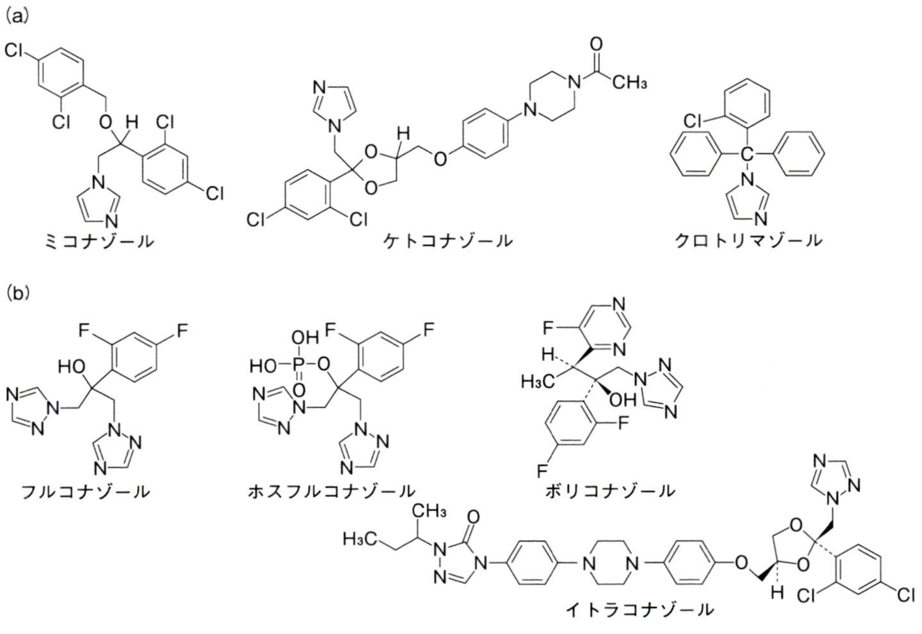

図 10.18　代表的なアゾール系抗真菌薬の化学構造
(a)イミダゾール系薬，(b)トリアゾール系薬．

【副作用】消化器症状(悪心, 嘔吐, 食欲不振など), 肝機能障害, ショック症状など.

❷ ケトコナゾール

【臨床応用】ケトコナゾール(ketoconazole; KCZ)は外用薬として表在性真菌症(白癬, 皮膚カンジダ症, 癜風)および脂漏性皮膚炎に適応がある. 前者に対しては1日1回の塗布で治療効果がある.

【副作用】内服可能な抗真菌薬として登場したが, 肝障害が高率で認められたことから, 日本では承認されていない. その他では過敏症がある.

❸ クロトリマゾール

【臨床応用】クロトリマゾール(clotrimazole; CTZ)には白癬, 皮膚カンジダ症および癜風に対する外用薬がある. そのほか, 口腔カンジダ症あるいは膣カンジダ症に対して, それぞれトローチと膣錠がある.

【副作用】重篤な副作用はとくにない.

(2) トリアゾール系抗真菌薬

❶ フルコナゾール, ホスフルコナゾール

【臨床応用】フルコナゾール(fluconazole; FLCZ)はカンジダ症およびクリプトコックス症に有効であり, 注射剤と内服剤がある. アスペルギルスには効果が低い. 水に溶けにくいため高用量の投与(注射)が困難であるが, 薬物動態は良好で副作用の発生率も低いことから有用性は高い. **ホスフルコナゾール**(fosfluconazole; F-FLCZ)は水への溶解性を改善したフルコナゾールのプロドラッグであり, 体内でリン酸基がはずれてフルコナゾールとなる.

【副作用】フルコナゾールは安全性が高く, 小児における深在性真菌症への適応が認められている. 副作用としては, 発熱, 嘔気, 食欲不振, 発疹, 皮膚粘膜眼症候群(Stevens-Johnson症候群)などが認められるが発生頻度はきわめて低い.

❷ イトラコナゾール

【臨床応用】フルコナゾールに遅れて登場した**イトラコナゾール**(itraconazole; ITCZ)はより広い抗真菌スペクトルを示し, アスペルギルスやカンジダ, クリプトコックスによる深在性真菌症, 皮膚糸状菌やマラセチア, カンジダなどによる表在性真菌症, ならびにスポロトリコーシスやクロモミコーシスなどの深部皮膚真菌症の治療に有効である. さらに, ヒストプラズマやブラストミセスなどによる輸入真菌症治療の第一選択薬となっている. 注射剤のほか経口剤(錠剤, カプセル剤, シロップ剤)があり, 錠剤およびカプセル剤は白癬(爪白癬を含む)への内服が承認されている. 爪白癬の治療にはパルス療法が有効で, 短期間での治癒が可能である.

【副作用】胃不快感, 嘔気, 発疹のほか, 肝障害, 皮膚粘膜眼症候群などが認められるが, いずれも発生率はごくわずかである.

パルス療法
400 mg/日を1週間投与後3週間休薬し, これを3サイクル繰り返す.

❸ ボリコナゾール

【臨床応用】 ボリコナゾール（voriconazole；VRCZ）は，アスペルギルス，カンジダおよびクリプトコックスによる深在性真菌症のうち，重症あるいは難治性の症例で使用される．本剤は侵襲性肺アスペルギルス症および慢性進行性肺アスペルギルス症に対する第一選択薬となっている．フルコナゾールに低感受性のアスペルギルスや *Candida glabrata* および *C. krusei* に対しても強い抗真菌活性を示す．注射剤のほか経口剤があり，退院後も治療を継続することができるため利便性が高い．

【副作用】 嘔気，発疹のほか，一過性の視覚異常（羞明，色覚障害，視力障害など），肝障害，腎障害，心不全などが報告されている．TDMの実施が推奨される．

（c）キャンディン系抗真菌薬（ミカファンギン，カスポファンギン）

日本では**ミカファンギン**（micafungin；MCFG）と**カスポファンギン**（caspofungin；CPFG）が治療薬として使用されている．いずれも，*Aspergillus nidulans* var. *echinatus* より分離された echinocandin B に類似した化学構造をもち，環状ペプチドと疎水性のアシル基側鎖で構成されている（図10.19）．抗真菌薬としては新しく，2002年にミカファンギンが上市され，2012年にカスポファンギンが追加された．既存の抗真菌薬とは作用機序が異なることと高い安全性が特徴であるが，反面，抗真菌スペクトルが狭く，

COLUMN　爪白癬とその治療薬

爪白癬は，*Trichophyton rubrum* や *T. mentagrophytes* をおもな原因菌とする爪の感染症である．爪白癬として単独で発症することはまれであり，足白癬や手白癬に続発するケースが多い．発症すると爪の混濁や肥厚が見られ，爪の崩壊に至ることもある．ほかの白癬とは異なりかゆみなどの自覚症状は少ないが，肥厚した爪が靴にあたると強い痛みを生じるため歩行に支障をきたすことがある．

爪への侵入ルートとしては，おもに足白癬病巣から爪床（そうしょう）（爪が乗っている部位の真皮領域）表面を伝わって爪の裏側から侵入し，徐々に爪下層から表面に向けて感染が拡大する．そのため，通常用いられる白癬の外用薬を爪の表面に塗布しても効果が低く，治療はイトラコナゾールやテルビナフィンの内服療法が中心となる．しかしながら，これらの経口薬は肝障害などの副作用や薬物相互作用が見られることから，患者によっては使用が制限されることがある．

2014年9月に登場したエフィナコナゾール（クレナフィン®）は日本で初めてとなる外用爪白癬治療薬である．この薬はイトラコナゾールと同じトリアゾール系薬であるが，白癬菌に対して高い抗真菌活性をもつとともに爪甲（爪の本体部分）での透過性に優れていることから，外用剤（液剤）として使用が可能となった．製剤はハケ一体型のボトル容器であり，1日1回薬液を罹患爪全体に塗布する．

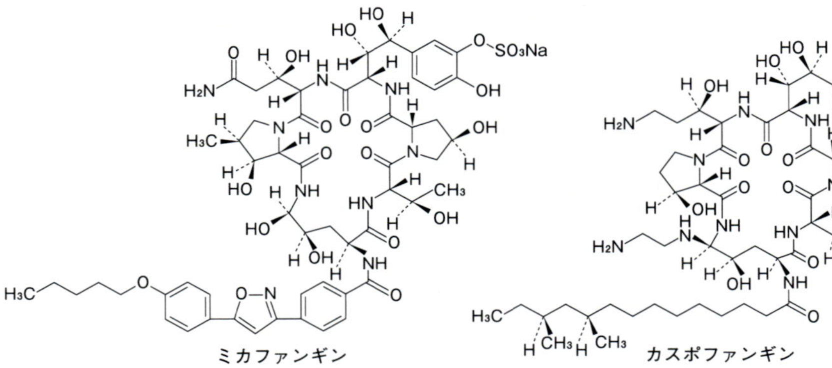

図 10.19　キャンディン系抗真菌薬の化学構造

適応はカンジダ症とアスペルギルス症に限られる．アゾール系薬に低感受性の C. glabrata および C. krusei に対する有効性は高い．消化管からの吸収が不良のため注射剤のみでの使用となる．

【作用機序】真菌細胞壁の主要構成成分である 1,3-β-D-グルカンの生合成を阻害する．

【臨床応用】深在性のカンジダ症およびアスペルギルス症に用いられる．とくに，C. glabrata および C. krusei による侵襲性カンジダ症や，慢性進行性肺アスペルギルス症に対してはボリコナゾールとともに，第一選択薬として推奨されている．アゾール系薬に見られるような薬物代謝酵素に対する阻害作用はなく，ほかの薬物との相互作用は少ない．

【副作用】ミカファンギン，カスポファンギンともに安全性が高く，小児に対する適応が認められている．肝機能障害のほか，まれに腎障害を起こすことがある．

（d）その他

（1）ピリミジン系抗真菌薬（フルシトシン）

【作用機序】フルシトシン（flucytosine；5-FC）は核酸アナログである（図 10.20）．シトシンパーミアーゼによって選択的に真菌細胞に取り込まれたあと，ヒトにはないシトシンデアミナーゼによって 5-フルオロウラシルとなり，その後 DNA および RNA 合成系を阻害する．

【臨床応用】カンジダ，アスペルギルスおよびクリプトコックスによる真菌症やクロモミコーシスに適応がある．実際には単独使用で耐性が生じやすいため，たとえばアムホテリシン B リポソーム製剤との併用でクリプトコックス脳髄膜炎の治療に用いるなど，使用は限定的である．

【相互作用】胃がんの標準治療薬であるテガフール・ギメラシル・オテラシルカリウム配合剤との併用は，重篤な血液障害や消化管障害を起こすことがあるので禁忌である．

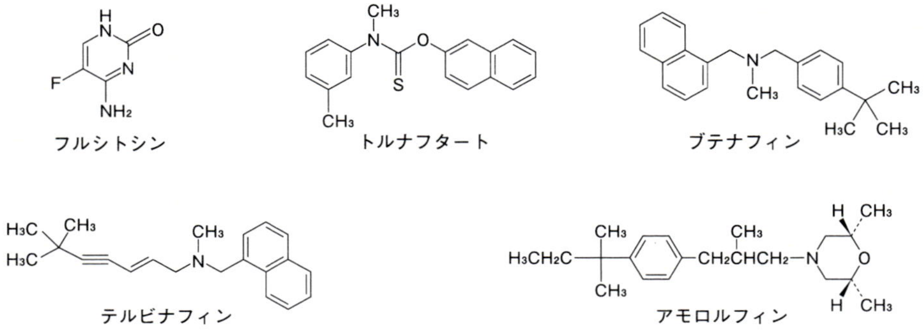

図 10.20　その他の抗真菌薬の化学構造

【副作用】アムホテリシン B に比べると毒性は低い．骨髄機能抑制や腎不全を起こすことがある．

(2) チオカルバメート系抗真菌薬（トルナフタート，リラナフタート）
【作用機序】トルナフタート（tolnaftate）やリラナフタート（liranaftate）は，エルゴステロール合成系のスクアレンエポキシダーゼを阻害することにより抗真菌作用を示す（図 10.16）．
【臨床応用】白癬治療薬として外用で用いる．
【副作用】過敏症や発赤，皮膚炎など．

(3) ベンジルアミン系抗真菌薬（ブテナフィン）
【作用機序】ブテナフィン（butenafine）はチオカルバメート薬と同様に，スクアレンエポキシダーゼを阻害することによりエルゴステロール生合成を阻害し，膜機能に傷害を与える．
【臨床応用】白癬および癜風の治療薬として外用で用いる．
【副作用】重篤な副作用はとくにない．

(4) アリルアミン系抗真菌薬（テルビナフィン）
【作用機序】テルビナフィン（terbinafine）はチオカルバメート系薬，ベンジルアミン系薬と同様に，スクアレンエポキシダーゼを阻害することによりエルゴステロール生合成を阻害し，膜機能に傷害を与える．
【臨床応用】白癬や皮膚カンジダ症，癜風，スポロトリコーシス，クロモミコーシスの治療に用いられる．とくに，皮膚糸状菌に対しては低濃度で殺真菌的に作用する．内服薬と外用薬がある．内服薬は，スポロトリコーシスやクロモミコーシスのほか，外用薬では治療が困難な白癬や爪カンジダの治療に用いる．外用薬は，おもに白癬菌やカンジダ，マラセチアによる表在性真菌症の治療に用いられる．
【副作用】内服薬の使用により，汎血球減少，無顆粒球症，血小板減少などの血液障害や重篤な肝障害が現れることがある．

（5）モルホリン系抗真菌薬（アモロルフィン）

【作用機序】 アモロルフィン（amorolfine）はエルゴステロール合成系を阻害することにより膜機能障害をもたらし，抗真菌作用を示す．標的酵素は，ステロール Δ^{14}-レダクターゼおよびステロール $\Delta^8 \rightarrow \Delta^7$-イソメラーゼである．

【臨床応用】 白癬，皮膚カンジダ症および癜風に適応がある．外用薬として用いる．

【副作用】 重篤な副作用はとくにない．

10.4.2 深在性真菌症

（a）カンジダ症

【病態】 易感染患者においては，ヒトの常在菌であるカンジダが日和見感染することによって，さまざまな病型のカンジダ症を発症する（表10.29）．とくに腸管，肺，肝臓，心臓，腎臓，髄膜，眼などは侵されやすい臓器であり，予後不良の重篤な病態に陥りやすい．消化管からの侵入（真菌トランスロケーション，fungal translocation）や中心静脈カテーテルなどの血管内留置カテーテルが感染源となってカンジダが血中に移行すると（カンジダ血症），さまざまな臓器に播種し侵襲性の感染を起こすことがある（播種性カンジダ症）．侵襲を受けた臓器では，しばしば膿瘍の形成や壊死性病変などが認められる．食道カンジダ症は，口腔カンジダ症（10.4.4項）と同様に白苔や偽膜を形成し，AIDS患者に好発することから **AIDS指標疾患** の一つとして重要である．カンジダ眼内炎はカンジダの血行性転移により発症することから，カンジダ血症が判明した場合は眼底検査を早期にかつ定期的に実施する必要がある．日本においては，深在性真菌症全体のうちカンジダ症の占める割合はアスペルギルス症に次いで高い．

【診断】 大半の病型は血行性播種によって引き起こされるため，血液や留置カテーテルを留置している場合は，その先端部を検査材料として直接鏡検するか，それらの検体について培養を行い，カンジダが検出・分離されれば，診断は確定となる．血液以外では，深部病巣からの生検組織や脳脊髄液など，本来無菌的な検体から本菌が検出された場合も，診断は確定する．また，細

SBO 以下の真菌感染症について，病態（病態生理，症状など）・薬物治療（医薬品の選択など）を説明できる．皮膚真菌症，カンジダ症，ニューモシスチス肺炎，肺アスペルギルス症，クリプトコックス症．

真菌トランスロケーション
対象となる真菌が，本来常在している部位（消化管など）を離れ，血流にのって諸臓器に播種する過程のこと．

中心静脈カテーテル
カテーテルの先端を中心静脈（上大静脈および下大静脈）内に留置するタイプのカテーテル．CVC（central venous catheter）とも略される．高濃度の薬剤や高浸透圧の輸液を注入したり中心静脈圧を測定したりするために用いられる．

AIDS指標疾患
HIV感染者がAIDSを発症しているかどうかを診断するうえで指標となる疾患のこと．23疾患が定められており，そのうち真菌症は，カンジダ症（食道，気管，気管支，肺），クリプトコックス症（肺以外），コクシジオイデス症（播種性あるいは肺以外），ヒストプラズマ症（播種性あるいは肺以外）およびニューモシスチス肺炎である．

表10.29 感染部位と真菌症

部位	菌種	真菌症
口腔	*Candida* 属	口腔カンジダ症
皮膚	*Candida* 属 *Malassezia* 属	カンジダ血症（カテーテルからの感染） 癜風，マラセチア毛包炎
腸管	*Candida* 属 *Trichosporon* 属	カンジダ血症（トランスロケーションによる） 深在性トリコスポロン症（トランスロケーションによる）
膣	*Candida* 属	カンジダ膣炎

胞壁構成成分である1,3-β-D-グルカンを対象とした血清診断は，カンジダやアスペルギルスなどによる深在性真菌症のスクリーニング検査として行われる．

【治療】フルコナゾールやボリコナゾール，イトラコナゾールなどのアゾール系薬のほか，アムホテリシンB，キャンディン系薬などが使用される．菌種によって抗真菌薬の感受性が異なるため，菌種および病態にあわせて適切に選択する必要がある．原因菌として最も多い C. albicans や C. parapsilosis に対してはフルコナゾール，C. glabrata や C. krusei に対してはミカファンギンやカスポファンギンが第一選択薬となっている．

（b）肺アスペルギルス症

【病態】アスペルギルス症は，Aspergillus fumigatus を主要病原体とする真菌症の一つであり，環境中に浮遊している胞子（分生子）を易感染患者が吸入することにより発症する．アスペルギルス症にはさまざまな病型があるが，その特異的な侵入ルートから肺が最好発臓器であり，この場合の病型を肺アスペルギルス症という．肺アスペルギルス症は，肺の基礎疾患の有無や病態などにより，① **侵襲性肺アスペルギルス症**(invasive pulmonary aspergillosis；IPA)，② **慢性進行性肺アスペルギルス症**(chronic progressive pulmonary aspergillosis；CPPA)，③ **単純性肺アスペルギローマ**(simple pulmonary aspergilloma；SPA)，④ **アレルギー性気管支肺アスペルギルス症**(allergic bronchopulmonary aspergillosis；ABPA)の四つに分類される．IPAのおもな症状は発熱，咳嗽，血痰，喀血，呼吸困難，胸痛などであるが，上記四つの病型のなかでは最も急性に進行し重篤化しやすい．CPPAもIPAと同様の症状を伴うが，炎症や組織侵襲の拡大は徐々に進行する．一方，SPAは肺に生じた単一の空洞性病変に菌球が認められる病型で，非活動性であることから手術による根治が可能である．長期間無症状のことが多いが，ときに発熱や血痰，喀血を認める．ABPAはおもにA. fumigatusの胞子（分生子）を吸入することによって引き起こされるアレルギー性肺疾患である．難治性の喘息症状のほか，肺野の浸潤影や中枢性気管支拡張などの所見が認められる．増悪と寛解を繰り返して肺線維症に進行すると不可逆性の呼吸不全に陥るため，早期に治療する必要がある．

【診断】臨床症状や患者のリスク因子，胸部X線およびその他の画像所見，血清診断などから肺アスペルギルス症が疑われる場合は，喀痰や気管支肺胞洗浄液，生検組織などを用いてアスペルギルスの存在を確認し，診断を確定する．血清診断には，細胞壁成分であり本菌の特異抗原であるガラクトマンナンや免疫によって産生された抗アスペルギルス抗体に対する検査が行われ，特異性の劣る1,3-β-D-グルカンの測定と併せて実施される．

【治療】病型により治療方法が異なる．侵襲性肺アスペルギルス症に対して

直接鏡検

病巣由来の検体を所定の方法で処理して標本とし，真菌要素の確認や形態を顕微鏡で検査すること．標本の作製にはKOH法やKOH・パーカーインク法が用いられる．皮膚の鱗屑や爪などの検体はKOHで処理することによって透明化し，真菌要素が観察しやすくなる．簡便かつ迅速に実施できるため診断上有用性はきわめて高い．

血清診断

真菌感染症の補助的診断法である．検出の標的は，特定の菌体成分あるいは特異抗体である．具体的には，1,3-β-D-グルカン，アスペルギルスガラクトマンナン，カンジダマンナン，クリプトコックスグルクロノキシロマンナンなどが診断マーカーとして利用されている．

中枢性気管支拡張

アレルギー反応に加え，Aspergillus の産生するマイコトキシンやプロテアーゼなどにより中枢気道（内径2 mm以上の気管支領域）が組織破壊を受け，拡張性の病変が生じる．

リスク因子

真菌感染のリスクを高める要因をリスク因子（リスクファクター）あるいは危険因子という．たとえば，生体防御機構の破綻をきたすような基礎疾患（好中球減少症，悪性腫瘍，AIDS，糖尿病など）や医療処置（免疫抑制剤，ステロイド剤，抗がん剤等の投与や骨髄移植など）はリスク因子となる．

はボリコナゾールもしくはアムホテリシンBリポソーム製剤，慢性進行性肺アスペルギルス症に対してはボリコナゾールもしくはミカファンギンが第一選択薬である．アレルギー性気管支肺アスペルギルス症にはステロイドによる治療が基本であり，必要に応じてイトラコナゾールなどの抗真菌薬を併用する．単純性肺アスペルギローマの場合は手術による切除が原則である．

（c）クリプトコックス症

【病態】クリプトコックス症のおもな原因菌である *Cryptococcus neoformans* は，通常，ハトやニワトリなどの鳥類の糞やそれに汚染された土壌に生息しており，それらが乾燥し，空気中に飛散することによって本菌を吸入し，肺に感染巣を形成する．感染は基礎疾患のない健常者にも起こることがあるが，通常は不顕性あるいは軽度の症状のまま経過し，自然治癒に向かう．一方，AIDS 患者あるいはステロイド薬や免疫抑制薬の投与患者など細胞性免疫不全患者が発症した場合は，咳嗽や喀痰，呼吸困難などの呼吸器症状や発熱，全身倦怠感などの症状を認めることが多い．本菌は中枢神経との親和性が高く，高リスク患者では血行性播種により脳脊髄膜炎を発症することがある．

【診断】喀痰や気管支肺胞洗浄液，脳脊髄液，生検材料などから，鏡検あるいは培養検査により本菌を検出・同定することにより診断が確定する．クリプトコックスは厚い莢膜を有するため容易に確認できる．また，グルクロノキシロマンナンを主成分とする莢膜抗原に対する検出法は感度，特異性ともに良好で，血清や脳脊髄液などから検出されれば診断の有力な根拠となる．一方，細胞壁成分である 1,3-β-D-グルカンをマーカーとする検出法は，莢膜の存在により遊離しにくいため陰性となる．

【治療】非 HIV 感染者で脳脊髄膜炎を発症していない患者にはフルコナゾール，ボリコナゾール，イトラコナゾールなどのアゾール系抗真菌薬が用いられる．HIV 感染者や脳脊髄膜炎を発症している場合はアムホテリシンBリポソーム製剤を中心にアゾール系薬やフルシトシンとの併用が推奨されている．長期投与の場合はアゾール系薬にスイッチする．

（d）ムーコル症（接合菌症）

【病態】ムーコル症は，糖尿病や免疫不全などの基礎疾患をもつ易感染患者に好発する日和見感染症の一つである．糸状菌である *Mucor* 属，*Rhizopus* 属，*Absidia* 属および *Cunninghamella* 属がおもな原因菌であり，これらの真菌の胞子を鼻あるいは肺に吸入することによって感染が起こる．そのため，おもな病型は感染が副鼻腔から脳へと波及する鼻脳型と肺への侵襲を主体とする肺型があり，その他にも皮膚型や消化管型，全身播種型などがある．鼻脳型では，頭痛，発熱，顔面痛，意識障害などが見られる．また，肺型では，血痰や呼吸困難，肺梗塞，空洞形成などを呈する．外傷などに続発する限局

性の皮膚型を除き，病勢は急速に悪化するためしばしば致死的転帰をたどる．
【診断】特徴的な症状は乏しく，また有効な血清診断法も確立していないため，診断は困難である．したがって，確定診断は真菌学的検査あるいは病理組織学的検査に依存するが，進行が速いため確定に至らないことが多い．
【治療】病変部を切除するとともに，アムホテリシンBを投与する．アゾール系やキャンディン系は無効である．

（e）ニューモシスチス肺炎

【病態】ニューモシスチス肺炎は，*Pneumocystis jirovecii* による日和見感染症で，AIDS患者あるいは長期間ステロイド薬や免疫抑制薬の投与を受けている患者に好発する．おもな臨床症状としては，発熱，乾性咳嗽，呼吸困難，低酸素血症などである．病態は比較的急速に悪化するため早期診断，早期治療が必要である．本症は，AIDS患者で高頻度に併発することから，AIDS指標疾患の一つとなっている．
【診断】臨床症状やHIV感染の有無，胸部X線およびCTの画像所見などから本症が疑われる場合は，喀痰や気管支肺胞洗浄液を試料として顕微鏡で菌体の存在を確認するか，PCR法による特異遺伝子の検出により確かめる．また，血清中の $1,3\text{-}\beta\text{-}D\text{-}グルカン$ は高値を示すことが多い．
【治療】ST合剤が第一選択薬であり，その代替薬としてペンタミジンや抗マラリア薬のアトバコンが用いられる．

10.4.3 深部皮膚真菌症

（a）スポロトリコーシス

【病態】土壌や枯れた植物に生息する *Sporothrix schenckii* が切り傷や植物の棘による刺傷などを介して皮膚より侵入し，感染局所に結節や膿疱，膿瘍を生じる．これを固定型スポロトリコーシスという．一方，初発病巣からリンパ管に転移病巣を形成し，さらに皮膚表面へと病巣が拡がって潰瘍化する場合がある．これをリンパ管型スポロトリコーシスという．*S. schenckii* は病原性が強く健常者に顕性感染を引き起こすことが特徴である．また，易感染者では血行性播種をきたし，全身性の日和見感染を起こすことがある．
【診断】体内では酵母形で存在するが，病変組織内であっても確認される細胞数は少数であるため検出感度は低い．サブローグルコース寒天培地（Sabouraud glucose agar）などを用いて培養し，コロニーの発育性状や菌糸の形態などから判定する．また，*S. schenckii* の培養液から調製した抗原を皮内注射し，遅延型皮膚反応を調べるスポロトリキン反応は特異性が高く補助的診断に有用である．
【治療】古くから経験的にヨウ化カリウムの内服が行われる．しかしながら，胃腸障害を生じやすく，また，ヨード過敏症がある患者には禁忌であるなど

SBO 以下の真菌感染症について，病態（病態生理，症状など）・薬物治療（医薬品の選択など）を説明できる．皮膚真菌症，カンジダ症，ニューモシスチス肺炎，肺アスペルギルス症，クリプトコックス症．

サブローグルコース寒天培地

グルコース（2～4％）とペプトン（1％）からなる寒天培地である．検査材料から真菌を培養・分離するのに適している．培地のpHを5.6に調整することにより細菌の増殖が抑えられる．サブローデキストロース寒天培地あるいは単にサブロー寒天培地ともいう．

の欠点がある．そのような場合には，イトラコナゾールやテルビナフィンの内服薬が使用される．また，小さな病変では外科的切除あるいは使い捨てカイロを用いた局所温熱療法が適応される．

（b）黒色真菌症

【病態】黒色真菌症の病型として黒色分芽菌症（クロモミコーシス）と黒色菌糸症（フェオヒフォミコーシス）がある．いずれもわずかな外傷部位から真菌が侵入し，真皮や皮下組織に病巣をつくる．黒色分芽菌症は，通常，基礎疾患をもたない健常者に発症し，慢性肉芽腫性病変を形成する．ときに疣状の病変を呈することから疣状皮膚炎といわれる．好発部位は四肢や顔面などの露出部である．一方，黒色菌糸症は，皮膚または皮下組織に結節や膿瘍を形成し，ときに全身に播種してさまざまな臓器や脳に病変を生じることがある．この病型は，黒色分芽菌症とは異なり，悪性腫瘍や糖尿病などの基礎疾患，あるいはステロイド剤や免疫抑制剤の使用がある易感染者に対して日和見感染により発症する．

硬化体
厚壁で囲まれた球形で褐色の大型細胞であり（5〜12 μm），隔壁によって内部が分割されている．胞子の一種と考えられている．

【診断】病巣からの検体（鱗屑や痂皮，膿汁など）中に硬化体（sclerotic body），もしくは褐色の有隔菌糸や分生子などを顕微鏡下で確認する．あるいは，サブローグルコース寒天培地などを用いて検体から黒色真菌が培養されれば，診断は確定となる．硬化体は黒色分芽菌症の検体において観察される．

【治療】病巣を外科的に切除する．治療薬としては，イトラコナゾールやフルシトシン，テルビナフィンなどの内服薬が用いられる．

10.4.4 表在性皮膚真菌症

（a）皮膚糸状菌症

SBO 以下の真菌感染症について，病態（病態生理，症状など）・薬物治療（医薬品の選択など）を説明できる．皮膚真菌症，カンジダ症，ニューモシスチス肺炎，肺アスペルギルス症，クリプトコックス症．

【病態】皮膚糸状菌症，いわゆる白癬は，真菌が感染する部位によって，足白癬，爪白癬，体部白癬，股部白癬，手白癬，頭部白癬などの病型がある．足白癬は最も罹患率の高い白癬で，俗にいう「みずむし」は足白癬と手白癬のことである．好発部位は趾間から趾側面と足底である．爪白癬は足白癬に次いで罹患率が高く，足白癬に続発することが多い．感染を受けた爪は白濁しはじめ，次第に肥厚し崩壊しやすくなる．体部白癬は顔面や体幹に生じる白癬のことで，外陰部から大腿の内側にかけて生じる股部白癬とあわせて，生毛部白癬と総称される．俗にいう「ぜにたむし」は体部白癬，「いんきんたむし」は股部白癬をさす．頭部白癬は，俗に「しらくも」とよばれ，白癬菌が毛髪に寄生し，鱗屑をともなった脱毛斑を形成する．また，侵された毛は折れやすく，根元で切れると残った毛が黒く点状に見えることがある（ブラックドット型白癬，black dot ringworm）．

【診断】起因菌が比較的限られるため，患部由来の検体（鱗屑，爪，病毛など）から顕微鏡下で真菌要素（分岐性の有隔菌糸，大分生子と小分生子など）

を検出することでほぼ診断が確定する．菌種の同定が必要な場合は，検体から真菌を培養し，コロニーの発育性状や形態学的特徴に基づいた同定あるいは分子生物学的同定を行う．

【治療】生毛部白癬や足白癬，手白癬に対しては抗真菌薬の外用による局所療法が第一選択である．重症あるいは難治症例では抗真菌薬の内服が必要となる．一方，頭部白癬や爪白癬に対しては経口抗真菌薬による全身療法が第一選択である．

外用薬はアゾール系の製剤が多いが，それ以外ではテルビナフィンやブテナフィンなどが用いられる．内服薬としては，イトラコナゾールやテルビナフィンが用いられる．

（b）表在性カンジダ症

【病態】常在菌であるカンジダが限局性の表在性感染症を引き起こすことがある．これを表在性カンジダ症とよび，皮膚カンジダ症と粘膜カンジダ症がある．前者には，臀部や陰嚢と大腿の間，および垂下した乳房などのように蒸れやすく皮膚が擦れ合う部位に好発するカンジダ性間擦疹，水仕事が誘因となるカンジダ性指間びらんやカンジダ性爪囲爪炎などが含まれる．一方，後者には，口腔粘膜が侵される口腔カンジダ症や，外陰部や膣に発症する外陰膣カンジダ症などがある．皮膚カンジダ症は，皮膚真菌症のなかでは白癬に次いで発症率が高く，局所的な防御機能の低下により健常者にも発症リスクがある．口腔粘膜に発症するカンジダ症は鵞口瘡ともよばれ，AIDS患者をはじめ，高齢者や乳児，ステロイド投与患者などに起こりやすく，口腔粘膜に白い偽膜性病変を生じる．膣カンジダ症は，膣の常在菌であるカンジダが増殖することにより，膣炎や外陰炎を伴う．妊娠や糖尿病，経口避妊薬の使用，ステロイドや抗生物質の長期投与などが発症のリスク因子となる．

【診断】臨床症状に加え，病変部からの検体に対する直接鏡検により診断を確定する．酵母細胞，仮性菌糸，真性菌糸などの菌要素の検出が必要である．また，菌種の特定には培養検査あるいは分子生物学的アプローチが不可欠であるが，CHROMagar Candidaなどの発色培地を用いることによって，コロニーの特異的な色調から主要な原因菌種を推定することが可能である．

【治療】通常の皮膚カンジダ症は，病変部の乾燥を心がけるとともに，アゾール系あるいはアモロルフィンの外用薬を使用することで，比較的容易に治癒する．爪に生じたカンジダ症にはイトラコナゾールやテルビナフィンの内服が必要となる．口腔内カンジダ症にはイトラコナゾール内用液やミコナゾールゲルの塗布が有効である．膣カンジダ症にはアゾール系の膣錠を使用し，病変が外陰部まで拡大している場合は上記の外用薬を塗布する．

（c）皮膚マラセチア症

【病態】皮膚常在菌であるマラセチアによる皮膚疾患を皮膚マラセチア症と

発色培地
酵素基質が培地に添加されてあり，菌種間の代謝活性の違いによって発色の色調が異なることを利用している．真菌の代表的な発色培地であるCHROMagar Candidaでは，*C. albicans*，*C. tropicalis*および*C. krusei*の3菌種が鑑別可能となっており，それぞれ明るい緑色，濃青色，ピンク色のコロニーを形成する．

いう．おもな病型は，癜風およびマラセチア毛包炎である．癜風は首や胸，背中などに好発し，細かい鱗屑を伴った褐色斑または脱色斑を生じる．俗に「なまず」とよばれる．前者を黒色癜風，後者を白色癜風という．一般に自覚症状はとくになく炎症症状も軽微である．マラセチア毛包炎は，首から上背部あるいは前胸部にかけて好発するニキビに似た紅色丘疹を形成する．

【診断】 皮膚マラセチア症は特徴的な皮膚症状が見られることから，病変部検体の直接鏡検によりほぼ診断を確定することができる．二形性を示す *Malassezia* の酵母細胞と比較的幅広く短い菌糸を確認する．

【治療】 アゾール系あるいはアモロルフィンの外用薬を使用することで，比較的容易に治癒する．しかしながら，いったん治癒しても再発しやすいので注意が必要である．

10.5 寄生虫感染症の病態，予防と薬物治療

10.5.1 抗原虫薬と抗蠕虫薬

寄生虫はヒトと同様の真核生物であるため，細菌に対する抗菌薬のような治療薬の開発が困難である．多くは特定の病原体に効果をもつものであり，その作用機構も不明な場合が多い．国内での発症数が少ない寄生虫感染症に使う薬剤は国内で未承認のものが多く，その場合は，「熱帯病治療薬研究班」が保管する抗寄生虫薬を用いて，定められた薬剤使用機関において治療が行われる．ワクチンの開発も困難なことから，寄生虫感染は環境衛生を整えることで予防を行うことが重要である．

おもな抗原虫薬と抗蠕虫薬をそれぞれ表10.30と10.31にまとめた．薬剤の使用法については10.5.2項と10.5.3項で説明する．

10.5.2 原虫感染症

ヒトに対して病原性を示す原虫は限られており，寄生部位ごとに，腸管に寄生するものとして赤痢アメーバ，ランブル鞭毛虫，クリプトスポリジウムなど，泌尿・生殖器に寄生するものとして腟トリコモナス，組織・血液に寄生するものとしてトリパノソーマ，リューシュマニア，マラリア原虫などがある．

（a）根足虫類による感染症

（1）アメーバ赤痢

アメーバ赤痢〔amebic dysentery，五類感染症（全数）〕は赤痢アメーバ（*Entamoeba histolytica*）による感染症であり，腸管アメーバ症と腸管外アメーバ症の二つのタイプがある．経口感染で体内に入った赤痢アメーバのシストが小腸内で栄養型に変わったあと，大腸に寄生し増殖する．腸管アメー

SBO 以下の原虫感染症について，治療薬の薬理（薬理作用，機序，おもな副作用），および病態（病態生理，症状など）・薬物治療（医薬品の選択など）を説明できる．マラリア，トキソプラズマ症，トリコモナス症，アメーバ赤痢．

アメーバ赤痢
感染症法では赤痢アメーバによる感染は腸管アメーバ症，腸管外アメーバ症にかかわらずアメーバ赤痢（五類感染症）として報告する．

赤痢アメーバによる性感染症
アメーバ赤痢の報告数は平成25年に1000を超えた．患者の大半は国内で感染した成人男性であり，肛門を介した性感染症が広がっている．

表 10.30　抗原虫薬

薬　剤	作用機序・特徴	感染症	構　造
メトロニダゾール (metronidazole), チニダゾール (tinidazole)	原虫内で還元されフリーラジカルを産生し, DNA を損傷する.	アメーバ赤痢, ジアルジア症, トリコモナス膣炎, バランチジウム症	メトロニダゾール
パロモマイシン (paromomycin)	アミノグリコシド系. 腸管吸収が少なく腸管内で高濃度になる.	アメーバ赤痢, ジアルジア症, クリプトスポリジウム症	
ニタゾキサニド (nitazoxanide)	代謝系における電子伝達を阻害する.	ジアルジア症, クリプトスポリジウム症	
ペンタミジンイセチオン酸塩 (pentamidine isetionate)	ミトコンドリア, RNA, DNA への作用などが報告されているが, 詳細は不明.	アフリカ睡眠病, リーシュマニア症	
スラミン (suramin)	抗原虫作用は不明.	アフリカ睡眠病	
メラルソプロール (melarsoprol)	ヒ素化合物	アフリカ睡眠病	
エフロールニチン (eflornithine)	オルニチン脱炭酸酵素を非可逆的に阻害することでポリアミン合成を阻害し, 原虫の分裂を阻止する.	アフリカ睡眠病	
ニフルチモックス (nifurtimox)	活性酸素を放出する.	アフリカ睡眠病 シャーガス病	
ベンズニダゾール (benznidazole)	活性酸素を放出する.	シャーガス病	

薬剤	作用機序・特徴	感染症	構造
ミルテフォシン (miltefosine)	抗原虫作用は不明.	内臓リーシュマニア症	
スチボグルコン酸ナトリウム (sodium stibogluconate)	解糖系と脂肪酸β系酸化系を阻害しエネルギー産生を抑制する.	リーシュマニア症	
アーテスネート (artesunate)	アルテミシニン誘導体. アルテミシニンは細胞内Ca^{2+}イオンの貯蔵に変化をもたらすとされるが, 詳細は不明.	マラリア	
アーテメター (artemether)・ルメファントリン配合剤 (lumefantrine)	アーテメターはアルテミシニンの誘導体.	マラリア	アーテメター / ルメファントリン
アトバコン (atovaquone)・プログアニル (proguanil)配合剤	アトバコンはユビキノン類似体であり, 電子伝達系を阻害する. ニューモシスチス肺炎にも用いられる.	マラリア	アトバコン / プログアニル
キニーネ (quinine)	DNAと結合してタンパク質合成, 細胞分裂を阻害するためと考えられている.	マラリア	
メフロキン (mefloquine)	ヘムの重合阻害作用や食胞の機能阻害によるものと考えられている.	マラリア	
プリマキン (primaquine)	グルコース-6-リン酸脱水素酵素欠乏症の患者に使用すると, 溶血性貧血を起こすので注意が必要. 妊婦には禁忌である.	マラリア	
ピリメタミン (pyrimethamine)	葉酸合成系阻害剤	トキソプラズマ症	

赤字は2015年に国内未承認で熱帯病治療薬研究班が保管・供給している薬剤. これらの薬剤は随時変更されるため, 研究班ホームページ (http://trop-parasit.jp) にて, 最新情報を入手する必要がある.

10.5 寄生虫感染症の病態，予防と薬物治療

表 10.31 抗蠕虫薬

薬 剤	作用機序・特徴	感染症	構 造
イベルメクチン (ivermectin)	正確な作用機序は不明であるが，GABA を介したシグナル伝達を増強することで過分極を引き起こし，神経筋伝達を遮断することで，虫体を麻痺させる．	回虫症，鞭虫症，糞線虫症，顎口虫症，ロア糸状虫症，オンコセリカ症	主成分であるイベルメクチン B1a の構造式
メベンダゾール (mebendazole)	チューブリンの重合を阻害し，線虫の運動性や DNA 複製を抑制する．	蟯虫症，回虫症，鞭虫症，鉤虫症，糞線虫症，フィリピン毛細虫症，旋毛虫症，顎口虫症，ロア糸状虫症，イヌ回虫症，広東住血線虫症，エキノコックス症，肝吸虫症，リンパ系フィラリア症，有鉤条虫症	
アルベンダゾール (albendazole)	同上	同上	
ピランテルパモ酸 (pyrantel pamoate)	寄生虫のニコチン性アセチルコリン受容体を刺激し，強直性麻痺を引き起こす．	蟯虫症，鉤虫症	
プラジカンテル (praziquantel)	—	肝吸虫症，肝蛭症，住血吸虫症，有鉤条虫症，裂頭条虫症，小形条虫症，肺吸虫症，	
ジエチルカルバマジン (diethylcarbamazine)	オンコセルカ症に禁忌	リンパ系フィラリア症	
ニクロサミド (niclosamide)	炭水化物の代謝の阻害や宿主のタンパク質分解酵素への抵抗力を低下させる．	無鉤条虫症，裂頭条虫症，小形条虫	

バ症では下痢，腹痛を伴う排便(しぶり腹，テネスムスともいう)，イチゴゼリー状の粘血便など赤痢と同じような症状を示す．腸管外アメーバ症は赤痢アメーバの栄養型が血行組織に移行し，さまざまな臓器に転移して起こるアメーバ性肝膿瘍などが知られている．飲食による感染は発展途上国に広く見られる．日本では，① 輸入感染症の一つである旅行者下痢症，② 肛門を介した性行為による性感染症，③ 自立した排便が困難な人が入居する施設な

どでの集団感染などが報告されている．感染源となるシストは上水道で用いられる濃度の塩素に耐性を示す．

【治療】メトロニダゾールまたはチニダゾールが用いられる．重症時や肝膿瘍ではそれらの高用量が投与される．腸管外アメーバ症などでは，その後のシストの除去にパロモマイシンが用いられる．

(2) アカントアメーバ角膜炎

アカントアメーバ角膜炎はアカントアメーバ(*Acanthamoeba castellanii*)によって引き起こされる眼痛，結膜充血，視力障害，角膜の混濁や輪状潰瘍などの症状がでる角膜炎である．

【治療】病巣搔把を行い，ミコナゾールやフルコナゾールなどの抗真菌薬を点眼薬として用いる．

(b) 鞭毛虫類による感染症

(1) ジアルジア症

ジアルジア症〔giardiasis，五類感染症(全数)〕はランブル鞭毛虫(*Giardia lamblia*)のシストによる経口感染で起こる．世界各地で見られる腸管感染症であり，日本では旅行者下痢症の一つである．十二指腸から小腸に寄生し，鼓腸，腹痛を伴う下痢が続く．免疫機能が低下した人や小児ではしばしば重篤化する．浄水施設で使用されている塩素濃度ではシストは耐性を示す．

【治療】メトロニダゾール，チニダゾール，パロモマイシンまたはニタゾキサニドが用いられる．

(2) トリコモナス膣炎

トリコモナス膣炎(trichomoniasis)は栄養型の膣トリコモナス(*Trichomonas vaginalis*)が性交時に感染することよって起こる性感染症の一つである．女性では，膣，外陰部，子宮頸部に悪臭のある分泌液を伴う炎症が見られ，疼痛，排尿障害を引き起こす．男性では前立腺炎や尿道炎など比較的症状が軽いか不顕性感染となることが多い．膣内は常在細菌のデーデルライン桿菌が乳酸を生成することでpH≒4付近に保たれており，外来性の病原体の侵入を防いでいる．膣トリコモナスはこの乳酸産生を阻害するため膣内pHが高くなり，ほかの細菌による二次感染のリスクが高まる．

【診断】膣の分泌物を検鏡して虫体が証明されればトリコモナス膣炎と診断される．

【治療】メトロニダゾール，チニダゾールの経口薬が第一選択薬となる．膣剤も用いられる．妊娠3か月までは経口薬を使用できない．性的パートナーにも治療が必要となる．

(3) アフリカ睡眠病

アフリカ睡眠病(African sleeping sickness)はガンビアトリパノソーマ(*Trypanosoma brucei gambiense*)やローデシアトリパノソーマ(*T. brucei*

シストの除去
メトロニダゾール等は赤痢アメーバの栄養型のみに有効である．無症候性シスト排泄者の根治には，シストに有効な薬剤であるパロモマイシンなどが用いられる．

病巣搔把
病巣を細い匙状の外科医療器具を用いてかきとること．

アフリカ睡眠病
疾患のベクターとなるツェツェバエが生息するサハラ以南のアフリカでのみ見られる．

rhodesiense)が血液や組織に寄生し，患者に嗜眠を引き起こす感染症である．ツェツェバエによって注入された原虫はリンパ組織や血液内で増殖する．発熱，頭痛，関節痛が見られる時期（第一段階）を経て，原虫が中枢神経系に侵入すると，異常行動，錯乱から嗜眠にいたる．この時期は第二段階とよばれる．未治療の場合，最終的には衰弱死する致命的な疾患である．

【治療】第一段階の治療にはペンタミジンまたはスラミンが用いられる．神経障害が起こる第二段階になると，メラルソプロールが用いられるが，ヒ素による副作用のため，現在はニフルチモックスとエフロルニチンの併用が推奨されている．

（4）シャーガス病

シャーガス病（Chagas' disease）はクルーズトリパノソーマ（*Trypanosoma cruzi*）が引き起こす感染症である．中南米に局在していたが，現在はほかの大陸にも広がっている．カメムシの一種であるサシガメの糞便中に含まれるクルーズトリパノソーマが傷口から進入することによって起こる．急性期には，侵入部位にシャゴーマとよばれる皮膚腫瘤やロマーニャ徴候（瞼のはれ）などの特徴的な症状が見られ，発熱や肝脾腫なども起こす．一時的な症状緩和のあと，原虫は心臓や消化器の筋肉内に生息して，消化器症状が現れる．慢性期には心筋症や巨大結腸症が見られる．不顕性感染が多い．

【治療】効果的な治療薬はないが，初期にはニフルチモックスやベンズニダゾールが用いられる．

（5）リーシュマニア症

リーシュマニア症は（leishmaniasi）は，リーシュマニア原虫をサシチョウバエが媒介して起こる感染症である．内臓リーシュマニア症では，リーシュマニアが最初はマクロファージに感染し，その後に肝臓，脾臓，骨髄に移動し増殖する．それに伴い，脾腫，肝腫が見られる，黄疸が出現し，高熱，体重減少などが起こる．皮膚リーシュマニア症では皮膚に潰瘍性皮疹を生じ，多くの場合，自然治癒するが瘢痕が残る．皮膚粘膜リーシュマニア症では皮膚だけでなく鼻咽頭組織に潰瘍を生じることがある．この潰瘍が拡大すると，鼻中隔や口腔前庭などの欠損が起こる．

【治療】内臓リーシュマニア症では抗真菌薬のアムホテリシンBや，ミルテフォシンが用いられる．皮膚リーシュマニアでは，スチボグルコン酸ナトリウム，ペンタミジン，アムホテリシンBが用いられる．

（c）繊毛虫類による感染症（バランチジウム症）

バランチジウム症（balantidiosis）は，大腸バランチジウムが大腸に潰瘍を形成することで赤痢様の症状を引き起こす．その潰瘍が重篤化し，穿孔を生じて腹膜炎を起こすことがあるが，ほかの臓器への侵襲性はない．症状は無症状から，赤痢様症状までさまざまである．

嗜眠

眠っている状態で，刺激を与えると覚醒するような反応を起こすが，刺激をやめるともとに戻る睡眠状態をいう．昏睡より軽度である．

【治療】メトロニダゾールが用いられる．

（d）胞子虫類による感染症
（1）クリプトスポリジウム症
　クリプトスポリジウム症〔cryptosporidiosis，五類感染症（全数）〕はクリプトスポリジウム属のオーシストの経口摂取によって引き起こされる腸管感染症である．上水道に含まれる塩素では殺菌されないため，日本でも水系感染による集団発生が見られた．下痢や腹痛，嘔吐や発熱を伴うことがあるが，血便は見られない．通常，症状は軽く自然治癒するが，AIDS患者などの免疫の低下している患者では下痢による衰弱が致命的となる．

【治療】ニタゾキサニドが用いられるが，有効性は低く，輸液などの対症療法が中心となる．

（2）マラリア
　ヒトに感染するおもなマラリア原虫は4種類（8.1.4項参照）で，ハマダラカを介してそれぞれ，熱帯熱マラリア，三日熱マラリア，四日熱マラリア，卵形マラリアを引き起こす．熱帯，亜熱帯地方を中心に年間約2億人が感染し，年間63万人程度が死亡している（2012年推計値）．日本国内での感染はないが，輸入感染症として熱帯熱マラリアが最も多く，次いで三日熱マラリアの順に報告され，年間の報告数は100件前後である．マラリア原虫は，ヒトの赤血球に寄生し，増殖に伴い赤血球破壊が起きて，発熱，脾腫，貧血の三主徴で発症する．マラリアの生活環（8.1.4項参照）に応じて起こる間歇熱が特徴である．熱帯熱マラリアでは，感染赤血球による脳の血管閉塞に伴う意識混濁，痙攣，昏睡を主徴とする脳マラリア症を起こすことがある．さらには，黄疸，腎不全，呼吸不全（肺水腫）からDIC（出血傾向）をきたして死亡する場合がある．

【治療】熱帯熱マラリアの場合は，アーテスネート，アーテメター・ルメファントリン配合剤，アトバコン・プログアニル配合剤，キニーネ，メフロキンを薬剤耐性に応じて使い分ける．ほかのマラリア原虫に対しては，メフロキン，キニーネ，プリマキンの投与を行う．近年，マラリア原虫の薬剤耐性も問題となっている．

（3）トキソプラズマ症
　トキソプラズマ症（toxoplasmosis）はトキソプラズマ原虫（*Toxoplasma gondii*）のシストまたはオーシストを経口摂取することで起こる．通常は不顕性感染であるが，妊婦が初感染した場合，経胎盤感染で胎児に先天性トキソプラズマ症を起こすことがある．これはTORCH症候群の一つである．また，AIDS患者では多臓器感染などを起こす．

【治療】葉酸合成系阻害剤であるピリメタミンとスルファジアジンを併用する．また，スピラマイシンやピリメタミンとクリンダマイシンの併用も用い

間歇熱
マラリアは赤血球の増殖サイクルに応じて発熱にも周期がある．三日熱マラリアと卵形マラリアは48時間ごとに，四日熱マラリアは72時間ごとに，熱帯熱マラリアは発熱の間隔が一定ではなく，36〜48時間程度で発熱する．

アーテスネートとアーテメター
どちらもヨモギの一種である青蒿（クソニンジン）から抽出されたアルテミシニンの誘導体であり，抗マラリア薬である．青蒿の研究から，アルテミシニンに抗マラリア活性を見いだした屠呦呦（トゥーユーユー）博士は，その功績により2015年ノーベル生理・医学賞を受賞した．

TORCH症候群
経胎盤感染によって胎児または新生児に重篤な奇形や臓器障害などの先天性異常を起こす病原体をTORCHとよび，これらによる先天性疾患をTORCH症候群という．Tはトキソプラズマ原虫（*Toxoplasma gondii*），Oはその他〔others，梅毒トレポネーマ（*Treponema pallidum*）など〕，Rは風疹ウイルス（Rubella virus），CはCytomegalovirus（サイトメガロウイルス），Hは単純ヘルペスウイルス（Herpes simplex virus）を示す．

られる．遊離抗原によるアレルギーの恐れがあるときには，ステロイド剤も併用する．

（4）バベシア症

バベシア症（babesiosis）はバベシア原虫（*Babesia microti*）がマダニにより媒介されて起こる人獣共通感染症である．赤血球のみに感染し，溶血を引き起こす．そのため，貧血，肝脾腫，黄疸などマラリアと類似した症状がでる．日本ではイヌなどの小動物での感染例はあるが，ヒトではほとんどない．

【治療】 アトバコンとアジスロマイシンや，キニーネとクリンダマイシンの併用療法が行われる．

10.5.3 蠕虫感染症

蠕虫感染症は，蠕虫の虫卵や幼虫に汚染された飲食物を摂取する経口感染または土壌から経皮的に感染して起こる（表10.32）．ヒト体内で成虫となった蠕虫は腸管，肝臓，血液やその他の組織に寄生する．蠕虫ごとに寄生部位は決まっており，臓器特異性がある．ヒトを固有宿主（8.2節参照）としない蠕虫がヒトに寄生した場合，幼虫のまま寄生部位を求めて体内を移動し，障害を起こす．これを **幼虫移行症** といい，成虫によるものより重症化する．幼虫移行症は内臓移行症と皮膚移行症がある．

（a）線虫類による感染症

（1）蟯虫症

蟯虫症の病態は腹痛や下痢，肛門周囲の掻痒感と刺激による睡眠障害や過敏症であり，掻痒による引っかき傷を介して細菌感染を起こすこともある．虫卵を経口的に摂取することで感染し，腸上部で孵化した卵虫は盲腸に移動し，盲腸粘膜に寄生する．メスは肛門周囲の皮膚に粘着性のある卵を産みつける．それらが手指を介したりしてほかのヒトへ感染を広げる．この感染経路のため，蟯虫は家族内での感染や再感染を起こしやすい．日本では小児の感染率が高い．透明なテープを用い肛門付近の卵を見いだすこと（セロハンテープ法）で蟯虫症と診断する．

【治療】 メベンダゾール，アルベンダゾール，パモ酸ピランテルを使用する．

（2）回虫症

回虫症は回虫による感染症であり，多数の回虫に感染することにより栄養不足や腹痛，さらに膵管や胆管の閉塞を引き起こす．摂取された幼虫を含む感染性の虫卵（幼虫包蔵卵）は小腸で孵化し，幼虫は腸粘膜を通過して肝臓，右心を通って肺に達する．このとき，発熱，咳，喘鳴などの症状が起こる．その後，幼虫は大きく成長し肺にとどまる．それらの幼虫は咳による排出のあとに嚥下され，再び腸管に移動する．そのため，回虫は肛門，口，鼻，耳から這い出してくることもある．糞便中からの虫卵の検出で診断を行う．

SBO 以下の寄生虫感染症について，治療薬の薬理（薬理作用，機序，おもな副作用），および病態（病態生理，症状など）・薬物治療（医薬品の選択など）を説明できる．回虫症，蟯虫症，アニサキス症．

セロハンテープ法
小学3年生以下に57年間実施されていたセロハンテープ法による蟯虫検査が平成27年度で廃止された．衛生環境が改善され，小児の蟯虫感染率が激減し，検出率が1％を下回ったことによる．検出率の高い地域では学校の判断で継続も可能である．

表 10.32 おもな蠕虫感染症

疾患名	原因となる蠕虫	感染経路	おもな感染部位	症状・特徴	検査・診断	治療薬・治療法
蟯虫症	蟯虫	経口（虫卵）	盲腸，大腸	腹痛，下痢，肛門周辺の刺激など．	虫卵検査	メベンダゾール アルベンダゾール パモ酸ピランテル
回虫症	回虫	経口（虫卵）	小腸	栄養不足，腹痛，膵管や胆管の閉塞など．	糞便中の虫卵検出	アルベンダゾール メベンダゾール イベルメクチン（幼虫）
鉤虫症	ズビニ鉤虫	経口	小腸	食欲不振，潰瘍，出血など．	糞便中の虫卵検出	メベンダゾール アルベンダゾール パモ酸ピランテル
	アメリカ鉤虫	経皮				
アニサキス症	アニサキス	経口（虫卵）	胃壁，腸壁	急性胃炎（悪心や嘔吐を伴う激痛），急性腹炎など．幼虫移行症．	内視鏡検査	外科的除去
無鉤条虫症	無鉤条虫	経口	小腸	通常は無症状である．まれに吐き気，腹痛，下痢，体重減少など．	糞便中の虫卵検出	ニクロサミド
有鉤条虫症	有鉤条虫	経口	小腸	自家感染を起こす．痙攣，頭痛，嘔吐など．	糞便中の虫卵検出（腸管）生検やCT（腸管外）	プラジカンテル アルベンダゾール
エキノコックス症（包虫症）	単包条虫 多包条虫	経口（虫卵）	全身臓器（肝臓，肺など）	肝肥大，肝機能障害など．幼虫移行症による．蠕虫で唯一の届出感染症〔四類感染症（全数）〕．	画像診断，疫学的診断	外科的除去 アルベンダゾール
裂頭条虫症	日本海裂頭条虫 広節裂頭条虫	経口	小腸	通常は無症状である．まれに不快感，下痢，食欲不振，悪性貧血など．	糞便中の虫卵検出	プラジカンテル ニクロサミド
肺吸虫症	ウェステルマン肺吸虫 宮崎肺吸虫	経口	肺	胸痛，腹痛，皮膚腫瘤，てんかん，麻痺など．	喀痰や糞便中の虫卵	プラジカンテル
肝吸虫症	肝吸虫	経口（幼虫）	胆管，胆嚢	幼虫：腹部膨満，全身倦怠など．成虫：炎症，胆管周辺部の線維化など．	糞便中の虫卵検出	プラジカンテル アルベンダゾール
肝蛭症	肝蛭 巨大肝蛭	経口（幼虫）	胆管，肝臓	発熱，好酸球増加など．	糞便中の虫卵検出	プラジカンテル
住血吸虫症	マンソン住血吸虫 日本住血吸虫	経口（幼虫）	門脈，上行結腸	組織破壊，寄生部位により多彩な症状．	糞便中の虫卵検出	プラジカンテル

【治療】アルベンダゾール，メベンダゾール，イベルメクチンが使用できる．ただし，イベルメクチンは幼虫には効果があるが，成虫は死滅しない．近年ではＰ糖タンパクによると考えられる耐性が見つかっている．

（3）アニサキス症

アニサキス症はヒトがアニサキスの幼虫が寄生しているアジ，サバ，イカを生食することにより起こる．幼虫がヒトの胃壁や腸壁に穿入する(幼虫移行症)ことで，悪心や嘔吐を伴う激しい痛みが特徴の急性胃アニサキス症や下腹部痛や腹膜炎症状を呈する急性腸アニサキス症が見られる．急性胃アニサキス症が多く，食後数～十数時間後に発症する．食歴をもとに本症の推測が可能である．内視鏡などを使って外科的にアニサキスの幼虫を除去する．アニサキスは加熱(60℃で1分)で死滅し，冷凍(-20℃で24時間以上)することにより感染性が失われる．幼虫は魚の内臓に寄生しているが，死んだ魚やイカでは表面にでてくることから，目視で確認できる．

（b）条虫類による感染症（エキノコックス症）

エキノコックス症（四類感染症）は単包条虫（*Echinococcus granulosus*）や多包条虫（*E. multilocularis*）による感染症であり，幼虫の感染部位(幼虫移行症)により肝機能障害などさまざまな症状を引き起こす．虫卵を経口的に摂取することで感染する．小腸で孵化した幼虫は肝臓や肺など全身に移行し，直径5～20 cm程度になる囊胞を形成する．これら囊胞が破れるとアナフィラキシー反応が起こる．感染組織の生検やCTによって診断する．

【治療】囊胞の外科的な除去とアルベンダゾールの投与を行う．多包条虫が原因の場合にはメベンダゾールも使用できる．

（c）吸虫類による感染症

（1）肝吸虫症

肝吸虫症では肝吸虫の幼虫により腹部膨満，全身倦怠，貧血，発熱，肝肥大，好酸球増加，黄疸などが，成虫により炎症，胆管周辺部の線維化や上皮過形成(肥厚)が引き起こされる．幼虫はヒトの胆管，胆囊内で成長する．寄生虫量が少ない場合は無症状である．繰り返し感染することで吸虫数は増大し，胆管結石や胆管癌を引き起こすことがある．糞便中の虫卵により診断する．治療にはプラジカンテルやアルベンダゾールを用いる．

（2）住血吸虫症

住血吸虫症はマンソン住血吸虫，日本住血吸虫などによる感染症である．セルカリアが経皮的に静脈内に寄生して，血行性に全身の臓器に移行し，組織破壊，組織壊死を引き起こす．成虫は門脈や上行結腸に定着し，そこで産卵を行う．感染後1か月以上して，発熱，下痢，肝脾腫など急性期症状がでる．慢性期には肝硬変様病変，腹水の貯留や脳腫瘍に類似した神経症状など，多彩な症状を呈す．マンソン住血吸虫は日本住血吸虫に比べ産卵数が少ない

> **エキノコックス症**
> 多包条虫（エキノコックス）はキタキツネが保有し，日本での感染は北海道に限られていた．近年キタキツネの感染率は約40％と高くなっており，道外でも感染が見られるようになった．愛知県では野犬の糞から虫卵が発見されたことから，本州での感染の拡大が懸念されている．ヒトからヒトへの感染はない．

ために症状は軽微となる．日本住血吸虫は日本ではミヤイリガイが生息する地域で流行したが，近年は感染者の報告はない．住血吸虫症は世界中で2億人が感染しているとされ，輸入感染症として重要となっている．

糞便中に含まれる虫卵により診断し，治療にはプラジカンテルを用いる．

章末問題

1. 胆道感染症のおもな成因と病原体について記述せよ．
2. ヘリコバクター・ピロリの除菌治療について，一次除菌および二次除菌で用いられる薬物およびその用法を列挙せよ．
3. 尿路感染症のおもな成因と治療について記述せよ．
4. 細菌性の髄膜炎について，患者年齢と起因菌の変化について考察せよ．
5. 皮膚軟部組織感染症のうち，伝染性膿痂疹，丹毒，蜂窩織炎（蜂巣炎），癰，癤，毛囊炎の病巣について，皮膚の表面からの深さについて考察せよ．
6. 感染性心内膜炎の原因微生物で重要なものをあげよ．
7. 感染性心内膜炎の確定診断について述べよ．
8. 急性骨髄炎の臨床症状を述べよ．
9. メチシリン感受性黄色ブドウ球菌が原因の化膿性関節炎治療に用いる薬物をあげよ．
10. 肝炎ウイルスに対する抗ウイルス薬について，作用点毎に分類し，特徴を述べよ．
11. HIV感染症治療薬について，HIVの増殖過程を示しながら説明せよ．
12. インフルエンザの診断，治療および抗ウイルス薬以外の薬（併用薬）の投与に関しての注意点を述べよ．
13. 抗真菌薬の作用機序と薬物名を系統ごとに整理せよ．
14. ヒトに常在する真菌と常在部位，関連する真菌症について整理せよ．
15. 入院中の75歳男性，絶食中に末梢輸液管理で経過観察していたところ，突然に悪寒を伴う39℃の発熱，白血球数の上昇が認められた．カテーテル挿入部分に発赤が見られたことから，カテーテル関連血流感染症が疑われた．この場合，抗菌薬はどの段階で開始するか．
    a. 感受性のある抗菌薬を選択するため，薬剤感受性試験の結果がでたあと開始する．
    b. 薬剤耐性菌による重症感染症を考慮してすぐに抗菌薬を投与する．
    c. カテーテルをすぐに抜き，カテーテル先端のグラム染色を行って，菌が観察されたら抗菌薬治療を開始する．
    d. 血液培養用の血液採取をしたあとに抗菌薬を投与する．
    e. 高熱を発していることから，解熱薬を投与したあと，抗菌薬を開始する．
16. 有効域が狭いために，TDMを実施すべき抗菌薬を述べよ．
17. 抗菌薬適正使用を推進するための薬剤師の役割を述べよ．
18. 次の寄生虫感染症について，それぞれ感染症法の分類，原因となる寄生虫の種類（原虫または蠕虫），症状および治療法を答えよ．
    a. ジアルジア症
    b. エキノコックス症
    c. マラリア
    d. アメーバ赤痢
    e. クリプトスポリジウム

SBO 対応頁

薬学教育モデル・コアカリキュラムの SBO(到達目標)に対応する本書の頁を示す.

C6 生命現象の基礎
(4) 生命情報を担う遺伝子
【① 概論】
- 遺伝情報の保存と発現の流れを説明できる. 55
- DNA, 遺伝子, 染色体, ゲノムとは何かを説明できる. 55

【③ 遺伝子の複製】
- DNA の複製の過程について説明できる. 57

【④ 転写・翻訳の過程と調節】
- DNA から RNA への転写の過程について説明できる. 62
- 転写因子による転写制御について説明できる. 62
- RNA からタンパク質への翻訳の過程について説明できる. 62

【⑤ 遺伝子の変異・修復】
- DNA の変異と修復について説明できる. 63

C8 生体防御と微生物
(2) 免疫系の制御とその破綻・免疫系の応用
【② 免疫反応の利用】
- ワクチンの原理と種類(生ワクチン, 不活化ワクチン, トキソイド, 混合ワクチンなど)について説明できる. 187

(3) 微生物の基本
【① 総論】
- 原核生物, 真核生物およびウイルスの特徴を説明できる. 10, 123

【② 細菌】
- 細菌の分類や性質(系統学的分類, グラム陽性菌と陰性菌, 好気性菌と嫌気性菌など)を説明できる. 38
- 細菌の構造と増殖機構について説明できる. 40, 47
- 細菌の異化作用(呼吸と発酵)および同化作用について説明できる. 50
- 細菌の遺伝子伝達(接合, 形質導入, 形質転換)について説明できる. 65
- 薬剤耐性菌および薬剤耐性化機構について概説できる. 206
- 代表的な細菌毒素について説明できる. 67

【③ ウイルス】
- ウイルスの構造, 分類, および増殖機構について説明できる. 123

【④ 真菌・原虫・蠕虫】
- 真菌の性状を概説できる. 165
- 原虫および蠕虫の性状を概説できる. 176

【⑤ 消毒と滅菌】
- 滅菌, 消毒および殺菌, 静菌の概念を説明できる. 192
- おもな滅菌法および消毒法について説明できる. 193

(4) 病原体としての微生物
【① 感染の成立と共生】
- 感染の成立(感染源, 感染経路, 侵入門戸など)と共生(腸内細菌など)について説明できる. 12
- 日和見感染と院内感染について説明できる. 190

【② 代表的な病原体】
- DNA ウイルス(ヒトヘルペスウイルス, アデノウイルス, パピローマウイルス, B型肝炎ウイルスなど)について概説できる. 133
- RNA ウイルス(ノロウイルス, ロタウイルス, ポリオウイルス, コクサッキーウイルス, エコーウイルス, ライノウイルス, A型肝炎ウイルス, C型肝炎ウイルス, インフルエンザウイルス, 麻疹ウイルス, 風疹ウイルス, 日本脳炎ウイルス, 狂犬病ウイルス, ムンプスウイルス, HIV, HTLV など)について概説できる. 140
- グラム陽性球菌(ブドウ球菌, レンサ球菌など)およびグラム陽性桿菌(破傷風菌, ガス壊疽菌, ボツリヌス菌, ジフテリア菌, 炭疽菌, セレウス菌, ディフィシル菌など)について概説できる. 73
- グラム陰性球菌(淋菌, 髄膜炎菌など)およびグラム陰性桿菌(大腸菌, 赤痢菌, サルモネラ属菌, チフス菌, エルシニア属菌, クレブシエラ属菌, コレラ菌, 百日咳菌, 腸炎ビブリオ, 緑膿菌, レジオネラ, インフルエンザ菌など)について概説できる. 92
- グラム陰性らせん菌(ヘリコバクター・ピロリ, カンピロバクター・ジェジュニ/コリなど)およびスピロヘータについて概説できる. 113
- 抗酸菌(結核菌, らい菌など)について概説できる. 87
- マイコプラズマ, リケッチア, クラミジアについて概説できる. 118, 119, 121
- 真菌(アスペルギルス, クリプトコックス, カンジダ, ムーコル, 白癬菌など)について概説できる. 172
- 原虫(マラリア原虫, トキソプラズマ, 腟トリコモナス, クリプトスポリジウム, 赤痢アメーバなど), 蠕虫(回虫, 鞭虫, アニサキス, エキノコックスなど)について概説できる. 177

E2 薬理・病態・薬物治療
(7) 病原微生物（感染症）・悪性新生物（がん）と薬

【① 抗菌薬】

- 以下の抗菌薬の薬理（薬理作用，機序，抗菌スペクトル，おもな副作用，相互作用，組織移行性）および臨床適用を説明できる．β-ラクタム系，テトラサイクリン系，マクロライド系，アミノ配糖体（アミノグリコシド）系，新キノロン系，グリコペプチド系，抗結核薬，サルファ剤（ST合剤を含む），その他の抗菌薬 210
- 細菌感染症に関係する代表的な生物学的製剤（ワクチンなど）をあげ，その作用機序を説明できる． 190

【② 抗菌薬の耐性】

- 主要な抗菌薬の耐性獲得機構および耐性菌出現への対応を説明できる． 206

【③ 細菌感染症の薬，病態，治療】

- 以下の呼吸器感染症について，病態（病態生理，症状など），感染経路と予防方法および薬物治療（医薬品の選択など）を説明できる．上気道炎［風邪症候群（大部分がウイルス感染疾患症）を含む］，気管支炎，扁桃腺炎，細菌性肺炎，肺結核，レジオネラ感染症，百日咳，マイコプラズマ肺炎 253
- 以下の消化器感染症について，病態（病態生理，症状など）および薬物治療（医薬品の選択など）を説明できる．急性虫垂炎，胆のう炎，胆管炎，病原性大腸菌感染症，食中毒，ヘリコバクター・ピロリ感染症，赤痢，コレラ，腸チフス，パラチフス，偽膜性大腸炎 263
- 以下の感覚器感染症について，病態（病態生理，症状など）および薬物治療（医薬品の選択など）を説明できる．副鼻腔炎，中耳炎，結膜炎 267
- 以下の尿路感染症について，病態（病態生理，症状など）および薬物治療（医薬品の選択など）を説明できる．腎盂腎炎，膀胱炎，尿道炎 268
- 以下の性感染症について，病態（病態生理，症状など），予防方法および薬物治療（医薬品の選択など）を説明できる．梅毒，淋病，クラミジア症など 269
- 脳炎，髄膜炎について，病態（病態生理，症状など）および薬物治療（医薬品の選択など）を説明できる． 272
- 以下の皮膚細菌感染症について，病態（病態生理，症状など）および薬物治療（医薬品の選択など）を説明できる．伝染性膿痂疹，丹毒，癰，毛嚢炎，ハンセン病 275
- 感染性心内膜炎，胸膜炎について，病態（病態生理，症状など）および薬物治療（医薬品の選択など）を説明できる． 277
- 以下の薬剤耐性菌による院内感染について，感染経路と予防方法，病態（病態生理，症状など）および薬物治療（医薬品の選択など）を説明できる．MRSA，VRE，セラチア，緑膿菌など 286
- 以下の全身性細菌感染症について，病態（病態生理，症状など），感染経路と予防方法および薬物治療（医薬品の選択など）を説明できる．ジフテリア，劇症型A群β溶血性レンサ球菌感染症，新生児B群レンサ球菌感染症，破傷風，敗血症 281

【④ ウイルス感染症およびプリオン病の薬，病態，治療】

- ヘルペスウイルス感染症（単純ヘルペス，水痘・帯状疱疹）について，治療薬の薬理（薬理作用，機序，おもな副作用），予防方法および病態（病態生理，症状など）・薬物治療（医薬品の選択など）を説明できる． 134, 293
- サイトメガロウイルス感染症について，治療薬の薬理（薬理作用，機序，おもな副作用），および病態（病態生理，症状など）・薬物治療（医薬品の選択など）を説明できる． 134, 297
- インフルエンザについて，治療薬の薬理（薬理作用，機序，おもな副作用），感染経路と予防方法および病態（病態生理，症状など）・薬物治療（医薬品の選択など）を説明できる． 299
- ウイルス性肝炎（HAV，HBV，HCV）について，治療薬の薬理（薬理作用，機序，おもな副作用），感染経路と予防方法および病態［病態生理（急性肝炎，慢性肝炎，肝硬変，肝細胞がん），症状など］・薬物治療（医薬品の選択など）を説明できる． 301
- 後天性免疫不全症候群（AIDS）について，治療薬の薬理（薬理作用，機序，おもな副作用），感染経路と予防方法および病態（病態生理，症状など）・薬物治療（医薬品の選択など）を説明できる． 305
- 以下のウイルス感染症（プリオン病を含む）について，感染経路と予防方法および病態（病態生理，症状など）・薬物治療（医薬品の選択など）を説明できる．伝染性紅斑（リンゴ病），手足口病，伝染性単核球症，突発性発疹，咽頭結膜熱，ウイルス性下痢症，麻疹，風疹，流行性耳下腺炎，風邪症候群，Creutzfeldt-Jakob（クロイツフェルト-ヤコブ）病 134, 309

【⑤ 真菌感染症の薬，病態，治療】

- 抗真菌薬の薬理（薬理作用，機序，おもな副作用）および臨床適用を説明できる． 311
- 以下の真菌感染症について，病態（病態生理，症状など）・薬物治療（医薬品の選択など）を説明できる．皮膚真菌症，カンジダ症，ニューモシスチス肺炎，肺アスペルギルス症，クリプトコッカス症 318, 321, 322

【⑥ 原虫・寄生虫感染症の薬，病態，治療】

- 以下の原虫感染症について，治療薬の薬理（薬理作用，機序，おもな副作用），および病態（病態生理，症状など）・薬物治療（医薬品の選択など）を説明できる．マラリア，トキソプラズマ症，トリコモナス症，アメーバ赤痢 324
- 以下の寄生虫感染症について，治療薬の薬理（薬理作用，機序，おもな副作用），および病態（病態生理，症状など）・薬物治療（医薬品の選択など）を説明できる．回虫症，蟯虫症，アニサキス症 331

索 引

数字，A〜W

14員環マクロライド系抗菌薬	225
15員環マクロライド系抗菌薬	226
16員環マクロライド系抗菌薬	226
Ⅲ型分泌装置	70
Ⅳ型分泌装置	70
1,3-β-D-グルカン	168, 316
β-ラクタマーゼ	206
——阻害薬	217
——非産生アンピシリン耐性菌	208, 292
β-ラクタム系抗菌薬	201, 210
γグロブリン製剤	132
ADCC	130
AIDS指標疾患	318
APS	246
ART	306
AUC/MIC	249
A型肝炎	302
——ウイルス	158
A群溶血性レンサ球菌咽頭炎	77
A群レンサ球菌	76
BCG	259
BKウイルス	139
BLNAR	112, 292
BSL	14
B型肝炎	302
——ウイルス	159
B群レンサ球菌	78
B細胞	27
C. Chamberland	123
C. difficile	85
C. perfringens	84
CCR5	308
CD4	28
CD8	27
CDC	191
cfu	48
CJD	311
CLSI	248
Cmax/MIC	249
CMV	297
——網膜炎	298
CNS	73
Creutzfeldt-Jakob病	164, 311
CRP	246
CXCR4	308
CYP3A4	226
C型肝炎	302
——ウイルス	161
C反応性タンパク質	78
DNAウイルス	126
DNAジャイレース	205
DNAプローブ	30
DOTS	90, 236, 259
DPT-IPV	87, 141, 262
DPTワクチン	96
D型肝炎ウイルス	162
D値	192
EAEC	102
EBウイルス	134, 136
EHEC	101
EIEC	102
EPEC	102
ESBL	217, 292
Escherichia coli	100
ETEC	101
E型肝炎ウイルス	163
F⁺株	65
F因子	57
Fプラスミド	57
GBS	283
HAART療法	139
HACEKグループ	277
HA価	127
HBc抗原	160
HBe抗原	160
HBs抗原	160
HEPAフィルタ	14
Hfr株	65
HHV-1	134
HHV-2	134
HHV-3	134
HHV-4	134
HHV-5	134
Hibワクチン	274, 292
HSV-1	293
HSV-2	293
H抗原	46, 100
JCウイルス	139
J. Lister	5
K抗原	46, 100
L. Margulis	7
L. monocytogenes	85
L. Pasteur	5, 123
LPS	44
MBC	205
MERSコロナウイルス	143
MHCクラスⅡ複合体	28
MIC	205
MPC	249
MRSA	32, 75
——感染症	286
MRワクチン	144
MSW	249
Mタンパク質	76
N-アセチルグルコサミン	41
Neisser法	87
NK細胞活性化受容体	26
NK細胞抑制受容体	26
NMTT基	213, 238
O139型	265
O1型	265
oriC	57
O抗原	44, 100
PAE	205
P. Ehrlich	5
PIE症候群	237
PK/PD	249
PRSP	79
qSOFA	285
Q熱	98
R⁺株	66
Red man症候群	220
R. Koch	5, 123
RNA依存性RNAポリメラーゼ	126, 128
RNAウイルス	126
R因子	57
Rプラスミド	57
SARSコロナウイルス	143
SOFA	285
ST合剤	204, 230
SV40	139
TDM	220, 246
Th0	28
Th1	28
Th2	28
Time above MIC	249
Toll様受容体	23, 130
TSST-1	74
T細胞	27
UL97遺伝子	298
VanA型	79
VAP	287
VRE	32, 79, 207
VRSA	75
Woeseの3ドメイン説	8

あ

アカントアメーバ	178, 324
秋疫型レプトスピラ	118
亜急性硬化性全脳炎	151
亜急性心内膜炎	79
アクチノマイセス属	92
アシクロビル	135, 240, 294, 297
アジスロマイシン	226
アシネトバクター属	94
アシネトバクター・バウマニ	94
アズトレオナム	217
アスナプレビル	241, 304
アスペルギルス属	172
アセチルスピラマイシン	226
N-アセチルムラミン酸	41
アゾール系抗真菌薬	312
アタザナビル	308
アーテスネート	327
アデノウイルス	137
——性胃腸炎	138
アデホビル	240
アデホビルピボキシル	303
アーテメター	327
アトバコン	327
アドヒアランス	304
アナフィラキシーショック	237
アナモルフ	166
アナログ	295
アニサキス	182, 332
アバカビル	306
アフリカ睡眠病	178, 328
アマンタジン	239, 300
アミカシン	224
アミノグリコシド系抗菌薬	203, 222
アムホテリシンB	311
アメーバ赤痢	324
アモキシシリン	212
アモロルフィン	318
アリルアミン系抗真菌薬	318
アルベカシン	224
アルベンダゾール	328
粟粒結核	258
暗黒期	128
アンピシリン	212
アンプレナビル	308
胃MALTリンパ腫	266
異所感染症	100
イセパマイシン	224
異染顆粒染色	29
イソニアジド	233, 259
イソプロパノール	195
一次除菌	266
イドクスウリジン	294
イトラコナゾール	314
イノシンプラノベクス	310
イベルメクチン	183, 328
イミキモド	139
イミペネム/シラスタチン	216
医療・介護関連肺炎	255
インジナビル	308
インターフェロン	25, 130, 303
———γ遊離試験	90, 259
咽頭結膜炎	138, 309
咽頭結膜熱	309
院内感染	32, 190
——型MRSA	286
院内肺炎	255
インフルエンザ	299
——ウイルス	147
——菌	112
ウイルス性肝炎	301
ウイルス性下痢症	309
ウエストナイルウイルス	146
ウェルシュ菌	84
ウシ型結核菌	89

か

——の弱毒株	89
ウレアーゼ	114
エアロゾル	13
栄養菌糸	167
栄養細胞	46
易感染者	190
エキソトキシン	67
易熱性エンテロトキシン	101, 264
エキノコックス症	184, 333
エクリプス期	128
エシェリキア属	100
エタノール	195
——発酵	50
エタンブトール	233, 235, 259
エチオナミド	233
エトラビリン	308
エファビレンツ	308
エフロールニチン	326
エボラウイルス	154
エボラ出血熱	33, 154
エムトリシタビン	306
エラスターゼ	95
エリスロマイシン	225
エルゴステロール	168, 311
エルゴダミン含有製剤	226
エルシニア・エンテロコリチカ	106
エルシニア属	106
エルビテグラビル	242, 308
エロモナス属	112
塩素ガス	196
エンテカビル	240, 303
エンテロウイルス属	140
エンテロコッカス属	79
エンテロバクター・エロゲネス	108
エンテロバクター・クロアケ	108
エンテロバクター属	108
エンドトキシン	67
——ショック	70
エンビオマイシン	233
エンベロープ	125
黄色ブドウ球菌	73
黄疸出血性レプトスピラ	118
嘔吐中枢	264
黄熱	145
——ウイルス	145
オウム病	122
——クラミジア	122
岡崎フラグメント	58
オキサシリン	287
オキサセフェム	210
——系	212
オキサゾリジノン系抗菌薬	228
オセルタミビル	242, 299
オートインデューサー	22
オプソニン作用	130
オフロキサシン	231
オペロン	62
オラネキシジン	198
オルトミクソウイルス科	147
オンコセルカ症	183

外因感染	17
海外旅行者下痢症	101
回帰感染	135, 293, 296
回帰熱	117
——ボレリア	117
開始コドン	59
回虫	181, 331
解糖系	50
外毒素	67
火炎滅菌	193
化学療法	198
架橋	41
核内封入体	298
隔壁	167
角膜炎	294
角膜ヘルペス	293
核様体	41, 45
鵞口瘡	171
過酢酸	195
過酸化水素	198
——低温プラズマ滅菌法	193
ガス壊疽	84
風邪症候群	253, 310
カタラーゼ	53
カタル症状	253
神奈川現象	110
カナマイシン	224, 233
加熱滅菌	193
化膿性髄膜炎	273
化膿レンサ球菌	76
カビ毒	172
カプシド	124
カプソメア	124
芽胞	46, 80, 82
——形成菌	83
——染色	29
カポジ肉腫	137
過マンガン酸カリウム	198
カリシウイルス科	142
カルバペネマーゼ	217, 291
カルバペネム	210
——系抗菌薬	215
——耐性腸内細菌科細菌感染症	291
ガレノキサシン	231
桿菌	39
ガンシクロビル	137, 294, 298
カンジダ症	318
カンジダ属	172
間質性肺炎	137, 255, 299
環状リポペプチド系抗菌薬	221
関節炎	280
間接接触感染	19
感染性心内膜炎	79, 277
乾熱滅菌	193
カンピロバクター・ジェジュニ	113
カンピロバクター属	113
気管支炎	253
気菌糸	167
基質拡張型β-ラクタマーゼ	217, 292

寄生虫	176
北里柴三郎	7
キチン	168
気道炎	138
キニーネ	327
キヌプリスチン/ダルホプリスチン	227
キノロン系抗菌薬	205, 231
偽膜	281
偽膜性大腸炎	32, 85, 266
逆受身凝集反応	29
逆性石けん	196
キャンディン系抗真菌薬	315
球菌	39
急性灰白髄炎	140
急性肝炎	301
急性糸球体腎炎	77
急性腎盂腎炎	268
急性虫垂炎	263
急性リウマチ熱	77
吸虫	185
狂牛病	164
狂犬病	153
——ウイルス	153
蟯虫	181, 331
莢膜	46, 168
胸膜炎	279
キラーT細胞	27, 130
ギランバレー症候群	114
菌血症	245
菌交代現象	85
菌交代症	13, 31, 239
菌糸	165
空気感染	13, 19, 136, 192
クエン酸回路	51
クオラムセンシング	22
クッパー細胞	25
クラブラン酸	218
クラミジア	121, 269
——性結膜炎	267
——・トラコマチス感染症	271
——封入体	121
クラミドフィラ	121
——肺炎	122
グラム染色	29, 245
グラム陽性球菌	73
クラリスロマイシン	225
グリコペプチド系抗菌薬	201, 218
グリシルサイクリン系抗菌薬	227
クリプトコックス症	320
クリプトコックス属	172
クリプトスポリジウム症	179, 330
クリミア・コンゴ出血熱	155
——ウイルス	154
クリンダマイシン	226
グルタルアルデヒド	194
クレゾール	196
クレブシエラ属	107
クロイツフェルト-ヤコブ病	164

クロキサシリン	211
クロストリジウム属	82
クロストリジウム・ディフィシル	266
クロスリンク	41
クロトリマゾール	314
クロファジミン	237
クロラムフェニコール	203, 228
クロルヘキシジン	197
経気道感染	19
経験的治療	215, 247
経口感染	19
蛍光抗体法	29, 127
形質置換	66
形質導入	66
経胎盤感染	297
経粘膜感染	19
経皮感染	19
劇症型A群β溶血性レンサ球菌感染症	282
劇症型溶血性レンサ球菌感染症	77
劇症肝炎	302
血液培養	245
結核	34
——菌	88
——性胸膜炎	279
——性髄膜炎	275
欠失	64
ケトコナゾール	314
ゲノム	55
原核生物	8, 10
嫌気的呼吸	52
顕性感染	16
ゲンタマイシン	224
原虫	177
コア	125
コアグラーゼ	73
コアタンパク質	124
抗MRSA薬	75
高圧酸素療法	280
高圧蒸気滅菌	193
好アルカリ性細菌	54
好塩菌	110
抗菌スペクトル	205
抗菌ペプチド	24
抗菌薬使用密度	246
抗菌薬の適正使用	246
抗菌薬の薬動力学	249
抗結核薬	233
抗原提示細胞	27
抗酸菌	87
好酸性細菌	54
抗酸染色	29, 259
高周波法	193
口唇ヘルペス	293
硬性下疳	270
抗生物質	199
酵素標識抗体法	29
酵素免疫法	28
抗体	24, 28
——依存性細胞傷害作用	130
——産生細胞	28
好中球	25

後天性免疫不全症候群		殺菌	193	上気道炎	253	──作用	205
	32, 156, 305	──作用	205	猩紅熱	77	性行為感染症	113
好熱性細菌	53	サナダムシ	184	条虫	184	正常細菌叢	23
抗ヘルペスウイルス薬	239	ザナミビル	242, 299	小頭症	298	正常微生物叢	12
酵母	167	サニルブジン	306	消毒	192	生殖菌糸	167
呼吸	50	サブローグルコース寒天培地		除菌治療	266	成人T細胞白血病	156
──肉麻痺	83		321	ジョサマイシン	226	性線毛	46
コクシエラ属	98	サポウイルス属	142	脂漏性皮膚炎	171	生態系	9
黒死病	106	サルファ薬	204, 230	腎盂腎炎	268	生物学的製剤	190
黒色真菌症	322	サルモネラ属	104	心エコー	277	脊髄後根神経節	296
黒色真菌類	173	酸化エチレンガス滅菌法	193	真核生物	8, 10	脊髄後根知覚神経節	135
古細菌	8, 10, 38	三叉神経節	134, 293	新型インフルエンザ感染症	33	赤痢アメーバ	177
骨シンチグラフィー	280	サンドイッチELISA	127	新興感染症	33	赤痢菌	102
骨髄炎	279	産道感染	283	真菌	165	世代時間	47
骨髄抑制	299	次亜塩素酸ナトリウム	196	──トランスロケーション	318	癤	276
──作用	238	ジアフェニルスルホン	237	神経梅毒	270	赤血球凝集試験	127
骨盤内炎症性疾患	272	シアル酸	148, 150	人工呼吸器関連肺炎	287	赤血球凝集素	21, 127
コッホの四原則	5	ジアルジア症	328	進行性脳性麻痺	116	赤血球沈降速度	246
古典的分類	38	ジエチルカルバマジン	328	深在性真菌症	170	接合	56, 65
コドン	60	紫外線消毒	194	侵襲性感染症	292	──線毛	46
コホーティング	289	自家栄養細菌	49	侵襲性肺炎球菌感染症	78	接触感染	192
ゴム腫	116	志賀 潔	104	腎症候性出血熱	154	絶対嫌気性菌	53
固有宿主	180	志賀毒素	103	真正細菌	8, 38	接着	21
コリスチン	221, 290, 291, 292	──産生株	265	新生児B群レンサ球菌感染症		──因子	20
コリネバクテリウム属	86	時間依存性	250		78, 283	セファクロル	213
コレラ	109, 265	弛緩性麻痺	264	新生児単純ヘルペスウイルス感		セファゾリン	213
──毒素	101, 110	子宮頸がん	138	染症	294	セファマイシン	210
コロナウイルス科	142	──ワクチン	138	新生児ヘルペスウイルス感染症		──系	212
コロニー	49	シゲラ属	102		135	セファレキシン	213
──形成単位	48	糸状菌	167	深部皮膚真菌症	170	セファロスポリナーゼ	213, 218
混合酸発酵	50	視神経障害	238	垂直感染	19, 130	セファロスポリン系	212
根足虫類	177	シスト	177	水痘	135, 294, 297	セファロチン	213
コンタギオン説	4	自然耐性	23	──帯状疱疹ウイルス		セフィキシム	215
コンピテントセル	66	自然発生説の否定	5		134, 296	セフェピム	215
		自然免疫	22	──帯状疱疹ワクチン	136	セフェム	210
さ		ジダノシン	306	──ワクチン	297	セフォジジム	215
		シタフロキサシン	231	水平感染	130	セフォゾプラン	215
催奇形性	299	市中感染型MRSA	286	髄膜炎	273, 294	セフォタキシム	213
細菌性胃炎	266	市中肺炎	78, 255	──菌	93	セフォチアム	213
細菌性胃潰瘍・十二指腸潰瘍		ジドブジン	306	水様性下痢	110	セフォペラゾン	213
	266	シトロバクター属	108	スチボグルコン酸ナトリウム		──・スルバクタム	215
細菌性結膜炎	267	ジフテリア	86, 281		327	セフカペンピボキシル	215
細菌性食中毒	264	──トキソイド	282	ストレプトグラミン系抗菌薬		セフジトレン ピボキシル	215
細菌性髄膜炎	273	──毒素	87, 281		227	セフジニル	215
細菌性赤痢	265	しぶり腹	103	ストレプトマイシン		セフタジジム	215
細菌性肺炎	254	死滅期	48		224, 233, 259	セフチブテン	215
サイクロセリン	201, 221, 233	シメプレビル	241, 304	ストレプトリジンO	76	セフテラムピボキシル	215
再興感染症	34	ジャイレース	58	スパイク	125, 129	セフトリアキソン	215
最小殺菌濃度	205	シャーガス病	178, 329	スーパーオキシドジスムターゼ		セフピロム	215
最小発育阻止濃度	205, 248	弱毒生ワクチン	136		52	セフポドキシムプロキセチル	
再生不良性貧血	238	煮沸消毒	194	スーパー抗原	68		215
最適治療	247	終止コドン	61	スピロヘータ	39, 115	セフメタゾール	213
サイトカインストーム	284	重症急性呼吸器症候群	33	スペイン風邪	148	セフメノキシム	213
サイトメガロウイルス		重症熱性血小板減少症	155	スペクチノマイシン	224	セフロキサジン	213
	134, 136, 297	従属栄養細菌	49	スポルディングの分類	191	セフロキシムアキセチル	213
──感染症	294	手術部位感染症	248	スポロトリクス属	173	セラチア感染症	288
細胞外寄生体	21	出芽	129	スポロトリコーシス	321	セラチア属	107
細胞傷害性T細胞	27	種痘	133	スラミン	326	セラチア・マルセッセンス	108
細胞内寄生体	21	受動免疫	132	スリタミシリン	218	セルカリア	185
細胞壁	41	シュードモナス属	94	スルバクタム	218	セレウス菌	80
細胞変性効果	127	主要組織適合遺伝子複合体	26	スルファメトキサゾール	230	尖圭コンジローマ	138
サキナビル	308	純培養	49	性器クラミジア感染症	271	仙骨神経節	134, 293
サザンハイブリダイゼーション		消化器感染症	263	性器ヘルペス	293	染色体	55
法	30	蒸気消毒	194	静菌	193	全身性ノカルジア症	92

索引

選択毒性	11, 198	チアノーゼ	106
線虫類	181	チオカルバメート系抗真菌薬	
先天性サイトメガロウイルス症			317
	298	知覚神経節	296
先天性トキソプラズマ症	180	置換	64
先天性風疹症候群	143	蓄膿症	268
先天性免疫	23	チゲサイクリン	227, 292
先天梅毒	270	チミジンキナーゼ	135, 295
潜伏感染	135	中耳炎	268
潜伏期	21	中東呼吸器症候群	33
腺ペスト	106	中毒性表皮壊死症	237
線毛	20, 46	中和作用	130
繊毛虫類	179	腸炎ビブリオ	110
双球菌	39	腸管凝集性大腸菌	102
創傷性ボツリヌス症	84	腸管出血性大腸菌	33, 101, 264
挿入	64	腸管侵入性大腸菌	102
象皮症	183	腸管毒素原性大腸菌	101, 264
鼠咬症スピリルム	115	腸管病原性大腸菌	102
組織移行性	250	腸炭疽	81
ソフォスブビル	240	腸チフス	105, 265
ソホスブビル	304	腸内細菌科	100
		直接架橋	42
		直接接触感染	19
		直接服薬確認療法	90, 259
た		チール・ネールゼン	87
タイコ酸	43	通性嫌気性菌	53
帯状疱疹	136, 294, 297	通性細胞内寄生性	88
対数増殖期	47	ツツガムシ病	121
大腸菌	100	――オリエンチア	121
耐熱性エンテロトキシン		ツベルクリン反応	90, 259
	101, 264	手足口病	141, 309
第八脳神経系障害	238	テイコプラニン	218
耐用性溶血毒素	110	定常期	48
第四級アンモニウム塩	196	定着	21
大流行	110	ディフィシル菌	85
多核巨細胞	129	ディフェンシン	24
ダクラタスビル	240, 304	デ・エスカレーション	
多剤耐性アシネトバクター感染症			210, 216, 247
	290	テタノスパスミン	82, 283
多剤耐性緑膿菌	95	テトラサイクリン	227
――感染症	290	――系抗菌薬	203, 227
多剤排出ポンプ	209	テトラヒドロ葉酸	204
多剤併用療法	306	テノホビル	240, 308
タゾバクタム	218	――ジソプロキシル	303
――・ピペラシリン	212	デヒドロペプチダーゼ-Ⅰ	216
脱殻	128	テビペネム ピボキシル	217
ダプトマイシン	221	デブリードマン	284
多包条虫	333	テラプレビル	241, 304
ターミネーター	59	デラマニド	236
ダルナビル	241, 308	テルビナフィン	318
胆管炎	263	デールライン桿菌	12
短桿菌	39	テレオモルフ	166
単純ヘルペス	294	デングウイルス	145
単純ヘルペスウイルス1型		デング出血熱	145
	134, 293	デングショック症候群	145
単純ヘルペスウイルス2型		デング熱	145
	134, 293	転写	55, 60
単純ヘルペス脳炎	293	――制御因子	59, 62
単純疱疹	294	伝染性紅斑	139, 309
胆石	263	伝染性単核球症	136, 309
炭疽	80	伝染性軟属腫ウイルス	134
胆道感染症	263	伝染性膿痂疹	74, 275
丹毒	77, 275	天然痘	6, 133
胆のう炎	263	――ウイルス	133
単包条虫	184, 333		

癜風	171, 324	ネコ引っかき病	99
冬季乳幼児嘔吐下痢症	155	熱帯熱マラリア	179, 330
凍結療法	139	ネビラピン	308
痘瘡	133	ネルフィナビル	308
――ウイルス	133	ノイラミニダーゼ	148, 300
痘苗	133	――阻害薬	241
トガウイルス科	143	脳炎	272, 294
ドキシサイクリン	227	野兎病菌	100
トキソイド	27, 188	嚢子	177
トキソプラズマ症	180, 330	脳底髄膜炎	275
毒素型食中毒	74	濃度依存性	250
毒素性ショック症候群	74	脳膿瘍	273
特定病原体	14	ノカルジア属	91
独立栄養細菌	9, 49	ノーザンハイブリダイゼーション法	
トスフロキサシン	231		30
突然変異	64	ノルフロキサシン	231
突発性発疹	137, 309	ノロウイルス属	142
トブラマイシン	224		
トポイソメラーゼ	58, 205		
塗抹検査	244	**は**	
トラコーマクラミジア	121	肺アスペルギルス症	319
トランスグルコシラーゼ	42	肺炎桿菌	107
トランスペプチダーゼ	42	肺炎球菌	78
トランスポゾン	67	――ワクチン	275
トリコスポロン属	173	肺炎クラミドフィラ	122
トリコモナス膣炎	328	肺炎レンサ球菌	78
トリズムス	284	バイオセーフティ	13
トリパノソーマ	178, 329	――レベル	14
ドリペネム	216	バイオハザード	13
トリメトプリム	204, 230	バイオフィルム	12, 22
ドルテグラビル	308	バイオレメディエーション	9
トロピズム検査	308	肺外結核	89, 258
貪食細胞	25	肺結核	89, 258
貪食像	245	敗血症	284
		――性ショック	284
な		肺炭疽	81
内因感染	17	梅毒	116, 269
ナイセリア属	92	――トレポネーマ	115, 269
内毒素	67	肺ノカルジア症	92
ナチュラルキラー細胞	26	肺ペスト	106
ナリジクス酸	231	肺胞性肺炎	255
軟性下疳菌	113	バーキットリンパ腫	136
ナンセンス変異	64	白癬	174, 322
ニクロサミド	328	バシトラシン	202, 221
二形性真菌	167	播種性血管内凝固症候群	70
二次除菌	266	破傷風	82, 283
ニタゾキサニド	326	パスツリゼーション	194
ニフルチモックス	326	パスツレラ・マルトシダ	113
二分裂	47	パズフロキサシン	231
日本海裂頭条虫	184	発芽	46
日本紅斑熱リケッチア	120	――管	167
日本脳炎ウイルス	145	白血球数	246
乳酸発酵	50	発酵	50
乳児ボツリヌス症	84	発疹チフス	120
ニューキノロン	231	――リケッチア	120
ニューモシスチス属	173	発疹熱リケッチア	120
ニューモシスチス肺炎	321	発熱毒素	77
尿道炎	269	バニプレビル	241, 304
尿路感染症	268	パニペネム/ベタミプロン	216
ヌクレオカプシド	124, 129	パピローマウイルス科	138
ヌクレオシド系逆転写阻害薬		ハマダラカ	179
	240	パラアミノサリチル酸	233, 236
ヌクレオシド類似体	295	バラシクロビル	135, 294, 297
		バラ疹	105, 116

索引

パラチフス	105, 265	ビンブラスチン	137		54, 114, 266	──ウイルス	150
パラミクソウイルス科	150	ファージ	124	ペリプラズム空間	44	──・風疹混合ワクチン	152
パリタプレビル	241	ファビピラビル	240, 300	ヘルパーT細胞	28	末梢神経障害	238
バルガンシクロビル		ファムシクロビル	135, 294, 295	ヘルパンギーナ	141	マラセチア属	175
	137, 294, 298	ファロペネム	217	ヘルペスウイルス	124, 134	マラビロク	242, 308
バルコマイシン耐性腸球菌	32	フィロウイルス科	153	ベロ毒素	101, 103, 264	マラリア	34, 179, 330
バルトネラ属	99	風疹	310	変異	64	マルタ熱	99
パルボウイルス	124	──ウイルス	143	ベンザルコニウム塩化物	196	マールブルグウイルス	153
パロモマイシン	326	封入体	129	ベンジルアミン系抗真菌薬	317	マールブルグ病	153
バンコマイシン	218	フェノール	196	ベンジルペニシリン	211	慢性肝炎	302
──耐性腸球菌	79, 207	フォーカス	127	ベンズニダゾール	326	慢性腎盂腎炎	268
──耐性腸球菌感染症	287	複製	55, 57	偏性嫌気性	82	マンナン	168
ハンセン病	276	──フォーク	58	──桿菌	83	ミアズマ説	4
ハンタウイルス属	154	副反応	132	──菌	53	ミカファンギン	315
ハンタウイルス肺症候群	154	副鼻腔炎	268	偏性細胞内寄生菌	21, 119, 121	ミコナゾール	313
パンデミー	110	不顕性感染	16, 135	ベンゼトニウム塩化物	196	ミコール酸	87, 233
汎発性血管内凝固症候群	70	フタラール	195	ペンタグリシン架橋	42	ミスセンス変異	64
半保存的複製	57	ブテナフィン	317	ペンタミジンイセチオン酸塩		水痘瘡	135
ビアペネム	216	ブドウ球菌	73		326	三日熱マラリア	179, 330
ピオシアニン	94	プラーク	126	扁桃炎	253	ミノサイクリン	227
非結核性抗酸菌	90	──形成単位	127	ペントースリン酸経路	50	ミルテフォシン	327
ピコルナウイルス	124, 140	フラジェリン	45	鞭毛	45	無菌性髄膜炎	141
微生物学	8	フラジオマイシン	224	──虫類	178	無菌性保障水準	192
鼻疽	96	プラジカンテル	328	蜂窩織炎	74, 275	無鉤条虫	184
ビタミン欠乏症	239	プラス(＋)鎖RNA	126	膀胱炎	269	ムーコル	173
ビダラビン	135, 294, 297	プラスミド	55	胞子虫類	179	──症	320
非定型抗酸菌	236	フラビウイルス科	144	放射菌	91	無症候性キャリア	160
非定型肺炎	119, 255	フランシセラ属	100	放射線法	193	無性生活環	166
ヒトRSウイルス	152	プリオン	163	母子感染	130	無性生殖	165
ヒトT細胞白血病ウイルス	156	プリマキン	327	ホスカルネット	137, 294, 298	ムチン	23
ヒトパピローマウイルス	138	フルオロキノロン	231	ホスホマイシン	201, 220	ムピロシン	204, 229
ヒト免疫不全ウイルス	156	フルコナゾール	314	補体	24	ムレイン層	42
非ヌクレオシド系逆転写酵素阻害薬		フルシトシン	316	──活性化	130	ムンプスウイルス	152
	240	ブルセラ属	99	ポックスウイルス	124, 133	メタセルカリア	185
ビフィドバクテリウム属	86	プール熱	138	ボツリヌス菌	83	メタロ-β-ラクタマーゼ	217
皮膚糸状菌症	322	プルリフロキサシン	231	ボツリヌス食中毒	83	メチシリン	211
皮膚炭疽	81	ブレイクポイント	248	ボツリヌス毒素	83	──耐性黄色ブドウ球菌	
皮膚軟部組織感染症	275	フレームシフト変異	64	ポビドンヨード	196		32, 74, 208
皮膚粘膜眼症候群	237	プロカルシトニン	246	ポリエン系抗真菌抗生物質	311	滅菌	192
皮膚ノカルジア症	92	プログアニル	327	ポリオ	140	メトロニダゾール	230, 328
皮膚マラセチア症	323	プロセシング	128	ポリオーマウイルス	139	メフロキン	327
ビブリオ属	109	プロテウス属	109	ポリコナゾール	315	メベンダゾール	328
ビブリオ・バルニフィカス	111	プロテウス・ブルガリス	109	ポリソーム	45	メラルソプロール	326
ビブリオ・ミミカス	112	プロピオニバクテリウム属	86	ポリペプチド系抗菌薬	221	メロペネム	216
ピペラシリン	212	プロモーター	59	ポリミキシンB	221	免疫クロマトグラフィー法	127
飛沫核感染	13, 19, 136	フローラ	12	ポリメラーゼ連鎖反応	28	網脈絡膜炎	298
飛沫感染	13, 19, 192	分生子	172	ポーリン	44, 209	モガムリズマブ	156
ピモジド	226	ベクター	56	ボルデテラ属	96	モキシフロキサシン	231
百日咳	96, 261	ペスト菌	106	ホルマリン	195	モノバクタム	210
──毒素	96	ペナム	210	ボレリア属	116	──系抗菌薬	217
病原性プラスミド	57	ペニシリナーゼ	218	ポンティアック熱	98, 260	モラクセラ・カタラーリス	93
病原大腸菌感染症	264	ペニシリン系抗菌薬	210	翻訳	55, 60	モラクセラ属	93
表在性カンジダ症	322	ペニシリン結合タンパク質	201	──後切断	128	モルホリン系抗真菌薬	318
表在性真菌症	170	ペニシリン耐性肺炎球菌					
標準予防策	191		208, 292	**ま**		**や**	
表皮剝脱毒素	74	ペネム	210	マイコトキシン	172	薬害エイズ事件	158
表皮ブドウ球菌	75	──系抗菌薬	217	マイコバクテリウム属	87	薬剤感受性試験	205
日和見感染	32, 190	ペプチドグリカン	200	マイコプラズマ	118	薬剤耐性菌	32, 206
ピラジナミド	233, 235, 259	──層	42	──肺炎	119, 262	薬剤排出ポンプ	209
ピランテルパモ酸	328	ペプチド伸長因子	87	マイナス(−)鎖RNA	126	有鉤条虫	184
ビリオン	125	ヘマグルチニン	148	マクロファージ	25	有鉤嚢虫症	184
ピリドンカルボン酸	231	ヘモフィルス属	112	マクロライド系抗菌薬	203, 225	疣腫	277
ピリミジン系抗菌薬	316	ペラミビル	242, 300	麻疹	34, 151, 310	有性生活環	166
ピリメタミン	327	ヘリコバクター・ピロリ					

有性生殖	165	ライム病	117	リピドA	70	類鼻疽	96, 97
遊走マクロファージ	25	──ボレリア	117	リファブチン	235	ルビウイルス属	143
誘導	62	ラクトースオペロン	62	リファンピシン	205, 233, 259	ルブラウイルス属	152
──期	47	ラジオイムノアッセイ	29	リファンプチン	233	レジオネラ感染症	260
遊離	129	らせん菌	39	リポオリゴサッカライド	93	レジオネラ菌	97
輸出感染症	34	ラタモキセフ	215	リボスタマイシン	224	レジオネラ肺炎	98, 260
輸入感染症	34, 170	ラッサウイルス	154	リボソーム	60, 202	レジパスビル	304
ユーバクテリウム属	86	ラッサ熱	154	──RNA	8	レトロウイルス科	155
癰	276	ラニナミビル	242	リポタイコ酸	21	レプトスピラ属	117
陽イオン型界面活性剤	196	──オクタン酸エステル	299	リポ多糖	44, 70	レプリーゼ	261
溶血性尿毒症症候群	101, 264	ラブドウイルス科	152	リポポリサッカライド	44	レプロミン反応	91
葉酸合成系阻害薬	204	ラミブジン	240, 303, 306	流行性角結膜炎	138	レボフロキサシン	231
腰仙髄神経節	293	ラルテグラビル	242, 308	流行性耳下腺炎	152, 310	レンサ球菌属	76
幼虫移行症	183, 331	卵形マラリア	179, 330	両性界面活性剤	196	レンサ菌	39
抑制	62	リケッチア	119	緑色レンサ球菌	79	ろ過性病原体	123
四日熱マラリア	179, 330	リーシュマニア症	178, 329	緑膿菌	94	ろ過滅菌	194
ヨードチンキ	196	リスク因子	319	──感染症	289	ロキシスロマイシン	225
予防接種	187	リステリア菌	85	旅行者下痢症	34	ロタウイルス	155
予防投与	248	リステリア症	86	リルピビリン	308	ロピナビル	241, 308
四種混合ワクチン	141	リステリオリジンO	85	リンゴ病	139, 309	ロメフロキサシン	231
		リゾチーム	23	リンコマイシン	226	ワイル病レプトスピラ	118
ら，わ		リトナビル	241	──系抗菌薬	203	ワクチン	187
らい菌	91	リネゾリド	203, 229	リンパ系フィラリア	183	ワッセルマン反応	271
ライノウイルス科	141	リバビリン	242, 304	淋病	92, 269, 271		

編者略歴

塩田　澄子（しおた　すみこ）

1957 年　岡山県生まれ
1980 年　岡山大学薬学部卒業
1982 年　岡山大学大学院薬学研究修士課程修了
現　在　就実大学薬学部教授
専　門　病原微生物学，感染症学
博士（薬学）

黒田　照夫（くろだ　てるお）

1971 年　岡山県生まれ
1993 年　岡山大学薬学部卒業
1998 年　岡山大学大学院自然科学研究科博士課程修了
現　在　広島大学大学院医歯薬保健学研究院教授
専　門　微生物学，化学療法
博士（薬学）

ベーシック薬学教科書シリーズ15　微生物学・感染症学（第2版）

第 1 版　第 1 刷　2008 年 4 月 15 日	
第 2 版　第 1 刷　2016 年 4 月 30 日	
第 9 刷　2023 年 9 月 10 日	

編　　　者　　塩田　澄子
　　　　　　　黒田　照夫
発　行　者　　曽根　良介
発　行　所　　㈱化学同人

〒600-8074　京都市下京区仏光寺通柳馬場西入ル
編集部　TEL 075-352-3711　FAX 075-352-0371
営業部　TEL 075-352-3373　FAX 075-351-8301
　　　　　　振　替　01010-7-5702
e-mail　webmaster@kagakudojin.co.jp
URL　https://www.kagakudojin.co.jp

印刷
製本　　大村紙業株式会社

検印廃止

〈出版者著作権管理機構委託出版物〉
本書の無断複写は著作権法上での例外を除き禁じられています．複写される場合は，そのつど事前に，出版者著作権管理機構（電話 03-5244-5088, FAX 03-5244-5089, e-mail: info@jcopy.or.jp）の許諾を得てください．

本書のコピー，スキャン，デジタル化などの無断複製は著作権法上での例外を除き禁じられています．本書を代行業者などの第三者に依頼してスキャンやデジタル化することは，たとえ個人や家庭内の利用でも著作権法違反です．

Printed in Japan　©S. Shiota *et al.*　2016　無断転載・複製を禁ず　　ISBN978-4-7598-1621-1
乱丁・落丁本は送料小社負担にてお取りかえいたします．

薬学教育モデル・コアカリキュラムに準拠

ベーシック薬学教科書シリーズ

＜編集委員＞

杉浦幸雄（京都大学名誉教授・薬学博士）　　野村靖幸（久留米大学医学部客員教授・薬学博士）
夏苅英昭（帝京大学医療共通教育研究センター特任教授・薬学博士）　　井出利憲（広島大学名誉教授・薬学博士）
平井みどり（神戸大学医学部教授・医学博士）

本シリーズの特徴

- ◆ 薬学教育モデル・コアカリキュラムに準拠
- ◆ 基礎科目から専門科目までを網羅
- ◆ すべての薬学生が理解しておかねばならない選びぬかれた内容
- ◆ 学問としての基礎的な事項を重要視
- ◆ 全体にわたって図表・写真が豊富、ビジュアルで理解しやすい2色刷

シリーズラインナップ

白ヌキ数字は既刊

1	薬学概論・ヒューマニズム　小澤孝一郎 編	12	環　境　武田　健・太田　茂 編
2	分析科学（第3版）　萩中　淳 編	13	疾患病態学　藤村欣吾 編
3	物理化学（第2版）　石田寿昌 編	14	機能形態学　玄番宗一 編
4	無機化学　青木　伸 編	15	微生物学・感染症学（第2版）　塩田澄子・黒田照夫 編
5	有機化学（第2版）　夏苅英昭・高橋秀依 編	16	薬理学　金子周司 編
6	創薬科学・医薬化学　橘高敦史 編	17	医薬品安全性学　漆谷徹郎 編
7	生薬学・天然物化学（第2版）　吉川雅之 編	18	薬物動態学　橋田　充 編
8	生化学　中西義信 編	19	薬物治療学　平井みどり・三木知博 編
9	ゲノム薬学　田沼靖一 編	20	薬剤学（第2版）　北河修治 編
10	免疫学（第2版）　山元　弘 編	21	医薬品情報学（第2版）　上村直樹・下平秀夫 編
11	健　康　武田　健・太田　茂 編		

★書名等は変更されることがございます。あらかじめご了承ください。

☞ 詳細情報は、化学同人ホームページをご覧ください。　https://www.kagakudojin.co.jp